检验学基础与临床应用

李继业　鲁锦志　海　洋
祁妍华　于秀梅　田文霞　◎主编

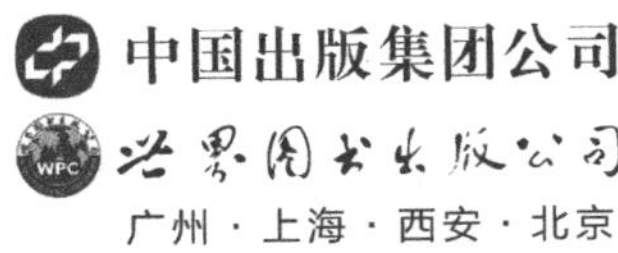

中国出版集团公司
世界图书出版公司
广州·上海·西安·北京

图书在版编目（CIP）数据

检验学基础与临床应用 / 李继业等主编. -- 广州：世界图书出版广东有限公司，2022.7
ISBN 978-7-5192-9713-8

Ⅰ. ①检… Ⅱ. ①李… Ⅲ. ①临床医学－医学检验 Ⅳ. ①R446.1

中国版本图书馆CIP数据核字(2022)第124316号

书　　名　检验学基础与临床应用
　　　　　JIANYANXUE JICHU YU LINCHUANG YINGYONG
主　　编　李继业　鲁锦志　海　洋　祁妍华　于秀梅　田文霞
责任编辑　曹桔方
责任技编　刘上锦
出版发行　世界图书出版有限公司　世界图书出版广东有限公司
地　　址　广州市海珠区新港西路大江冲25号
邮　　编　510300
电　　话　020-84460408
网　　址　http//www.gdst.com.cn
邮　　箱　wpc_gdst@163.com
经　　销　各地新华书店
印　　刷　广州小明数码快印有限公司
开　　本　787mm × 1092mm　1/16
印　　张　24
字　　数　595千字
版　　次　2022年7月第1版　2022年7月第1次印刷
国际书号　ISBN 978-7-5192-9713-8
定　　价　80.00元

咨询、投稿：020-84460408　gdstcjf@126.com

编　委　会

主　编

李继业　　邹平市人民医院

鲁锦志　　荆州市第一人民医院

海　洋　　聊城市人民医院

祁妍华　　烟台毓璜顶医院

于秀梅　　烟台毓璜顶医院

田文霞　　济南市卫生健康宣教中心

副主编

蒋　婷　　聊城市中心血站

李承国　　梁山县人民医院

张怡青　　东部战区总医院秦淮医疗区

前　言

检验医学新技术、新理论、新方法层出不穷，提高了检验质量和水平，临床医师对病情的诊断更加准确。疾病的诊断离不开临床检验，然而临床医师有时对检验项目的理解略显不足，制约了对检验项目的合理选择，也影响了对疾病的诊断和治疗，为此编者编写了本书，希望能对临床医师有所帮助。

全书先简要讲述了检验学基础总论，然后分别介绍了临床血液检验、临床体液检验、临床化学检验、临床免疫学检验、临床微生物学检验、临床基因诊断技术等临床常用检验及其临床应用。本书既具有可读性、实用性，又具有专业性、可靠性。书中基础检验知识与临床检验应用相结合，方便临床医师查阅和参考。

由于编者的学术水平和经验有限，书中可能存在错漏之处，衷心希望广大临床医师不吝赐教，使本书更趋完善。

编　者

前言

目　　录

第一章　检验学基础总论

第一节　常规标本采集

一、尿液

(1)应留取新鲜尿液，以清晨第1次尿为宜，较浓缩，条件恒定，便于对比。急诊患者可随时留取。

(2)使用一次性小便杯并贴上检验编号。

(3)尿标本应避免经血、白带、精液、粪便等混入。此外，还应注意避免烟灰、糖纸等异物的混入。

(4)标本留取后，应及时送检，以免细菌繁殖、细胞溶解等(一般夏季1 h内、冬季2 h内完成检验)。

(5)尿胆原等化学物质可因光分解或因氧化而减弱。

(6)不能及时送检时，应适当防腐，常用甲醛5 mL/L尿(用于管型和细胞防腐)，甲苯5 mL/L尿(用于尿糖、尿蛋白等防腐)，或保存于4 ℃冰箱内，6 h内检验完毕。

二、粪便

(1)留取标本的容器可用不吸水(涂蜡)的纸盒，或一次性塑料容器，要求清洁、干燥。

(2)标本要求新鲜且不可混入尿液。送检标本量通常为指头大小(约5 g)。

(3)标本应选择脓血黏液等病理成分，并应在1 h内完成检验，否则可因pH及消化酶等的影响，而使粪便中的细胞成分破坏分解。

(4)做隐血试验时应嘱患者在收集标本前3 d禁食肉类、铁剂及大量绿色蔬菜。

(5)检查蛲虫应于清晨排便前用棉拭子由肛门四周拭取，立即送检。

三、痰液

(1)一般检验收集新鲜痰，患者起床后刷牙、漱口(用3%过氧化氢溶液及清水漱口3次)，用力咳出气管深部真正的呼吸道分泌物(勿混入唾液及鼻咽分泌物)，盛于洁净容器内。

(2)幼儿痰液收集困难时，可用消毒拭子刺激喉部引起咳嗽反射，用棉拭子采取标本。

四、血液

(1)早晨抽取空腹静脉血标本，适宜做血糖、血脂、肝功能等检验。

(2)血液激素测定标本，可不空腹，但必须在每天上午8:00～9:00时采取。

(3)反映急性心肌梗死的酶类谷草转氨酶(aspartate aminotransferase，AST)、肌酸激酶(creatine kinase，CK)的峰值通常在梗死后16～24 h；乳酸脱氢酶(lactate dehydrogenase，LDH)活性需30～60 h方达到高峰并维持3～6 d。请掌握采血时间。

(4)急性胰腺炎病人一般在发病后 2～12 h 血清淀粉酶开始上升，12～72 h 达到高峰，4 d 左右恢复正常。

(5)采取血清钾测定标本，勿用碘伏消毒皮肤，仅用酒精消毒皮肤，然后采血，因碘伏内碘化钾含量较高，对血清钾结果干扰显著。

(6)盛血用试管或瓶均应干燥洁净，若需要抗凝血，则应将血液注入有抗凝剂的试管或瓶内，并立即轻轻旋转摇匀，防止凝固。

(7)输液同侧不宜采血样检验，是否选择另一侧要看具体项目及输液成分，如静脉滴注葡萄糖时验血糖要在输液完毕 2 h 后取血，检验电解质时不宜在输液同侧采样等。

(8)采血后应将针头取下，再沿管壁将血液徐徐注入试管内。

(9)采集血液标本时应防止溶血。

五、体液及排泄物

(一)脑脊液

(1)标本送检必须及时，收到标本后应立即检验，久置可致细胞破坏，影响细胞计数及分类检查，并导致葡萄糖分解，使含量降低，病原菌破坏或溶解。

(2)细胞计数管应避免标本凝固，遇高蛋白标本时，可用乙二胺四乙酸(ethylene diamine tetraacetic acid，EDTA)钠盐抗凝。

(二)浆膜腔积液

(1)为防止细胞变性出现凝块或细菌破坏溶解，穿刺取得的标本送检及检查必须及时。

(2)为防止凝固，最好加入 100 g/L EDTA 钠盐抗凝，每 0.1 mL 可抗凝 6 mL 浆膜腔积液，及时完成细胞涂片检查。

(三)精液

(1)用清洁、干燥的小瓶收集精液，不宜采用避孕套内的精液。

(2)收集精液前避免性生活 3～7 d，收集精液标本后应在 1 h 内检验，冬季应注意保温。

(3)出现一次异常结果，应隔 1 周后复查，反复查 2～3 次方能得出比较正确的结果。

(四)前列腺液

临床医生做前列腺按摩术后，采集标本于清洁玻片上，立即送检。

(五)阴道分泌物

临床医生用棉拭子采取子宫颈后穹窿分泌物，可直接涂片，也可置生理盐水试管内送检，然后涂片镜检。

第二节 细菌培养标本采集

一、一般原则

(1)所用器具须进行严格的灭菌处理。

(2)采集足量标本以确保够用。

(3)尽可能在病人服药前或手术切口局部用药前采集。

(4)在采集标本过程中要严格遵守无菌操作原则,采集的部位要准确。

二、标本采集

(一)静脉血

(1)静脉穿刺前要充分消毒皮肤,避免皮肤被细菌污染。

(2)取静脉血 5 mL,以无菌操作法立即注入专用血培养瓶(含 50 mL 培养液)内,轻轻摇匀送微物室。

(二)尿液

1.中段尿

先用 1 g/L 新洁尔灭彻底清洗外阴,用无菌试管收集中间一段尿液 1～2 mL。

2.膀胱导尿

膀胱导尿用于昏迷及自然排尿困难者,但导尿易引起逆行细菌感染。

3.耻骨弓上膀胱穿刺尿

耻骨弓上膀胱穿刺尿偶用于婴幼儿。

(三)粪便

(1)粪培养的容器须清洁,量可为胡桃大小(取有黏液或脓液部分)。

(2)疑似霍乱患者的粪便应取液样部分,并立即送检以便及时接种,不能延误。

(四)痰液

痰培养之前,临床医生指导病人配合,清晨时间取痰最好,咳痰前先漱口,以减少口腔唾液的污染。

(五)脑脊液、胸腹水及脓液

应以无菌操作法采取标本,盛于无菌瓶中,送检量不少于 1 mL。在伤口处取标本时尽量避免皮肤表面细菌的污染,并在脓腔的基底部取样,用无菌注射器抽取或用消毒棉签取样后,立即置于无菌试管内送检。

第三节　特殊项目标本采集

一、血气分析

(一)动脉血取血法

(1)用 2 mL 或 5 mL 消毒注射器,以无菌操作法抽取肝素(1 mL＝1 000 U,用生理盐水配制)0.5 mL,然后将肝素来回抽动,使针管全部湿润,将多余肝素全部排出。

(2)皮肤消毒后,穿刺股动脉、肱动脉或桡动脉,取 2 mL 动脉血,不能有气泡。抽出后用小橡皮封针头,隔绝空气。将注射器放在手中,双手来回搓动,立即送检。

(3)填写申请单时要求写出诊断结果、抽血时的体温和血红蛋白量,以及是否用氧及其流量,以便分析。

(4)如不能及时送检,应放在冰水中保存(勿用冰块,以免细胞破坏而溶血),但放置时间最长不超过 2 h。

(二)毛细血管血采取法

(1)采血部位常为耳垂或手指，婴儿取足跟或大趾为采血部位，局部先用热毛巾敷或轻轻按摩，使毛细血管血充分动脉化。

(2)在毛细管一端装上塑料帽(红色)。将小铁针插入毛细管并让它滑到有塑料帽的一端。

(3)将采血部位消毒，然后穿刺皮肤以血液自然流出为宜，把毛细管插入血滴中部采血以防空气进入毛细管。

(4)套紧毛细管塑料帽，然后在毛细管的另一端套上塑料帽。

(5)用磁铁在毛细管外来回移动，使毛细管内铁针来回 20 次，达到血液与肝素混合的目的。

(6)如不能及时送检，标本可水平位贮放在冰水中(不能超过 2 h)。

二、血液黏度检测

(1)由于生理活动昼夜节律和饮食对血细胞比容、血浆蛋白成分、血浆黏度和血液黏度都有影响，应当注意采取血标本的时间和其与饮食的关系。一般前一天晚上素食，检测当天空腹，8:00 时采血。

(2)采血时于肘前静脉抽血，压脉带压迫的时间应尽可能缩短，针头插入后，应在压脉带松开5 s后开始采血，抽血时用力不宜过猛。

(3)抗凝剂以肝素(10～20 U/mL 血)或 EDTA·2Na(1.5 g/L 血)为宜，为防止对血液的稀释作用，应采用固体抗凝剂。

三、骨髓穿刺及涂片要求

(1)穿刺部位首选髂后上棘，次选髂前上棘、胸骨。

(2)采取骨髓液时，应严格遵守无菌技术，抽取动作要缓慢，吸取骨髓量勿超过 0.3 mL，以免混入稀释，使所吸标本不能代表骨髓。

(3)玻片要求清洁，涂片薄而均匀，应涂片 10 张左右，并同时制备 2 张外周血涂片作为对照之用。

(4)如需同时做细菌培养和病理检查，应先吸取少量骨髓液做涂片，再吸取所需骨髓液和骨髓组织。

第四节　标本采集的质量保证

一、饮食因素对检验结果的影响

大多数生化检查均要求空腹采血、禁食 12 h，或者晚餐后次日早上采血。因为饮食可使血液某些化学成分改变，影响测定结果。例如，高脂肪饮食后三酰甘油测定可高达空腹时的 10 倍；高糖饮食后血糖可迅速升高，3 h 后才恢复正常。但是过度空腹，以致饥饿，血液或器官中的某些成分分解、释放，也可导致某些检验结果异常。例如，血糖、转铁蛋白(transferrin，Tf)、C_3 等可因空腹时间过长而降低，三酰甘油、游离脂肪酸反而升高。而血总蛋白、肝功能白球比例、胆固醇等在空腹前后测定无改变。因此，应注意区分，选择送检。

某些特定食物可影响某些检验项目的测定结果。例如，咖啡、茶、巧克力、香蕉等食物可影响茶酚胺的测定；高蛋白饮食，尤其是进食动物肝脏、肾及贝类等富含嘌呤的食物可使血尿酸测定结果升高；进食动物血食物可使隐血试验假阳性；饮酒可使乳酸、尿酸盐等升高，长期饮酒还可使高密度脂蛋白、胆固醇等升高。上述种种情况说明，为保证检验质量的可靠性，病人在做检验前，对食物也要有一定的控制。

二、药物因素对检验结果的影响

很多药物对检验有干扰作用，据报道有 15 000 多种。药物在体内主要是改变某些物质在体内的代谢作用和干扰测定过程中的化学反应，使结果升高或降低。例如，服用阿司匹林可以增加葡萄糖的吸收、释放类固醇并抑制三羧酸循环，使血糖升高；而输液补钾时，氯化物可将糖由细胞外带到细胞内，造成血清糖测定结果降低。因此，临床医生应充分了解各种药物对有关检验项目测定结果的影响，患者需要为了某个项目的测定而停服某一药物。

三、运动因素对检验结果的影响

运动也能影响很多检验项目的测定结果。例如，运动后血糖、乳酸、丙氨酸等可升高；肌肉有关的血清酶，如 CK、LDH、谷丙转氨酶(alanine amino transaminase，ALT)、AST 在运动后测定均有不同程度的升高。有人做过实验，其中最明显的是 CK 和 ALT，而且恢复较慢，停止运动 1 h 后测定，其结果可升高 50%。

四、采集标本时体位对检验结果的影响

由于人体体位姿势影响血液循环，某些生理现象可发生变化。如血浆与组织液因体位不同会导致平衡改变，血液与组织液中的某些成分也随着发生变化，某些测定结果发生改变，如卧位改为站位时测定总蛋白、白蛋白、胆固醇、血清铁、ALT、碱性磷酸酶(alkaline phosphatase，ALP)等有 5%～15%的不同程度改变。有的检验项目采血部位不同，其检验结果也有较大的差别，如白细胞计数取微量血，有人做过试验，耳垂采血较手指采血高 30%。因此，建议建立各检验项目的参考值，采集血标本应规范一种姿势。

五、止血带加压对检验结果的影响

止血带压迫使局部血管扩张、淤血，激活血液中的某些物质，会引起某些检验项目测定结果升高或降低。例如，凝血酶原时间测定，由于血管受压迫，局部血液回流受阻，造成局部缺氧，甚至毛细血管损伤，凝血启动因子激活后，凝血过程形成，即消耗一些凝血因子，使测定结果偏低；在测定其他一些化学成分时，由于血管被压迫处的组织液从扩张血管处漏出而影响被测定成分的含量，且影响的程度随止血带压迫的时间增加而上升。所以抽血时应尽量缩短止血带压迫时间，最好不用止血带。

六、标本采集的时间对检验结果的影响

机体血液的某些成分在一天内可发生周期性的变化，且有的变化较大，如白细胞计数上下午之间可有成倍变化，一般上午低、下午高。其他化学成分，如胆红素、血清铁上午较其他时间高，血清钙中午低，生长激素夜里高、白天低。在一般情况下，为减少因采血时间不同引起的测定误差，要求每次检测最好在一天的同一时间进行。

七、抗凝剂对检验结果的影响

根据检验项目的要求不同检验的标本有需要抗凝和不需要抗凝两种。需要抗凝的预先加入抗凝剂。常用的抗凝剂有枸橼酸盐、草酸盐、EDTA、肝素等。而抗凝剂的使用也要根据检验的项目进行选择，否则会影响测定结果。如含有钾、钠的抗凝剂（草酸钾、草酸钠、枸橼酸钾、枸橼酸钠等）不能用于测定血钾或血钠的抗凝，因为草酸盐、氟化钠等抗凝剂具有激活酶的活性或有抑制酶的活性的作用；又如草酸盐有抑制淀粉酶、乳酸脱氢酶、酸性磷酸酶的作用，氟化钠有激活尿素酶和抑制乳酸脱氢酶的作用，故不宜用于酶活性的测定或用于某些项目酶法测定。

八、溶血标本对检验结果的影响

血液中的很多化学成分在细胞内和细胞外的含量是不同的，如红细胞内的钾含量是血清（浆）内的 20 倍，红细胞内的乳酸脱氢酶是血清内的 200 倍。标本溶血对检验的结果影响较大：细胞内含量高的物质进入血清后，造成测定结果偏高；细胞内含量低的物质进入血清后，血清被稀释，使测定结果偏低。

第五节　实验诊断常用名词和临床应用与评价

一、实验诊断常用名词

1.诊断灵敏度

诊断灵敏度指某检验项目对某种疾病具有鉴别、确认的能力，诊断灵敏度的数学式为所有患者中获得真阳性结果的百分数。

2.诊断特异性

诊断特异性指某检验项目确认无某种疾病的能力，数学式为所有非患者中获得真阴性结果的百分数。

3.诊断准确度

诊断准确度指某检验项目在实际应用中，所有检验结果中诊断准确结果的百分比。

4.允许误差

由于标本采集、运送、仪器、试剂、人员操作等多种因素，任何实验室都存在试验误差，任何一个标本测定结果都会有误差。但检验结果必须保证在误差范围允许之内，并努力提高检验质量，将试验误差减小到最低。

二、实验诊断临床应用与评价

（一）检验结果解释与临床表现结合

检验结果是静态的，只能反映受试者特定时间内的情况。而患者的机体是动态的，机体的反应性也因个体差异而不同，同一疾病的患者可能出现不尽相同的检验结果。因此，评价检验结果必须紧密结合临床表现，才能恰当地做出合理的结论。

(二)同一项目检验结果前后比较

为了满足诊断和观察疗效后的要求,要求对项目进行动态观察,有些项目因受生理影响比较大,也需进行反复检查,如白细胞计数,清晨或安静时低,下午或活动后高。不同的采血时间和条件,检验结果数值可相差1倍。因此,只有在相同的采血条件下,前后结果才有可比性。

(三)不同医院检验结果的比较

为了明确诊断,有时需要多个医院检查同一种项目。由于各医院测定方法和测定仪器不同,检查结果可能会有差异。

(四)有争议检验结果的处理

由于试剂、仪器、技术操作及体内某些物质的干扰,检查结果不能排除假阴性和假阳性的可能。如抗磷脂抗体阳性患者可出现梅毒假阳性,类风湿因子阳性患者可出现乙肝 HBc-IgM 假阳性。同一份标本在不同的实验室或采用不同的试剂盒可能会得出不一致的结果。因此,结果有争议时,应进一步采用确诊试验或由权威实验室确认,并结合临床表现做出合理解释。

第六节　参考值范围与医学决定水平

一、参考值范围

检验的最终目的是衡量受检标本的结果是否异常,因此,各种检验项目都应有判断标准,即参考值和参考范围(过去称为正常值)。参考值和参考范围均是采用统计学方法产生的。某项目各医疗单位采用的检验方法和仪器不同,其参考值也不尽相同,故各实验室应建立自己的参考值,供临床参考使用。

二、医学决定水平

医学决定水平是不同于参考值的另一种限值,观察化验结果是否高于或低于这些限值,可在疾病诊断中起排除或确认的作用,或对某些疾病进行分级或分类,或对预后做出估计,以提示医师在临床上应采用何种处理方式或决定采取何种治疗措施等。例如,当血小板计数值低于参考值时,并非说明该患者确有出血问题或出血倾向,但当血小板低于医学决定水平的 $50\times10^9/L$ 时,提示患者确有出血倾向,应予以治疗和重视。当血小板低于医学决定水平的最低界限值时(如 $10\times10^9/L$),必须立即采取止血措施或为患者输入血小板,以帮助患者增加循环血液中血小板的数量和增强止血能力。

第七节　危急值与报告制度

危急值是表示危及生命的试验结果。例如,当血清钙大于 1.75 mmol/L 时,出现全身性痉挛的可能性极高,而大于 3.5 mmol/L 时出现高血钙危象的可能性很大,过高和过低都具有一定的危险性。因此，这两个数值可以看作血钙的高、低危急界限值。临床实验室应根据所在医院就医患者的情况，建立适合本单位的危急值报告制度。

危急值出现后，检验者先要确认检验过程是否正常。确认无异常环节后，核准者应即刻告知有关医师或护士，了解病情及标本采集情况，如与临床病情相符，结果可以发出。如果结果与临床病情不符或标本采集有问题，应重新采集标本复查。对于检验结果过低或过高的标本，即使过程全部正常，但与临床沟通得不到证实者，也建议临床再重新留取标本复检，并在《危急值结果登记记录》上详细记录，注明临床反馈信息。表 1-1 为临床常用危急值。

表 1-1 临床常用危急值

项目名称	危急值
白细胞计数(WBC)	$<2.5\times10^9/L$，$>30\times10^9/L$
血小板计数(PLT)	$<50\times10^9/L$，$>1\,000\times10^9/L$
血红蛋白(Hb)	<50 g/L，>200 g/L
血浆凝血酶原时间(PT)	>30 s
活化部分凝血活酶时间(APTT)	>70 s
血钾(K^+)	<2.8 mmol/L，>6.2 mmol/L
血钠(Na^+)	<120 mmol/L，>160 mmol/L
血氯(Cl^-)	<80 mmol/L，>115 mmol/L
血钙(Ca^{2+})	<1.75 mmol/L，>3.5 mmol/L
血糖(Glu)	<2.2 mmol/L，>22.2 mmol/L
总胆红素(TB)	新生儿>340 μmol/L
酸碱度(pH)	<7.25，>7.55
动脉二氧化碳分压($PaCO_2$)	<20 mmHg，>60 mmHg
动脉氧分压(PaO_2)	<40 mmHg
碳酸氢根(HCO_3^-)	<10 mmol/L，>40 mmol/L
动脉血氧饱和度(SaO_2)	<0.75%

第二章　临床血液检验

第一节　血液一般检验

一、白细胞计数

【方法及参考区间】

血细胞分析仪法：

新生儿：$(15\sim20)\times10^9$/L。

儿童：$(5\sim12)\times10^9$/L。

成人：$(3.5\sim9.5)\times10^9$/L。

【临床评价】

1.增加

(1)生理性：新生儿、妊娠、分娩、剧烈运动、体力劳动、情绪激动等。

(2)病理性：大部分化脓性细菌所引起的炎症、烧伤、手术后、心肌梗死、急性中毒、尿毒症、白血病、传染性单核细胞增多症及传染性淋巴细胞增多症。

2.减少

急性粒细胞缺乏症、再生障碍性贫血、伤寒、副伤寒、黑热病、疟疾、病毒感染、脾功能亢进、放疗、化疗及自身免疫性疾病等。

二、白细胞分类计数

【方法及参考区间】

显微镜分类法、血细胞分析仪法。

中性杆状核粒细胞：0.01～0.05。

中性分叶核粒细胞：0.50～0.70。

嗜酸性粒细胞：0.004～0.080。

嗜碱性粒细胞：0.00～0.01。

淋巴细胞：0.20～0.50。

单核细胞：0.03～0.10。

【临床评价】

1.增多

(1)中性粒细胞增多：急性化脓性感染、急性汞中毒、铅中毒、妊娠中毒症(重度)、尿毒症、酸中毒、急性大出血、手术后、急性心肌梗死、白血病及恶性肿瘤等。

(2)嗜酸性粒细胞增多：超敏反应、肠寄生虫病(特别是急性血吸虫病及钩虫感染发作期)、某些皮肤病、某些血液病、某些传染病、某些恶性肿瘤、烧伤及手术后等。

(3)嗜碱性粒细胞增多：慢性粒细胞白血病(以下简称“慢粒”)、嗜碱性粒细胞白血病、某些金属中毒、脾切除、癌转移及霍奇金病等。

(4)淋巴细胞增多:新生儿、再生障碍性贫血、粒细胞缺乏症、风疹、流行性腮腺炎、传染性单核细胞增多症、百日咳、结核病、慢性淋巴细胞白血病及传染性肝炎等。

(5)单核细胞增多:新生儿、亚急性感染性心内膜炎、疟疾、黑热病、结核、单核细胞白血病、恶性淋巴瘤、伤寒及急性传染病恢复期。

2.减少

(1)中性粒细胞减少:伤寒、副伤寒、流感、疟疾、黑热病、再生障碍性贫血、慢性理化损伤、系统性红斑狼疮、脾功能亢进、极度严重感染及粒细胞缺乏等。

(2)嗜酸性粒细胞减少:伤寒、副伤寒、大手术后、烧伤、应用肾上腺皮质激素及促肾上腺皮质激素后等。

(3)嗜碱性粒细胞减少:速发型过敏性反应,如荨麻疹、过敏性休克及促肾上腺皮质激素反应等。

(4)淋巴细胞减少:传染病急性期、放射病、细胞免疫缺陷、应用肾上腺皮质激素及促肾上腺皮质激素后等。

三、异常白细胞形态检查

(一)中性粒细胞

1.核象变化

(1)核左移:杆状核细胞增多,甚至出现中幼粒、晚幼粒等,多见于急性化脓性感染、急性中毒等类白血病反应(以下简称"类白")或白血病等。

(2)核右移:不仅分叶核细胞增多,且分叶过多,常见于营养性巨幼细胞贫血和使用抗代谢药物后,在疾病进行期则预后不良。

2.毒性变化

(1)大小不均:中性粒细胞体积大小不一、悬殊。常见于病程较长的化脓性炎症。

(2)中毒颗粒:胞质中粗大而分布不均的黑色颗粒。常见于严重的化脓性感染及大面积烧伤等。

(3)空泡变性:胞质中出现一个或数个空泡。常见于严重感染,特别是败血症等。

(4)核变性:包括核固缩、核溶解、核破碎等。临床意义同空泡变性。

(二)淋巴细胞

1.异型淋巴细胞

异型淋巴细胞为一种形态变异的淋巴细胞,包括空泡型、不规则型和幼稚型。正常血片中偶见。异型淋巴细胞增多主要见于传染性单核细胞增多症、流行性出血热早期、病毒性肝炎及风疹等。

2.具有卫星核的淋巴细胞

具有卫星核的淋巴细胞指即在淋巴细胞的主核旁边另有一个游离的小核。此种细胞常见于接受较大剂量的电离辐射、抗癌药物治疗之后。

四、红细胞计数

【方法及参考区间】

血细胞分析仪法。

成年男性：(4.3～5.8)×10^{12}/L。

成年女性：(3.8～5.1)×10^{12}/L。

新生儿：(6.0～7.0)×10^{12}/L。

【临床评价】

1.红细胞减少

(1)生理性减少：①妊娠中、后期为适应胎盘血循环的需要，孕妇的血容量，尤其是血浆容量明显增加而引起血液稀释。②6个月～2岁的婴儿由于生长发育迅速，血容量急剧增加，造血原料相对不足。③某些老年人造血功能明显减退。

(2)病理性减少：由造血原料不足、造血功能障碍或红细胞丢失、破坏过多等引起。

2.红细胞增多

(1)相对增多：因血浆中水分丢失，血液中有形成分相对增多，为一种暂时性假象，多见于脱水而致血液浓缩时。

(2)绝对增多：大多与乏氧有关。红细胞增多情况与乏氧程度成正比。①生理性增多：见于高原生活者、胎儿及新生儿。②病理性增多：见于严重的心肺疾患，如严重的肺气肿、肺源性心脏病、某些紫绀型先天性心脏病。患真性红细胞增多症时，血容量持续性增加，红细胞为(7～10)×10^{12}/L，血红蛋白为170～250 g/L。

3.其他

标本以静脉血为最好，必要时也可取指血或耳垂血。

五、血红蛋白检查

【方法及参考区间】

血细胞分析仪法。

成年男性：130～175 g/L。

成年女性：110～150 g/L。

新生儿：170～200 g/L。

【临床评价】

(1)临床意义同红细胞计数，但在各种贫血时，由于红细胞平均血红蛋白含量不同，红细胞和血红蛋白二者减少程度可不一致。

(2)临床上根据血红蛋白减少的程度将贫血分为四级。

轻度：小于参考区间低限，大于90 g/L。

中度：90～60 g/L。

重度：60～30 g/L。

极度：小于30 g/L。

六、血细胞比容检查

【方法及参考区间】

血细胞分析仪法。

男性：0.40～0.50 。

女性：0.35～0.45 。

【临床评价】

1.血细胞比容增加

(1)各种原因所致的血液浓缩，如剧烈呕吐、腹泻、脱水、大面积烧伤等。

(2)真性红细胞增多症。

(3)继发性红细胞增多症，如慢性心肺疾患。

2.血细胞比容减少见于各种贫血

由于贫血类型不同，红细胞计数与血细胞比容的降低不一定完全平行。

七、红细胞指数检查

【方法及参考区间】

血细胞分析仪法。

红细胞平均体积(mean corpuscular volume，MCV)：82～100 fL。

红细胞平均血红蛋白量(mean corpuscular hemoglobin，MCH)：27～34 pg。

红细胞平均血红蛋白浓度(mean corpuscular hemoglobin concentration，MCHC)：316～354 g/L。

【临床评价】

1.红细胞平均体积

每个红细胞的平均体积，以飞升(fL)为单位。

2.红细胞平均血红蛋白量

每个红细胞中所含的血红蛋白平均量，以皮克(pg)为单位。

3.红细胞平均血红蛋白浓度

平均每升红细胞中所含血红蛋白浓度，以克/升(g/L)为单位。

4.临床意义

见表 2-1。

表 2-1 贫血的形态学分类鉴别表

贫血形态与分类	MCV/fL	MCH/pg	MCHC/(g/L)	病因
正红细胞性贫血	82～95	27～31	320～360	急性失血性贫血、急性溶血性贫血、再生障碍性贫血、白血病等
大细胞性贫血	>95	>31	320～360	缺乏维生素 B_{12}、叶酸，如营养性巨红细胞性贫血，妊娠期巨红细胞性贫血及恶性贫血
单纯小细胞性贫血	<82	<27	320～360	感染、中毒，如慢性炎症、尿毒症等
小细胞低色素性贫血	<82	<27	<320	慢性失血性贫血及缺铁性贫血

以上各值为红细胞平均值，贫血时红细胞形态可能发生改变，因此，必须结合血涂片观察细胞形态，进行贫血种类分析。

八、红细胞体积分布宽度检查

【方法及参考区间】

血细胞分析仪法。红细胞分布宽度变异系数(red cell volume distribution width-coeffcient of variation，RDW-CV)小于14.6%。

【临床评价】

(1)鉴别诊断：缺铁性贫血患者红细胞分布宽度(RDW)常明显升高，轻型珠蛋白生成障碍性贫血RDW基本正常。

(2)诊断早期缺铁性贫血：缺铁性贫血在临床及血象检查出现异常结果之前，就可有RDW的升高。

(3)用于贫血的形态学分类，见表2-2。

表2-2　RDW结合MCV在临床诊断中的应用

类型	MCV	RDW	病因
小细胞均一性贫血	低	正常	轻型珠蛋白生成障碍性贫血，慢性疾病
小细胞非均一性贫血	低	高	缺铁性贫血，β-珠蛋白生成障碍性贫血
正红细胞性贫血	正常	正常	慢性病所致的贫血
正红细胞非均一性贫血	正常	高	早期缺铁性贫血，Hb病性贫血、骨髓纤维化、铁粒幼细胞性贫血等
大细胞均一性贫血	高	正常	再生障碍性贫血，白血病前期
大细胞非均一性贫血	高	高	维生素B_{12}缺乏，叶酸缺乏引起的巨红细胞性贫血，冷凝集综合征，白细胞明显增多的慢性淋巴性白血病

九、网织红细胞计数

【方法及参考区间】

煌焦油蓝法、亚甲蓝法、仪器法。

成年人：0.005～0.015。

新生儿：0.02～0.06。

网织红细胞绝对值：(25～75)×10^9/L。

【临床评价】

(1)增多：提示骨髓红细胞增生旺盛，见于各种增生性贫血。缺铁性贫血及巨幼红细胞性贫血时，网织红细胞常轻度增多。急性失血性贫血时，网织红细胞可明显增多。急性溶血性贫血时，网织红细胞增多最为明显。

(2)减少：提示骨髓造血功能下降，见于再生障碍性贫血、骨髓病性贫血、肾疾病等。

(3)目前许多医院采用仪器法计数网织红细胞，结果快速、准确，还可以对网织红细胞成熟程度进行分类。

十、网织红细胞成熟指数

【方法及参考区间】

仪器法。8.08±1.95。

【临床评价】

网织红细胞成熟指数是指全部网织红细胞中高 RNA 含量细胞的相对比例，表示外周血中网织红细胞相对成熟度，主要用于骨髓移植、治疗贫血、放疗及化疗的早期观察。

十一、点彩红细胞计数

【方法及参考区间】

瑞氏或亚甲蓝染色法。不超过 0.03%。

【临床评价】

重金属中毒及硝基苯、苯胺等中毒时，点彩红细胞显著增加。溶血性贫血、恶性贫血、铁粒幼细胞贫血、白血病及恶性肿瘤时点彩红细胞百分数亦升高。

十二、红细胞形态检查

各种贫血时，随着贫血程度的加重，成熟红细胞常出现大小、形态、染色等形态学的改变，这些变化对于分析贫血原因有一定的参考价值。

（一）红细胞大小和血红蛋白含量异常

1.红细胞大小异常

正常红细胞：直径 6～9 μm。

小红细胞：直径小于 6 μm。

大红细胞：直径大于 10 μm。

巨红细胞：直径大于 15 μm。

超巨红细胞：直径大于 20 μm。

红细胞大小不等：红细胞之间直径相差悬殊（相差一倍以上）的情况，常见于各种增生性贫血及巨幼细胞贫血。

2.血红蛋白含量异常

（1）正常色素性：红细胞经瑞氏染色后呈淡琥珀色，中心 1/3 处着色较淡，为生理性中心淡染区。

（2）低色素性：红细胞内血红蛋白含量减少，生理性中心淡染区扩大，甚至成为环形红细胞。

（3）高色素性：红细胞内血红蛋白含量增多或正常，但由于细胞厚度加大，其生理性中心淡染区常消失。

（4）嗜多色性：尚未完全成熟的红细胞，由于胞质中残存核糖体和核糖核酸等嗜碱性物质，染色后红细胞全部或其中一部分呈灰蓝色。正常人血片中不见，常见于各种增生性贫血。

【临床评价】

见表 2-3。

表 2-3　贫血的形态学分类表

贫血类型	常见疾病
正常细胞正常色素性	急性失血、再生障碍贫血、骨髓病性贫血等
小细胞低色素性	缺铁性贫血、珠蛋白生成障碍性贫血等

续表

贫血类型	常见疾病
大细胞正/高色素性	巨幼细胞贫血
单纯小细胞性	慢性病性贫血，如尿毒症、慢性炎症等

(二)红细胞形态异常

1.球形红细胞

红细胞直径缩小(常小于 6 μm)，厚度增大，生理性中心淡染区消失，为一膨胀的球形，细胞中心区血红蛋白含量较正常红细胞多，常见于下列疾病。

(1)遗传性球形细胞增多症。

(2)自身免疫性溶血性贫血。

(3)异常血红蛋白病[镰状细胞性贫血(HbS)及血红蛋 C 病(HbC 病)等]。

2.椭圆形红细胞

红细胞长径增大、横径缩小，呈椭圆形或长柱形。正常人血片中可见少数，常见于下列疾病。

(1)遗传性椭圆形红细胞增多症，一般要高于 25%才有诊断价值。

(2)大细胞性贫血，可达 25%。

(3)其他各类贫血都有不同程度的增多。

3.口形红细胞

红细胞周围深染，中心淡染区呈一狭长裂隙，宛如微张的鱼口。正常直径小于 4%。增大见于以下几种情况。

(1)口形细胞增多症。

(2)弥散性血管内凝血。

(3)乙醇中毒。

4.靶形红细胞

红细胞中间及边缘处有血红蛋白着色，两者之间为一乏色素苍白区，形同射击的靶心。主要见于以下几种情况。

(1)珠蛋白合成障碍性贫血。

(2)严重缺铁性贫血。

(3)某些血红蛋白病(如 HbC、HbE、HbD、HbS 等)。

(4)肝病、脾切除后及阻塞性黄疸等。

5.镰形红细胞

红细胞形如镰刀、柳叶等。多见于遗传性镰形红细胞增多症。

6.棘形红细胞

红细胞呈带刺状。可见于以下几种情况。

(1)棘细胞增多症(遗传性血浆 β-脂蛋白缺乏症)，可为 70%～80%。

(2)严重肝病或制片不当。

7.皱缩红细胞

红细胞表面有圆形棘刺样突起，可见于以下几种情况。

(1)急性铅中毒、尿毒症等患者的血涂片。

(2)干燥太慢的血涂片。

8.红细胞形态不整

成熟红细胞形态发生各种明显变异，如三角形、泪滴形、新月形、梨形、棍棒形、帽盔形等。畸形红细胞增多见于较严重的巨幼细胞贫血及弥散性血管内凝血(disseminated intravascular coagulation, DIC)等。

9.缗钱状红细胞形成

在并不厚的血涂片上，成熟红细胞之间平行叠连呈串状排列。主要见于以下几种情况。

(1)高球蛋白血症，如多发性骨髓瘤。

(2)高纤维蛋白血症。

(三)红细胞内出现异常结构

1.嗜碱性点彩

瑞氏染色条件下红细胞质内存在的嗜碱性黑蓝色颗粒，实为残存的核糖核酸等嗜碱性物质。常见于重金属中毒及较为严重的增生性贫血等。

2.染色质小体

位于成熟或幼红细胞胞质中的紫红色圆形小体，直径为 1～2 μm，可一个或数个，其本质为细胞核的残余物。常见于巨幼细胞贫血、溶血性贫血及脾切除术后。

3.卡波环

紫红色细圈状结构，多位于嗜多色性红细胞及点彩红细胞质中，可能为幼红细胞核膜的残余物，也可能为胞质脂蛋白变性所致。常见于溶血性贫血、恶性贫血及较严重的巨幼细胞贫血。

4.有核红细胞

由于骨髓屏障的存在，健康成人外周血不见有核红细胞。在溶血性贫血及造血系统恶性疾患中，常可在外周血涂片中见到数量不等的幼红细胞。

十三、红细胞沉降率检查

【方法及参考区间】

仪器法。

男性：小于 15 mm/h。

女性：小于 20 mm/h。

【临床评价】

仪器法获得的结果与魏氏法有很好的相关性。增快见于以下几种情况。

1.生理性

运动、月经期、妊娠 3 个月以上直至分娩后 3 周、60 岁以上高龄者。

2.病理性

(1)各种炎症：见于急性细菌性炎症后 2～3 d、风湿热活动期、结核活动期。

(2)组织损伤及坏死持续2～3周,心肌梗死发病1周左右。

(3)恶性肿瘤。

(4)其他:各种高球蛋白血症、贫血、高胆固醇症。

减慢的临床意义较小。红细胞明显增多,如各种原因所致的脱水后血液浓缩、真红细胞增多症、低纤维蛋白血症等。

十四、血小板计数

【方法及参考区间】

血细胞分析仪法。(125～350)×10^9/L。

【临床评价】

1.生理性

(1)剧烈运动、饱餐、寒冷可使血小板增多。

(2)妇女月经前血小板减少。

(3)少年较成年人血小板偏少。

(4)新生儿血小板少于成年人,3个月后接近成年人水平。

(5)静脉血血小板略多于外周血。

2.病理性

(1)血小板减少。

1)血小板生成减少:骨髓造血功能受损可导致血小板生成减少,如再生障碍性贫血、急性白血病、放射病、抗癌药的应用等。

2)血小板破坏过多而致的血小板减少:如特发性血小板减少性紫癜、脾亢、体外循环等。

3)消耗过多而致的血小板减少:如弥散性血管内凝血(DIC)、血栓性血小板减少性紫癜。

4)家族性血小板减少:巨大血小板综合征。

(2)血小板增多。

1)组织受损及术后,特别是脾切除后,血小板可增多。

2)血小板持续增多见于慢粒、多发性骨髓瘤、血小板增多症、真性红细胞增多症、恶性肿瘤的早期。

3)急性反应:急性感染、急性失血、急性溶血等。

(3)影响血小板(blood platelet, PLT)计数准确性重要的因素是采血,因此在采血过程中应注意以下几点。

1)末梢采血时,挤出第一滴血弃去后首先取血测定血小板。

2)静脉采血时,动作要迅速以防凝固,否则会导致血小板偏低。

3)静脉采血时,如无凝血机制检查,应首先注入血常规试管中,并充分混匀。

4)用EDTA-K_3抗凝血,如用肝素抗凝血会使血小板结果偏低。

十五、平均血小板体积

【方法及参考区间】

血细胞分析仪法。6.8～13.5 fL。

【临床评价】

(1)平均血小板体积(mean platelet volume,MPV)增高可作为骨髓功能恢复的早期指标,当骨髓功能抑制时,MPV持续降低,其降低程度与骨髓功能抑制程度成正比;骨髓功能恢复时MPV的增高早于血小板。

(2)血栓性疾病,血栓前状态MPV增高。

(3)可作为鉴别血小板减少症的病因:骨髓损伤导致血小板减少时,MPV降低;当血小板在外周血中破坏增多导致血小板减少时,MPV增高;血小板分布异常导致血小板减少时,MPV正常。

(4)MPV结合PLT在临床诊断中的应用见表2-4。

表2-4 MPV结合PLT在临床诊断中的应用

血小板数	MPV增高	MPV正常	MPV降低
增多	慢粒细胞白血病脾切除术后	反应性血小板增多症	轻型
正常	杂合型珠蛋白生成障碍性贫血	正常	轻型
减少		特发性血小板减少性紫癜、红斑狼疮、骨髓抑制恢复期	再生障碍性贫血、巨幼细胞贫血、药物或败血症引起的骨髓抑制

十六、网织血小板

【方法及参考区间】

仪器法。

男性:1.07%~6.90%。

女性:0.58%~6.00%。

【临床评价】

网织血小板(RP)是刚从骨髓中释放出来的一种新生血小板,胞质中含有残留核糖核酸(RNA)成分,体积较大,有更强的活性,外周血RP可以比较精确地反映骨髓血小板生成动力学。其主要用于血小板减少原因的鉴别及肝移植、骨髓移植、造血促进因子的骨髓血小板造血功能恢复的监测指标。

十七、血小板形态检查

【方法及参考区间】

光学显微镜检查法。健康人血小板多为成熟型,可见到少量形态不规则或畸形血小板,但不超过2%、大于10%才考虑临床意义。

【临床评价】

血小板形态异常可分为大型血小板、巨大型血小板、小型血小板、幼稚型血小板、衰老型血小板。

(1)一般情况下,正常幼稚型血小板增多见于急性失血后。

(2)病理性幼稚型血小板增多见于特发性和反应性血小板病。

(3)特发性血小板减少性紫癜症出现血小板减少危象,粒细胞白血病时可见大量蓝色巨大血小板。

(4)衰老型血小板紫癜常见于恶性贫血。

(5)病理刺激型血小板可见于血小板无力症。

十八、红斑狼疮细胞检查

【方法及参考区间】

血块法、抗凝血法、改良血块法。阴性。

【临床评价】

(1)红斑狼疮(lupus erythematosus, LE)细胞多出现于系统性红斑狼疮,其活动期较缓解期阳性率高。

(2)结缔组织病,如风湿病、类风湿关节炎、结节性动脉炎、硬皮病及皮肌炎等有时可找到红斑狼疮细胞。

(3)未找到红斑狼疮细胞并不能否定红斑狼疮的诊断,应进一步做有关免疫学检查,如抗核抗体、抗双链 DNA 抗体。

(4)采血后应立即送检,不能放置过久。

(5)系统性红斑狼疮患者如在缓解期或使用激素后(如类固醇)不易找到 LE 细胞。

(6)另有报告称,服用肼屈嗪、盐酸普鲁卡因酰胺、甲基多巴等药物后偶尔可找到 LE 细胞。

十九、疟原虫检查

【方法及参考区间】

薄血片法、厚血片法。阴性。

【临床评价】

(1)找到疟原虫,就可诊断为疟疾。

(2)未找到疟原虫,并不能否定疟疾的诊断,可以结合薄血片和厚血片反复检查或取静脉血于抗凝管中,离心浓集后做涂片检查。

(3)采血时间选择:常见的三种疟原虫在任何时间采血均可能查到,但间日疟或三日疟以疟疾发作后 10 余小时采血较好,而恶性疟以发作开始时采血为宜。

(4)尽可能在患者使用抗生素等药物前检查。

二十、微丝蚴检查

【方法及参考区间】

鲜血片法、厚血片法、试管浓集法、乙胺嗪(海群生)。阴性。

【临床评价】

(1)采血时间宜在 22:00 至次日 2:00 时,采血前患者躺卧片刻。

(2)夜间采血有困难者,可用诱出法,即白天口服乙胺嗪 2～6 mg/kg,30 min 后取血检查。

(3)丝虫病晚期患者,由于淋巴管阻塞,微丝蚴不能进入血液,常致检验阴性,可做淋巴结活检或补体结合试验等。

(4)检查到微丝蚴,是诊断丝虫病的重要依据。

二十一、回归热螺旋体检查

【方法及参考区间】

薄血片法、厚血片法、暗视野映光法。阴性。

【临床评价】

(1)必须在发热期取末梢血或静脉血于抗凝管中送检。

(2)也可以从骨髓穿刺液中检测,其阳性率较末梢血高。

(3)所取标本必须立即送检,标本必须新鲜。

(4)回归热螺旋体是回归热的病原体,由虱子传播,检出该螺旋体有确诊价值。

二十二、弓形虫检查

【检查方法】

1.涂片法

各种体液、骨髓穿刺液、血液直接或浓缩涂片检查。

2.动物接种法

取受检者血液、脑脊液或组织液接种于小白鼠脑内或腹腔 1～3 周后,取接种动物的渗出液及脑、肝、脾、肾等组织做涂片检查,若为阳性,常有大量弓形虫出现。

3.组织培养法

建立猴肾或猪肾细胞的单层培养,接种检查材料后,弓形虫可迅速繁殖,再做涂片检查。

【临床评价】

(1)弓形虫也称毒浆原虫,为弓形虫病的病原体,可感染人和其他哺乳动物。检出弓形虫有确诊价值。

(2)未检出弓形虫不能否定弓形虫病的诊断,必须结合临床症状和其他检查(如抗原、抗体检测,弓形体 DNA 检测等)综合判断。

二十三、黑热病无鞭毛体检查

【检查方法】

抽取患者血液或淋巴结、肝、脾、骨髓穿刺液做涂片检查。

【临床评价】

(1)无鞭毛体是黑热病的病原体,为血内鞭毛虫的一种,检出该虫体可确诊为黑热病。

(2)肝、脾穿刺液涂片检查阳性率高,骨髓穿刺液及淋巴液次之。

(3)血液涂片于中性粒细胞和单核细胞内可找到,但所见原虫少且被吞噬消化,形态和着色都不正常,不易辨认,也易与血小板混淆,实用价值小。

(4)为提高检出阳性率,也可抽静脉血做免疫学检查。

第二节　骨髓细胞学检查

一、骨髓细胞形态学检查

【检验方法】

涂片染色法。

【检验标本】

骨髓片。

【检验部门】

血液室。

【送检要求】

请医生详细填写申请单，每例送骨髓片 3～5 张，若须进行细胞化学染色检查时，可再送3～5 张。

【正常骨髓象】

骨髓增生活跃，各个系统的血液细胞按一定的比例组合在一起，细胞形态无明显异常，巨核细胞和成簇血小板可见到，并能见少量正常非造血性细胞，成熟红细胞大小均匀，染色正常，无其他异常细胞和血液寄生虫。骨髓增生程度分级判断标准见表 2-5。

表 2-5　骨髓增生程度分级判断标准

增生程度	红细胞与有核细胞之比	常见疾病
增生极度活跃	1∶1	急慢性白血病等
增生明显活跃	10∶1	白血病、增生性贫血等
增生活跃	20∶1	正常骨髓、某些贫血等
增生减低	50∶1	造血功能低下
增生极度减低	300∶1	急性再生障碍性贫血等

【临床意义】

确定造血系统疾病，如急、慢性白血病等；诊断某些类脂质沉积病；诊断某些感染性疾病；诊断恶性肿瘤转移；协助诊断某些血液病及其相关疾病；协助鉴别诊断某些血液病及其相关疾病。

二、粒红比值

【检验方法】

涂片染色法。

【检验标本】

血片或骨髓片。

【检验部门】

血液室。

【送检要求】

涂片后立即送检。

【参考区间】

粒：红为(2～4)：1。

【临床意义】

粒红比值是指粒细胞与未成熟红细胞的数量比。

1.比值增大(大于4：1)

粒细胞相对增多,见于白血病、粒细胞型类白血病反应、单纯红细胞再生障碍性贫血或传染性疾病。

2.比值减小(小于2：1)

红细胞相对增多,见于粒细胞缺乏症、各种增生性贫血、脾功能亢进及放射病早期。

3.比值正常

多发性骨髓瘤、原发性骨髓纤维化(骨髓硬化症)、再生障碍性贫血及真性红细胞增多症等比值正常。

三、粒细胞系统

【检验方法】

涂片染色法。

【检验标本】

骨髓片2张。

【检验部门】

血液室。

【送检要求】

涂片后立即送检。

【参考区间】

正常骨髓象中,粒细胞系约占有核细胞的1/2,一般原始粒细胞小于2%,早幼粒细胞小于5%,中幼粒细胞小于9%,晚幼粒细胞及杆状粒细胞不超过20%,分叶核细胞占10%左右,嗜酸性粒细胞小于5%,嗜碱性粒细胞小于1%。

【临床意义】

1.以原粒细胞及早幼粒细胞增多为主(20%～90%)

见于急性粒细胞白血病(急粒)、慢性粒细胞白血病(慢粒)急粒变。

2.以中性中幼粒细胞增多为主(20%～50%)

见于亚急性粒细胞白血病、类白血病反应(类白)、慢粒。

3.以中性晚幼粒及杆状核粒细胞增多为主

常见于慢粒、各种感染、代谢性障碍(如尿毒症、酸中毒)、某些药物和毒性影响、消化道恶性肿瘤、严重烧伤、大出血、大手术等。

4.嗜酸性粒细胞增多

常见于过敏性疾病、慢粒、放射治疗后反应、寄生虫病等。

5.粒细胞减少

见于理化因素(长期接触X线、化学药品等)及严重感染所致的粒细胞缺乏症、再生障碍性贫血、急性造血停滞。

四、淋巴细胞系统

【检验方法】

涂片染色法。

【检验标本】

骨髓片2张。

【检验部门】

血液室。

【送检要求】

涂片后立即送检。

【参考区间】

约占20%,小儿可达40%。

【临床意义】

以原始淋巴细胞及幼稚淋巴细胞增多为主,见于急性淋巴细胞白血病(acute lymphoblastic leukemia, ALL)、淋巴瘤等。以成熟淋巴细胞增多为主,见于慢性淋巴细胞白血病、传染性单核细胞增多症、传染性淋巴细胞增多症及百日咳等。

五、单核细胞系统

【检验方法】

涂片染色法。

【检验标本】

骨髓片2张。

【检验部门】

血液室。

【送检要求】

涂片后立即送检。

【参考区间】

不超过5%,均为成熟阶段的细胞。

【临床意义】

原始单核细胞及幼单核细胞增多见于骨髓增生异常综合征、急性单核细胞白血病(acute monocytic leukemia, AMOL)、急性粒-单核细胞白血病,以及恶性肿瘤、化疗和放疗恢复期等。

六、巨核细胞系统

【检验方法】

涂片染色法。

【检验标本】

骨髓片 2 张。

【检验部门】

血液室。

【送检要求】

涂片后立即送检。

【参考区间】

7～35 个/片，原幼巨核细胞 0～5%，颗粒型巨核细胞 10%～27%，成熟巨核细胞44%～60%，裸核细胞 8%～30%。

【临床意义】

以原始巨核细胞增多为主见于巨核细胞白血病。以幼巨核及颗粒增多为主见于慢性粒细胞白血病、原发性血小板减少性紫癜、脾功能亢进等。急性失血以成熟巨核细胞增多为主。巨核细胞减少，见于急性、慢性再生障碍性贫血和急性白血病及阵发性睡眠性血红蛋白尿。

七、浆细胞系统

【检验标本】

骨髓片 2 张。

【检验部门】

血液室。

【送检要求】

涂片后立即送检。

【参考区间】

小于 1%。

【临床意义】

原浆细胞、幼浆细胞增多见于多发性骨髓瘤及浆细胞性白血病。再生障碍性贫血、粒细胞减少症等可见成熟浆细胞轻度增多。

八、过氧化物酶染色(POX)

【检验标本】

血片或骨髓片。

【检验部门】

血液室。

【送检要求】

取材后立即送检。

【参考区间】

淋巴细胞和红细胞在其成熟的各个阶段均无过氧化物酶，中性粒细胞发育的各个阶段均有过氧化物酶，健康人成熟嗜碱性粒细胞均无过氧化物酶，嗜酸性粒细胞呈过氧化物酶染色(peroxidase stam，POX)强阳性反应。

【临床意义】

有助于急性白血病类型的鉴别：ALL 呈现阴性反应；急性单核细胞性白血病呈现阳性或弱阳性反应；急性早幼粒细胞白血病呈强阳性反应；急性粒细胞白血病呈阳性反应。

九、中性粒细胞碱性磷酸酶染色(NAP)

【检验标本】

血片或骨髓片。

【检验部门】

血液室。

【送检要求】

取材后立即送检。

【参考区间】

积分 30～130 分。

【临床意义】

(1)积分升高：见于类白、急性细菌性感染、再生障碍性贫血。

(2)积分降低：见于未治疗的慢粒、阵发性血红蛋白尿和骨髓增生异常综合征。病毒感染积分正常或降低。

(3)用来鉴别慢粒和类白反应及观察慢粒疗效；鉴别急性粒细胞白血病和急性淋巴细胞白血病；鉴别真性红细胞增多症和继发性红细胞增多症等。

十、酸性磷酸酶染色(ACP)

【检验标本】

血片或骨髓片。

【检验部门】

血液室。

【送检要求】

取材后立即送检。

【参考区间】

正常粒细胞除原粒阴性外，其余各阶段呈弱阳性至中度阳性，单核细胞为弱阳性至强阳性，红细胞系(以下简称“红系”)为阴性，淋巴细胞可呈弱阳性，浆细胞和巨核细胞可呈中度阳性。

【临床意义】

1.诊断毛细胞白血病

毛细胞白血病可呈现强阳性或中度阳性，且不被 L(＋)-酒石酸抑制。

2.鉴别淋巴细胞类型

T 淋巴细胞 ACP 染色呈阳性反应，B 淋巴细胞呈阴性或颗粒细小的弱阳性。

3.鉴别细胞

戈谢细胞 ACP 染色呈强阳性；尼曼-匹克细胞呈阴性或弱阳性。

十一、苏丹黑 B 染色(SBB)

【检验标本】

血片或骨髓片。

【检验部门】

血液室。

【送检要求】

取材后立即送检。

【临床意义】

1.鉴别急性白血病类型

苏丹黑 B(sudan black B，SBB)染色与 POX 染色临床意义相似，由于较早的原粒细胞 SBB 有时也能显示阳性反应，其灵敏度高于 POX，但其特异性不如 POX。

2.诊断类脂质沉积病

神经磷脂和脑苷脂 SBB 均为阳性，有助于对类脂质沉积病的诊断。

十二、过碘酸希夫反应

【检验标本】

血片或骨髓片。

【检验部门】

血液室。

【送检要求】

取材后立即送检。

【参考区间】

(1)一般原粒细胞呈阴性反应，早幼粒细胞随着细胞成熟而阳性增强，成熟中性粒细胞最强。

(2)嗜酸性粒细胞颗粒不着色，细胞质为阳性，嗜碱性粒细胞阳性。

(3)淋巴母细胞阳性程度低，随着细胞成熟阳性程度稍增加。

(4)单核细胞仅有少量、细小颗粒。

(5)幼红细胞为阴性。

(6)巨核细胞和血小板为阳性。

【临床意义】

(1)幼红细胞过碘酸希夫反应染色强阳性见于红血病及红白血病。溶血性贫血有的为弱阳性，巨幼细胞性贫血和再生障碍性贫血一般为阴性。

(2)急性粒细胞白血病呈阴性或弱阳性；ALL 的原、幼淋巴细胞为红色颗粒状或块状阳性，少数为阴性反应；AMOL 的原、幼单核细胞为红色细颗粒、胞质边缘及伪足处颗粒明显，分化差的原单核细胞为阴性；急性巨核细胞白血病的原巨核细胞为红色颗粒、块状阳性或强阳性。

十三、铁粒染色

【检验标本】

血片或骨髓片。

【检验部门】

血液室。

【送检要求】

取材后立即送检。

【参考区间】

(1)细胞外铁(＋)～(＋＋)。

(2)铁粒幼红细胞12％～44％。

【临床意义】

1.诊断缺铁性贫血

细胞外铁减少或消失，重度贫血时，细胞内铁明显减少(常小于10％)甚至为阴性。

2.诊断铁粒幼红细胞性贫血

可出现环形铁粒幼红细胞增多，常大于15％。

十四、特异性酯酶染色

【检验标本】

血片或骨髓片。

【检验部门】

血液室。

【送检要求】

取材后立即送检。

【参考区间】

中性粒细胞(除原粒外)及肥大细胞可呈现阳性反应。嗜酸性和嗜碱性粒细胞为阴性或弱阳性，巨核细胞、淋巴细胞、浆细胞、幼红细胞、血小板为阴性。

【临床意义】

1.鉴别急性白血病类型

急性粒细胞白血病大多呈现阳性反应，急性单核细胞、淋巴细胞白血病时呈阴性。

2.鉴别嗜碱性粒细胞与肥大细胞

嗜碱性粒细胞呈阴性，肥大细胞呈阳性。

十五、非特异性酯酶染色

【检验标本】

血片或骨髓片。

【检验部门】

血液室。

【送检要求】

取材后立即送检。

【参考区间】

单核细胞、吞噬细胞呈阳性，且受到氟化钠抑制；粒细胞、淋巴细胞、巨核细胞、血小板、幼红细胞等呈阴性。

【临床意义】

1.鉴别急性白血病

AMOL的幼稚细胞呈强阳性。急性粒细胞白血病幼稚细胞为弱阳性，但AML-M_3早幼粒细胞呈现强阳性。ALL为阴性。

2.氟化钠抑制试验

氟化钠抑制试验可使单核细胞明显抑制，有助于急性白血病类型的鉴别。

第三节　常见血液病的实验诊断

一、贫血

贫血为机体红细胞总量减少，不能对周围组织充分供养的一种病理状态。贫血多继发于其他疾病，诊断贫血通常采用反映外周血红细胞浓度的指标，包括血红蛋白（hemoglobin, Hb）、红细胞总数（red blood cell, RBC）和血细胞比容（hematocrit, HCT）等。贫血的诊断标准为：成年男性 Hb<120 g/L，RBC<4.5×10^{12}/L，HCT<0.37；成年女性 Hb<110 g/L，RBC<4.0×10^{12} L，HCT<0.37；孕妇 Hb<100 g/L，HCT<0.30。按照贫血的程度，根据Hb数值可分为轻度（>90 g/L）、中度（60～90 g/L）、重度（30～60 g/L）和极重度（<30 g/L）。

（一）缺铁性贫血

缺铁性贫血是体内贮存铁缺乏，不能满足正常红细胞生成需要而发生的贫血，是临床上最常见的贫血。常见原因有铁摄入量不足、铁吸收量减少、铁需要量增加、铁利用障碍或丢失过多等。形态学表现为小细胞低色素性贫血，特点是骨髓、肝、脾及其他组织中缺乏可染色铁。缺铁性贫血可分为三个阶段：贮存铁缺乏期、缺铁性红细胞生成期及缺铁性贫血期，三者总称为铁缺乏症。

【主要实验室检查】

1.血常规

除Hb、RBC和HCT的改变外，缺铁性贫血还出现小细胞低色素性贫血的指标变化，包括MCV<80 fL，MCH<27 pg，MCHC<31%；反映红细胞大小不等的指标，如RDW增加；网织红细胞平均血红蛋白浓度（CHr）降低。

2.血象

血象呈小细胞低色素性贫血，镜下可见红细胞大小不等，以小细胞为主，可出现少量形状不规则的红细胞，中心淡染区扩大，嗜多色红细胞及嗜碱性点彩红细胞增多，网织红细胞正常或轻度增加。

3.血清铁蛋白（serum ferritin, SF）

SF降低，小于12 μg/L提示储铁耗尽，小于2 μg/L表示储铁缺少。

4.铁代谢指标

血清铁(SI)降低，小于 8.95 μmol/L(50 μg/dL)；总铁结合力(total iron binding capacity，TIBC)升高，大于 64.44 mmol/L(360 mg/dL)；转铁蛋白饱和度降低，小于 15%。

5.骨髓铁染色

细胞内外铁均减少，细胞外铁减少明显，显示骨髓小粒可染铁消失，铁粒幼红细胞小于 15%。

6.骨髓象

骨髓增生活跃，以红系增生为主，粒红比例降低。中幼红细胞比例增大，体积较正常减小，边缘不整齐，胞浆少，染色偏蓝，核固缩似晚幼红细胞，表现为“核老浆幼”的发育不平衡，粒系细胞和巨核细胞数量和形态均正常。

7.可溶性转铁蛋白受体(soluble transferrin receptor，sTfR)测定

缺铁早期和红系造血增生时，血清 sTfR 可升高。

【相关检查项目】

缺铁性贫血的彻底治疗依赖去除导致贫血的病因，查清病因及原发病极为重要。为此，需要进行多方面的检查，如粪便隐血试验、虫卵检查，尿液检查，肝、肾功能的检查及相应的免疫和生化检查，胃肠道 X 线，以及胃镜检查等。

【方法评价】

诊断缺铁的实验室指标较多，常采用多种指标联合检查以提高诊断准确率。其中，血清铁蛋白减低或骨髓铁染色显示细胞内外可染铁减少是诊断缺铁性贫血的可靠指标，而单有血清铁减低不能诊断为缺铁。sTfR 是反映组织水平铁供应减少的一项指标，是提示缺铁性红细胞生成期的敏感指标。

缺铁性贫血与慢性病贫血(anemia of chronic disease，ACD)容易混淆，需要鉴别。ACD 是由于铁利用障碍而出现的“功能性缺铁”，此时体内贮存铁并不少，通常 SF＞90 μg/L，骨髓铁染色显示细胞外铁增加，TIBC＜64.44 μmol/L(360 μg/dL)，转铁蛋白饱和度为 16%～30%，不需要补铁治疗。

(二)巨幼细胞贫血

巨幼细胞贫血是由叶酸和(或)维生素 B_{12} 缺乏、遗传、药物等引起的细胞脱氧核糖核酸(DNA)合成障碍，导致骨髓和外周血细胞异常的贫血。细胞形态学特点为细胞核浆发育不平衡及无效造血，呈现形态与功能均不正常的典型巨幼改变。这种巨幼改变可涉及红细胞、粒细胞及巨核细胞三系。该病为一种全身性疾病，除贫血外，皮肤黏膜亦受累。

【主要实验室检查】

1.血常规

血常规呈大细胞正色素性贫血，RBC 和 Hb 降低不平行，RBC 下降更明显。MCV 增高，MCH 增高，RDW 增高，网织红细胞正常或降低，严重者可呈全血细胞计数减少。

2.血象

红细胞大小不等，中央淡染区消失，以椭圆形大红细胞多见，着色较深。异形红细胞增多，可见卡波环及豪焦小体，有大椭圆形红细胞、点彩红细胞等。中性粒细胞胞体偏大，核右移，核

分叶过多，可达6～9叶以上。可见巨大血小板。

3.骨髓象

骨髓增生明显活跃，以三系细胞均出现巨幼变为特征。红系增生明显活跃，粒红比降低，各阶段的巨幼红细胞均可出现，其比例常大于10%，可见核畸形、核碎裂和多核巨幼红细胞，卡波环及豪焦小体可见，呈现“核幼浆老”的发育不平衡现象。粒系在中幼阶段以后可见巨幼变，部分分叶核细胞分叶过多，各叶大小差别甚大，可畸形。巨核细胞系统也出现巨幼变和分叶过多。

4.细胞化学

骨髓铁染色细胞外铁和细胞内铁均增高，糖原染色发现原幼红细胞阴性。

5.血清叶酸和维生素 B_{12} 测定

血清叶酸（放射免疫法）小于6.91 nmol/L(3 ng/mL)，血清维生素 B_{12}（放射免疫法）小于74.0 pmol/L(100 ng/mL)。血清叶酸降低见于叶酸缺乏、叶酸和维生素 B_{12} 混合缺乏，血清 B_{12} 降低见于维生素 B_{12} 缺乏、叶酸和维生素 B_{12} 混合缺乏。

6.红细胞叶酸测定

红细胞叶酸（放射免疫法）小于226.6 nmol/L(100 ng/mL)，见于叶酸缺乏、维生素 B_{12} 缺乏。

7.血清维生素 B_{12} 吸收试验

巨幼细胞贫血小于7%，恶性贫血小于5%。

8.血清高半胱氨酸和甲基丙二酸测定

血清高半胱氨酸在叶酸缺乏及维生素 B_{12} 缺乏时均升高，可为50～70 μmol/L。血清甲基丙二酸水平升高仅见于维生素 B_{12} 缺乏，可达3 500 nmol/L。

9.血清内因子阻断抗体

恶性贫血可出现血清内因子阻断抗体阳性。

【方法评价】

大细胞性贫血伴有中性粒细胞核分叶过多，可作为巨幼细胞贫血的初筛检查。骨髓细胞典型的巨幼变是诊断巨幼细胞贫血的主要依据。进一步鉴别叶酸缺乏和维生素 B_{12} 缺乏，必须进行叶酸和维生素 B_{12} 测定，甚至进行血清高半胱氨酸和甲基丙二酸测定。

（三）再生障碍性贫血

再生障碍性贫血(aplastic anemia，AA)是多种病因和多种发病机制引起骨髓造血干细胞和微环境严重损伤，导致骨髓造血功能衰竭的疾病。其骨髓增生不良，外周血全血细胞减少，临床表现为贫血、出血及感染等。临床分为急性再生障碍性贫血和慢性再生障碍性贫血。

【主要实验室检查】

1.血常规

红细胞总数、白细胞计数和血小板计数均降低，网织红细胞绝对值降低，淋巴细胞相对增多。急性AA时，网织红细胞小于1%，绝对值小于 $15.0\times10^9/L$；中性粒细胞小于 $0.5\times10^9/L$；血小板少于 $20\times10^9/L$。慢性AA各指标较急性AA高。Hb减低，呈中度或重度的贫血。

2.血象

全血细胞减少，红细胞多为正细胞性，少数为大细胞性，血小板多呈小型。

3.骨髓象

急性AA时，多部位穿刺的涂片特点是脂肪滴增多，骨髓颗粒减少，三系增生不良或极度不良，有核细胞明显减少。其中：造血细胞明显减少，尤其是巨核细胞；非造血细胞比例增大，如骨髓小粒染色后，镜下为空网状结构，其中大多为脂肪细胞及非造血细胞。慢性AA增生低下，代偿期可增生活跃，但巨核细胞明显减少或阙如，非造血细胞比急性AA时少。

4.骨髓活检

骨髓增生减退，造血组织减少，特别是巨核细胞减少，脂肪组织增加。

5.骨髓铁染色

细胞内、外铁均增加。

6.染色体检查

染色体数目多无变化，但可见染色体断裂、易位、环状或多着丝点等畸形。

7.集落细胞培养

粒-单系祖细胞和红系祖细胞的集落均减少。

【方法评价】

血常规和血象显示全血细胞减少，网织红细胞绝对值降低是再生障碍性贫血的特征性表现。骨髓活检对再生障碍性贫血的诊断比骨髓涂片更有价值。

（四）阵发性睡眠性血红蛋白尿症

阵发性睡眠性血红蛋白尿症（paroxysmal nocturnal hemoglobinuria，PNH）是一种以补体介导的血管内溶血为特征的获得性造血干细胞克隆性疾病。造血干细胞X连锁PIGA基因突变，引起血细胞膜上多种糖基磷脂酰肌醇（glycosyl phosphatidyl inositol，GPI）连接蛋白的缺失，在骨髓及外周血产生了病态造血细胞系，致使血细胞对补体异常敏感，引起慢性血管内溶血。

实验室检查多根据PNH异常血细胞膜缺乏PIGA蛋白[嗜水气单胞菌溶素变异体（FLARE）检测原理]和GPI连接蛋白（如CD55和CD59），采用流式细胞术结合荧光素标记抗体，检测缺乏这些膜蛋白的异常血细胞来诊断PNH；也根据PNH异常血细胞对补体敏感性增强，在酸性、等渗低离子强度、体外激活补体等条件下容易被破坏的特性，对PNH进行筛查或诊断。根据血细胞被破坏的程度，PNH血细胞分为Ⅰ型细胞、Ⅱ型细胞和Ⅲ型细胞。Ⅰ型细胞为未被破坏的正常血细胞，Ⅱ型细胞为部分被破坏的血细胞，Ⅲ型细胞为完全被破坏的血细胞。

【主要实验室检查】

1.PNH异常血细胞检测

根据血细胞上FLARE、CD59和CD55的表达情况，判断是否存在PNH异常红细胞。健康人血细胞上FLARE、CD59和CD55完全表达，表达率通常高于95%，且为单一阳性峰。而PNH患者FLARE、CD59和CD55的表达出现缺失，出现双峰或三峰，甚至单一阴性峰，表达率通常低于95%。

（1）PNH异常红细胞检测：首选CD59，不推荐单独使用CD55（不容易区分Ⅱ型和Ⅲ型细胞），但可以联合使用，联合使用时推荐CD55采用藻红蛋白（PE）标记。流式细胞术常规设门采用前向角散射光/侧向角散射光（side scatter，SSC），CD235a。

(2)PNH 异常白细胞检测:FLARE 是最佳诊断选择,采用 FLARE/CD24/CD14/CD33 组合检测粒细胞和单核细胞上 FLARE 表达情况。CD55 和 CD59 是最早用于检测粒系 PNH 克隆的标志物,CD55 更适合单核细胞。常规设门采用 CD45/SSC 或 CD15/SSC。

2.补体相关试验

(1)哈姆试验(Ham test):近 80%PNH 患者为阳性,偶见于自身免疫性溶血性贫血、球形红细胞增多等。多次输血者,由于其补体敏感,红细胞相对减少而出现假阴性。

(2)蔗糖溶血试验:阳性见于 PNH、AA-PNH、自身免疫性溶血性贫血、巨幼细胞性贫血、遗传性球形细胞增多症等。敏感性较 Ham text 强,常与 Ham text 同用。但特异性较 Ham text 弱。

(3)蛇毒因子溶血试验:近 80%患者为阳性,敏感性强于 Ham text,弱于蔗糖溶血试验。

(4)补体溶血敏感性试验:PNH 患者为阳性,可对 PNH 异常红细胞进行半定量,根据溶血轻重,将 PNH 异常红细胞分为Ⅰ、Ⅱ和Ⅲ型细胞。

3.其他

红细胞总数和血红蛋白含量低于正常,网织红细胞总数增大。白细胞计数和血小板计数多低于正常。PNH 发作时,尿血红蛋白测定为阳性。

【方法评价】

FLARE、CD55 和 CD59 表达分析是诊断 PNH 的重要依据,具有快速、敏感、定量 PNH 异常血细胞的特点,可以帮助鉴别诊断其他原因引起的贫血,但不适用于各种原因引起的白细胞严重减少,由于使用新鲜血,也不利于长期保存和复查。然后是 Ham text 和蛇毒因子溶血试验。蔗糖溶血试验和补体溶血敏感性试验是 PNH 的筛选试验,但不易定量,检测费时,特异性不强,不能排除其他原因引起的阳性结果。

二、骨髓增生异常综合征

骨髓增生异常综合征(myelodysplastic syndrome, MDS)是一组异质性获得性克隆性造血干细胞疾病,其特点为骨髓中一系或多系造血细胞发育异常和无效造血,导致外周血细胞减少,并可出现少量原始细胞。一部分 MDS 患者可在数月或数年内转化为急性髓细胞性白血病(acute myelogenous leukemia, AML)。世界卫生组织(world health organization, WHO)于 2008 年对 MDS 分型进行了修订,将 MDS 分为 7 个亚型,见表 2-6。

表 2-6　MDS 分型和形态学表现

疾病	血象	骨髓象
单系病态造血的难治性血细胞减少症(RCUD) 难治性贫血(RA)、难治性中性粒细胞减少(RN)、难治性血小板减少(RT)	单一系列细胞或双系列细胞减少; 无原始细胞或原始细胞<1%	单系病态造血:某一髓系系列的细胞>10%; 原始细胞<5%; 环状铁幼粒红细胞前体<15%
环形铁粒幼细胞难治性贫血(RARS)	贫血; 无原始细胞	环状铁幼粒红细胞前体≥15%

续表

疾病	血象	骨髓象
难治性血细胞减少伴多系病态造血(RCMD)	血细胞减少； 无原始细胞或原始细胞<1%； 无 Auer 小体； 单核细胞计数<1×10^9/L	至少 2 个或 2 个以上髓系系列出现病态造血，并且病态造血细胞>10%； 原始细胞<5%； 无 Auer 小体； 环状铁幼粒细胞±15%
难治性血细胞减少伴原始细胞增多-1(RAEB-1)	血细胞减少； 原始细胞<5%； 无 Auer 小体； 单核细胞计数<1×10^9/L	单系列或多系列病态造血； 原始细胞 5%～9%； 无 Auer 小体
难治性血细胞减少伴原始细胞增多-2(RAEB-2)	血细胞减少； 原始细胞 5%～19%； Auer 小体弱阳； 单核细胞计数<1×10^9/L	单系列或多系列病态造血； 原始细胞 10%～19%； Auer 小体弱阳
不能分类的 MDS(MDS-U)	血细胞减少； 原始细胞≤1%	出现明确病态造血的一个或多个髓系细胞<10%，细胞遗传学异常性改变； 原始细胞<5%
5q-MDS	贫血； 血小板计数正常或减少； 无原始细胞或原始细胞<1%	巨核细胞正常或增加； 原始细胞<5%； 出现孤立的 del(5q)； 无 Auer 小体

【主要实验室检查】

1.血常规

绝大多数患者 Hb 含量降低，伴有血小板计数和中性粒细胞绝对值减少。

2.血象

一系或多系血细胞减少，随着病程的进展，绝大多数患者均有全血细胞减少，并出现血细胞发育异常的形态学表现，参见表 2-6。

(1)红细胞：表现为不同程度的贫血，可为正细胞正色素性，也可为大细胞或小细胞及双形性贫血。成熟红细胞大小不等，形态不一。

(2)白细胞：有不同程度的质和量的变化。中性粒细胞胞质内颗粒稀少或阙如，核分叶过多或减少，单核细胞增多，可见不典型的单核细胞，内含有空泡。

(3)血小板：减少者较多见，少数病例可增加，有大而畸形的火焰状血小板，可见小巨核细胞。

3.骨髓象

多数病例骨髓增生明显活跃，少数增生正常或减低，伴明显病态造血，参见表 2-6。

(1)红系:多为明显增生,少数增生减低,原红和早幼红细胞增多,有类巨幼样变,可见核碎裂、核畸形、核分叶、双核或多核幼红细胞,核质发育不平衡,胞质嗜碱着色不均。

(2)粒系:增生活跃或减低,原粒和早幼粒细胞可增多,伴成熟障碍;有的早幼粒细胞核仁明显,颗粒粗大,有的类似单核细胞,核凹陷或折叠;成熟中性粒细胞核分叶过多或减少。核分叶过多或减少在MDS诊断中意义较大。

(3)巨核系:巨核细胞量正常、减少或增多,异常巨核细胞主要为小巨核细胞及大单个核巨核细胞,其中淋巴样巨核细胞在MDS诊断中意义较大。

4.骨髓活组织检查

多数病例骨髓造血组织过度增生,可见不成熟粒细胞增多,并有幼稚造血前体细胞异位现象。

5.细胞化学染色

骨髓铁染色显示细胞外铁丰富,可见铁粒幼红细胞增多和环形铁粒幼细胞。

6.免疫表型

原始细胞群可出现原始、幼稚细胞表型CD34和巨核细胞表型CD41/CD61的表达异常,其他髓系细胞表面抗原也会出现异常表达。

7.体外造血祖细胞培养

细胞集落形成的能力下降,集落密度减小,形成许多小细胞簇,集簇和集落比值升高,集落细胞成熟障碍。

8.染色体及分子生物学检验

常见的染色异常为+8、-5/5q-、-7/7q、9q-、20q-、21q-;常见基因改变为N-ras、bcr-2、c-myc等。

【方法评价】

MDS诊断主要依赖血象和骨髓象的检查,各系血细胞发育异常的形态学改变和原始细胞的数量是诊断MDS的重要依据。MDS风险分层的血细胞减少阈值是Hb<100 g/L、中性粒细胞计数小于1.8×10^9/L、PLT<100×10^9/L。但在这些阈值之上时,如果有形态异常和(或)细胞遗传学异常存在,也不能排除MDS的诊断。病态造血可伴有外周血和骨髓原始细胞增多,通常原始细胞小于20%。当MDS患者原始细胞多于20%时,提示MDS转化为急性白血病。其他相关检查对于MDS的诊断、鉴别诊断及预后判断有重要价值,其中:5q-提示预后较好;7q-提示预后较差,较易转化为白血病。

三、急性白血病和相关前体细胞肿瘤

急性白血病是造血祖细胞在增殖发育过程中发生了一系列基因的改变,从而使造血祖细胞增殖失去调控和分化停滞,使得大量原始造血细胞积聚在骨髓及其他造血组织中的一种疾病。这些细胞对正常造血细胞的生长具有抑制作用,并逐渐取代正常的造血组织结构。2008年WHO提出的急性白血病分型和诊断标准是以形态学为基础,并结合免疫学、细胞遗传学和分子生物学等的实验室指标。

(一)前体淋巴细胞肿瘤

前体淋巴细胞肿瘤是未分化或分化很差的淋巴细胞在造血组织(特别是骨髓、脾脏和淋巴结)无限增殖导致的恶性血液病,多见于儿童及青壮年。当肿瘤细胞浸润骨髓和外周血,骨髓中原始细胞大于25%时，称为ALL。当免疫表型分析显示原始细胞为B系来源时，称为B-ALL；当原始细胞为T系来源时，称为T-ALL。当肿瘤损害仅涉及淋巴结、胸腺，或者在骨髓和外周血中仅有少量原淋巴细胞时，称为淋巴母细胞性淋巴瘤(lymphoblastic lymphoma，LBL)，如为B系来源，称为B-LBL，如为T系来源，称为T-LBL。

WHO将前体淋巴细胞肿瘤分为不做特殊分类的B原淋巴细胞白血病/淋巴瘤(B-ALL/LBL，NOS)、伴有重现性遗传学异常的B-ALL/LBl、T原淋巴细胞白血病/淋巴瘤(T-ALL/LBL)。从外周血和骨髓形态学角度，这三类肿瘤之间很难区分。从细胞免疫学角度，前两类肿瘤属于B系来源，但遗传学表现差异很大；而后一类肿瘤属于T系来源。

【主要实验室检查】

1.血常规

多数患者白细胞计数升高，可达100×10^9/L；红细胞及血红蛋白低于正常值；血小板计数低于正常值，晚期明显减少。

2.血象

血象一般为正细胞正色素性贫血；白细胞计数通常明显增多；分类中原始及幼稚淋巴细胞增多，可达90%；篮状细胞易见；中性粒细胞减少或阙如。

3.骨髓象

骨髓增生极度或明显活跃，以原始和幼稚淋巴细胞为主，核染色质致密，核仁不清晰。细胞核形态不规则，可有凹陷、折叠、切迹及裂痕，胞质内有空泡。成熟淋巴细胞较少见。粒细胞系统增生受抑制，粒细胞减少，甚至少见。红细胞系统增生也受抑制，幼红细胞少见或不见。巨核细胞系多数显著减少，血小板减少。退化细胞明显增多，篮状细胞(涂抹细胞)多见。

4.细胞化学染色

过氧化物酶(POX)与苏丹黑(SB)染色原淋巴细胞均为阴性，糖原染色原淋巴细胞可呈阳性反应。

5.免疫表型

在B-ALL/LBL(NOS)和伴有重现性遗传学异常的B-ALL/LBL中，原淋巴细胞几乎都表达B系分化抗原，CD10、CD19、胞浆CD79a、CD22、CD23、CD24和TdT等可呈阳性或高表达，而CD45可能缺乏，CD20和CD34的表达变异较大。在T-ALL/LBL中，T系分化抗原通常阳性，原始细胞可表达TdT，不同程度表达CD1a、CD2、CD3、CD4、CD5、CD7和CD8等，其中CD3具有系列特异性，CD4和CD8在原始细胞中通常共表达，CD10可阳性，但不具有特异性。

6.细胞遗传学和分子生物学

伴有重现性遗传学异常的B-ALL/LBL常出现t(9;22)(q34;q11.2)；BCR-ABL1、t(v;11q23)；MLL重排、t(12;21)(p13;q22)；TEL-AML1(ETV6-RUNX1)、超二倍体、亚二倍体、t(5;14)(q31;q32)；IL3-IGH、t(1;19)(q23;P13.3)；E2A-PBX1(TCF3-PBX1)。

【方法评价】

血细胞计数和血象改变是重要的初筛指标，骨髓象的诊断和监测必不可少，免疫表型分析对于区分B系和T系来源是关键性指标，细胞遗传学和分子生物学用于确诊重现性遗传学异常。

（二）AML 和相关前体细胞肿瘤

【主要实验室检查】

1.AML 伴重现性遗传学异常

AML 结构染色体重排后产生融合基因、编码融合蛋白，并对白血病发病产生影响，其中某些类型具有特征性形态学表现和免疫表型特点。

（1）AML 伴 t(8;21)(q22;q22);RUNX-RUNX1T1。

表现为中性粒细胞系的分化成熟障碍，相当于原 FAB 分型（French-American-British Classification）的 AML-M_2。

1）血常规：部分病例白细胞计数正常或低于正常，也有病例白细胞计数升高，随着病情恶化，白细胞计数有增多趋势，通常血红蛋白及红细胞总数均减少，血小板计数明显减少。

2）血象：分类可见原始细胞或各阶段幼稚粒细胞，异常中性中幼粒细胞、嗜酸性粒细胞和嗜碱性粒细胞增多，形态多异常。血小板形态也多异常。

3）骨髓象：骨髓多为增生明显活跃或增生活跃，粒系增生明显活跃，原粒细胞显著多于20%。原始细胞体积较大，细胞核核周清晰，核凹陷处淡染，核染色质细致疏松，核仁明显，胞质丰富，嗜碱性强，可见棒状（Auer）小体和密集的嗜天青颗粒。早、中、晚幼粒细胞和成熟粒细胞有不同程度异常增生，成熟粒细胞可见核分叶不良（Pelger-Huët 畸形）、细胞质染色异常等。其他可见嗜酸性粒细胞增加、嗜碱性粒细胞或肥大细胞增多。红细胞系及巨核细胞系形态正常。少数病例骨髓原粒细胞少于 20%，但根据形态学、染色体核基因突变特点，仍诊断为 AML。

4）细胞化学染色：过氧化物酶染色（POX）及苏丹黑染色（SBB）多呈阳性；氯乙酸 AS-D-萘酚酯酶染色呈阳性；α-丁酸萘酚酯酶染色呈阴性。

5）免疫表型：白血病细胞群主要表达髓系标志和系列非特异标志，CD34 和髓性过氧化物酶（myeloperoxidase，MPO）多为阳性，HLA-DR、CD13 和 CD33 相对弱表达，粒系分化成熟抗原 CD15 和 CD65 也表达，可出现 CD15 和 CD34 共表达。

6）细胞遗传学和分子生物学：出现 t(8;21)(q22;q22)染色体易位重排，AML1/ETO 融合基因（RUNX-RUNX1T1 融合基因）阳性。

（2）AML 伴 inv(16)(p13.1;q22)或 t(16;16)(p13.1;q22);CBFB-MYH11。

表现为单核细胞和粒细胞的分化，并伴有异常嗜酸性粒细胞增多，此型相当于原 FAB 分型的 AML-M_4E_0。

1）血常规：血红蛋白和红细胞总数为中度到重度减少，白细胞计数可升高、正常或减少。血小板计数多呈重度减少。

2）血象：与其他 AML 没有明显区别，嗜酸性粒细胞通常不增多。

3）骨髓象：骨髓增生极度活跃或明显活跃。以单核系和嗜酸性粒细胞为主，而粒系减少。骨髓中可见各阶段异常嗜酸性粒细胞增多，嗜酸性颗粒粗大，染色深紫，颗粒密集者可遮盖细胞形态，细胞核分叶不良。原粒中可见 Auer 小体。红系、巨核系受抑制。

4）细胞化学染色：异常嗜酸性粒细胞的氯乙酸 AS-D 萘酚酯酶（AS-D NCE）呈弱阳性，3%以上的原粒细胞髓性过氧化物酶（MPO）染色呈阳性。

5)免疫表型:白血病细胞高表达粒系、单核系及系列非特异性抗原,如粒系 CD13、CD33、CD15、CD65、MP0,单核系 CD14、CD4、CD11b,CD11c,CD64、CD36,系列非特异性 CD3 和 CD117 等。

6)细胞遗传学和分子生物学:出现 inv(16)(P13.1;q22)或 t(16;16)(p13.1;q22)染色体易位重排,CBFB-MYH11 融合基因阳性,尽管骨髓中原始细胞少于 20%,也可诊断为 AML。

(3)急性早幼粒细胞白血病(APL)伴 t(15;17)(q22;q12);PML-RARA。

表现为异常早幼粒细胞增多,包括颗粒增多的粗颗粒型 APL 和颗粒减少的细颗粒型 APL。此型相当于原 FAB 分型的 AML-M_3。

1)血常规:血红蛋白及红细胞总数呈轻度到中度减少,部分病例为重度减少。白细胞计数大多在 15×10^9/L 以下,但也有正常或明显增多或减少,血小板中度到重度减少,多数为(10～30)$\times10^{12}$/L。

2)血象:分类以异常早幼粒细胞为主,可见少数原粒及其他阶段的粒细胞,Auer 小体易见。

3)骨髓象:多数病例骨髓增生极度活跃,分类以粗颗粒型早幼粒细胞为主,胞质中充满密集的甚至融合的粗大嗜天青颗粒,染色粉红色或紫色;细胞核大小和形状多不规则,呈肾形或双叶形;细胞核和细胞质分界不清,有的胞质可见内外浆边界;部分细胞含有柴捆状的 Auer 小体,称为柴捆细胞。可见原粒和中幼粒细胞,各阶段幼红细胞和巨核细胞均明显减少。少数病例表现为细颗粒型早幼粒细胞,细胞质充满尘埃样颗粒,或颗粒明显减少,甚至在光学显微镜下难以分辨。

4)细胞化学染色:APL 细胞髓性过氧化酶(MPO)染色为强阳性,甚至覆盖整个细胞质和细胞核。部分病例非特异性酯酶染色为弱阳性。

5)免疫表型:白血病细胞以表达髓系标志为主,均一性高表达 CD33,不均一性表达 CD13,但 CD34 和(或)HLA-DR 低表达或不表达。CD117 可表达,但有时呈低表达,CD64 常表达,但 CD15 和 CD65 常呈阴性或弱表达。

6)细胞遗传学和分子生物学:特异性染色体易位重排 t(15;17)(q22;q12),PML-RARA 和 RARA-PML 融合基因阳性。

2.不做特殊分类的 AML

这一组 AML 各亚型没有确定的细胞遗传学或基因异常,分类主要依赖于白血病细胞的形态学、细胞化学和免疫学表型特征,但结合细胞遗传学或基因检测有助于提供比单纯形态学更多的预后指标。有关这一组 AML 分型主要源于 FAB 分类方案。

(1)微分化型急性髓系白血病(AML-md)。

形态学和细胞化学染色不能提供髓系分化证据,但免疫表型和超微结构检查可以证实原始细胞具有髓系特征。此型相当于原 FAB 分型的 AML-M_0。

1)血常规:白细胞计数较低,红细胞总数和血红蛋白量减少,血小板可减少或正常。

2)血象:外周血可检出原始细胞,伴正细胞正色素性贫血。

3)骨髓象:骨髓有核细胞增生程度较轻,原始细胞≥20%,白血病细胞的核呈圆形,核染色质弥散,核仁明显,胞质少,嗜碱性强,无颗粒,无 Auer 小体。也可见类似原淋巴细胞的原始细胞,细胞较小,核染色质聚集,核仁不明显,部分病例可见少量成熟中性粒细胞,红系、巨核系有不同程度的增生减低。

4)细胞化学染色:原始细胞髓性过氧化物酶(MPO)染色及苏丹黑 B(SSB)染色常为阴性或阳性率小于 3%。α-醋酸萘酚酯酶和 α-丁酸萘酚酯酶呈阴性或弱阳性。在超微结构中可见小颗粒、内质网、高尔基体和(或)核膜上 MPO 和氯乙酸 AS-D 萘酚酯酶染色(AS-D NCE)阳性。

5)免疫表型:原始细胞通常表达早期造血细胞相关抗原(如 CD34、CD38 和 HLA-DR)和 CD13 和(或)CD117,部分原始细胞 MPO 阳性,部分病例表达 CD33。髓系和单核系细胞成熟相关抗原表达阴性,如 CD11b、CD15、CD14、CD64 和 CD65,T、B 细胞胞内抗原标志如 cCD3、cCD79a 和 cCD22 阴性,部分病例表达 TdT 或 CD7,其他淋系相关免疫标志表达少见。

6)细胞遗传学和分子生物学:可见染色体结构异常或数量改变,但罕见特异性核型。

(2)未成熟型急性髓系白血病(AML-wom)。

骨髓中原始细胞百分率大于或等于非红系细胞的 90%,但缺乏中性粒细胞分化成熟的标志。此型相当于原 FAB 分型的 $AML-M_1$。

1)血常规:大部分患者血红蛋白低于 60 g/L,白细胞计数升高,以$(10\sim50)\times10^9$/L 多见。血小板计数多低于 50×10^9/L。

2)血象:以原始粒细胞为主,呈正细胞正色素性贫血,可见幼红细胞。

3)骨髓象:骨髓增生极度活跃或明显活跃。骨髓中原粒细胞明显增多,多含有嗜天青颗粒或明显的 Auer 小体,可见小原粒细胞。少数病例原始细胞中不含有嗜天青颗粒,形态类似于原淋巴细胞。早幼粒细胞很少,中幼粒细胞及以下各阶段细胞罕见或不见。多数病例幼红细胞及巨核细胞明显减少,淋巴细胞也减少。

4)细胞化学染色:髓过氧化物酶染色及苏丹黑染色至少有 3%原粒细胞阳性,α-丁酸萘酚酯酶呈阴性。

5)免疫表型:原始细胞表达髓系抗原标志如 CD13、CD33、CD117、CD34 和 HLA-DR,一般不表达成熟粒系标志如 CD15 和 CD65,或单核系标志如 CD14 和 CD64,也不表达 B、T 相关淋系抗原标志。部分原始细胞表达 MPO,是重要的诊断标志。部分病例表达 CD11b 或 CD7。

6)细胞遗传学和分子生物学:可见染色体结构异常或数量改变,少数病例出现 Ph 染色体 t(9;22)及 bcr-ab1 融合基因。

(3)成熟型急性髓系白血病(AML-wm)。

骨髓或外周血原始细胞不少于 20%,并有粒系成熟特征(≥10%成熟中性粒细胞),而单核系细胞少于 20%。此型相当于原 FAB 分型的 $AML-M_2$。

1)血常规:血红蛋白含量中重度减少,白细胞计数中度升高,血小板数中重度减少。

2)血象和骨髓象:呈正细胞正色素性贫血,以原粒细胞增多为主,含有或不含有嗜天青颗粒,核分裂细胞和 Auer 小体常见。幼稚与成熟粒细胞占骨髓细胞总数的 10%以上,并伴有不同程度病态造血,可见嗜酸性粒细胞、嗜碱性粒细胞和(或)肥大细胞增多。幼红细胞及巨核细胞均明显减少。

3)细胞化学染色:原始细胞髓性过氧化物酶染色及苏丹黑 B 染色均呈阳性,氯乙酸 AS-D

萘酚酯酶染色(AS-D NCE)呈阳性。

4)免疫表型:白血病细胞主要表达髓系抗原标志(如 CD13 和 CD33)、伴成熟粒细胞标志(如 CD11b、CD15 和 CD65)及系列非特异标志(如 HLA-DR、CD34、CD117),一般不表达单核系标志(如 CD14 和 CD64)。

5)细胞遗传学和分子生物学:可见染色体结构异常或数量改变,极少数病例出现特异性染色体重排易位 t(6;9)及 DEK-CAN 融合。

(4)急性粒-单核细胞白血病(AMML)。

外周血或骨髓中同时有粒系和单核系早期细胞增生存在,原始细胞不少于 20%(包括幼单核细胞),骨髓中中性粒细胞及其早期细胞之和、单核细胞及其早期细胞之和分别不少于 20%,外周血单核细胞数量通常不小于 5×10^9/L。此型相当于原 FAB 分型的 AML-M_4。

1)血常规:血红蛋白含量中重度减低,白细胞计数可增多、正常或减少,分类中中性粒细胞和单核细胞增多,血小板数中重度减少。

2)血象:呈正细胞正色素性贫血,可见粒及单核两系早期细胞,且有较活跃的吞噬现象,早幼粒细胞以下各阶段粒系均易见到。

3)骨髓象:骨髓增生极度活跃或明显活跃。粒、单核两系同时增生,红系和巨核系受抑制。原单核细胞胞体较大,可见伪足形成,胞质嗜碱性强,可见散在的嗜天青颗粒和(或)空泡;细胞核常呈圆形,染色体细致,核仁明显。幼单核细胞核不规则,明显扭曲或折叠;胞质嗜碱性较弱,颗粒大而明显,可见空泡。Auer 小体可见。

4)细胞化学染色:大于 3%的原始细胞髓性过氧化物酶染色呈阳性,原粒细胞较原单细胞染色更强;单核细胞多呈神经元特异性烯醇化酶(neuron specific enolase, NSE)阳性。如果符合单核细胞形态学特点,即使 NSE 阴性也不排除诊断。

5)免疫表型:白血病细胞群可为一群,也可为多群。每群细胞可以同时表达或分别表达髓系抗原标志(如 CD13、CD33、CD65 和 CD15)、单核系标志(如 CD4、CD11b、CD11c、CD14、CD36 和 CD64)及系列非特异性标志(如 CD34、CD117,HLA-DR),也可表达巨噬细胞标志(如 CD68 和 CD163),部分病例表达 CD7、CD15 和 CD64。共同阳性是单核细胞分化的特异性标志。

6)细胞遗传学和分子生物学:可见染色体结构异常或数量改变,如 5q-/-5、7q-/-7 等。

(5)急性原单核细胞和单核细胞白血病。

骨髓或血涂片中白血病性原单核细胞、幼单核细胞和单核细胞之和不少于 80%,中性粒细胞系细胞大于 20%。AMOL 包括急性原单核细胞白血病和急性单核细胞白血病两个亚型,前者白血病性单核系细胞中原单核细胞不少于 80%,后者白血病性单核系细胞中以幼单核细胞为主。此型相当于原 FAB 分型的 AML-M_5。

1)血常规:血红蛋白和红细胞总数呈中度到重度减少。大多数患者白细胞计数偏低,分类中单核细胞明显增多,血小板呈重度减少。

2)血象:以原单和幼单核细胞增多为主,形态似 AMML 中单核细胞形态,Auer 小体少见。

3)骨髓象:骨髓增生极度活跃或明显活跃,以原单和幼单核细胞增多为主,形态似 AMML

中单核细胞形态。Auer 小体少见。

4)细胞化学染色:多数病例原始单核细胞和幼稚单核细胞非特异性酯酶染色呈阳性,可被氟化钠抑制;α-丁酸萘酚酯酶呈阳性;原单核细胞髓性过氧化物酶(MPO)多为阴性,幼单核细胞 MPO 呈弥漫阳性。

5)免疫表型:白血病细胞至少表达两种及以上单核系抗原标志(如 CD4、CD11b、CD11c、CD14、CD36、CD64 和 CD68 等),同时表达髓系标志(如 CD13、CD15 和 CD65 等),也表达系列非特异标志(如 CD34、HLA-DR 和 CDl17 等)。原单核细胞白血病很少表达髓性过氧化物酶(MPO),而单核细胞白血病 MPO 可呈阳性。

6)细胞遗传学和分子生物学:可见染色体结构异常或数量改变,如 9q-/12q-、22P+等。

(6)急性红白血病。

骨髓中出现明显的红系细胞异常,根据是否存在显著的髓系异常,急性红白血病被分为两个亚型,即红白血病(erythroleukemia, EL)和纯红血病(pure erythroleukemia, PEL)。EL 指骨髓涂片中红系早期细胞占骨髓全部有核细胞的 50%以上,原粒细胞占骨髓非红系细胞的 20%以上。PEL 指骨髓细胞中红系早期细胞呈肿瘤性增生(≥80%),但原粒细胞没有明显增多。此型相当于原 FAB 分型的 AML-M_6。

1)血常规:对于 EL,血红蛋白含量和红细胞总数大多呈中度到重度减少,血小板计数明显减少;对于 PEL,血红蛋白含量常在 10～20 g/L,血红蛋白含量随着疾病的进展而进一步减少,网织红细胞总数轻度升高,血小板计数常减少。

2)血象:对于 EL,可见嗜碱性点彩细胞、靶形及异形红细胞,并可见各阶段的幼红细胞,以中、晚幼红细胞为多,且形态异常,可见畸形血小板。对于 PEL,可见各阶段的幼红细胞,以原红和早幼红细胞为主,幼红细胞形态独特并有巨幼样变。

3)骨髓象:对于 EL,骨髓增生极度活跃或明显活跃,红系和粒系(或单核系)细胞同时呈恶性增生,大部分病例以中晚幼红细胞为主,原红、早幼红细胞次之,幼红细胞的特点为类巨幼样变和副幼红细胞样改变,粒系明显增生,形态与未成熟型 AML 的原粒细胞相似,粒系也有巨幼样和形态异常的改变。对于 PEL,骨髓增生活跃或明显活跃,有核细胞中以红系增生为主,粒红比例倒置,原红及早幼红多见,且常有形态学异常。

4)细胞化学染色:幼红细胞过碘酸希夫反应呈阳性,积分值明显升高,且多呈粗大颗粒、块状、环状或弥漫状分布。原粒细胞过氧化物酶、苏丹黑 B 染色呈阳性。

5)免疫表型:白血病细胞主要表达红系抗原标志(如血型糖蛋白 A、CD36、CD71 等);也可表达髓系标志(如 CD13、CD33 等),髓系免疫表型通常与未分化型或微分化型 AML 一致;系列非特异标志 CD117 可阳性,但 HLA-DR 和 CD34 常阴性。

6)细胞遗传学和分子生物学:可见染色体结构异常或数量改变,如 5q-/-5、7q-/-7、-3 等,但罕见重现性遗传学特异性核型。

(7)急性巨核细胞白血病。

骨髓原始细胞不少于 20%,在这些原始细胞中,至少 50%为巨核系细胞。此型相当于原 FAB 分型的 AML-M_7。

1)血常规:常见红细胞总数减少,血红蛋白含量减少。白细胞计数大多正常,血小板计数减少。

2)血象:呈正细胞正色素性贫血,可见微小巨核细胞、巨核细胞碎片、异常的大血小板、中性粒细胞内颗粒增多。

3)骨髓象:骨髓增生明显活跃或增生活跃。粒系及红系细胞增生均减低,巨核细胞系异常增生,以原始及幼稚巨核细胞为主。原巨核细胞体积中等或偏大,细胞质嗜碱性,通常无颗粒,可见明显的空泡或伪足形成。细胞核呈圆形,染色质呈细网状或粗糙,核仁明显。

4)骨髓活检:部分病例骨髓纤维化严重,出现“干抽”现象。可见分化较差的均一性或混合性原始细胞群,有病态造血的成熟巨核细胞混合分布,可有不同程度的网状纤维化。

5)细胞化学染色:原巨核细胞过碘酸希夫反应和酸性磷酸酶可呈阳性,NSE 呈点状或块状阳性,过氧化物酶、苏丹黑 B 染色呈阴性。

6)免疫分型:白血病细胞主要表达巨核系抗原标志,CD41、CD61、CD36、vWF 可呈阳性表达。其中:CD36 特异性较强;成熟血小板相关抗原标志 CD42 较少呈阳性;髓系标志 CD13 和 CD33 可呈阳性,但髓性过氧化物酶 MPO 和成熟白细胞抗原 CD45 呈阴性;系列非特异标志 CD34、HLA-DR 通常呈阴性。

7)细胞遗传学和分子生物学:可见染色体结构异常或数量改变,如 inv(3)、del(3)、+8、+21等,但罕见重现性遗传学特异性核型。

(三)混合表型急性白血病

混合表型急性白血病(mixed phenotype acute leukemia, MPAL)是髓系和淋系共同累及的具有独特的临床生物学特征的一组急性白血病。骨髓中原始细胞不少于 20%,并表达两个或两个以上系列抗原,如同时表达淋巴系(T/B 细胞)和髓系抗原标志,常出现 B 系和髓系的 MPAL 或 T 系和髓系的 MPAL。

1.血常规

红细胞总数和血红蛋白含量呈中度至重度减少,白细胞计数明显增多,血小板计数减少。

2.血象

血象呈正细胞正色素性贫血,可见原始细胞。

3.骨髓象

骨髓增生明显活跃或增生活跃,原始细胞不少于 20%,有些病例形态学类似 ALL;有些病例可见两种形态的原始细胞,一群类似原淋巴细胞,另一群类似原粒细胞。

4.细胞化学染色

白血病细胞即可呈现针对淋系的高碘酸希夫反应阳性,同时,也呈现针对髓系的髓系过氧化物酶和苏丹黑 B 染色等阳性反应。

5.免疫分型

白血病细胞表达两个或两个以上系列的标志,其诊断标准如下。

(1)髓系:MPO 为特异性标志;或者单核系分化抗原至少两项阳性,如 NSE、CD11c、CD14、CD64 等。

(2)T 细胞系:胞内 CD3(由 CD3ε 链单克隆抗体检测)阳性或膜 CD3 阳性。

(3)B 细胞系：尚无特异性标志，需要通过多种标志共同确认。CD19 高表达伴至少 CD79a、胞内 CD22 和 CD10 一项高表达；或 CD19 低表达伴至少 CD79a、胞内 CD22 和 CD10 两项高表达。

6.细胞遗传学和分子生物学

多数患者具有染色体结构或数量异常，可表现为 t(4;11)、t(9;22)和 6q-等。

【方法评价】

临床诊断主要依靠免疫分型，形态学特征不典型。

四、成熟淋巴细胞肿瘤

成熟淋巴细胞肿瘤是淋巴细胞克隆性增殖的慢性肿瘤性疾病，可累及骨髓、脾脏和淋巴结等。以小淋巴细胞恶性增生为主，形态上类似成熟淋巴细胞，多数为 B 系来源，少数病例源于 T 系，其免疫功能发生缺陷。2008 年，WHO 将慢性 B 淋巴细胞白血病/小淋巴细胞淋巴瘤、浆细胞淋巴瘤及淋巴瘤细胞白血病均归于成熟淋巴细胞肿瘤中。

(一)慢性 B 淋巴细胞白血病/小淋巴细胞淋巴瘤

慢性 B 淋巴细胞白血病/小淋巴细胞淋巴瘤(B-CLL/SLL)的形态学特征表现为外周血、骨髓、脾脏和淋巴结中形态均一、圆形或轻度不规则形 B 淋巴细胞增多，免疫表型以 B 系抗原表达为主。

【主要实验室检查】

1.血常规

红细胞总数和血红蛋白含量多正常，晚期可降低。白细胞计数升高，为(30～100)$\times 10^9$/L；淋巴细胞计数持续升高，常大于 5$\times 10^9$/L；晚期可见血小板数减少。

2.血象

以分化较好的白血病性淋巴细胞增多为主，常大于 50%，可为 80%～90%，其形态类似正常淋巴细胞，细胞核形不规则，有核深切迹或核裂隙，核染色质不规则聚集，胞质中可见空泡，破碎细胞(篮状细胞)多见，可见少量幼淋巴细胞，通常不少于 2%。

3.骨髓象

骨髓增生极度或明显活跃，淋系细胞显著增生，以分化较好的白血病性淋巴细胞为主。细胞形态特点同外周血。粒系、红系及巨核系细胞明显减少。

4.细胞化学染色

白血病细胞呈现高碘酸希夫反应阳性且积分值常显著升高，并呈粗大颗粒状阳性反应。

5.免疫分型

白血病细胞主要表达 B 系抗原标志，如 CD19、CD20、CD79a、CD23、CD43、CD11c 和 SmIg，常共表达 CD5，这是 B-CLL/SLL 的特异性免疫表型异常，一般不表达 CD10。ZAP-70 和 CD38 也表达，并与预后呈负相关。

6.细胞遗传学和分子生物学

克隆性核型异常多见，其中＋12 检出率较高，可有＋12 伴额外染色体异常。14q＋也多见，如 t(11;14)(q13;q32)、t(14;19)(q32;q13)。正常核型提示预后较好。

【方法评价】

临床诊断主要依靠免疫分型和骨髓象，血常规和血象检查是重要的初筛试验，染色体核型检查可以帮助判断预后。

（二）浆细胞骨髓瘤

浆细胞骨髓瘤是骨髓内单一浆细胞株异常增生的一种恶性肿瘤。其特征是异常浆细胞增生，并广泛浸润骨骼和软组织，同时分泌M蛋白，引起一系列变化，在血清和尿中出现过量的单克隆免疫球蛋白或其轻链、重链片段。M蛋白可引起骨折、反复感染、肾功能损害、高黏滞血症及广泛出血等，浆细胞增生可引起贫血、高钙血症等。

【主要实验室检查】

1.血常规

红细胞总数和血红蛋白含量多有不同程度的降低。淋巴细胞较多。血小板常减少。红细胞沉降率明显增快。

2.血象

贫血多呈正细胞正色素性。红细胞常呈“缗钱状”排列，淋巴细胞百分率相对增加，可见骨髓瘤细胞。

3.骨髓象

一般呈增生活跃，骨髓瘤细胞数目不等，通常大于10%，高者可为70%～90%。骨髓瘤细胞大小不一，常成群聚集；细胞核常呈不规则形，可见双核或多核者；核染色质呈粗网状或不规则排列，易见核仁，核旁淡染区多消失；胞质嗜碱性增强，呈深蓝色。有些瘤细胞含红色粗大的包涵体（Russell小体）、大量的空泡（桑椹细胞）及排列似葡萄状的浅蓝色空泡（M细胞）。

4.免疫分型

病态细胞主要表现为浆细胞的免疫标志特征，CD138和CD38几乎在所有病例中均为阳性，其中CD138最具特异性，多数病例也表达CD56和CD44，而CD19阳性者不多见。

5.细胞遗传学

可出现染色体数量改变和（或）结构异常，如14q+、del(14)、t(11;14)。

6.血清M蛋白

血清蛋白电泳检出M蛋白阳性（γ区或β区或α_2区出现一窄底高峰），M蛋白分为IgG型、IgA型、IgD型、IgE型、轻链型、双克隆或多克隆免疫球蛋白型和不分泌型等，IgG型最多见，其次是IgA型。

7.尿本周蛋白

24 h尿本周蛋白（尿单克隆免疫球蛋白轻链）常大于1.0 g。

8.β_2微球蛋白

血或尿中均可升高，结合血清白蛋白可用于预后分期。根据β_2微球蛋白和血清白蛋白浓度，国际预后分期系统将浆细胞骨髓瘤分为三期，其判断标准为：Ⅰ期，血清β_2微球蛋白＜6.0 mg/L，血清白蛋白＞30 g/L；Ⅱ期，血清β_2微球蛋白≥6.0 mg/L，血清白蛋白＞30 g/L；Ⅲ期，血清β_2微球蛋白≥6.0 mg/L，血清白蛋白＜30 g/L。

9.生化检验

血钙常升高，血磷可正常，当肾功能不全时，血磷因排出受阻而升高。晚期时，血清白蛋白可降低。肾脏损害的发生率较高，因此酚红排泄试验、放射性核素、肾图、血肌酐及尿素氮测定多有异常，晚期出现尿毒症。由于瘤细胞分解或化疗后瘤细胞大量破坏，血尿酸升高，可发生尿路结石。

【相关检查项目】

骨髓X线通常表现三种类型：弥漫性骨质疏松；溶骨破坏为圆形，边缘清楚；病理性骨折常见于肋骨和脊柱。

【方法评价】

骨髓检查和血尿M蛋白检测是诊断浆细胞骨髓瘤的主要依据，由于骨髓瘤细胞常呈灶性分布，有时某一部位结果不足以说明问题，需要多次多部位检查。免疫分型是重要的辅助指标，β_2微球蛋白检测有助于判断预后。

（三）淋巴瘤细胞白血病

淋巴瘤细胞白血病是恶性淋巴瘤浸润骨髓和（或）外周血后形成的白血病，通常发生在恶性淋巴瘤的晚期。

【主要实验室检查】

1.血常规

红细胞总数和血红蛋白含量减少，白细胞计数增多，血小板数减少。

2.血象

血象呈正细胞正色素性贫血，淋巴瘤细胞常不少于20%。

3.骨髓象

大量淋巴瘤细胞浸润，其他各系造血细胞可见减少。具有原发恶性淋巴瘤病理形态学特点，伯基特(Burkitt)淋巴瘤多以ALL起病，其淋巴瘤细胞为中到大的原淋巴细胞，大小较一致，并易见成堆分布，细胞质强嗜碱性并含有大量脂质空泡；细胞核多为圆形，核染色质呈细颗粒状，有一个或多个明显的核仁。

4.免疫分型

具有原发恶性淋巴瘤免疫分型特点。Burkitt淋巴瘤细胞白血病较多见，其主要表达B系抗原标志，如sIg、CD10和CD20等，而TdT、Ki-67和Bcl-2不表达。

5.细胞遗传学和分子生物学

可出现染色体数量改变和（或）结构异常。Burkitt淋巴瘤细胞白血病存在t(8;14)(q24;q32)或c-myc基因重排。

【相关检查项目】

病理学检查：淋巴结或骨髓活检具有淋巴瘤细胞特征。

【方法评价】

病理学检查是确诊原发病恶性淋巴瘤的依据，综合骨髓象、免疫分型、细胞遗传学和分子生物学检查可以帮助确诊淋巴瘤细胞白血病。

五、霍奇金淋巴瘤

霍奇金淋巴瘤，又称霍奇金病（Hodgkin disease, HD），是恶性淋巴瘤的一种类型，是淋巴结或其他淋巴组织中的淋巴细胞发生恶性增生而引起的淋巴瘤，肿瘤组织成分复杂，常呈肉芽肿样改变，具有特征性的Reed-Sternberg细胞（R-S细胞）。HD包括结节型淋巴细胞为主型霍奇金淋巴瘤（nodular lymphocyte predominant Hodgkin lymphoma, NLPHL）和典型的霍奇金淋巴瘤，后者又包括结节硬化型霍奇金淋巴瘤、富淋巴细胞经典型霍奇金淋巴瘤、混合细胞型霍奇金淋巴瘤及淋巴细胞消减型霍奇金淋巴瘤。

【主要实验室检查】

1.血常规和血象

部分患者有轻度到中度的正色素正细胞型或小细胞低色素型贫血，白细胞计数轻度或明显增多，伴中性粒细胞增多，晚期淋巴细胞减少。血小板计数一般正常。

2.骨髓象

骨髓象多为非特异性改变。

3.免疫化学和分型

NLPHL表现为CD20、CD79a、CD75、BCL6和CD45阳性，J链和CD75多呈阳性，CD15和CD30常呈阴性。

4.细胞遗传学及分子生物学检验

细胞遗传学及分子生物学检验多呈克隆性染色体异常，可出现Ig基因重排、通过T细胞受体基因重排。

5.红细胞沉降率

红细胞沉降率增快。

6.生化检查

血清α_2球蛋白、结合珠蛋白及血清铜浓度升高。若血清ALP和血清钙升高，提示骨骼有浸润或破坏。晚期有低丙种球蛋白血症，但C_3升高。

【相关检查项目】

组织病理学检查：不同类型的HD具有不同的组织病理学特征，淋巴结或骨髓活检可发现特征性的R-S细胞或变异型细胞，变异型细胞又称霍奇金细胞（H细胞）、L&D细胞。

【方法评价】

HD的诊断和分型以病理学检查为准。典型的R-S细胞或变异型细胞具有重要的诊断意义，但阳性率不高。病理学特征结合免疫化学、细胞遗传学、分子生物学及临床表现等亦可对HD进行诊断和分型。

第三章　临床体液检验

第一节　尿液化验检查

尿液化验检查主要用于：①协助泌尿系统疾病的诊断和疗效观察。泌尿系统发生炎症、结石、结核、肿瘤、肾移植排异反应时，各种病变产物直接进入尿液，引起尿液成分变化，因此，尿液检测是泌尿系统疾病最常用的不可替代的首选指标。②协助其他系统疾病的诊断，如糖尿病时进行尿糖化验，黄疸时做尿三胆检测，均有助于这些疾病的诊断。③用药监护。某些药物，如庆大霉素、卡那霉素、多黏菌素B和磺胺类药物等常可引起肾损害，因此，在使用这些药物前和用药过程中应定期做尿液分析，观察尿液变化，以确保用药安全。④尿液分析还可用于健康普查。对人群进行尿液分析，筛查有无肾、肝、胆道疾病和糖尿病等，以达到早期诊断和预防疾病的目的。

一、尿标本的留取

1.晨尿

晨尿即清晨起床后的第一次尿标本，为浓缩和酸化的标本，血细胞、上皮细胞及管型等有形成分相对集中且保存得较好，适用于可疑或已知泌尿系统疾病的动态观察及早期妊娠试验等。

2.随机尿

随机尿即留取任何时间的尿液，适用于门诊和急诊患者。本法留取方便，但易受饮食、运动、用药等影响，使低浓度或病理临界浓度的物质和有形成分漏检，也可能出现饮食性糖尿或被药物（如维生素C等）干扰。

3.餐后尿

通常于午餐后2 h收集患者尿液，餐后尿适用于尿糖、尿蛋白、尿胆原等检查。

4.尿液采集注意事项

盛尿容器要清洁干燥，最好使用一次性的容器（如塑料尿杯）。①尿液标本必须新鲜，留取后应及时送检，以免细胞破坏、细菌繁殖，并应于留尿后2 h内化验完毕；②女性患者最好在清洗外阴后再留标本，留取中段尿，以防阴道分泌物污染尿液，月经期间不宜留取尿液化验；③男性患者留尿时，则须避免前列腺液和精液的污染。

二、尿量

【参考值】

1 000～2 000 mL/24 h（成年人）。

【临床意义】

1.多尿

24 h 尿量大于 2.5 L 称为多尿。在正常情况下，多尿可见于饮水过多、多饮浓茶、多饮咖啡、精神紧张、失眠等。病理性多尿见于以下情况。

(1)内分泌系统疾病：尿崩症、糖尿病、原发性醛固酮增多症等。尿崩症时，抗利尿激素分泌不足或肾小管上皮细胞对抗利尿激素的敏感度降低(肾源性尿崩症)，使肾小管重吸收水分的能力降低，此种尿比重很低(常小于 1.010)。而糖尿病尿量增多为溶质性利尿现象，即尿中含有大量葡萄糖和电解质，尿比重高，借此可与尿崩症区别。

(2)肾疾病：慢性肾炎、慢性肾盂肾炎、急性肾衰竭少尿期后出现多尿、肾硬化、慢性肾小管功能不全及高血压肾病、失钾性肾病、高血钙性肾病等。

(3)神经系统疾病：脊髓结核、进行性麻痹、脑肿瘤等。

(4)药物：噻嗪类、甘露醇、山梨醇等药物治疗后。

2.少尿

24 h 尿量少于 400 mL 或每小时尿量持续少于 17 mL 称为少尿。生理性少尿见于机体缺水或出汗过多时，在尚未出现脱水的临床症状和体征之前可先出现尿量的减少。病理性少尿可见于以下情况。

(1)肾前性少尿：①各种原因引起的脱水，如严重腹泻、呕吐、大面积烧伤引起的血液浓缩；②大失血、休克、心功能不全等导致的血压下降或肾血流量减少，肾动脉栓塞、肾动脉狭窄引起的肾缺血；③重症肝病、低蛋白血症引起的全身水肿、有效血容量减低；④当严重创伤、感染等应激状态时，交感神经兴奋、肾上腺皮质激素和抗利尿激素分泌增加，使肾小管再吸收增强而引起少尿。

(2)肾性少尿：①急性肾小球肾炎、急性肾盂肾炎、急性肾小管坏死、急性间质性肾炎、高血压和糖尿病肾血管硬化，此种尿的特性是高渗量性少尿；②各种慢性肾衰竭时，由于肾小球滤过率减低也出现少尿，但其特征是低渗量性少尿；③肾移植术后出现急性排异反应，也可导致肾小球滤过率下降，引起少尿。

(3)肾后性少尿：单侧或双侧上尿路梗阻性疾病，尿液积聚在肾盂而不能排出，可见于尿路结石、损伤、肿瘤，以及尿路先天畸形和机械性下尿路梗阻，如膀胱功能障碍、前列腺肥大症等。

3.无尿

24 h 尿量少于 100 mL，或在 24 h 内完全无尿者称为无尿。进一步排不出尿液，称为尿闭，其原因与少尿相同。

三、尿液外观

1.粉红色或红色尿

凡肉眼可见的淡粉红色云雾状、洗肉水样尿，即尿中含有大量的红细胞。血尿的颜色可因尿中含红细胞的多少而呈淡红色或深红色。血尿多见于肾结核、肾肿瘤、肾结石、泌尿道结石、急性肾小球肾炎、肾盂肾炎、膀胱炎、过敏性紫癜、流行性出血热、肾挫伤等。女性患者在月经期留尿化验，经血易混入尿液内，造成假性“血尿”，故月经期间留尿化验是不可取的。某些药物，如多柔比星、利福平、苯妥英钠等，可引起尿液呈红色，此时尿液一般是透明的。

2.浓茶样或酱油色尿

透明或轻度混浊，多为血红蛋白尿，常见于蚕豆病、阵发性睡眠性血红蛋白尿、疟疾、急性溶血性贫血、输血反应等。

3.黄色或深黄色尿

透明或轻度混浊，从容器中倒出时易挂于容器壁上，不易倒净，振荡后多有泡沫，为胆红素尿。多见于肝或胆道疾病；服用维生素 B_{12} 及大黄、米帕林、维生素 B_2、山道年、呋喃唑酮、四环素等也能使尿呈黄色，应注意鉴别。

4.乳白色尿

如同牛奶一样呈乳白色的尿，称为乳糜尿。多由淋巴管阻塞引起。常见于丝虫病、结核、肿瘤、胸腹部创伤引起的肾周围淋巴循环障碍造成肾盂或输尿管破裂时，淋巴管阻塞而使乳糜液进入尿液。

5.白色尿或混浊尿液

脓尿和菌尿时因尿内含有大量脓细胞或细菌炎性渗出物，新鲜尿液呈混浊样或白色云雾样，加热或加酸其混浊均不消失，此类尿多见于泌尿系统感染、肾盂肾炎、膀胱炎等。某些特殊蔬菜和食物含有较多磷酸盐或碳酸盐，特别是在寒冷天气中，尿液可呈现白色混浊或有沉淀现象出现，加热和加酸后混浊及沉淀消失。

6.黑色尿

透明或微混浊，可见于先天性缺乏尿黑酸氧化酶所致的黑酸尿症、恶性肿瘤等。

7.橘红色尿

在黑色背影下能见到橘红色荧光，见于卟啉病、铅中毒、血液病等。某些食物染料也能使尿呈橘红色，应注意区别。

8.蓝绿色尿液

蓝绿色尿液多见于服用亚甲蓝、吲哚美辛、氨苯蝶啶等药物后。

四、尿蛋白定性

【参考值】

干化学法：阴性。尿蛋白：微量(±)；≥0.3 g/L(+)≥1.0 g/L(++)；>3.0 g/L(+++)。

【临床意义】

(1)干化学法只对尿中的白蛋白敏感。阳性见于肾小球性蛋白尿。此方法的检查结果只能用作肾病筛查，怀疑有肾损害时，应进一步检查，以免漏诊。

(2)干化学法对肾小管性蛋白，球蛋白 IgG、IgM、IgA、C3 和 C4 补体，本周蛋白等不敏感。间质性肾炎、多发性骨髓瘤尿蛋白容易造成漏检，必须配合其他检查诊断。

【注意事项】

(1)pH 升高，为强碱性尿，pH≥8.5 可出现假阳性。如大量服用奎尼丁、复方磺胺甲噁唑、频繁呕吐，以及输入大量碳酸氢钠等可使 pH 升高。阳性结果应采用磺基水杨酸法进行复查验证。

(2)大剂量输注青霉素类抗生素(480 U 以上)，5 h 内留尿化验可出现假阴性。

【典型案例】

某患者,女,21岁。体检时发现尿蛋白(+++),在多家医院门诊检查均为尿蛋白(++)~(+++),Hb 99 g/L。以蛋白尿、贫血待查住院进一步检查。入院后,骨髓穿刺检查、肝功能、肾功能、血糖、免疫球蛋白未见异常。尿常规检查尿蛋白(+++),尿pH 8.8,磺基水杨酸法验证尿蛋白为阴性,加热醋酸法验证尿蛋白为阴性。后了解到该患者有习惯性餐后呕吐,胃酸丢失过多,体内酸性物质缺乏,肾为保持体内酸碱平衡,排出大量的碳酸氢钠,使尿液呈碱性,造成尿蛋白假阳性。明确诊断后止吐治疗,1周后患者尿液检查正常出院。

五、尿亚硝酸盐测定

【参考值】

干化学法:阴性。

【临床意义】

(1)阳性结果通常说明有泌尿系统革兰阴性细菌感染,如由大肠埃希菌引起的肾盂肾炎(其阳性率超过总数的2/3),由大肠埃希菌引起的有症状或无症状的尿路感染、膀胱炎、菌尿症等。

(2)尿亚硝酸盐阴性并不表示没有细菌感染。

六、尿葡萄糖定性

【参考值】

干化学法:阴性。

【临床意义】

1.血糖升高性糖尿

(1)饮食性糖尿:可由短时间内摄入大量糖类而引起。

(2)一过性糖尿:也称应激性糖尿。如在颅脑外伤、脑血管意外、情绪激动等情况下,控制血糖的中枢受到刺激,导致肾上腺素、胰高血糖素大量释放,因而出现暂时性高血糖和糖尿。

(3)内分泌性糖尿:糖尿病、甲状腺功能亢进、肢端肥大症、嗜铬细胞瘤、库欣综合征。

2.血糖正常性糖尿

肾性糖尿为近曲小管对葡萄糖的重吸收功能低下所致。其中,先天性者称为家族性肾性糖尿,后天获得性肾性糖尿可见于慢性肾炎、肾病综合征等。

3.其他糖尿

尿中除葡萄糖外还可出现乳糖、半乳糖、果糖、戊糖等,除受进食种类不同影响外,也可能与遗传代谢紊乱有关。干化学试纸条为葡萄糖氧化酶法,只对尿中的葡萄糖敏感,无法检出乳糖、半乳糖、果糖、戊糖等。

【注意事项】

被外用消毒剂、漂白粉、84消毒液、洗消净、过氧化氢溶液、过氧乙酸等污染的收集尿标本的容器可能导致假阳性。服用大剂量维生素C、酚磺二胺、安乃近等可能出现假阴性。

七、尿酮体测定

【参考值】

干化学法:阴性。

【临床意义】

1.糖尿病酮症酸中毒

糖利用减少、分解脂肪导致酮体增加而引起酮症。但应注意，糖尿病酮症者因肾功能严重损伤而肾阈值升高时，尿酮体亦可减少，甚至完全消失。

2.非糖尿病性酮症者

感染性疾病（如肺炎、伤寒、败血症、结核等发热期）、严重腹泻、呕吐、饥饿、禁食过久、全身麻醉后等均可出现酮尿，此种情况相当常见。

3.中毒

氯仿、乙醚麻醉后碱中毒等。

4.服用双胍类降糖药

服用二甲双胍（降糖片）、苯乙双胍（降糖灵）等，由于药物有抑制细胞呼吸的作用，可出现血糖已降，但酮尿仍呈阳性的现象。苯乙双胍有导致乳酸酸中毒的危险，在欧美国家已被淘汰或禁止使用。

八、尿胆红素测定

【参考值】

干化学法：阴性。

【临床意义】

各种原因所致的肝细胞性及阻塞性黄疸会出现阳性结果。

九、尿胆原测定

【参考值】

干化学法：≤3.2 μmol/L 为阴性或弱阳性。

【临床意义】

尿胆原增加多见于溶血性黄疸和肝实质性（肝细胞性）黄疸。

十、尿 pH 测定

【参考值】

干化学法：晨尿 pH 为 5.5～6.5，随意尿 pH 为 4.6～8.0。

【临床意义】

1.尿 pH 降低

酸中毒、发热、慢性肾小球肾炎、痛风、糖尿病酸中毒等排酸增加，尿多呈酸性。低钾血症性碱中毒时，由于肾小管分泌 H^+ 增加，尿酸性增强。

2.尿 pH 升高

碱中毒、换气过度及丢失二氧化碳过多的呼吸性碱中毒，频繁呕吐丢失胃酸、服用重碳酸盐、尿路感染，尿液常呈碱性；高钾性酸中毒时，排 K^+ 增加，肾小管分泌 H^+ 减少，可呈碱性尿；肾小管性酸中毒时，因肾小管形成 H^+、排出 H^+ 及 H^+ 和 Na^+ 的交换能力下降，尽管体内为明显酸中毒，但尿 pH 呈相对偏碱性（pH 不小于 6.0）。

十一、尿密度测定

【参考值】

晨尿 1.015～1.025；随机尿 1.003～1.030。

【临床意义】

常用干化学法，折射仪法准确可靠。

1.尿密度升高

尿密度升高见于高热、脱水、大量排汗、心功能不全、周围循环衰竭尿少时，也可见于糖尿病、急性肾小球肾炎、肾病综合征。

2.尿密度降低

尿密度小于 1.015。尿密度降低对临床诊断更有价值。经常排出密度近于 1.010 的尿液称为等渗尿，主要见于慢性肾小球肾炎、肾小管间质疾病、尿崩症等导致远端肾单位浓缩功能严重障碍的疾病。

十二、尿维生素 C 测定

【参考值】

干化学法：阴性。

【临床意义】

维生素 C 作为强还原剂，可干扰多项尿液指标结果的准确性。尿维生素 C 升高，可使尿潜血（红细胞）、葡萄糖、胆红素和亚硝酸盐的检测结果出现假阴性；可使尿酮体（乙酰乙酸）检测出现假阳性，但一般为（±）～（+），不超过（+）。如出现以上情况，应停用维生素 C，24 h 后留尿重检。

十三、尿白细胞定性测定

【参考值】

干化学法：阴性。

【临床意义】

尿液干化学白细胞检查只是一个筛选试验，尿常规必须进行显微镜检查，尿白细胞应该以显微镜检查为准，以免漏诊。

（1）干化学法试纸条白细胞检测采用中性粒细胞酯酶法，只对中性粒细胞敏感，不与淋巴细胞反应。当尿路急性细菌感染有中性白细胞时会产生阳性。

（2）慢性泌尿系感染、泌尿系结核、肾移植患者发生排异反应等时，尿中以淋巴细胞为主，会出现阴性结果，容易漏诊。

（3）尿液中含有大剂量头孢类抗生素、庆大霉素等药物或尿蛋白大于 5 g/L 时，可出现假阴性。

（4）尿液被甲醛污染或使用某些药物，如呋喃妥因（呋喃坦啶）时可出现假阳性。

十四、尿潜血试验

【参考值】

干化学法：阴性。

【临床意义】

尿潜血阳性不等于血尿,必须结合显微镜检查红细胞诊断。

(1)尿潜血阳性指尿液中有红细胞,多见于肾及泌尿系结石、肿瘤、外伤、重症肾小球疾病、肾盂肾炎、膀胱炎、肾结核、多囊肾等,也可见于血友病、血小板减少性紫癜。

(2)血红蛋白尿可出现尿潜血阳性。①蚕豆病、阵发性睡眠性血红蛋白尿;②毒蛇咬伤、重症烧伤;③血型不合的输血反应。

(3)肌红蛋白尿可出现尿潜血阳性,如挤压伤、电击伤、肌肉萎缩、皮肌炎、多发性肌炎、缺血、动脉阻塞、心肌梗死等。阵发性肌红蛋白尿(疼痛性痉挛、惊厥、过度运动后)产生假阳性结果。

(4)泌尿系感染、留置过久腐坏的尿液,由于细菌代谢产物可与试纸发生反应,会出现假阳性结果。

(5)被漂白剂、84 消毒液、过氧化氢溶液污染过的留尿容器,使用普鲁卡因、碘造影剂均可产生假阳性结果。

十五、尿有形成分显微镜检查

尿有形成分检查指利用显微镜检查尿液中的红细胞、白细胞、细菌、管型、结晶体等有形成分,其对泌尿系统疾病诊断十分重要。其结果报告有两类,一类是定性(x 个/HP),另一类是定量(x 个/μL)。以往多采用离心尿沉渣定量,这种方法的缺点一是速度慢,二是结果明显偏低。为了提高效率,缩短试验时间,目前采用自动尿液有形成分定量分析仪。湖南爱威科技股份有限公司生产的 AVE-76 系列尿液有形成分分析仪就是其中的代表,它按照经典的显微镜镜检方法流程设计,利用“机器视觉技术”,实现显微镜识别全自动化,采用不离心尿测定,提高了检测速度,减小了试验误差,重复性和准确性高,使结果更加稳定可靠。由北京协和医院等 9 家国内知名医院组成的“尿液显微镜检测法有形成分结果调查协作组”,用 AVE-763 尿有形成分分析仪测定了全国 6 个城市 3 757 人的尿液,建立了中国健康人群随机尿红细胞、白细胞及上皮细胞参考值范围,为 AVE-76 系列尿液有形成分分析仪规范化、标准化推广和临床应用提供了依据。AVE-76 系列尿液有形成分分析仪在国内已得到广泛应用。

(一)红细胞镜检

【参考值】

①AVE-76 尿液有形成分分析仪:男性为 0～5 个/μL;女性为 0～8 个/μL。②离心玻片法:0～3 个/HP。

【临床意义】

(1)若离心尿沉渣红细胞大于 3 个/HP,或男性大于 5 个/μL、女儿天大于 8 个/μL 为镜下血尿。肉眼见到呈不同程度红色混浊如洗肉水样或有血凝块,称肉眼血尿。此时,每 1L 尿中含血量在1 mL以上。

(2)尿红细胞形态检查即在做尿常规检查的基础上,进一步对尿中红细胞形态进行分型。尿红细胞形态检查分 3 种类型:多形性(变形红细胞占 80%以上)、均一性(正常形态红细胞占 80%以上)、混合性(正常、异常形态红细胞各占 50%)。

1)肾小球性血尿(多形性血尿):多见于急、慢性肾小球肾炎、肾病综合征、隐匿性肾炎、间质性肾炎、紫癜性肾炎、狼疮性肾炎等。说明肾有实质性病变，变形红细胞占80%以上，尿液中异形红细胞常见的形态有大红细胞、小红细胞、棘形红细胞、环形红细胞（面包圈红细胞）、新月形红细胞、颗粒形红细胞、皱缩红细胞。高渗尿中多见皱缩红细胞，低渗尿中多见影红细胞。

2)非肾小球性血尿（均一性血尿）：由肾以外泌尿系统出血引起，指正常形态红细胞占80%以上，主要见于泌尿系结石、肿瘤、前列腺增生并出血、肾挫伤、肾盂肾炎、急性膀胱炎、肾结核、血友病等。

3)混合性血尿表明肾脏损害程度较轻，由肾小球和非肾小球双重病理学变化引起，提示这种出血不是源于一个部位，有肾小球性，也可能伴有下尿道出血。引起混合性血尿的疾病不多，以IgA肾病居首位。多见于IgA肾病、过敏性紫癜、肾结石、肾病综合征、凝血性疾病合并肾损害、泌尿系肿瘤、肾损害合并尿路感染等。

（二）白细胞镜检

【参考值】

①AVE-76尿液有形成分分析仪：13岁以上，男性0～6个/μL、女性0～14个/μL；1～12岁，男性0～4个/μL、女性0～5个/μL。②离心玻片法：0～5个/HP。

【临床意义】

(1)泌尿系统有炎症时均可见尿中白细胞增多，尤其在细菌感染时为甚，如急、慢性肾盂肾炎及膀胱炎、尿道炎、前列腺炎等。

(2)慢性泌尿系感染、泌尿系结核、肾移植患者发生排异反应等，尿中以淋巴细胞为主。

(3)尿液白细胞中单核细胞增多，可见于药物性急性间质性肾炎及新月形肾小球肾炎，急性肾小管坏死时单核细胞减少或消失。

(4)尿中出现多量嗜酸性粒细胞称为嗜酸性粒细胞尿，可见于某些急性间质性肾炎患者，以及药物致超敏反应等。泌尿系统其他部位的非特异性炎症，也可导致嗜酸性粒细胞尿。

(5)女性患阴道炎或宫颈炎、附件炎时可因分泌物进入尿中，而见白细胞增多，常伴有大量扁平上皮细胞。

（三）上皮细胞镜检

【参考值】

AVE-76尿液有形成分分析仪：13岁以上，男性0～4个/μL、女性0～28个/μL；1～12岁，男性0～2个/μL、女性0～5个/μL。

【临床意义】

健康人尿中可见少量鳞状上皮细胞和移行上皮细胞。在膀胱尿道炎、肾盂肾炎时可见较多的移行上皮细胞，并伴有较多的白细胞。在急进性肾小球肾炎、肾小管损伤、急性肾小管坏死、肾移植术排异反应时可见肾小管上皮细胞（小圆上皮）。此种细胞是诊断肾小管病变的有力依据。

（四）管型镜检

健康人尿中无管型或偶见透明管型。肾病变时，尿中管型增多，但如尿放置过久或尿液为碱性，管型易破坏。当尿量过多或比重低时，不易产生管型，尿中氯化物少，透明管型很快消失。

1.透明管型

正常人偶见，激烈运动、重体力劳动、麻醉、高热、肾动脉硬化、急性肾炎、急性肾盂肾炎、恶性高血压、充血性心力衰竭、慢性肾病、间质性肾炎等可致透明管型增多。

2.上皮细胞管型

上皮细胞管型见于急性肾小管坏死、间质性肾炎、急性肾盂肾炎、肾病综合征、慢性肾炎晚期、肾淀粉样变、子痫、肾移植术后排异反应、化学物质中毒和重金属汞中毒、镉中毒等。

3.红细胞管型

红细胞管型见于急性肾炎、慢性肾炎急性发作、急性肾小管坏死、肾移植急性排异反应、肾梗死、系统性红斑狼疮(systemic lupus erythematosus，SLE)等。血液管型或血色素管型是红细胞管型内红细胞崩解破坏后形成的。

4.白细胞管型

白细胞管型见于急性肾盂肾炎、间质性肾炎、肾病综合征、SLE等。

5.颗粒管型

颗粒管型提示肾有实质性病变，分粗颗粒管型(初期)和细颗粒管型(由粗颗粒管型进一步退化而成)。颗粒管型见于各种肾小球疾病、急性肾盂肾炎、肾移植术后、急性排异反应、病毒性疾病、肾小管中毒。粗颗粒管型多见于肾药物中毒。细颗粒管型多见于慢性肾炎、狼疮肾炎、健康人剧烈运动后。

6.脂肪管型

脂肪管型多见于肾病综合征、中毒性肾病、慢性肾炎急性发作。

7.蜡样管型

蜡样管型提示肾小管有严重病变，预后差。见于慢性肾衰竭、慢性肾炎晚期、肾淀粉样变、肾小管炎症和变性、肾移植术后急性或慢性排异反应。

(五)真菌

正常尿液无真菌。查到真菌多见于长期使用广谱抗生素、免疫抑制药、抗癌药物，器官移植及患有重症消耗性疾病的患者。

(六)尿结晶体

尿中盐类结晶析出取决于该盐类在尿中饱和度、尿pH、温度、胶体物质浓度等。

1.在酸性尿中易产生的结晶

(1)尿酸结晶:单纯出现无临床意义，伴红细胞出现可能存在尿路结石或尿酸代谢障碍，如痛风、高嘌呤饮食、白血病、淋巴瘤、真性红细胞增多症、白血病化疗之后。

(2)草酸钙结晶:偶见于健康人，无临床意义。如量多伴尿路刺激症状或肾绞痛和血尿，可能存在尿路结石。

(3)胱氨酸结晶:见于胱氨酸贮积病，尿中胱氨酸长期过多可形成尿路结石。其他风湿病、肝病也可能见到胱氨酸结晶。

(4)磺胺结晶:目前允许使用的磺胺药物不易产生结晶，但磺胺嘧啶、磺胺甲噁唑在酸性尿中易产生结晶。如尿中大量出现并伴红细胞，可引起尿路结石与尿闭，应立即停药，碱化尿液，大量饮水。

(5)胆红素结晶：见于阻塞性黄疸、爆发性肝衰竭、肝硬化、肝癌、急性磷中毒等。

(6)胆固醇结晶：常见于乳糜尿、肾淀粉样变或脂肪变性、肾盂肾炎、膀胱炎、脓尿，泌尿生殖道肿瘤也可见到。

2.在碱性尿中易产生的结晶

(1)磷酸盐结晶：常见于膀胱尿潴留、下肢麻痹、慢性膀胱炎、前列腺肥大、慢性肾盂肾炎等。经常出现，有可能形成结石。

(2)尿酸铵结晶：见于膀胱细菌感染或尿液腐败分解。

十六、尿沉渣检查(尿沉渣 1 h 计数)

【参考值】

红细胞：男性小于 3 万个/h；女性小于 4 万个/h。

白细胞：男性小于 7 万个/h；女性小于 14 万个/h。

【临床意义】

急性肾炎患者红细胞增多。肾盂肾炎、间质性肾炎患者白细胞可明显增多。

十七、苯丙酮尿检查

苯丙酮尿症的病因是患者肝中缺乏苯丙氨酸羟化酶，苯丙氨酸不能氧化成酪氨酸，只能变成苯丙酮酸，在血液、脑脊液中大量存在，并由尿中排出。

【参考值】

阴性。

【临床意义】

阳性见于苯丙酮尿症。应采用层析法确诊。

十八、胱氨酸尿检查

胱氨酸尿症为先天性代谢病，肾小管对胱氨酸、赖氨酸、精氨酸和鸟氨酸重吸收减少，尿中可见上述氨基酸。

【参考值】

亚硝基铁氰化钠法：阴性。

【临床意义】

正常尿液中胱氨酸一般在 100 mg/24 h 以下，不足以被本检查法检出。胱氨酸尿患者可排出 600～1 800 mg/24 h。此试验出现阳性表示尿液中胱氨酸含量大于 250 mg/L，见于先天性胱氨酸尿症。

十九、尿乳糜定性检查

【参考值】

苏丹Ⅲ染色法：阴性。

【临床意义】

阳性多见于丝虫病慢性期，但为间歇性。也可见于腹内结核、肿瘤、胸腹部创伤、先天性淋巴管畸形等。

二十、尿钠测定

【留尿方法】

留 24 h 尿,记录总尿量,取其中 3 mL 送检。

【参考值】

130～260 mmol/24 h。

【临床意义】

(1)尿钠降低:见于长期忌盐、呕吐、腹泻、吸收不良、肝硬化晚期、严重烧伤、肾上腺皮质功能亢进。肾前性酸中毒时,尿钠少于 15 mmol/L。

(2)尿钠增高:见于进食含钠过多的食物、肾上腺皮质功能减退、急性肾小管坏死、严重的肾盂肾炎、肾病综合征、应用利尿剂、碱中毒等。

(3)中枢神经系统疾病(脑出血、炎症、肿瘤、外伤手术等)临床出现低钠血症、高尿钠、低血容量,部分患者伴有多尿,为继发性肾上腺皮质功能减退。

二十一、尿钾测定

【留尿方法】

留 24 h 尿,记录总尿量,取其中 3 mL 送检。

【参考值】

51～102 mmol/24 h。

【临床意义】

1.尿钾排出增多

尿钾排出增多见于库欣综合征、原发性或继发性醛固酮增多症、肾小管间质疾病、肾小管酸中毒、糖尿病酮症酸中毒、服用利尿剂等药物。

2.尿钾排出减少

尿钾排出减少见于摄入减少、吸收不良、胃肠道丢失过多。

二十二、尿钙测定

【留尿方法】

留 24 h 尿,记录总尿量,取其中 3 mL 送检。

【参考值】

2.5～7.5 mmol/24 h。

【临床意义】

1.尿钙增高

尿钙增高见于高钙血症、甲状旁腺功能亢进、甲状腺功能亢进、多发性骨髓瘤、白血病、恶性肿瘤骨转移、肾小管酸中毒。

2.尿钙减低

尿钙减低见于甲状旁腺功能低下,骨钙动员及肠钙吸收减少、血钙降低,以及妊娠晚期、慢性肾衰竭、慢性腹泻、小儿手足抽搐症等。

第二节　粪化验检查

粪常规检查主要用于：①诊断肠道感染性疾病，如细菌性痢疾、阿米巴痢疾、伤寒、肠结核、急慢性肠炎、霍乱、伪膜性肠炎等，粪常规及粪培养有诊断及鉴别诊断价值。②诊断肠道寄生虫病，如蛔虫病、钩虫病、鞭虫病、蛲虫病、姜片虫病、血吸虫病、肝吸虫病等，可根据粪便找到相应虫卵而确诊。③消化吸收功能过筛试验，慢性腹泻患者粪便镜检，若有较多淀粉颗粒、脂肪小滴或肌肉纤维等，常提示为慢性胰腺炎，可进一步检查。④粪隐血可用于上消化道出血及肠道肿瘤的筛查。

一、粪样本的采集

(1)留取似蚕豆大粪1块，置于不吸水的容器内。标本必须新鲜，防止尿液混入。

(2)粪标本有脓血时，应当挑取脓血及黏液部分送检，外观无异常的要多点取样检查。

(3)检查粪寄生虫及虫卵，应采取三送三检，因为肠道寄生虫排卵有周期性，以免漏诊。如检查蛲虫则不必送检粪样，晨起排便前用棉签拭擦肛门周围，可得虫卵。

(4)肠道阿米巴病滋养体，应在收集标本后立即送检，并注意保温，30 min内完成检验。

(5)粪隐血试验，患者应素食3 d，并禁服铁剂及维生素C，否则易出现假阳性。

二、粪一般检查

(一)粪颜色与性状

成人正常粪颜色呈黄褐色，婴儿为黄色或金黄色。

1.鲜血粪

鲜血粪见于直肠息肉、直肠癌、肛裂及痔疮等。痔疮常在排便之后鲜血滴落，而其他疾患则鲜血附于粪表面。

2.水样粪

消化不良或肠滴虫可致水样腹泻。

3.米泔样粪

白色淘米水样粪，见于霍乱、副霍乱患者。

4.柏油样粪

由于上消化道或小肠出血，且血液在肠内停留时间较长，红细胞被破坏后血红蛋白在肠道内与硫化物结合形成硫化亚铁，故粪呈黑色；硫化亚铁刺激肠黏膜分泌较多的黏液，从而使粪黑而发亮，故称为柏油样粪。

5.白陶土色粪

白陶土色粪见于各种原因引起的胆道阻塞。

6.粥样或水样稀粪

粥样或水样稀粪见于非感染性和感染性腹泻(急性胃肠炎、食物中毒、伪膜性肠炎等)。

7.黏液性或脓血粪

黏液性或脓血粪见于痢疾、溃疡性结肠炎、大肠炎、小肠炎、结肠癌、直肠癌等。

8.细条状粪

细条状粪或扁片状粪见于直肠癌等所致的直肠狭窄。

9.婴儿凝乳块粪

婴儿粪出现黄白色凝乳块,亦可见蛋花汤样粪,见于婴儿消化不良、病毒性肠炎和致病性大肠埃希菌性肠炎。

10.婴儿豆腐渣样粪

婴儿豆腐渣样粪常见于真菌引起的肠炎。

11.果酱色粪

果酱色粪见于急性阿米巴痢疾,以血为主,血中带脓,呈暗红色稀果酱样。

(二)寄生虫体

肉眼可见蛔虫、蛲虫及绦虫等较大虫体或片段。

(三)结石

粪中可见到胆石、胰石、胃结石、肠结石等,最常见的是胆石,见于用排石药或碎石术后。

三、粪细胞检查

【参考值】

红细胞:0 个/HP。白细胞:0 个/HP。

【临床意义】

1.红细胞

肠道下段炎症或出血、痔疮、阿米巴痢疾、细菌性痢疾、溃疡性结肠炎、结肠癌等疾患的粪中可见到红细胞。例如,阿米巴痢疾时,粪中红细胞多于白细胞,成堆出现,并有破坏现象;细菌性痢疾粪则以白细胞为主,红细胞常呈散在。

2.白细胞

当肠道有炎症时,白细胞增多;小肠炎症时,白细胞数量不多,均匀混合于粪内;结肠炎症如菌痢时,白细胞大量出现,甚至满视野,并可见到退化的白细胞,还可见到边缘已不完整或已破碎、核不清楚、成堆的脓细胞。过敏性肠炎、肠道寄生虫病(如阿米巴痢疾或钩虫病)时粪中有时还伴有夏科-莱登结晶,如用瑞氏染液染色可见到嗜酸性粒细胞。

3.巨噬细胞

巨噬细胞见于急性细菌性痢疾和溃疡性结肠炎。

4.其他

大量淀粉颗粒见于消化不良,大量脂肪表示脂肪消化不良,大量肌肉纤维见于蛋白质消化不良。

四、粪寄生虫检查

1.虫卵

如蛔虫卵、钩虫卵、鞭虫卵、蛲虫卵、姜片虫卵、血吸虫卵、肝吸虫卵、肺吸虫卵、绦虫卵等。查到虫卵可做出诊断。

2.寄生虫成虫

显微镜下可见到阿米巴原虫、鞭毛虫、孢子虫、结肠小袋纤毛虫、血吸虫等成虫。

五、粪隐血试验

【参考值】

阴性。

【临床意义】

(1)阳性见于胃肠道恶性肿瘤、伤寒、溃疡病、肝硬化等引起的消化道出血。

(2)隐血持续阳性提示胃肠道肿瘤;间歇性阳性为其他原因的消化道出血,可进一步做胃肠道内镜检查。

(3)粪隐血试验目前常用的有化学法和免疫法。免疫法测定特异性强、敏感性高,不受饮食和药物的干扰,主要用于检测下消化道出血,被认为是大肠癌普查的最合适指标。对 50 岁以上的无症状者,每年应做 1 次粪隐血检查。但有 40%～50%的患者上消化道出血未检出。上消化道出血时,化学法比免疫法阳性率高,应选用化学法。化学法隐血试验患者应食素 3 d,服用铁剂、含高浓度过氧化酶的食物(如萝卜)及大剂量阿司匹林,易出现假阳性。服用大剂量维生素 C 可出现假阴性。

六、粪转铁蛋白试验

【参考值】

单克隆抗体胶体金法:阴性。

【临床意义】

粪转铁蛋白阳性见于消化道出血。粪转铁蛋白特异性高、稳定性好,是检测消化道出血的良好指标,与粪隐血试验联合,可明显提高消化道出血和大肠肿瘤的阳性检出率。

七、粪细菌检查

(1)大肠埃希菌、厌氧菌和肠球菌是粪中主要的正常菌群,长期使用大量抗生素导致菌群失调时,显微镜下可见大量球菌或真菌。

(2)疑为霍乱、副霍乱时可做粪悬滴试验,阳性可帮助诊断。

(3)必要时做细菌培养和药物敏感试验。致病菌为阳性时,常见于细菌性痢疾、伤寒、肠结核、急慢性肠炎等。

第三节　体液及排泄物检查

一、脑脊液检查

(一)性状

【检验方法】

目测法。

【检验标本】

脑脊液。

【送检要求】

临床医生常规腰穿抽取脑脊液 3～5 mL 盛于无菌试管中,立即送检。

【检验部门】

检验科。

【参考区间】

无色透明。

【临床意义】

1.颜色改变

①红色:蛛网膜下腔出血、穿刺损伤血管。②黄色:颅内陈旧性出血。③乳白色:化脓性脑膜炎。④米汤样混浊:常见于双球菌性脑膜炎。⑤棕色或黑色:见于侵犯脑膜的中枢神经系统黑色素肉瘤。⑥绿色:见于绿脓杆菌、肺炎链球菌、甲型链球菌引起的脑膜炎。

2.混浊度改变

结核性脑膜炎呈毛玻璃样混浊,化脓性脑膜炎时呈脓样。

3.薄膜形成及凝块

化脓性脑膜炎在1～2 h形成薄膜、凝块或沉淀,结核性脑膜炎在12～24 h可形成薄膜,神经梅毒凝块常为细小絮状物。

(二)细胞计数

【检验方法】

显微镜计数法。

【检验标本】

脑脊液。

【送检要求】

临床医生常规腰穿抽取脑脊液3～5 mL盛于无菌试管中,立即送检。

【检验部门】

体液室。

【参考区间】

健康人脑脊液中无红细胞,仅有少量白细胞(多为淋巴细胞)。

成人:(0～8)$\times 10^6$/L。

儿童:(0～15)$\times 10^6$/L。

新生儿:(0～30)$\times 10^6$/L。

【临床意义】

1.红细胞增多

红细胞增多见于脑出血、蛛网膜下腔出血、脑脊髓外伤、肿瘤、脑炎等。

2.白细胞增多

白细胞增多见于中枢神经系统感染、肿瘤、脑膜炎白血病等。

3.中性粒细胞增多

中性粒细胞增多见于化脓性脑膜炎。

4.淋巴细胞增多

淋巴细胞增多见于中枢神经系统病毒感染、结核性或真菌性脑膜炎。

5.嗜酸性粒细胞增多

嗜酸性粒细胞增多见于脑寄生虫病或过敏性疾病。

(三)细菌及真菌涂片检查

【检验方法】

直接涂片染色镜检。

【检验标本】

脑脊液。

【送检要求】

临床医生常规腰穿抽取脑脊液 3～5 mL 盛于无菌试管中,立即送检。

【检验部门】

微生物室。

【参考区间】

阴性。

【临床意义】

脑脊液白细胞总数升高时,应做细菌直接涂片检查。

1.化脓性脑膜炎

可以检出脑膜炎双球菌、肺炎链球菌、葡萄球菌、流感杆菌等。

2.真菌感染

墨汁染色可检出新型隐球菌。

3.结核性脑膜炎

抗酸染色可检出结核杆菌。

(四)球蛋白定性试验

【检验方法】

潘氏法。

【检验标本】

脑脊液。

【送检要求】

临床医生常规腰穿抽取脑脊液 3～5 mL 盛于无菌试管中,立即送检。

【检验部门】

体液室。

【参考区间】

阴性。

【临床意义】

阳性见于化脓性脑膜炎、结核性脑膜炎、梅毒性中枢神经系统疾病、脊髓灰质炎、流行性脑膜炎等,脑出血时可呈强阳性反应,如外伤性血液混入脑脊液中,亦可呈阳性反应。

二、浆膜腔积液检查

(一)性状

【检验方法】

目测法。

【检验标本】

浆膜腔积液。

【送检要求】

临床医生抽取积液 3～5 mL 盛于无菌试管中,立即送检。

【检验部门】

体液室。

【临床意义】

1.颜色

漏出液多为无色或淡黄色,渗出液多呈现深浅不同的黄色。红色多为血性,可能为结核感染、肿瘤、出血性疾病及穿刺损伤等。乳酪色见于化脓性感染。乳白色多为胸导管或淋巴管阻塞及破裂。绿色见于绿脓杆菌感染。

2.透明度

漏出液多为清晰透明或微浑,渗出液有不同程度的混浊。

3.凝固性

漏出液一般不凝固,渗出液往往自行凝固或有凝块出现。

(二)黏蛋白定性试验

【检验方法】

李凡他法。

【检验标本】

浆膜腔积液。

【送检要求】

临床医生抽取积液 3～5 mL 盛于含 0.1 mL 的 100 g/L EDTA-Na_2 无菌试管中,立即送检。

【检验部门】

体液室。

【参考区间】

阴性。

【临床意义】

阳性见于炎症、肿瘤或物理化学刺激所致的渗出液,漏出液为阴性。

(三)细胞计数

【检验方法】

显微镜计数。

【检验标本】

浆膜腔积液。

【送检要求】

临床医生抽取积液 3～5 mL 盛于含 0.1 mL 的 100 g/L EDTA-Na_2 无菌试管中，立即送检，及时完成细胞涂片检查。

【检验部门】

体液室。

【参考区间】

漏出液小于 0.1×10^9/L，渗出液大于 0.5×10^9/L。

【临床意义】

用于漏出液与渗出液的鉴别诊断(表 3-1)。

(1)穿刺液中以多形核白细胞为主，提示化脓性炎症或早期结核性积液。

(2)以淋巴细胞增多为主，提示慢性炎症，可见于结核性渗出液、病毒感染等。

(3)以间皮细胞及组织细胞增多为主，提示浆膜上皮脱落旺盛，可见于淤血、恶性肿瘤。

表 3-1 渗出液与漏出液的鉴别表

鉴别点	漏出液	渗出液
原因	非炎症所致	炎症、肿瘤、物理化学刺激
外观	淡黄浆液性	不定，可为黄色脓性、血性、乳糜性
透明度	透明或微浑	大多混浊
比重	<1.018	>1.018
凝固性	不自凝	能自凝
黏蛋白定性试验	阴性	阳性
蛋白总量	常小于 25 g/L	常大于 25 g/L
葡萄糖定量	与血糖相近	常低于血糖水平
有核细胞计数	常小于 0.1×10^9/L	常大于 0.5×10^9/L
有核细胞分类	以淋巴细胞、间皮细胞为主	依病因不同而异，急性感染以中性粒细胞为主，慢性以淋巴细胞为主
细菌检查	阴性	可找到病原菌

三、精液检查

【检验方法】

显微镜检查。

【检验标本】

精液。

【送检要求】

禁欲 5～7 d，将精液全量收集于清洁干燥小瓶内，1 h 内送检。不宜采用避孕套内的精液。冬天应注意保温。

【检验部门】

体液室。

【参考区间及临床意义】

见表 3-2。

表 3-2　精液检查的参考区间及临床意义

项目	参考区间	临床意义
量	2～5 mL	少于 1.5 mL 为不正常，见于睾丸功能不全、睾丸炎、输精管阻塞、前列腺炎、精囊病变、性交过频等
pH	7.2～8.0	
颜色	灰白色或乳白色	黄色脓样见于精囊炎、前列腺炎。鲜红色或暗红色见于生殖系统的炎症、结核和肿瘤
黏稠度	黏稠胶冻状，半小时后可自行液化	液化时间延长或不液化见于不孕症
显微镜检查		
精子活动力	Ⅲ～Ⅳ级	0 级和Ⅰ级精子大于 40%，可为男性不育的原因
精子活动率	射精后 30～60 min>70%	活动精子减少可导致不育症
精子形态	异常精子少于 0.20	>20%可引起不育。精索静脉曲张患者常出现形态不正常的精子
细胞	RBC、WBC 均<5 个/HP	增多见于炎症、肿瘤、结核等
精子计数	$>20\times10^{9}$/L	$<20\times10^{9}$/L 为不正常，连续 3 次检查皆低下者可确定为少精子症

四、前列腺液检查

【检验方法】

显微镜检查。

【检验标本】

前列腺液。

【送检要求】

临床医生给病人做前列腺按摩后，采集标本于清洁玻片上，立即送检。

【检验部门】

体液室。

【参考区间】

乳白色。健康人卵磷脂小体为多量或满视野。老年人可见淀粉样体。WBC<10 个/HP，RBC<5 个/HP。

【临床意义】

前列腺炎时，白细胞增多，卵磷脂常减少。前列腺癌时，可有血性液体，镜检见多量红细胞，可见癌细胞。

五、阴道分泌物检查

（一）清洁度

【检验方法】

显微镜检查。

【检验标本】

阴道分泌物拭子。

【送检要求】

由临床医生用棉拭子取阴道分泌物置含 1 mL 生理盐水试管中立即送检。

【检验部门】

体液室。

【参考区间】

Ⅰ～Ⅱ度。

【临床意义】

清洁度在Ⅰ～Ⅱ度为正常；清洁度Ⅲ～Ⅳ度为异常，主要见于各种阴道炎，可发现真菌、阴道滴虫等病原体。单纯清洁度改变常见于非特异性阴道炎。

（二）阴道毛滴虫

【检验方法】

显微镜检查法。

【检验标本】

阴道分泌物拭子。

【送检要求】

由临床医生用棉拭子取阴道分泌物置含 1 mL 生理盐水试管中立即送检。

【检验部门】

体液室。

【参考区间】

阴性。

【临床意义】

病理情况下，滴虫可寄生于阴道后穹窿，常引起滴虫性阴道炎，检出阴道毛滴虫可确诊。

（三）真菌

【检验方法】

显微镜检查法。

【检验标本】

阴道分泌物拭子。

【送检要求】

由临床医生用棉拭子取阴道分泌物置含 1 mL 生理盐水试管中立即送检。

【检验部门】

体液室。

【参考区间】

阴性。

【临床意义】

阴道分泌物真菌检查阳性多见于真菌阴道炎,诊断以找到真菌为依据。阴道真菌多为白色念珠菌。

(四)细菌性阴道病检查

【检验方法】

唾液酸酶法。

【检验标本】

阴道分泌物拭子。

【送检要求】

由临床医生用棉拭子取阴道分泌物置含 1 mL 生理盐水试管中立即送检。

【检验部门】

体液室。

【参考区间】

阴性。

【临床意义】

用于细菌性阴道病的快速诊断。

(五)白色念珠菌抗原检测

【检验方法】

乳胶免疫层析法。

【检验标本】

阴道分泌物。

【送检要求】

用灭菌拭子从阴道后穹窿处取阴道分泌物,最好取奶酪样、豆渣样的白色凝块。

【检验部门】

临检室。

【参考区间】

阴性。

【临床意义】

本方法适用于对 18 岁以上女性阴道分泌物拭子样本中的白色念珠菌抗原进行体外定性检测,用于白色念珠菌感染的辅助诊断。白色念珠菌可引起女性的外阴及阴道炎症,主要表现为外阴和阴道瘙痒及豆渣样白带。

六、胃液检查

(一)胃液性状

1.气味

【检验方法】

理学。

【检验标本】

胃液。

【送检要求】

洁净试管,取胃液,立即送检。

【检验部门】

体液室。

【参考区间】

正常略带酸味。

【临床意义】

消化不良时,食物在胃内残留过久可有发酵味;氨味见于尿毒症;粪臭味见于肠梗阻;晚期胃癌有恶臭味。

2.总量

【检验方法】

理学。

【检验标本】

胃液。

【送检要求】

洁净试管,取胃液,立即送检。

【检验部门】

体液室。

【参考区间】

正常空腹胃液在 12 h 内分泌 20～100 mL。

【临床意义】

(1)胃液过多见于幽门梗阻或痉挛、十二指肠液反流、十二指肠溃疡、胃泌素瘤、胃动力功能减退。

(2)胃液少于 10 mL 主要见于蠕动功能亢进、萎缩性胃炎等。

3.胃液 pH

【检验方法】

试纸法。

【检验标本】

胃液。

【送检要求】

洁净试管，取胃液，立即送检。

【检验部门】

体液室。

【参考区间】

pH 为 0.9～1.8。

【临床意义】

酸度减低见于十二指肠液反流、胃溃疡、胃癌、慢性胃炎、恶性贫血等。

4.黏度

【检验方法】

理学。

【检验标本】

胃液。

【送检要求】

洁净试管，取胃液，立即送检。

【检验部门】

体液室。

【参考区间】

少量分布均匀的黏液。

【临床意义】

胃有炎症时胃黏液可增多，慢性胃炎时显著增多。

(二)胃液化学检查

1.胃酸分泌试验

【检验方法】

酸碱滴定法。

【检验标本】

胃液。

【送检要求】

洁净试管，取胃液，立即送检。

【检验部门】

体液室。

【参考区间】

基础胃酸分泌量少于 5 mmol/h；

最大胃酸分泌量为(20±8.37) mmol/h。

【临床意义】

(1)胃酸分泌升高见于十二指肠球部溃疡、胃泌素瘤等。

(2)胃酸分泌降低见于胃癌、萎缩性胃炎等。胃液酸度受精神、性别、食欲等多种因素影响,故在分析结果时应注意。

2.胃液乳酸测定

【检验方法】

定性法。

【检验标本】

胃液。

【送检要求】

洁净试管,取胃液,立即送检。

【检验部门】

体液室。

【参考区间】

阴性。

【临床意义】

胃乳酸增高主要提示有胃癌,亦见于萎缩性胃炎、幽门梗阻、慢性胃扩张等。

3.胃液隐血试验

【检验方法】

试带法/免疫法。

【检验标本】

胃液。

【送检要求】

洁净试管,取胃液,立即送检。

【检验部门】

体液室。

【参考区间】

阴性。

【临床意义】

隐血试验阳性主要见于急性胃炎、胃溃疡、胃癌等。胃溃疡时隐血试验呈间歇性阳性反应,而胃癌时多呈持续性阳性反应。

(三)胃液显微镜检查

1.白细胞

【检验方法】

显微镜检查。

【检验标本】

胃液。

【送检要求】

洁净试管,取胃液,立即送检。

【检验部门】

体液室。

【参考区间】

阴性或少量裸核白细胞。

【临床意义】

有大量的白细胞存在提示胃黏膜炎症，或者由于口腔、鼻窦、咽部及呼吸道炎症，白细胞被咽到胃液中。十二指肠、胰腺或胆道等部位发生炎症时，胃液中也可见到白细胞，但较少见。

2.红细胞

【检验方法】

显微镜检查。

【检验标本】

胃液。

【送检要求】

洁净试管，取胃液，立即送检。

【检验部门】

体液室。

【参考区间】

阴性。

【临床意义】

大量出现提示有炎症、胃溃疡、胃癌存在。

3.上皮细胞

【检验方法】

显微镜检查。

【检验标本】

胃液。

【送检要求】

洁净试管，取胃液，立即送检。

【检验部门】

体液室。

【参考区间】

少量的鳞状上皮细胞。

【临床意义】

有大量的柱状上皮细胞时提示胃炎。胃液镜检发现大量成堆、大小不等、形态不规则、核大、多核的细胞时，高度提示癌症的可能，应做进一步的检查。

4.细菌

【检验方法】

显微镜检查。

【检验标本】

胃液。

【送检要求】

洁净试管,取胃液,立即送检。

【检验部门】

微生物室。

【参考区间】

一般无菌生长。

【临床意义】

在低酸度或有食物残留时可查到八叠球菌、乳酸杆菌等,对幽门梗阻、胃溃疡或胃癌的诊断有参考意义。肺结核患者做胃液抗酸染色可查到结核杆菌。

七、十二指肠引流液检查

(一)性状

【检验方法】

理学。

【检验标本】

十二指肠引流液。

【送检要求】

及时送检。

【检验部门】

体液室。

【参考区间】

见表 3-3。

表 3-3　十二指肠引流液检查参考区间

项目	D 液	A 液	B 液	C 液
量/mL	10～20	10～20	30～60	不定
颜色	浅黄色	金黄色	深褐色	柠檬色
透明度	透明或微浊	透明	透明	透明
黏度	较黏稠	略黏稠	黏稠度较大	略黏稠
pH	7.6	7	6.8	7.4
比重	—	1.009～1.013	1.026～1.032	1.007～1.010

【临床意义】

无胆汁提示胆管阻塞,见于胆石症、胆道肿瘤。若仅无 B 液,见于胆道梗阻、胆囊收缩不良或做过胆囊手术;B 液黑绿色或黑色见于胆道扩张或有感染。排出的胆汁异常浓厚,见于胆石症所致的胆囊积液;胆汁稀淡样见于慢性胆囊炎,由浓缩功能差引起。胆汁加入氢氧化钠后仍呈混浊,见于十二指肠炎症和感染。如混有血液,见于急性十二指肠炎和肿瘤。

(二)显微镜检查

1.细胞

【检验方法】

显微镜检查。

【检验标本】

十二指肠引流液。

【送检要求】

及时送检。

【检验部门】

体液室。

【参考区间】

少量柱状上皮细胞;红细胞为阴性;偶见白细胞。

【临床意义】

(1)上皮细胞。十二指肠炎时,十二指肠上皮细胞大量增多,呈玻璃样及淀粉样改变。胆道炎时,胆道上皮细胞常成堆出现,呈灰白色团块状。

(2)红细胞。大量出现可见于十二指肠、肝、胆、胰等出血性炎症及消化道溃疡、结石或癌症。

(3)白细胞。十二指肠炎或胆道感染时,可大量出现,常染成淡黄色,可成堆分布,结构模糊不完整。

2.结晶

【检验方法】

显微镜检查。

【检验标本】

十二指肠引流液。

【送检要求】

及时送检。

【检验部门】

体液室。

【参考区间】

阴性。

【临床意义】

胆固醇结晶见于胆酸盐缺乏;胆红素结晶见于胆结石。

3.寄生虫

【检验方法】

显微镜检查。

【检验标本】

十二指肠引流液。

【送检要求】

及时送检。

【检验部门】

微生物室。

【参考区间】

阴性。

【临床意义】

十二指肠引流液检出寄生虫或寄生虫卵，如蛔虫、钩虫、肝吸虫卵等可确诊。

4.细菌

【检验方法】

显微镜检查。

【检验标本】

十二指肠引流液。

【送检要求】

及时送检。

【检验部门】

微生物室。

【参考区间】

阴性。

【临床意义】

胆道炎、胆囊炎时十二指肠液做细菌涂片可查到细菌。

八、痰液检查

（一）一般性状

【检验方法】

目测法。

【检验标本】

痰液。

【送检要求】

及时送检。

【检验部门】

体液室。

【参考区间】

无痰或少量，为无色或白色黏液样，无特殊气味。

【临床意义】

黄色脓性痰提示呼吸道有化脓性感染。红色或棕红色痰是含有血液或血红蛋白所致，见于肺癌、肺结核、支气管扩张等。铁锈色痰多是变性血红蛋白所致，见于细菌性肺炎、肺结核、肺梗死等。棕褐色或巧克力色痰见于阿米巴性肺脓肿、慢性充血性心脏病、肺淤血。烂桃样痰见于肺吸虫病。灰黑色痰见于各种肺尘埃沉着症。大量咳痰见于支气管扩张、肺脓肿、肺结核、肺水肿等。血性痰，有血腥味，见于各种呼吸道出血性疾病，肺脓肿、肺结核空洞性病变。晚期肺癌患者其痰常有恶臭味。干咳块痰见于肺坏疽和肺结核。

（二）显微镜检查

1.白细胞

【检验方法】

显微镜检查。

【检验标本】

痰液。

【送检要求】

及时送检。

【检验部门】

体液室。

【参考区间】

阴性。

【临床意义】

大量的白细胞，见于呼吸道炎症，如支气管炎、肺炎等常为中性粒细胞。嗜酸性粒细胞增多见于慢性支气管哮喘、过敏性支气管炎、肺吸虫病、热带嗜酸性粒细胞增多症患者。

2.红细胞

【检验方法】

显微镜检查。

【检验标本】

痰液。

【送检要求】

及时送检。

【检验部门】

体液室。

【参考区间】

阴性。

【临床意义】

脓性或黏液脓性痰中可见少量红细胞，血性痰液时可见大量红细胞。

3.上皮细胞

【检验方法】

显微镜检查。

【检验标本】

痰液。

【送检要求】

及时送检。

【检验部门】

体液室。

【参考区间】

正常时，鳞状上皮细胞与纤毛柱状上皮细胞偶见，圆形上皮细胞阴性。

【临床意义】

鳞状上皮细胞增多见于急性喉炎、咽炎；纤毛柱状上皮细胞增多见于支气管哮喘、急性支气管炎；圆形上皮细胞增多见于肺部炎症，大量出现见于肺组织碎解。

4.色素细胞

【检验方法】

显微镜检查。

【检验标本】

痰液。

【送检要求】

及时送检。

【检验部门】

体液室。

【参考区间】

阴性。

【临床意义】

色素细胞见于肺部长期淤血和心功能不全患者，大量出现见于特发性肺含铁血黄素沉着症患者。

5.结晶

【检验方法】

显微镜检查。

【检验标本】

痰液。

【送检要求】

及时送检。

【检验部门】

体液室。

【参考区间】

阴性。

【临床意义】

夏科-莱登结晶见于支气管哮喘及肺吸虫病患者的痰液中。

6.虫卵及原虫

【检验方法】

显微镜检查。

【检验标本】

痰液。

【送检要求】

及时送检。

【检验部门】

体液室。

【参考区间】

阴性。

【临床意义】

痰液中可见肺吸虫卵、溶组织阿米巴滋养体、肺包囊虫等，在蛔虫病及钩虫病时偶可于痰中查到蛔虫及钩虫蚴。痰液检出虫卵或原虫可确诊相应的疾病。

7.细菌染色检查

【检验方法】

革兰染色或抗酸染色。

【检验标本】

痰液。

【送检要求】

及时送检。

【检验部门】

微生物室。

【参考区间】

阴性。

【临床意义】

可检出肺炎链球菌、葡萄球菌、肺炎杆菌或抗酸杆菌，对诊断相应的疾病较有意义，尤其仅见单一的某种细菌时更有意义。

第四节　临床细胞学检验

临床细胞学是对人体各部位的脱落细胞或对病变器官及肿物通过针吸的方法获取细胞，经制片染色后，在显微镜下观察这些细胞的形态，从而做出诊断的一门学科，又称细胞病理学或诊断细胞学。

一、脱落细胞基础知识

(一)正常脱落细胞形态

正常脱落的上皮细胞主要来自复层鳞状上皮(扁平上皮)和柱状上皮。

1.复层鳞状上皮

复层鳞状上皮一般有10多层细胞。被覆于全身皮肤、口腔、喉部、鼻咽的一部分、食管、阴道的全部。分为底层、中层和表层三部分。其中底层细胞分为内底层细胞和外底层细胞,表层细胞根据细胞的成熟程度可分为角化前鳞状上皮细胞、不完全角化鳞状上皮细胞和完全角化鳞状上皮细胞。

2.柱状上皮

柱状上皮在组织学上分为单层柱状上皮、假复层纤毛柱状上皮和复层柱状上皮三种常见类型。主要被覆于鼻腔、鼻咽、支气管树、胃肠、子宫颈管、子宫内膜及输卵管等部位。柱状上皮细胞由基底部未分化的储备细胞发育而来,依其形态功能不同而分为纤毛柱状上皮细胞、黏液柱状上皮细胞和储备细胞三种。

(二)炎症脱落细胞形态

炎症可以分为急性、亚急性、慢性和肉芽肿性四种炎症类型。前三种按炎症疾病的病程来分类,后者由特殊病原引起,其局部主要由吞噬细胞组成,常为慢性经过。

1.急性炎症

涂片中上皮细胞常有严重退变,有较多的中性粒细胞、巨噬细胞和坏死细胞碎屑。吞噬细胞胞质内有坏死细胞碎屑。还可见网状纤维素。

2.亚急性炎症

涂片中有退变上皮细胞和坏死细胞碎屑及增生的上皮细胞。细胞学检查中可同时存在中性粒细胞、单核细胞、淋巴细胞和嗜酸性粒细胞。

3.慢性炎症

涂片中有较多成团的增生上皮细胞,细胞学检查中以浆细胞或淋巴细胞为主。变性坏死的细胞成分减少。

4.肉芽肿性炎症

细胞学诊断肉芽肿要在涂片中找到特殊病原体。结核以形成结核结节为特征,是最常见的肉芽肿性炎症。组织学上,结核结节由类上皮细胞、朗格汉斯巨细胞和淋巴细胞组成,中央常发生干酪样坏死。涂片中可见下列成分。

(1)类上皮细胞:由单核细胞、组织细胞、脱落肺泡上皮细胞等增生,并吞噬结核杆菌演变而来。细胞呈卵圆形、圆形或多角形,胞核呈类圆形或较长卵圆形,核染色质疏松、细腻,胞质丰富淡染,可出现空泡及小颗粒。

(2)朗格汉斯巨细胞:主要由多个类上皮细胞核融合而成的合体细胞。细胞巨大,直径可达60～80 μm。核可多达数十个,一般胞浆周边呈花环状或马蹄状排列。此细胞是诊断结核病的特异细胞,但必须注意与异物巨细胞及破骨细胞区别。

(3)干酪样坏死:呈无结构红染的颗粒状物,坏死较彻底,在背景上难以找到细胞核碎片。其附近若出现类上皮细胞,则更支持结核的诊断。

(4)其他细胞:结核病涂片中还可见大量的单核细胞和淋巴细胞。

(三)肿瘤脱落细胞形态

(1)恶性肿瘤细胞核异型性表现:①核增大,大小不等。②核染色质深染、粗糙。③核畸形。④核质比失常。⑤核仁增大,数目增多。⑥核分裂增多及病理性核分裂。⑦瘤巨细胞。⑧裸核。

(2)肿瘤可分为良性肿瘤与恶性肿瘤两类,恶性肿瘤又大致可分为癌与肉瘤两种主要类型。其细胞学上的鉴别见表3-4。

表3-4 良性肿瘤与恶性肿瘤细胞学鉴别

鉴别要点	良性肿瘤	恶性肿瘤
穿刺取材	不易吸取或极易抽吸	穿刺时容易吸取标本,亦易于自脱落细胞中获得
标本外观及制片	清洁、无明显颗粒、易于推片	混浊、稠、颗粒较多、不易涂片
细胞数量、分化程度、形态及排列	多少不一、分化好、大小一致、排列整齐、与正常细胞大致相同	细胞多、形态怪异、分化差、大小不等、密集成团、排列紊乱
细胞核	大小一致、核形近似正常细胞、核染色质细粒均匀、核仁少而小	大小不等,核异形,核染色质粗糙浓密、分布不均,核仁多、大,核分裂象多见
细胞质	较丰富、核浆比例正常	较少,核浆比例失常,常见异常染色、变性颗粒及包涵体

(3)肉瘤细胞与癌细胞的鉴别见表3-5。

表3-5 肉瘤细胞与癌细胞的鉴别

鉴别要点	癌	肉瘤
组织来源	上皮细胞	间叶组织
发病率	多见于40岁以后,约为肉瘤的9倍	多见于青少年
大体特点	质较硬、灰白色、较干燥	质软、灰红色、湿润
组织学特点	形成癌巢,实质与间质分界清	细胞弥散分布,实质与间质分界不清
细胞形态	大小差异显著,进行性脂肪变明显	大小差异不太显著,形态接近原血细胞
染色质	粗糙结构或块状聚集	细致网状或粗粒状
核分裂象	不规则,多核性分裂多见	丝状、分叶状、分裂状易见
核仁	数目显著增多	常见1~2个,一般圆或椭圆形,较规则
细胞质	深浅不一致,随癌类型而不同	着色较一致,一般呈较狭的周带
吞噬现象	易见	极少见
转移	多经淋巴道转移	多经血道转移

(4)鳞癌、腺癌及未分化癌细胞的鉴别见表3-6。

表 3-6　鳞癌、腺癌、未分化癌的细胞鉴别

鉴别要点	鳞癌细胞	腺癌细胞	未分化癌细胞
细胞形态	异形细胞多见，如蛇形、蝌蚪形，亦有圆形	主要为圆形及卵圆形，大小不等	圆形、卵圆形，大小尚一致
细胞分布及排列	常散在，成堆时亦排列松散，细胞边界清晰	群团性聚集，细胞边界不甚清晰或呈乳头状腺腔样排列	成堆、成团聚集，细胞边界不清，排列紊乱，可呈葡萄状排列
细胞质	丰富、匀实，多嗜酸，呈红色或橘红色，可嗜碱	少、薄、嗜碱、淡蓝色，可出现囊状空泡	极少或不见，染色深蓝
细胞核	畸形或圆形，居中或偏心位，核染色质增多，呈粗颗粒状、块状，深染，核膜不明显	圆形或卵圆形，偏心位，核边厚而不规则，核染色质呈粗颗粒状	梭形、圆形、瓜子形，居中，染色质不增多，密集，深染，结构不清
核仁	一般难以见到，低分化鳞癌可见到明显核仁	核仁明显，多为单个，较大，清晰	单个或多个，小细胞型未分化，癌核仁不明显

（四）细胞学诊断方式

细胞检查的诊断方式通常分直接诊断、描述提示诊断与分级诊断三种。

1.直接诊断

依据细胞学检查，参考临床及其他资料，比较典型、确切，直接提出关于疾病的诊断结论，如肺腺癌、脂肪瘤等。

2.描述提示诊断

提示诊断为不能直接予以肯定的诊断，报告时可描述镜下所见细胞的形态或可疑细胞及背景成分，提出初步考虑意见。例如，针对宫颈细胞学而言，有描述性诊断系统（the bethesda system，TBS），内容有以下几点。

（1）标本评估。①满意。②不满意。

（2）未见癌细胞（正常上皮细胞）。①鳞状上皮细胞。②柱状上皮细胞。

（3）微生物。①滴虫性阴道炎。②真菌感染。③细菌感染。④放线菌。⑤单纯疱疹病毒感染。⑥人乳头瘤病毒感染。

（4）反应性细胞改变。①炎症反应性细胞改变。②萎缩反应性细胞改变。③宫内节育器的反应性改变。④放疗反应性细胞改变。

（5）上皮细胞异常。

1）鳞状上皮异常。

A.非典型鳞状上皮细胞，分无明确诊断意义的非典型鳞状上皮细胞和非典型鳞状上皮细胞，不排除高度鳞状上皮内病变。

B.低度鳞状上皮内病变。

C.高度鳞状上皮内病变。

D.鳞状细胞癌。

2)腺上皮异常。

A.非典型腺细胞。

B.腺原位癌。

C.宫颈腺癌。

D.宫内膜腺癌。

E.宫外腺癌。

3.分级诊断

此法常用于阴道细胞学诊断及妇科普查,一般分改良巴氏五级分类。

Ⅰ级:阴性。

Ⅱ级:有异常细胞(此级可细分为Ⅱa和Ⅱb)。

Ⅲ级:有可疑癌细胞。

Ⅳ级:有癌细胞,但不够典型或数量极少,需进一步证实。

Ⅴ级:有癌细胞,形态典型且数量较多。

二、各系统脱落细胞检查

(一)浆膜腔积液

1.标本采集

用穿刺术采集,离心沉淀涂片。

2.常及炎症时浆膜腔积液中的细胞

(1)正常间皮细胞:体积较大,呈圆或卵圆形,大小相当于底层鳞状上皮细胞,多分散。核圆形或卵圆形,居中或偏位。间皮细胞一般为单核,在细胞增生时可见双核及多核。

(2)退变的间皮细胞:固缩性退变,胞体缩小,核固缩深染或碎裂成不规则的小块,脱落到积液中的间皮细胞很快发生肿胀退变,细胞变成印戒样泡沫状或蛛网状,继而胞膜破裂,染色质结构消失,其后细胞全部消失。涂片内所有细胞都有退变,往往是标本处理不及时导致的,应重新采集标本。

(3)增生性间皮细胞:在结核与非结核炎症及肿瘤的刺激下,间皮细胞发生不同程度的增生,主要表现为细胞增大,三个或几个聚集成群,排列尚规则,多无重叠,核增大,核浆比例失常。核畸形,核染色质增多,较均匀细致,与癌细胞不同的是核一般可增至10 μm,而癌细胞的核一般都在10 μm以上。

(4)组织细胞:细胞大小、形状相差很大,小型组织细胞与单核细胞相近似,但形态变化比单核细胞大,边缘不规则,胞质量多,核呈肾形或马蹄形。大型组织细胞又称巨噬细胞,细胞体积大,边缘不规则,胞质量丰富且含大小不一的水泡状空泡和各种吞噬物。

(5)血细胞类:积液中一般都有少量中性粒细胞,如大量出现,即急性化脓性浆膜炎。淋巴细胞在积液中常见到,若大量出现达80%以上,则为结核性浆膜炎所致。肿瘤性积液中也可出现淋巴细胞增生。嗜酸性粒细胞可由炎症、肿瘤引起反应增生,浆细胞少见。

3.结核性浆膜炎

镜下主要为成熟淋巴细胞,少许间皮细胞、中性粒细胞、浆细胞及巨噬细胞,还可见朗格汉斯巨细胞。

4.嗜酸性粒细胞浆膜积液

镜下为嗜酸性粒细胞增多，细胞形态与周围血所见相同。

5.转移癌细胞

转移癌占胸、腹腔积液中恶性肿瘤的98%以上，其中80%为腺癌，鳞癌和未分化癌较少，形态如前所述。

6.恶性间皮瘤

间皮瘤是罕见的浆膜原发肿瘤，可分为已分化与未分化两类。已分化间皮瘤，细胞可单个散在或排列成团、成片，为圆形或卵圆形，一般比正常间皮细胞大，但也可等大或比正常的略小。

(二)女性生殖道

1.标本采集

(1)子宫颈刮片法涂片或拭取存放于保存液中。

(2)阴道后穹窿吸取法涂片。

(3)子宫颈管吸取法涂片。

(4)宫腔吸取法涂片。

(5)病灶部直接刮片。

2.阴道及子宫颈常见细胞

(1)复层鳞状上皮细胞：分为表层、中层及底层。来自子宫颈口、阴道及外阴。

(2)柱状上皮细胞：来自子宫颈及子宫体的内膜细胞。

(3)核异质细胞：介于良恶性之间的一种细胞。主要见于非典型性增生，原位癌及浸润癌的涂片，有时可出现在炎症涂片中。核异质细胞源于鳞状上皮或子宫颈内膜上皮细胞，细胞特征仍保持原来细胞形态，但核增大，核形不规则，可见双核、多核，核染色质增加而略深染。

(4)非上皮来源细胞：组织细胞、红细胞、白细胞、淋巴细胞，细胞特点如前所述。

3.炎症性变化

上皮细胞在炎症时表现三种改变，即变形细胞、糜烂细胞、退化变性细胞。

4.癌前病变

癌前病变是从良性到恶性间变阶段的综合征象。间变细胞在不少文献中称为核异质细胞，形态如前所述。一般认为大部分间变细胞在发展过程中恢复正常(约占70%)，只有少数发展为癌。

5.宫颈湿疣细胞

核周空穴细胞是宫颈湿疣的特异性细胞。镜下主要为中、表层成熟鳞状上皮细胞的核周具有大空泡，核不规则，双核或多核，核染色质致密深染，核内含水晶样外观病毒颗粒。

6.宫颈癌

宫颈癌按细胞形态可分为鳞状细胞癌及腺癌两大类。鳞状细胞癌和腺癌又可分为未分化癌细胞和已分化癌细胞。

(1)未分化鳞癌细胞：镜下细胞排列成群不太紧密，体积小，边缘不清晰，胞质较少。细胞分化越差，核着色越深，具有一般癌细胞的特点。

(2)已分化鳞癌细胞：涂片中可见多边形、梭形、蝌蚪形、纤维形等具有鳞癌特征的癌细胞及癌珠。

(3)已分化腺癌：细胞边界明显，胞质丰富，含囊状大空泡，将核推向一侧，核大，核仁大且数量多，核染色质增多。

(4)未分化腺癌：细胞极少，边界不清楚，胞质少，常密集成群，互相重叠，核的大小、形态较一致，具有一般癌细胞的特征。

7.子宫内膜癌

子宫内膜癌远比宫颈癌少，其细胞学特点具有腺癌的特征。

8.外阴癌

外阴癌占女性生殖器恶性肿瘤的第三位。涂片中多为已分化的圆形鳞癌细胞或未分化癌细胞。

针对液基保存液保存的标本，通过液基薄层制片技术获得单层薄片后，其描述性诊断方式可参考 TBS 系统。

(三)痰液、纤支镜刷片

1.标本采集

(1)纤支镜刷片。

(2)选取来自肺、支气管内的血丝痰、灰白色痰、透明黏液痰丝等有效成分涂片。

2.呼吸道常见细胞

纤毛柱状上皮细胞、分泌性柱状上皮细胞、鳞状细胞、肺泡巨噬细胞。

3.肺癌

肺癌为较常见的恶性肿瘤，细胞学常见类型有以下几种。

(1)鳞状细胞癌：癌细胞大小、形态各异，通常分散，亦可成群，可见蝌蚪状或长梭形癌细胞。

(2)腺癌：镜下具有腺癌细胞特点。

(3)未分化肺癌：包括小圆细胞型癌、燕麦细胞癌、大圆细胞型癌。

(四)胃液

1.标本采集

胃冲洗液或胃镜刷片分泌物涂片。

2.胃中正常细胞成分

胃的正常脱落细胞中以胃黏膜柱状上皮细胞较多见，胃底腺细胞少见，来自胃以外的细胞有口腔、咽及食管的鳞状上皮细胞，来自呼吸道的纤毛柱状上皮细胞和炎细胞，以及来自十二指肠的柱状上皮细胞和杯状细胞。

3.慢性胃溃疡

镜下黏膜上皮细胞胞体及核增大，且大小不一，染色质呈颗粒状，细胞散在或成团，另可见中性粒细胞。

4.胃癌

在胃的恶性肿瘤中,98%以上为腺癌,鳞癌极为罕见。分化差的腺癌细胞较小、浆少,核偏于一侧,有的浆内可见空泡。分化好的癌细胞较大,可含较大的黏液空泡,并呈印戒状,核大小悬殊,常偏位可具多核。核染色质粗粒状。

(五)泌尿道

1.标本采集

收集新鲜尿液,离心沉淀涂片。

2.泌尿道的正常细胞成分

移行上皮细胞、柱状上皮细胞。

3.泌尿道炎症细胞

炎症时镜下可见较多的红细胞、粒细胞、淋巴细胞和组织细胞,且可有退变、坏死,背景混浊。慢性膀胱炎时,移行细胞明显增多;慢性尿道炎时,可见较多的柱状上皮细胞;慢性肾盂肾炎时,可见大量多核移行上皮细胞;泌尿道肿瘤常伴有感染,应注意有无肿瘤细胞同时存在。

4.膀胱癌

膀胱癌临床上较常见,主要为移行细胞癌。鳞癌、未分化癌、腺癌和其他肿瘤膀胱内转移极少见。移行细胞癌的癌细胞较大,呈不规则圆形、卵圆形,也可呈三角形,甚至呈梭形或蝌蚪形,有时与鳞癌细胞不易区分。但移形细胞癌的癌细胞多成群脱落,鳞状细胞癌一般由移行上皮鳞化恶变而来,镜下可见较典型分化好的鳞癌细胞。腺癌细胞形态与其他部位相同,未分化癌主要来自肾脏和膀胱,癌细胞中等大小,核具有恶性特征,有时与移行细胞癌无法区别。

5.肾实质肿瘤

肾实质肿瘤包括腺癌、肾透明细胞癌和未分化癌。肾实质肿瘤在未穿破肾盏、肾盂时,尿中很少找到癌细胞。透明细胞癌也属腺癌,是一种原发性肾癌,癌细胞很大,胞质内有许多小空泡,染色很淡呈透明样,细胞多单个存在,有时可三五成群,但常不相连。

三、针吸细胞学检查

(一)淋巴结

1.标本采集

穿刺法将淋巴结抽吸物涂片。

2.淋巴结的正常细胞成分

淋巴结的正常细胞成分主要有三大类,即淋巴细胞、巨噬细胞及组织细胞,其中淋巴细胞占95%～98%。

3.淋巴结炎

(1)急性淋巴结炎:所见成熟淋巴细胞数量少于慢性淋巴结炎,还可见大量中性粒细胞及散在的组织细胞。

(2)慢性淋巴结炎:以成熟淋巴细胞为主,还可见到幼稚淋巴细胞、原始淋巴细胞、组织细胞、巨噬细胞、浆细胞、嗜酸性粒细胞及少量中性粒细胞。

(3)增生性淋巴结炎:涂片内的细胞成分类似慢性淋巴结炎,不同的是可见到较多的淋巴网状细胞,很难见到巨噬细胞。

4.淋巴结结核

(1)增殖型淋巴结结核:涂片内以成熟淋巴细胞为主要成分,可见到明显或较为典型的朗格汉斯巨细胞、散在或三五成群的类上皮细胞,偶见嗜酸性粒细胞、浆细胞等。

(2)干酪型淋巴结结核:穿刺抽吸物为稀薄脓样或干酪样物质,涂片内干酪样物质呈片状或团状、块状分布,依稀可见淋巴细胞或类上皮细胞的残核,呈杂乱污染表现。

5.恶性淋巴瘤

恶性淋巴瘤可分为霍奇金淋巴瘤和非霍奇金淋巴瘤,原发于淋巴结,亦可发于淋巴结以外的淋巴网状组织。

(1)霍奇金淋巴瘤:诊断霍奇金淋巴瘤的特征性细胞为 R-S 细胞,又称镜影细胞,镜下细胞直径为100～200 μm,有两个巨大的核相对排列。核呈椭圆形或肾形,核染色质粗粒网状、条索状或疏松颗粒状,分布均匀。各核中均有一个大而显目的核仁,如同成熟淋巴细胞或更大,圆形或卵圆形,染蓝色或灰蓝色。霍奇金淋巴瘤按组织学分型可分为淋巴细胞为主型、结节硬化型、混合细胞型及淋巴细胞消减型。

(2)非霍奇金淋巴瘤:瘤细胞成片弥漫分布,细胞失去正常的结构且有明显的异型性。根据细胞大小、形态及着色特点可分为小圆细胞型、裂细胞型、无裂细胞型、裂-无裂细胞混合型、免疫母细胞型、透明细胞型、多形细胞型、曲核细胞型、中圆细胞型、组织细胞型、浆细胞型等。

6.淋巴结转移性恶性肿瘤

淋巴结转移癌可分为鳞癌、腺癌、未分化癌、恶性黑色素瘤。

(二)乳腺

1.标本采集

(1)乳头溢液涂片法。

(2)肿块穿刺抽吸涂片法。

(3)患处刮片法。

2.乳腺的正常细胞成分

腺上皮细胞、泡沫细胞、巨噬细胞。

3.乳腺组织增生

乳腺组织增生又称慢性囊性乳腺病,是乳腺最常见的疾病。镜下细胞成分少,主要见分化良好的腺上皮细胞,数个至数十个密集成团。

4.乳汁潴留与囊肿

本病发生于哺乳期或妊娠期的妇女,多由乳腺导管受阻引起,抽吸物主要为鲜乳样乳汁,镜下主要见大量肿胀的乳汁细胞。

5.乳腺导管内乳头状瘤

镜下主要见到两种细胞,即瘤细胞和泡沫细胞。

6.乳腺结核

此病临床上不多见,易误诊为乳腺癌。镜下主要见结核巨细胞、类上皮细胞,还可见腺上皮细胞、泡沫细胞、中性粒细胞。

7.乳腺癌

镜下癌细胞体积大，密集成团，排列紊乱，呈片状、巢状、腺样排列，恶性特征明显。

（三）甲状腺

1.标本采集

甲状腺肿块穿刺吸取标本涂片。

2.甲状腺的正常细胞成分

甲状腺上皮细胞。

3.淋巴性甲状腺炎

淋巴性甲状腺炎又称为桥本甲状腺炎。抽吸物为血性带有细胞颗粒状标本，镜下除成熟淋巴细胞遍布全片外，滤泡上皮细胞呈多形性，有正常、增殖性及嗜酸性细胞三种主要类型。

4.亚急性甲状腺炎

此病临床上少见，镜下细胞成分多，最具有诊断价值的是类上皮细胞，此细胞数量多，呈片状排列，多集中在片尾，还可见增生滤泡上皮细胞、巨噬细胞、组织细胞及散在的成熟淋巴细胞等。

5.甲状腺腺瘤

此病分类很多，细胞学难以准确分析类型，但滤泡型腺瘤较易识别，镜下瘤细胞呈滤泡状排列，也可有不规则排列，滤泡上皮细胞大小一致。甲状腺腺瘤发生囊性变，穿刺抽吸物为黄色黏稠状液体标本，如有囊内出血，则抽吸物为咖啡色，镜下可见变小的滤泡、泡沫细胞、组织细胞、巨噬细胞等。

6.甲状腺癌

甲状腺癌是较为常见的恶性肿瘤，此癌类型多，如乳头状癌、滤泡状癌、未分化癌、鳞状细胞癌。穿刺细胞学最常见的为甲状腺乳头状癌。

(1)甲状腺乳头状癌：此病在临床上难以与甲状腺瘤区别。镜下的最大特点是大多数病例细胞分化良好，呈良性感。分化差的病例细胞恶性感明显。诊断时的主要根据为癌细胞呈乳头状排列，多见两级以上分支；另一重要特点是细胞核内出现包涵体。

(2)滤泡型癌：镜下癌细胞呈典型滤泡状、花簇状或小滤泡状排列。分化好的滤泡型癌难与良性滤泡状腺瘤区别。胶质明显减少是滤泡癌的特征之一。癌细胞略呈椭圆形，胞体增大，较一致，呈环状排列。核染质浓密，核仁不明显。分化差者癌细胞大小明显不一，核仁明显。

(3)未分化癌：甲状腺高度恶性肿瘤。其镜下主要为巨型癌细胞，核大，胞质丰富，多型性的核，大小极不一致。

（四）软组织

1.标本采集

穿刺针吸涂片。

2.软组织的正常细胞成分有12种

黏液细胞、成纤维细胞、纤维细胞、脂肪细胞、淋巴管内皮细胞、血管内皮细胞、平滑肌细胞、横纹肌细胞、腱细胞、滑膜细胞、间皮细胞及血管外皮细胞。

3.滑膜囊肿

滑膜囊肿由外伤、炎症、结核、类风湿等引起。多发生于髌骨、鹰嘴突、肩峰下及坐骨结节的骨膜。镜下可见淡薄猩红色蛋白液,呈匀质状或细颗粒状,可见组织细胞。

4.腱鞘囊肿

临床上极为常见。镜下可见浓厚的猩红色黏液及少许上皮样细胞散在其中。

5.血管瘤

血管瘤是较为常见的良性肿瘤。镜下可见大量的红细胞,且不少红细胞被溶解,还应见到巨噬细胞,此种细胞是由单核细胞演变而来的。

6.脂肪瘤

脂肪瘤是最常见的良性肿瘤。镜下为成团的脂肪细胞,亦可散在,单个脂肪细胞呈球形,几乎全由空泡组成。

7.纤维肉瘤

纤维肉瘤发病率居软组织恶性肿瘤首位。根据其细胞学特点分为分化好的纤维肉瘤、分化差的纤维肉瘤。前者细胞似成纤维细胞,异型性轻,散在或成群排列。后者肿瘤细胞很多,散在或成群分布,排列紊乱,异型性明显。

8.恶性血管内皮瘤

恶性血管内皮瘤亦称血管肉瘤,根据细胞分化程度可分为两型:分化较好型、分化不良型。前者瘤细胞呈一致性,细胞多呈弥散分布,形态结构类似血管内皮细胞;后者瘤细胞高度恶性,数量很多,密集成片,胞体大,不完整圆形。

9.滑膜肉瘤

按镜下细胞形态可分为三型:梭形细胞型,以梭形瘤细胞为主;上皮细胞型,形似上皮细胞,圆形或多角形,分散、成群或腺样排列;混合型,为梭形细胞和上皮细胞均等量混合存在。

10.横纹肌肉瘤

根据瘤细胞形态及临床特点可分三型:多型性横纹肌肉瘤,瘤细胞形态多样是其特点;腺泡状横纹肌肉瘤;胚胎状横纹肌肉瘤,主要为未分化的梭形细胞及小圆形细胞。

(五)软骨及骨组织

1.标本采集

针吸涂片。

2.软骨及骨组织的正常细胞成分

软骨细胞、成骨细胞、破骨细胞。

3.软骨瘤

良性肿瘤。镜下可见多量猩红色黏液,细胞稀少、散在分布。

4.软骨肉瘤

镜下可分为分化差及分化好的两种细胞。分化差的软骨肉瘤细胞体积大,呈类圆形、卵圆形及蝌蚪形,常可见核仁及双核,具有明显的恶性特征。各种瘤细胞散在于猩红色黏液样基质的背景中是其特征。分化好的瘤细胞仍保持软骨瘤细胞的特征,细胞增大,核亦增大,染色质较丰富,常见双核细胞。

5.骨肉瘤

骨肉瘤又称成骨肉瘤，是骨组织中最常见的恶性肿瘤，镜下瘤细胞多型性和异型性特别明显，呈短梭形、卵圆形或多边形。

6.骨巨细胞瘤

骨巨细胞瘤又称破骨细胞瘤。镜下可见大量多核巨细胞分散在单核间皮细胞之间。

7.恶性骨巨细胞肉瘤

多由骨巨细胞瘤恶变而来。镜下主要为单核间质细胞和多核巨细胞，核明显增大，核染色质增加、增粗，排列紊乱，具有明显的恶性感。

8.骨转移癌

镜下癌细胞与原发癌细胞相似。

9.尤因肉瘤

尤因肉瘤又名骨未分化型网状细胞肉瘤。镜下瘤细胞较小，数量很多，弥漫分布或数个聚集，细胞呈圆形或椭圆形，分界清楚，大小基本一致或不甚一致。应注意与骨网状细胞肉瘤相区别，后者瘤细胞大小相差悬殊，形态明显怪异。

（六）前列腺

1.标本采集

（1）前列腺按摩液涂片。

（2）针吸涂片。

2.前列腺正常细胞成分

前列腺按摩液可见到前列腺上皮细胞、精囊上皮细胞、精子、膀胱及尿道上皮细胞。但针吸涂片仅可见前列腺上皮细胞。

3.前列腺肥大

多发生于50岁以上患者。镜下主要为增生的前列腺上皮细胞成团或成片状排列，分化良好，有时可呈平铺蜂窝状。

4.慢性前列腺炎

男性患者常见病之一。镜下可见前列腺上皮细胞，细胞呈退化变性，出现浆内空泡，核肿胀或固缩，细胞裂解，同时还可见少许淋巴细胞、成纤维细胞等炎症细胞。

5.前列腺癌

前列腺癌在欧美国家发病率较高，我国也有渐增趋势，多发生于50岁以上患者。镜下癌细胞成团或成片，核呈不规则圆形或异形，核染色质粗，可见一个或多个核仁，胞质含有颗粒空泡。

（七）睾丸、附睾

1.标本采集

针吸涂片。

2.正常性成熟睾丸

穿刺可见细胞为精原细胞、支持细胞、间质细胞。正常附睾由柱状上皮细胞和立方形上皮细胞覆盖。

3.精原细胞瘤

精原细胞瘤亦称生殖细胞瘤。镜下肿瘤细胞弥漫性分布，细胞中等大小，形态不一致，呈圆形或不规则圆形，胞质含有空泡且易碎，形成背景一片淡染的泡沫状结构，同时还可见淋巴细胞。

4.睾丸恶性畸胎瘤

睾丸有恶性畸胎瘤和良性畸胎瘤，以恶性多见。其镜下多种瘤细胞混合存在，有的病例同时伴有精原细胞瘤、胚胎性瘤、绒毛膜上皮癌的细胞成分，还混有黏液、脂肪及其他成分。若为良性畸胎瘤恶变，则可见分化的角化鳞屑、鳞状上皮细胞、梭形细胞等，同时可见腺癌或鳞癌等恶变细胞。

5.附睾结核

附睾的常见疾病。镜下可见诊断结核的主要细胞成分。附睾结核应与精子性肉芽肿相鉴别，精子性肉芽肿有上皮细胞，但此类上皮细胞体积大，且精子肉芽肿在涂片中可找到群体性的精子细胞和精子头，无干酪样坏死。

四、细胞学相关辅助技术

（一）细胞图像分析仪

1.细胞核 DNA 含量测定

脱落细胞、穿刺细胞涂片或组织切片均可进行细胞核 DNA 含量测定。目前有两种测定方法：一种应用流式细胞计（FCM）进行测量，另一种使用图像分析仪进行测量。

DNA 含量在判断细胞的良、恶性方面有重要意义。一般良性肿瘤细胞不出现或很少出现非整倍体细胞，恶性肿瘤细胞常见多量非整倍体细胞。非整倍体细胞越多，肿瘤细胞分化程度越低，恶性程度越高，5 年生存率越低。反之，肿瘤细胞分化程度高，恶性程度低，5 年生存率高。

2.AgNOR 的定量分析

AgNOR 是细胞核仁组成区嗜银蛋白，利用离子与核仁组成区内非组蛋白发生特异性结合形成颗粒。利用图像分析不仅可迅速测出颗粒数目，还可以测其面积和形状。临床上用图像分析法研究肺癌，发现肺癌细胞内 AgNOR 数目与肺癌的分类、分级与 TNM 中的淋巴结（N）和远处转移（M）有关。

（二）免疫细胞化学技术

免疫细胞化学技术见表 3-7 至表 3-10。

表 3-7　癌细胞常用标志物

英文名称	中文名称	临床应用
Cytokeratin AE/AE_3	细胞角蛋白 AE/AE_3（广谱）	主要鉴别上皮和非上皮肿瘤
Cytokeratin 8(low MW)	细胞角蛋白 8（低分子质量）	主要标记各种腺癌
Cytokeratin(high MW)	细胞角蛋白（高分子质量）	主要标记各种鳞癌
Cytokeratin 5&8	细胞角蛋白 5 和 8	主要标记基底细胞癌和腺癌
Cytokeratin 19	细胞角蛋白 19	主要标记腺癌、基底细胞癌和非角化鳞癌

续表

英文名称	中文名称	临床应用
Cytokeratin 20	细胞角蛋白 20	主要标记各种腺癌
EMA	上皮膜抗原	主要标记腺上皮来源的肿瘤
ESA	上皮特异性抗原	主要鉴别上皮和非上皮来源的肿瘤
CEA	癌胚抗原	主要标记上皮性肿瘤，尤其是腺癌

表 3-8 肉瘤细胞常用标志物

英文名称	中文名称	临床应用
Vimentin	波形蛋白	主要标记间叶细胞来源的肿瘤
Actin	肌动蛋白(广谱)	主要标记平滑肌肉瘤、横纹肌肉瘤和肌上皮瘤
Desmin	结蛋白	主要标记平滑肌肉瘤、胚胎性和腺泡状横纹肌肉瘤
Myoglobin	肌红蛋白	主要标记良恶性横纹肌肿瘤
Myosin(Smooth Muscle)	肌球蛋白(平滑肌)	主要标记良恶性平滑肌肿瘤
Lysozyme	溶菌酶	主要标记组织细胞和恶性纤维组织细胞瘤
AACT	抗胰糜蛋白酶	主要标记恶性纤维组织细胞瘤
FactorⅧ-related Antigen	第八因子相关抗原	主要标记血管肉瘤
CD34	内皮细胞标记	主要标记内皮细胞和血管肉瘤
LCA(CD45)	白细胞共同抗原	主要用于鉴别淋巴瘤和未分化小细胞癌
Kappa Lightchains	轻链 κ	主要用于鉴别 B 淋巴细胞增生和 B 细胞淋巴瘤
Lambda Light Chains	轻链 λ	主要用于鉴别 B 淋巴细胞增生和 B 细胞淋巴瘤
CD3，T 细胞		主要用于标记 T 细胞和 T 细胞淋巴瘤
CD15		主要标记霍奇金淋巴瘤中的 R-S 细胞
CD20，B 细胞		主要标记 B 细胞及 B 细胞淋巴瘤
CD30，Ki-1 抗原		主要标记间变性大细胞(Ki-1)淋巴瘤、霍奇金淋巴瘤中的 R-S 细胞及单核霍奇金细胞
CD45RO，T 细胞		主要标记 T 细胞和 T 细胞淋巴瘤

表 3-9 神经组织来源的肿瘤常用标志物

英文名称	中文名称	临床应用
GFAP	胶质纤维酸性蛋白	主要用于鉴别中枢神经系统胶质瘤和转移癌
NSE	神经元特异性烯醇化醇	主要用于标记神经源性和神经内分泌肿瘤

续表

英文名称	中文名称	临床应用
NF-68KD(NF-L)	神经纤维丝蛋白(低分子质量)	主要标记神经母细胞瘤、节细胞胶质瘤及外周神经纤维和交感神经节细胞
Neuroblastoma	神经母细胞瘤	主要标记神经母细胞瘤和尤因肉瘤

表 3-10　其他常用的免疫学标记

英文名称	中文名称	临床应用
Melanoma(HMB_{45})	恶性黑色素瘤	主要标记有色素和无色素恶性瘤
HCG	绒毛膜促性腺激素	主要标记绒癌
Mesothelial Cell (HBME-1)	间皮细胞	主要标记间皮
PSA	前列腺特异性抗原	主要标记前列腺增生及前列腺癌
Thyroglobulin(TG)	甲状腺球蛋白	主要标记甲状腺癌

应用时注意以下几点。

(1)以光镜检查细胞形态为主,以免疫细胞化学为辅。

(2)应同时联合几种试剂作正反对比,不能凭一项检查轻易诊断。

(3)每次实验时应做阳性和阴性对照。

第四章　临床化学检验

第一节　电解质及微量元素测定

一、钾(K^+)

【检验方法】

ISE 法(离子选择电极法)。

【检验标本】

静脉血。

【送检要求】

抽取静脉血 2 mL 注入干燥试管尽快送检,避免溶血。

【检验部门】

生化室。

【参考区间】

3.5～5.3 mmol/L。

【临床意义】

1.血钾浓度升高

见于肾上腺皮质功能减退症、急性或慢性肾衰竭、休克、组织挤压伤、重度溶血、口服或注射含钾液过多等。

2.血钾浓度降低

常见于严重腹泻、呕吐、肾上腺皮质功能亢进、服用利尿剂、应用胰岛素等。家族性周期性麻痹在发作时血清钾下降,可低至 2.5 mmol/L,但发作间歇期血清钾正常。

二、钠(Na^+)

【检验方法】

ISE 法。

【检验标本】

静脉血。

【送检要求】

抽取静脉血 2 mL 注入干燥试管,尽快送检。

【检验部门】

生化室。

【参考区间】

136～145 mmol/L。

【临床意义】

1.血钠浓度升高

临床少见，可见于肾上腺皮质功能亢进、严重脱水、中枢性尿崩症等。

2.血钠浓度降低

见于胃肠道疾病引起的消化液丢失、严重肾盂肾炎、肾小球严重损害、肾上腺皮质功能不全、糖尿病、应用利尿剂、大量出汗、大面积烧伤等。

三、氯(Cl^-)

【检验方法】

ISE法。

【检验标本】

静脉血。

【送检要求】

抽取静脉血2 mL注入干燥试管，尽快送检。

【检验部门】

生化室。

【参考区间】

96～108 mmol/L。

【临床意义】

1.血氯浓度升高

常见于高钠血症、失水大于失盐、高血氯性代谢性酸中毒、过量输入生理盐水等。

2.血氯浓度降低

临床上低氯血症较为多见，常见原因有胃肠疾病引起的消化液丢失、肾小管严重损害、肾上腺皮质功能不全、糖尿病、应用利尿药、低盐饮食等。

四、钙(Ca^{2+})

【检验方法】

邻甲酚酞络合酮比色法。

【检验标本】

静脉血。

【送检要求】

抽取静脉血2 mL注入干燥试管，尽快送检。也可用肝素抗凝血浆标本，但不能用$EDTA-Na_2$及草酸盐作抗凝药。

【检验部门】

生化室。

【参考区间】

儿童：2.23～2.80 mmol/L。

成人：2.08～2.60 mmol/L。

【临床意义】

1.血钙浓度升高

见于甲状旁腺功能亢进症、代谢性酸中毒、肾肿瘤、维生素 D 过多症等。

2.血钙浓度降低

见于甲状旁腺功能减退症、佝偻病、软骨病、慢性肾小球肾炎、尿毒症、维生素 D 缺乏症等。

五、磷(P^{3+})

【检验方法】

磷钼酸比色法。

【检验标本】

静脉血。

【送检要求】

抽取静脉血 2 mL 注入干燥试管,尽快送检,溶血标本会使结果偏高,不宜采用。

【检验部门】

生化室。

【参考区间】

成人:0.96~1.62 mmol/L。

儿童:1.45~2.10 mmol/L。

【临床意义】

1.血磷浓度升高

见于甲状旁腺功能减退症、慢性肾小球肾炎晚期、维生素 D 过多症、多发性骨髓瘤及骨折愈合期。

2.血磷浓度降低

见于甲状旁腺功能亢进症、佝偻病或软骨病伴有继发性甲状旁腺增生、肾小管变性病变、肾小管重吸收磷功能发生障碍导致的血磷偏低(如范科尼综合征)。

六、镁(Mg^{2+})

【检验方法】

甲基麝香草酚蓝比色法。

【检验标本】

静脉血。

【送检要求】

采样前避免大量使用维生素、利尿剂等,此类药物可使血清镁降低。

【检验部门】

生化室。

【参考区间】

0.67~1.1 mmol/L。

【临床意义】

1.血镁浓度升高

①肾脏疾病;②内分泌疾病,如甲状腺或甲状旁腺功能减退症、艾迪生病、长期服用皮质激素等;③其他疾病,如多发性骨髓瘤、原发性高血压、低温麻醉、脱水等。镁过高也可引起深部肌腱反射消失、房室传导阻滞、心动过速等。镁测定值大于 2.5 mmol/L 时应立即采取治疗措施,并应考虑可能有肾功能不全存在。

2.血镁浓度降低

见于急性胰腺炎、急性心肌梗死、晚期肝硬化、肾盂肾炎、原发性醛固酮增多症、甲状腺或甲状旁腺功能亢进症、佝偻病、长期腹泻、婴儿肠切除术后等。镁测定值小于 0.6 mmol/L 可考虑低镁血症。

七、锌(Zn)

【检验方法】

吡啶偶氮酚显色法。

【检验标本】

血清。

【送检要求】

抽取静脉血 2 mL 注入干燥试管,尽快送检,避免标本溶血。

【检验部门】

生化室。

【参考区间】

9.0～20.7 μmol/L。

【临床意义】

1.血锌浓度升高

见于工业污染引起的急性锌中毒。

2.血锌浓度降低

见于酒精中毒性肝硬化、肺癌、心肌梗死、慢性感染、营养不良、恶性贫血、胃肠吸收障碍、妊娠、肾病综合征及部分慢性肾衰竭患者。儿童缺锌可出现嗜睡、生长迟缓、食欲缺乏、男性性腺发育不全和皮肤改变。

八、铜(Cu)

【检验方法】

原子吸收分光法。

【检验标本】

静脉血。

【送检要求】

标本避免溶血。

【检验部门】

生化室。

【参考区间】

男性：11.0～22.0 μmol/L。

女性：12.6～24.4 μmol/L。

儿童：12.6～29.9 μmol/L。

【临床意义】

1.血铜浓度升高

见于色素沉着症、肝硬化、霍奇金病、急慢性白血病、巨细胞性贫血和再生障碍性贫血、创伤、结核病、急性感染、结缔组织病、甲状腺功能亢进症等；妇女妊娠期、雌激素增高、口服避孕药，以及肾透析者也可引起血铜浓度升高。

2.血铜浓度降低

见于婴儿贫血或中性粒细胞减少症、腹泻、骨骼改变及低血铜症。也可见于肝豆状核变性症及一些低蛋白血症，如营养不良和肾病综合征等。

九、硒(Se)

【检验方法】

原子吸收分光法。

【检验标本】

全血。

【送检要求】

静脉血用 EDTA-K_2 抗凝，及时送检。

【检验部门】

生化室。

【参考区间】

全血 58～234 μg/L；血清或血浆 46～143 μg/L。

【临床意义】

1.血硒浓度升高

见于硒中毒。

2.血硒浓度降低

见于克山病、心肌梗死、冠心病、肝炎、肝硬化、溶血性贫血、糖尿病性视网膜症及白内障和消化道癌症。

十、铬(Cr)

【检验方法】

原子吸收分光法。

【检验标本】

静脉血。

【送检要求】

静脉血 2 mL 注入干燥试管送检，避免溶血。

【检验部门】

生化室。

【参考区间】

2.3～40.3 nmol/L。

【临床意义】

铬的生理作用与胰岛素的功能有关，被称为“葡萄糖耐量因子”。增高见于铬中毒、肾透析患者。降低见于糖尿病、冠心病患者。缺铬可造成血脂与脂类增加，易导致动脉硬化。

十一、碘(I)

【检验方法】

化学比色法。

【检验标本】

静脉血。

【送检要求】

静脉血 2 mL 注入干燥试管送检，避免溶血。

【检验部门】

生化室。

【参考区间】

无机碘 4.5～9.0 μg/L。

【临床意义】

1.血清碘浓度升高

通常见于摄入含碘量高的食物，以及在治疗甲状腺肿等疾病中使用过量的碘剂等，常见有高碘性甲状腺肿、高碘性甲状腺功能亢进等。

2.血清碘浓度降低

主要见于长期碘摄入不足引起的一类疾病，如地方性甲状腺肿和地方性克汀病。

十二、锰(Mn)

【检验方法】

原子吸收分光法。

【检验标本】

全血。

【送检要求】

静脉血用 $EDTA\text{-}K_2$ 抗凝，及时送检。

【检验部门】

生化室。

【参考区间】

全血 5.5～15 μg/L。

【临床意义】

1.血锰浓度升高

见于心肌梗死、急慢性肝炎、坏死性肝硬化、日光过敏症、急性白血病、骨髓瘤、锰中毒、孕妇等。其中,心肌梗死时,锰升高最快,可作为早期诊断心肌梗死的可靠指标之一。

2.血锰浓度降低

见于多发性硬化症、各种贫血、慢性淋巴细胞白血病、淋巴肉芽肿、软骨病、骨畸形等。

十三、钼(Mo)

【检验方法】

原子吸收分光法。

【检验标本】

静脉血或尿。

【送检要求】

静脉血 2 mL 注入干燥试管送检。记录 24 h 尿量并及时送检。

【检验部门】

生化室。

【参考区间】

血清 4.8～5.9 ng/mL;尿 296.9～319.0 ng/24 h。

【临床意义】

(1)钼浓度升高见于白血病、缺铁性贫血。钼中毒在人类中相当罕见。

(2)钼缺乏地区的人群中食管癌的发生率增加。癌症时血及尿钼减少。

十四、镍(Ni)

【检验方法】

原子吸收分光法。

【检验标本】

静脉血。

【送检要求】

静脉血 2 mL 注入干燥试管,及时送检。

【检验部门】

生化室。

【参考区间】

非职业接触者血清镍小于 5 μg/L。

【临床意义】

1.镍浓度升高

见于白血病,心肌梗死后血清镍显著增多,很有诊断价值。

2.镍浓度降低

见于各种贫血病人,降低程度与贫血严重程度有关。

十五、铝(Al)

【检验方法】

原子吸收分光法。

【检验标本】

静脉血。

【送检要求】

送检标本避免普遍存在的铝污染。

【检验部门】

生化室。

【参考区间】

血清铝浓度 2.1～4.3 μg/L。

【临床意义】

血清铝浓度升高见于铝中毒，铝中毒时可干扰钙磷代谢，导致骨软化及骨萎缩，并对神经系统造成不良影响，导致精神及神经障碍。

十六、砷(As)

【检验方法】

原子吸收分光法。

【检验标本】

全血或尿液。

【送检要求】

静脉血 2 mL 注入干燥试管送检。尿液及时送检。

【检验部门】

生化室。

【参考区间】

全血 0.4～12 μg/L；尿液 2.3～31.0 μg/L。

【临床意义】

血砷浓度升高见于急、慢性砷中毒。

十七、铅(Pb)

【检验方法】

原子吸收分光法。

【检验标本】

全血。

【送检要求】

肝素抗凝。

【检验部门】

生化室。

【参考区间】

全血：儿童小于 1.45 μmol/L；成人为 1.93～4.83 μmol/L。

【临床意义】

1.铅浓度升高

见于铅中毒。铅中毒时可发生一系列临床反应，如腹痛、恶心、虚弱、感觉异常，儿童可发生呆滞、烦躁、呕吐等胃肠道及运动失调的症状。

2.铅浓度降低

见于心肌梗死，可出现在发病后的几天内。

十八、镉(Cd)

【检验方法】

原子吸收分光法。

【检验标本】

静脉血。

【送检要求】

静脉血 2 mL 注入干燥试管送检。

【检验部门】

生化室。

【参考区间】

吸烟者小于 1 mg/L；不吸烟者小于 0.05 mg/L。

【临床意义】

镉浓度升高见于镉中毒，镉对机体各器官均有毒性作用，并且与肾脏病、前列腺癌、高血压、贫血等密切相关，以肾脏最为明显，慢性中毒还可引起肺气肿及肺纤维化。

十九、汞(Hg)

【检验方法】

原子吸收分光法。

【检验标本】

全血或尿液。

【送检要求】

静脉血 2 mL 注入 EDTA-K_2 抗凝管混匀送检。

【检验部门】

生化室。

【参考区间】

血液小于 1.5 μmol/L；尿液小于 0.25 μmol/L。

【临床意义】

汞对人体有害，过量汞进入人体可以破坏蛋白的结构和功能。其毒性作用主要是损害肾脏、脑组织、肝脏等。

第二节　蛋白质和非蛋白含氮类代谢物测定

一、常用蛋白质测定

(一)血清总蛋白测定

【方法及参考区间】

双缩脲法。65～85 g/L。

【临床评价】

1.升高

血清中水分减少，如腹泻、呕吐、休克、高热等，多发性骨髓瘤、原发性巨球蛋白血症、系统性红斑狼疮、多发性硬化和某些慢性感染造成球蛋白升高等疾病，血清总蛋白会中度至明显地升高。有时尽管总蛋白水平正常，也不能排除蛋白质失调，应进行血清蛋白电泳检测来评估血清总蛋白升高的原因。

2.降低

各种原因引起的血清蛋白丢失或摄入不足，如肾病综合征、营养不良及消耗增加(如结核、甲亢、恶性肿瘤、溃疡性结肠炎、烧伤、失血等)；蛋白合成障碍，如肝细胞病变、肝功能受损等；血浆中水分增加，如静脉注射过多低渗溶液或因各种原因引起的水钠潴留。应结合血清蛋白电泳检测评估血清总蛋白降低的原因，如果血清电泳图确定肾病，同时再进行尿蛋白电泳检测。

3.影响检测的因素

①溶血标本释放出的血红蛋白与双缩脲试剂起反应，使测定结果假性升高，一般血红蛋白每存在 1 g/L，可引起总蛋白测定值增加约 3%。②输右旋糖酐可使测定结果假性升高。③卧位采血时由于有效血浆容量增多，较直立位采血总蛋白浓度可降低 4～8 g/L。④激烈运动后数小时内血清总蛋白浓度可升高 4～8 g/L。

(二)血清白蛋白测定

【方法及参考区间】

溴甲酚绿法/溴甲酚紫法。40～55 g/L。

【临床评价】

急性大量出血或严重烧伤时，血浆大量丢失引起白蛋白浓度急性降低；慢性降低见于肝功能受损、腹腔积液形成、肾病性蛋白尿、恶性肿瘤、甲状腺功能亢进、长期慢性发热等。妊娠晚期血清白蛋白可明显下降，但分娩后迅速恢复正常；极少数先天性白蛋白缺乏症病例，由于白蛋白合成障碍，血清中几乎没有白蛋白，但患者均不出现水肿。白蛋白升高见于严重失水导致的血液浓缩。

(三)血清蛋白电泳

【方法及参考区间】

醋酸纤维素薄膜电泳(丽春红 S 染色)。

白蛋白：55.3%～68.9%。

α_1 球蛋白：1.6%～5.8%。

α_2 球蛋白：5.9%～11.1%。

β 球蛋白：7.9%～13.9%。

γ 球蛋白：11.4%～18.2%。

【临床评价】

血清蛋白电泳主要用于监测单克隆丙种球蛋白病患者。可与免疫蛋白电泳结合诊断单克隆丙种球蛋白病，但不能单独作为诊断单克隆丙种球蛋白病的筛选项目。

根据电泳迁移率把血清蛋白分为白蛋白、α_1 球蛋白、α_2 球蛋白、β 球蛋白、γ 球蛋白 5 条区带。其中，白蛋白几乎占整个血清蛋白的 2/3；α_1 球蛋白区带主要由 α_1-抗胰蛋白酶和血清黏蛋白构成；α_2 球蛋白区带主要由 α_2 巨球蛋白和结合珠蛋白构成；P 球蛋白区带主要含有转铁蛋白和 C_3；γ 球蛋白区带主要由免疫球蛋白构成。

(1)α_1 球蛋白升高见于多种急慢性感染、恶性肿瘤（如宫颈癌）、肾病综合征、弥漫性肝损害；α_1 抗胰蛋白酶缺陷、肝硬化等可引起 α_1 球蛋白水平降低。

(2)α_2 球蛋白可因肾病综合征、感染、恶性肿瘤、烧伤恢复期、血管内溶血，出现 M 蛋白的单克隆 γ 球蛋白血症（多发性骨髓瘤）而升高。降低有时见于糖尿病、胰腺炎患者。

(3)原发性或继发性高脂蛋白血症（尤其是Ⅱ型）、单克隆 γ 球蛋白血症（多发性骨髓瘤）、肾病综合征、妊娠等可导致 β 球蛋白升高。降低则见于弥漫性肝损害、低 β 脂蛋白血症。

(4)γ 球蛋白升高见于多克隆免疫球蛋白病、慢性肝病、慢性感染、某些自身免疫疾病，如风湿性关节炎、系统性红斑狼疮等，肝硬化患者可出现 β-γ 桥。γ 球蛋白降低见于遗传性低 γ 球蛋白血症或丙种球蛋白缺乏症。

(5)睾酮使 α_1 球蛋白的水平升高；雌激素、口服避孕药等使 α_1 球蛋白及 β 球蛋白水平升高，天冬酰胺酶使其降低。

(6)一个正常的血清蛋白电泳不能排除疾病的可能性。

（四）尿液总蛋白测定

【方法及参考区间】

浊度法、双缩脲法。20～80 mg/24 h（成人），大于 150 mg/24 h 称为蛋白尿。

【临床评价】

正常情况下，分子质量 70 kDa 以上的蛋白质不能通过肾小球滤过膜，而分子质量 10～30 kDa的低分子蛋白质虽大多可通过滤过膜，但又为近曲小管重吸收，因此健康人尿中的蛋白质含量甚微，成人每天排泄量为 0.02～0.08 g。尿中蛋白质 60%来自血浆，其中 1/3 为白蛋白，2/3 为球蛋白，分子质量为 40～90 kDa；另 40%为泌尿道自身分泌的组织蛋白，如 Tamm-Horsfall 蛋白、黏蛋白、分泌型 IgA。尿中蛋白质含量升高超过正常时称为蛋白尿，可分为生理性蛋白尿与病理性蛋白尿。

病理性蛋白尿指因泌尿系统发生器质性病变，尿蛋白含量持续升高。按其发生机制不同可分为五类。

1.肾小球性蛋白尿

肾小球性蛋白尿由肾小球基底膜发生广泛性器质性病变所致，如急性肾小球肾炎、复发性肾小球肾炎、肾病综合征等。

2.肾小管性蛋白尿

肾小管性蛋白尿见于先天性肾小管疾病(Fanconi综合征、肾小管性酸中毒、Lowe综合征等)与获得性肾小管疾病，包括急性肾衰竭，肾移植排斥反应，急、慢性肾盂肾炎，肾结核，药物引起间质性肾炎等。

3.溢出性蛋白尿

溢出性蛋白尿多见于某些增殖性疾病(如多发性骨髓瘤、巨球蛋白血症、重链病及轻链病等)、溶血时血红蛋白尿、肌肉损伤时肌红蛋白尿等。

4.分泌性尿蛋白

分泌性尿蛋白见于肾小管间质炎症、肿瘤、同种肾移植排斥反应等疾病。

5.组织性蛋白尿

尿中发现某些组织特异性抗原蛋白往往提示某些疾病，如睾丸坏死时尿中出现睾丸抗原，某些肾病综合征患者的尿中可测得肾小球基膜抗原，白血病患者的尿中出现白细胞抗原。

临床上所见的蛋白尿可以是上述的一种或一种以上，如肾小球肾炎后期常为肾小球与肾小管性蛋白尿并存，因此分析蛋白尿的成分，可为鉴别诊断泌尿系统疾病提供理论依据。

除病理性蛋白尿外，还有体位性与功能性蛋白尿。体位性蛋白尿是指由直立位或腰部前突引起的轻度或中度蛋白尿。其特点是夜间尿蛋白定性为阴性，起床活动若干时间后出现蛋白尿，平卧后又转为阴性，此现象常发生于青少年，多为生理性，但有少数为病理性。功能性蛋白尿是指剧烈运动后、发热、低温刺激、神经紧张、交感神经兴奋等导致的暂时性蛋白尿，诱发因素消失后，尿蛋白可迅速消失，多见于青少年。

(五)脑脊液总蛋白测定

【方法及参考区间】

浊度法、双缩脲法。

腰椎穿刺液：150～450 mg/L。

脑池液：100～250 mg/L。

脑室液：50～150 mgL。

【临床评价】

脑脊液中的蛋白质一部分来自血浆中的小分子蛋白质，经血脑屏障的毛细血管内皮细胞孔隙进入脑脊液，以白蛋白为主，不含大分子的球蛋白；另一部分由中枢神经系统自身合成，含量甚微。由于脑脊液自脉络膜产生，在到达脊髓的过程中浓缩，不同部位的蛋白含量有所不同。

(1)脑脊液蛋白质增多：由血脑屏障破坏和中枢神经系统实质炎症引起。由于各种炎症、蛛网膜下腔的脑脊液循环受阻、神经根受压迫，或由于各种肿瘤破坏血脑屏障，血浆蛋白进入脑脊液而使脑脊液蛋白质明显增多。

(2)纤维薄膜现象：由于脑脊液纤维蛋白原含量增多，静置一定时间后出现纤维薄膜，并无特征性诊断意义，通常以结核性脑膜炎最为常见，其次为化脓性脑膜炎。

(3)分离性蛋白增多:球蛋白增多、白蛋白正常,见于颅脑损伤、急性淋巴细胞脉络丛脑膜炎、中枢神经系统急性炎症及脱髓鞘疾病。白蛋白显著增多、球蛋白正常,见于脑梗死、高血压脑病、椎管内肿瘤等。

(4)蛋白-细胞分离:脑脊液中蛋白质多而细胞数正常的现象,多见于吉兰-巴雷(又称格林-巴利)综合征、椎管内脊髓肿瘤、梗阻性脑积水。

(5)脑脊液蛋白质减少:多见于良性颅内压升高、甲状腺功能亢进、身体极度衰弱和营养不良。

(6)影响因素:阿司匹林、氯丙嗪、丙咪嗪、利多卡因、甲氯蝶呤、新青霉素Ⅰ、吗啡、青霉素、普鲁卡因、非那西丁、链霉素、酪氨酸等使脑脊液中蛋白含量升高。

(六)血清前白蛋白测定

【方法及参考区间】

免疫比浊。0.19～0.38 g/L。

【临床评价】

(1)前清蛋白(prealbumin, PA)由肝细胞合成,体内半衰期为 2 d。血清 PA 浓度可反映肝脏合成、分泌蛋白质的功能,比白蛋白和转铁蛋白具有更高的敏感性。肝癌、肝硬化、慢性活动性肝炎、阻塞性黄疸患者 PA 显著降低;营养不良、溃疡性结肠炎、甲状腺功能亢进、烧伤、炎症等 PA 降低。前白蛋白主要用来监测营养状况和肠外营养疗效。血清 PA 水平升高常见于霍奇金病,肾病综合征患者在得到充足蛋白质食物时 PA 可轻度升高(机制不明)。

(2)影响因素:口服避孕药、皮质类固醇、促蛋白合成类固醇可使血清 PA 升高;水杨酸使 PA 水平降低。

二、其他蛋白质测定

(一)血清黏蛋白测定

【方法及参考区间】

以蛋白质计:0.71～0.87 g/L。

以酪氨酸计:31.1～36.5 mg/L。

【临床评价】

黏蛋白是一种黏多糖与蛋白质分子结合的不均复合蛋白质。升高见于恶性肿瘤(女性生殖器肿瘤为多)、炎症、风湿病、类风湿关节炎、结核、结缔组织病等病理性和组织破坏、分解代谢增加性疾病。降低见于广泛性肝实质病变及内分泌功能障碍等。

血清黏蛋白的连续测定对同一病例病程的转归(病变的扩大与缩小、肿瘤有无转移、肿瘤手术切除或其他治疗效果)及预后判断有一定的参考价值。

(二)血清 α_1-抗胰蛋白酶测定

【方法及参考区间】

免疫比浊法。0.9～1.8 g/L。

【临床评价】

(1)α_1-抗胰蛋白酶(α_1-AT)是肝细胞合成的一种糖蛋白,在常规蛋白电泳上为 α_1-球蛋白的最主要成分,其生物学作用在于抑制胰蛋白酶、糜蛋白酶、透明质酸酶、纤溶酶和弹力蛋白酶等，是广谱的蛋白酶抑制剂。升高见于组织损伤、炎症、恶性肿瘤、妊娠、病毒性肝炎等；降低见于遗传性 α_1-AT 缺乏症，以及 α_1-AT 缺乏而引起的肝炎、肝硬化、支气管扩张、肺气肿、胰腺纤维化等。对原因不明的肝硬化患者，检测 α_1-AT 可协助诊断。

(2)影响因素：妊娠，口服避孕药、IL-1、类固醇治疗使 α_1-AT 升高。

(三)血清 α_2-巨球蛋白测定

【方法及参考区间】

免疫扩散法。男性为 1.5～3.5 g/L；女性为 1.75～4.2 g/L。

新生儿的参考含量为成人男性的 1.5 倍，13～19 岁时降低至成人水平后稳定，70 岁后升高。

【临床评价】

(1)α_2-巨球蛋白(α_2-MG)在肝细胞和网状内皮系统中合成，其升高常见于肝病(肝硬化，急、慢性肝炎)、糖尿病、雌激素治疗和肾病综合征等。对于肾病综合征患者，α_2-MG 升高程度与肾小球损害丢失蛋白的严重程度成比例，严重时 α_2-MG 可达血清总蛋白的 1/2。α_2-MG 血清水平降低见于严重的急性胰腺炎、胃溃疡患者，以及大量丢失蛋白质的胃肠道疾病、营养不良、血管内弥散性凝血、心脏手术后等。

(2)影响因素：雌激素及其衍生物、口服避孕药可使血清 α_2-MG 含量升高；右旋糖酐、链激酶可使其降低。

(四)血清结合珠蛋白测定

【方法及参考区间】

免疫比浊法。0.3～2.0 g/L。

【临床评价】

(1)结合珠蛋白(Hp)也称为触珠蛋白，由肝合成，在血液中与血红蛋白结合成稳定复合物，阻止血红蛋白从肾小球滤出。临床上测定 Hp 主要用于诊断溶血性贫血。各种溶血性贫血 Hp 含量都明显减少。轻度溶血时，血浆中游离 Hb 全部与 Hp 结合而被清除，血浆中无游离 Hb，仅见 Hp 减少。因此，Hp 降低可作为诊断轻度溶血的一项敏感指标。经常剧烈运动也可能会导致持续的结合珠蛋白含量降低。传染性单核细胞增多症、先天性结合珠蛋白血症等 Hp 可下降或阙如；急、慢性肝细胞疾病 Hp 含量降低，肝外阻塞性黄疸血清中 Hp 含量正常或升高。急性时相反应时血浆结合珠蛋白浓度增加，如感染、烧伤、肾病综合征等。

(2)新生儿血清或血浆标本通常不含结合珠蛋白；新生儿 6 个月达到成人水平。

(3)影响因素：雄激素能促进蛋白质合成代谢，使血清 Hp 含量升高；而右旋糖酐、雌激素、口服避孕药、他莫昔芬使血清中 Hp 降低。

(五)血清铜蓝蛋白测定

【方法及参考区间】

免疫比浊法。

男性：

0～17 岁：140～410 mg/L。

≥18 岁：150～300 mg/L。

女性：

0～17 岁：140～410 mg/L。

≥18 岁：160～450 mg/L。

【临床评价】

(1)铜蓝蛋白(ceruloplasmin，CP)又称为铜氧化酶，由肝脏合成。它是一种急性时相蛋白和转运蛋白。健康人饮食中摄入的铜大部分在肝脏合成铜蓝蛋白。CP 常用于诊断肝豆状核变性，该病 CP 合成代谢能力减低，导致过量的铜沉积于肝及基底核，血清 CP 水平降低。肾病综合征和营养性不良时 CP 降低。胆管排泄铜受阻，如胆汁性肝硬化、胆结石、肿瘤等，CP 升高。CP 是一种亚急性时相反应蛋白，炎症、风湿病、类风湿关节炎、恶性肿瘤、再生障碍性贫血、心肌梗死、手术后等，会使 CP 升高。肝病时铜蓝蛋白的变化规律尚无一致看法。

(2)影响因素：雌激素与含此类激素的避孕药物，卡马西平、美沙酮、苯巴比妥、苯妥英、他莫昔芬等药物可使血清 CP 水平升高；而天冬酰胺酶可使其降低。

(六)血清 β_2 微球蛋白测定

【方法及参考区间】

免疫比浊法。

<60 岁：0.8～2.4 mg/L。

>60 岁：1.1～3.0 mg/L。

【临床评价】

(1)β_2 微球蛋白(β_2-MG)是一种分子质量仅为 11 800 Da 的微小蛋白，作为人类白细胞抗原(human leucocyte antigen，HLA)轻链位于有核细胞表面，虽然所有细胞表面均可存在，但其水平主要反映淋巴细胞的增殖或更新。高水平 β_2-MG 常常由肾脏清除率降低或免疫活性增加所致，前者见于肾功能不全或肾衰，后者见于以下几种情况：①急、慢性炎症，特别是自身免疫性疾病和艾滋病；②对“外来”抗原的应答，如肿瘤(脑肿瘤、胆管癌、肺癌、肝癌等)和移植排斥反应；③B 细胞瘤，如多发性骨髓瘤和 B 细胞淋巴瘤。

(2)影响(生理)因素：妊娠妇女妊娠 20～32 周为成人平均值 8 倍左右，随后逐渐下降，分娩后逐渐降至非孕妇女水平。胎儿血清 β_2-MG 随胎龄增加而升高，新生儿血清水平为母体的 2 倍左右，出生后 1 周内上升，后逐渐下降，约至 12 岁达到成人水平。

(七)血浆游离血红蛋白测定

【方法及参考区间】

邻甲联苯胺显色法。小于 40 mg/L。

【临床评价】

血浆游离血红蛋白增加是血管内溶血的指征。血浆中血红蛋白量超过血流中结合珠蛋白的结合能力时，血浆游离血红蛋白明显增加，如蚕豆病、阵发性睡眠性血红蛋白尿症、阵发性寒冷性血红蛋白尿、冷凝集素综合征及其他各种微血管性溶血性贫血。血浆游离血红蛋白可由肝脏实质细胞迅速清除，故对慢性血管内溶血没有实际意义，血管外溶血时一般正常。血型不合时输血后游离血红蛋白也会明显增加；自身免疫性溶血性贫血、镰状红细胞贫血及珠蛋白生成障碍性贫血患者血浆游离 Hb 可轻度至中度升高。

(八)肌红蛋白测定

【方法及参考区间】

男性:23～72 μg/L(ng/mL)。

女性:19～51 μg/L(ng/mL)。

男女合计 cut-off 值小于 81 μg/L(ng/mL)。

【临床评价】

(1)肌红蛋白(Mb)是存在于骨骼肌和心肌细胞中含铁的单链小分子色素蛋白,其功能是储存氧气并促进氧气运转至线粒体进行氧化磷酸化。肌红蛋白的测定对于排除诊断急性心肌梗死非常有价值。胸痛发生后 4 h,如果肌红蛋白浓度没有升高,c 及此后 2 h 复查结果仍不变便可基本排除急性心肌梗死。骨骼肌和心肌损伤时,Mb 极易逸出而升高:一般在胸痛发作后 1～3 h 便能在血液中检测到肌红蛋白浓度的升高,这比其他心肌标志物,如 CK、CK-MB 或肌钙蛋白都更早。肌红蛋白经肾脏清除,肌肉损伤后短时间内可从尿中检出。通过再灌注的治疗,肌红蛋白浓度在 8 h 后到达峰值。而后根据肾脏的清除率,在 16～36 h 很快降至正常水平。再灌注干预治疗成功后,肌红蛋白的浓度会急速升高。

此外,急性心肌梗死后 24 h,肌红蛋白的升高可预示再梗死的发生。

(2)肌红蛋白浓度的升高也可能是肌肉外伤、挤压综合征、肌肉病、肌肉拉伤、挤伤、晕厥和肾衰竭引起的横纹肌溶解、减少和消失等造成的结果。

(3)影响因素:大剂量 6-氨基己酸(20～30 g/24 h)、苯丙胺、两性霉素 B、巴比妥(中毒剂量)、乙醇、甘草、生胃酮、氯化琥珀酰胆碱(特别对儿童)等均可通过生物学影响,使尿 Mb 水平升高。

(九)心肌肌钙蛋白 I(cTnI)和心肌肌钙蛋白 T 测定(cTnT)

【参考区间】

健康个体 cTnI(第 99 百分位)浓度因分析方法而异,参考区 为 0.03～0.30 μg/L。

cTnT<0.01 ng/mL。

【临床评价】

心肌肌钙蛋白是心肌组织中一种特有的调节蛋白,严重心肌缺损时释放入血,是反映心肌损伤的血清标志物,如今已逐渐取代过去 10 年中 CK-MB“金标准”的地位。这 2 个指标在患者胸痛发作 3～6 h 后能在血中检测到,在 12～36 h 达到峰值,并在症状出现 8 d 后仍可被检出。其出现的原因可能是心肌梗死、心肌炎、心肌损伤、不稳定心绞痛、心脏手术或其他心脏病变。

肌钙蛋白是目前非常灵敏和特异的心肌损伤标志物。对于评判急性冠状动脉综合征,包括不稳定心绞痛及无 Q 波心肌梗死的患者以后发生心脏病事件和死亡的危险性具有很高的诊断预测价值。

美国心脏病学会/欧洲心脏病学会(ACC/ESC)提出的重新定义的标准将急性冠脉综合征的患者进行了分类,有缺血症状的心肌梗死都将依据这些标志物在血中浓度的升高而分类。

(1)心肌肌钙蛋白升高的值定为对照组的第 99 百分位值。

(2)临床事件发生后 24 h 内,cTnI 和 cTnT 的最高浓度至少 1 次超过决定限(参考对照组第 99 百分位值)。

(3)在第 99 百分位的可接受的不精密度(CV%)必须小于 10%。

伴心肌钙蛋白升高的“非梗死”事件包括:严重心脏病变、长时间过度锻炼、心律失常;机械/热损伤;心肌炎和肾功能损害。

(十)脑钠肽(BNP)和氨基末端脑钠肽(NT-proBNP)

【参考区间】

BNP:

＜0.1 ng/L(100 pg/mL):基本排除左心室功能异常;

0.1～0.4 ng/L(100～400 pg/mL):左心室功能不全但血容量过多或肺栓塞,可以排除由肺源性心脏病导致呼困难;

＞0.4 ng/L(＞400 pg/mL):表明有心力衰竭导致呼困难。

NT-proBNP:

＜0.125 ng/L(＜125 pg/mL):年龄小于 75 岁;

＜0.4 ng/L(＜400 pg/mL):年龄 75 岁及以上。

【临床评价】

利钠肽是一种神经内分泌激素,在机体中起调节血压、电解质平衡和血流量的作用,而且能通过钠尿排泄和血管舒张作用来抑制肾素-血管紧张素一醛固酮的活性。

测量血清 BNP 或 NT-proBNP 的浓度有助于心力衰竭的诊断。BNP 或 NT-proBNP 是公认的一种心脏激素,充血性心力衰竭时按美国纽约心脏病协会分级的严重程度而升高。血中 BNP/NT-proBNP 浓度与左心室末期舒张压力呈正相关,而与左心室功能呈负相关。激素水平的高低可以用来区分急性呼吸困难的患者是由心力衰竭引起,还是由原发性肺部疾病引起还能了解原发性高血压患者的左心室大小。

检测 BNP 或 NT-proBNP 可以预测心肌梗死后发生心力衰竭和死亡的危险性,以及充血性心力衰竭(CHF)患者活动能力的减退程度。在以下状况下利钠肽水平升高,即心力衰竭、左心室肥大、心脏炎症(心肌炎、心脏移植排斥)、左心室心律失常伴射血分数降低、川崎病、原发性肺动脉高压、急性或慢性肾衰竭、肝硬化伴腹腔积液、类分泌疾病(原发性醛固酮增多症、库欣综合征)、小细胞肺癌等。

(十一)血清转铁蛋白(Tf)测定

【方法及参考区间】

免疫散射比浊法:

Tf 2～3.6 g/L:正常。

1.5＜Tf＜2.0 g/L:轻度营养不良。

1.0＜Tf＜1.5 g/L:中度营养不良。

Tf＜1.0 g/L:严重营养不良。

【临床评价】

(1)转铁蛋白(营养标志物)的主要诊断用途是评价铁的状况,其同样用作蛋白状况的测量指标。转铁蛋白作为铁的传递体,从肝实质细胞和肠上皮细胞等处将铁运送给骨髓的幼红细胞及网织红细胞用于合成血红蛋白。Tf 的产生主要受体内储存铁影响，储存铁降低时，Tf 水平升高；铁过剩，则 Tf 水平降低。Tf 可用于贫血的诊断和治疗的监测，如缺铁性贫血时 Tf 的水平升高，再生障碍性贫血 Tf 正常或低下。某些急性肝炎患者 Tf 升高，慢性肝炎及营养不良时下降。

(2)影响因素：妊娠、口服避孕药、雌激素注射时血浆 Tf 升高。

(十二)血清铁蛋白(SF)测定

【方法及参考区间】

免疫比浊法。

儿童：15～120 μg/L。

成年男性：30～300 μg/L。

50 岁以下女性：10～160 μg/L。

50 岁以上女性：30～300 μg/L。

【临床评价】

铁蛋白是体内储存铁的主要形式。血浆中铁蛋白的浓度和体内储存铁成正比，能够反映体内储存铁量。血清铁蛋白测定是组织铁消耗的最敏感指标。作为急性时相蛋白，其在血浆中的含量常用来评价临床上与铁储存不相关的疾病，如恶性疾病、急慢性炎症、反复输血、慢性肝病。SF 降低是诊断缺铁性贫血的重要指标，当体内储存铁减少时，铁蛋白就开始降低，因此其也是诊断隐性缺铁性贫血的可靠指标。营养不良也会引起铁蛋白降低。

(十三)血清 α_1-酸性糖蛋白(α_1-AG)测定

【方法及参考区间】

免疫比浊法。0.5～1.2 g/L(50～120 mg/dL)。

【临床评价】

(1)由肝脏合成，是主要的急性时相反应蛋白之一。升高见于感染、恶性肿瘤、类风湿关节炎、系统性红斑狼疮、烧伤、创伤、心肌梗死、剧烈活动和妊娠等。降低见于营养不良、严重肝病、肾病综合征等。

(2)影响因素：α_1-AG 可与某些药物结合，如盐酸普萘洛尔、利多卡因、黄体酮和避孕药等，其通过影响生物途径使血清 α_1-AG 浓度降低，α_1-AG 可干扰药物有效剂量。

(十四)血清视黄醇结合蛋白测定

【方法及参考区间】

免疫比浊法。血清 30～60 mg/L；尿小于 0.5 mg/L。

【临床评价】

视黄醇结合蛋白(retinol-binding protein，RBP)是参与维生素 A 代谢的 7 种蛋白质之一的一种小分子蛋白(分子质量 21 kDa)，正常情况下绝大多数 RBP 与前白蛋白结合，半衰期约 12 h；游离形式 RBP 很快由肾小球滤过，在肾小管上皮细胞内降解，半衰期小于 4 h。RBP 升高见于肾脏病患者伴肾近曲小管功能障碍、肾衰竭等，降低见于视网膜病变、病毒性肝炎、肝硬化、肺囊性纤维化、营养不良、甲状腺功能亢进等。

（十五）降钙素原（PCT）测定

【参考区间】

健康人：小于 0.5 μg/L(ng/mL)。

【临床评价】

在正常代谢情况下，活性降钙素在甲状腺 C 细胞表面分泌，降钙素原蛋白在细胞内水解产生。健康人体 PCT 通常小于 0.1 μg/L(ng/mL)。细菌、真菌、寄生虫和败血症引起严重感染时，PCT 浓度可能超过 500 μg/L。在体内，PCT 分子非常稳定，半衰期为 22～29 h(平均 24 h)。

PCT 表现出以下特性：高浓度 PCT(＞2.0 μg/L)表明严重的感染、败血症或多器官功能衰竭综合征；PCT 大于 10 μg/L 发生在严重的败血症和休克患者中。其他各种刺激，包括外科手术过程、多发性外伤等都导致 PCT 血浆浓度升高，但通常小于严重败血症的患者(0.5～2.0 μg/L)。因 PCT 比其他急性相蛋白升高的早，并且半衰期短暂，故很适合监测潜在疾病的进展和判断治疗是否成功，特别是和 C 反应蛋白联合检测特别有效。

(1)早期诊断普通细菌、真菌感染和败血症。

(2)评估严重程度和判断全身感染、败血症、多器官衰竭的预后。

(3)监测如外科手术、多处外伤或急性胰腺炎等高风险患者感染情况。

(4)鉴别诊断全身感染和急性炎症。

(5)鉴别诊断细菌和病毒感染。

（十六）胱抑素 C 测定

【参考区间】

1～18 岁：0.5～1.3 mg/L。

19～49 岁：0.50～1.15 mg/L。

≥50 岁：0.63～1.44 mg/L。

【临床评价】

胱抑素 C 是一种低分子蛋白(分子质量 13 300 Da)，它的特征为内生率恒定，肾小管不分泌也不重吸收，是一个非常有用的肾小球滤过率和肾脏损伤的标志物。肾小球滤过率降低的患者血清中胱抑素 C 水平升高。在肾脏疾病患者中，血清胱抑素 C 和肌酐水平表现出正相关，但比血清肌酐和其他蛋白质有优势，因它不受肌肉质量、日常饮食或急性炎症过程的影响，能比肌酐检测更早显示肾小球滤过率下降。

三、非蛋白含氮类测定

（一）尿素（urea）测定

【方法及参考区间】

脲酶-波氏法。血清：2.86～8.20 mmol/L。

酶偶联速率法。血清：男性为 2.3～7.1 mmol/L(6.5～20 mg/dL)；女性为 1.8～6.1 mmol/L (5.0～17 mg/dL)。

尿素酶-纳氏试剂显色法。尿：720～1 080 mmol/24 h。

【临床评价】

(1)血清尿素浓度增加受多种因素影响,分生理性和病理性因素。

1)生理性因素。

A.高蛋白饮食引起血清尿素浓度和尿液尿素排出量显著升高。

B.男性比女性血清尿素浓度高 0.3～0.5 mmol/L,妊娠妇女比非妊娠妇女低。

2)病理性因素。

A.肾前性原因:心脏失代偿期、水源枯竭、摄入量减少、过量的损失、蛋白质的分解代谢增加、高蛋白饮食。

B.肾性:急性肾小球肾炎,慢性肾炎,多囊肾肾脏疾病,肾硬化和肾小管坏死。血尿素和肾小球滤过率之间的关系呈平方双曲线,只有当肾小球滤过率下降超过 50%时,血尿素才开始迅速上升。

C.肾后性疾病:所有类型的尿路梗阻,如结石、前列腺肥大、肿瘤。血尿素浓度结合肌酐浓度的测定可以在一定程度上鉴别肾前性或肾后性氮质血症。

(2)血清尿素减少较少见,常提示严重肝病,如肝炎合并广泛肝坏死。

(3)尿尿素增加见于体内组织分解增加,如高热等。

(4)尿尿素减少见于肾功能障碍、肝脏实质病变。

(5)其他影响因素:氨离子污染使检测结果偏高;溶血干扰测定;血氨升高时,检测结果偏高;青霉素有抑制尿素酶的作用,患者使用青霉素治疗时,不适宜用尿素酶法测定尿尿素。

(二)肌酐测定

【方法及参考区间】

碱性苦味酸法。

血清:男性 62～115 μmol/L;女性 53～97 μmol/L。

尿:男性 8.8～17.6 mmol/24 h;女性 7.0～16.0 mmol/24 h。

肌氨酸氧化酶法。

血清:男性 59～104 μmol/L;女性 45～84 μmol/L。

【临床评价】

血肌酐浓度在一定程度上反映肾小球滤过功能的损害程度。

(1)血清肌酐升高见于肾肌酐排出量减少,如肾衰竭(急性肾炎早期轻度升高,慢性肾炎明显升高,提示预后不良)、尿毒症、重度充血性心力衰竭等;见于体内肌酐生成过多,如巨人症和肢端肥大症等。

(2)血清肌酐减少见于肌肉萎缩患者。

(3)尿肌酐增加多见于伤寒、斑疹伤寒、破伤风及消耗性疾病,还见于甲状腺功能减退、糖尿病等。

(4)尿肌酐减少见于肾功能不全、白血病、肌肉萎缩,以及甲状腺功能亢进、皮肌炎等。

(5)血肌酐浓度与肾小球滤过率之间的关系呈平方双曲线。肾小球滤过率下降到正常的 50%以上时,血肌酐才开始迅速上升。血肌酐与性别、肌肉容积有关。妊娠妇女蛋白质合成增加,机体呈正氮平衡,血肌酐浓度可稍低。血肌酐测定对晚期肾脏病的临床意义较大。

此外，婴幼儿血清肌酐超过 40 μmol/L 时，应考虑肾功能不全，必须进一步做肾脏功能检查和评价；成人血清肌酐超过 141 μmol/L 时，应考虑其他肾功能检查，如肌酐清除率试验；血清肌酐高于 530 μmol/L 时，具有重要意义，需及时采取必要的治疗措施。

（三）尿酸（UA）测定

【方法及参考区间】

酶偶联测定法。

血清：90～420 μmol/L。

尿：1.5～4.5 mmol/24 h。

尿酸氧化酶紫外法。平均 285.5 μmol/L。

【临床评价】

1.升高

（1）血尿酸测定值升高对于痛风诊断最有价值。

（2）原发性：见于代谢性嘌呤合成过多或嘌呤排泄减少。核酸代谢增加时，如白血病、遗传代谢病、多发性骨髓瘤、真性红细胞增多症，血尿酸值可异常增加。肾功能减退及慢性铅中毒、糖尿病也可使血尿酸升高。

（3）继发性：慢性肾衰竭和肾重吸收增强；药物及毒物所致，如利尿剂、铅中毒等；酸血症，如糖尿病，长期禁食，肥胖等所致的酮症酸中毒或乳酸性酸中毒；肿瘤细胞大量增殖及抗癌药物化疗时引起的核酸转换的增加，最终导致嘌呤代谢增加。尿尿酸增加见于肾小管重吸收障碍，如范科尼综合征、高嘌呤饮食、剧烈运动、组织大量破坏等。

（4）其他：嘌呤代谢中特征性的酶缺乏。

2.减少

（1）血尿酸减少见于恶性贫血复发、乳糜泻及药物治疗，如肾上腺皮质激素、ACTH、阿司匹林、柳酸盐等；严重的肝细胞病变，此时嘌呤合成减少或黄嘌呤氧化酶活力减退。

（2）尿尿酸减少见于肾炎，肾功能不全，痛风发作前期，高糖、高脂肪、低蛋白饮食；肾小管重吸收尿酸功能缺陷，这种肾小管功能缺陷可以是先天性的，也可以是获得性的，包括注射造影剂所致的急性缺陷及长期接触有毒物质的慢性缺陷。

（3）过度使用别嘌醇、促尿酸排泄药等降低高尿酸血症的药物。

3.其他

血 UA≤110 μmol/L，≥480 μmol/L，应采取诊断措施，鉴别各种疾病；血 UA≥640 μmol/L，具有形成肾结石或痛风的高度危险，应及时采取适当的治疗措施。

（四）血氨测定

【方法及参考区间】

酶法。血浆氨浓度为 18～72 μmol/L。

酚-次氯酸盐直接显色法。血浆氨浓度为 24～65 μmol/L。

血浆氨浓度女性比男性低 10%。

【临床评价】

（1）正常情况下，氨在肝脏内转变成尿素。

生理性血氨升高见于进食高蛋白或运动后。静脉血氨高于动脉血。

病理性血氨升高见于重症肝炎、肝肿瘤、肝昏迷、肝性脑病、上消化道出血、有机磷中毒、尿毒症、瑞氏综合征及与鸟氨酸循环有关酶的先天性缺乏，以及某些神经系统损害的疾病等。

(2)氨由肾脏肾小管上皮细胞产生，尿中氨主要以铵盐形式排出体外，是调节电解质平衡的重要功能之一。糖尿病酸中毒、妊娠剧吐、酸性饮食、肝功能障碍时尿氨增加。

(五)血清苯丙氨酸测定

【方法及参考区间】

荧光显色法。成人为 46～109 μmol/L；新生儿为 73～206 μmol/L。

高压液相串联质谱法。

0～31 天：38～137 nmol/mL。

1～24 个月：31～75 nmol/mL。

2～18 岁：26～91 nmol/mL。

≥19 岁：35～85 nmol/mL。

【临床评价】

(1)升高见于高苯丙氨酸血症、苯丙酮尿症、先天性氨基酸代谢障碍性疾病、肝脏疾病、充血性心功能不全、外伤及严重感染。

(2)其他高苯丙氨酸血症，如继发新生儿酪氨酸血症、四氢生物蝶呤缺乏等。

新生儿摄入中等量奶，48 h 后才能进行检测。

(六)血清酪氨酸测定

【方法及参考区间】

高压液相串联质谱法。

0～31 天：55～147 nmol/mL。

1～24 月：22～108 nmol/mL。

2～18 岁：24～115 nmol/mL。

≥19 岁：34～112 nmol/mL。

酪胺氧化酶法。早产婴儿 3.9～13.3 mmol/L；新生儿 088～2.04 mmol/L。

【临床评价】

(1)低于正常范围见于苯丙酮尿症、肾功能不全时。

(2)高于正常范围罕见于遗传性高酪氨酸血症、常染色体隐性遗传的遗传性酪氨酸血症及新生儿酪氨酸血症、肝脏疾病、充血性心功能不全。

(七)血清缬氨酸测定

【方法及参考区间】

气相色谱结合质谱分析法。血浆 20～30 mg/L。

【临床评价】

血浆中缬氨酸浓度升高称为高缬氨酸血症。

1.婴幼儿高缬氨酸血症

血浆和尿中缬氨酸浓度升高，但无酮酸尿症，较为罕见。

2.枫糖尿症

一种常见的支链氨基酸代谢病，同时可伴有血和尿中的异亮氨酸和亮氨酸浓度升高。

3.糖尿病

降低见于胰岛细胞瘤、肝脏疾病、充血性心功能不全、外伤及严重感染。

（八）血浆亮氨酸、异亮氨酸测定

【方法及参考区间】

气相色谱结合质谱分析法。

亮氨酸：15～30 mg/L。

异亮氨酸：8～15 mg/L。

【临床评价】

血浆中亮氨酸、异亮氨酸浓度升高见于以下几点。

(1)高亮氨酸-异亮氨酸血症，为少见的氨基酸代谢病。

(2)枫糖尿症：血和尿中均有亮氨酸、异亮氨酸及缬氨酸浓度升高。

(3)糖尿病：胰岛细胞瘤、肝脏疾病、充血性心功能不全、外伤及严重感染时降低。

第三节　肝胆疾病的实验室检查

一、肝代谢

肝通过糖原合成与分解、糖异生和其他单糖的转换来维持血糖浓度的恒定；同时，肝可以利用氨基酸合成肝细胞自身的结构蛋白质，还能合成多种血浆蛋白质(白蛋白、纤维蛋白原、凝血酶原及多种血浆蛋白质)，其中合成量最多的是白蛋白，其在维持血浆渗透压上起重要作用。肝在脂类的消化、吸收、分解、合成及运输等代谢过程中均起重要作用，肝是合成胆固醇、三酰甘油和磷脂的最重要的器官，同时肝的代谢功能还包括维生素的合成、分解和储存，核酸代谢，激素的生物转化，胆红素和胆酸的代谢。

二、肝的生物转化功能

肝的生物转化过程，通常指在肝细胞的微粒体、线粒体及胞质等处有关酶的催化下，非极性化合物转化为极性基团，脂溶性极强的物质增加水溶性，有利于代谢产物、药物、毒物等从肾和胆道排出。其常分为两相反应：第一相反应包括氧化、还原、水解反应；第二相是结合、甲基化、乙酰化等反应。

三、胆汁酸代谢

胆汁酸在肝细胞内由胆固醇转化生成，在肝细胞内合成的叫初级胆汁酸，其主要成分有胆酸、鹅脱氧胆酸。初级胆汁酸在肠道内经肠内细菌分解作用形成次级胆汁酸，主要成分有脱氧胆酸、少量胆石酸及微量的熊脱氧胆酸。胆汁酸在脂肪的吸收、转运、分泌和调节胆固醇代谢方面起重要作用。胆固醇在肝细胞内转化为初级结合型胆汁酸，随胆汁排入肠道，在协助脂类物质消化吸收的同时，受细菌的作用转变成次级游离胆汁酸。约95%胆汁酸在回肠末端被重吸收经门静脉入肝，在肝细胞内被重新合成次级结合型胆汁酸，与新合成的初级结合型胆汁酸一同再随胆汁排入小肠，构成胆汁酸的肠肝循环。

肝、胆或肠疾病必然影响胆汁酸代谢，而胆汁酸代谢的异常必然影响到上述脏器的功能及胆固醇代谢的平衡。

四、胆红素代谢

胆红素是各种含血红素蛋白中血色素的分解产物，在血循环中胆红素主要以胆红素-白蛋白复合物的形式存在和运输，除白蛋白外，α_1-球蛋白也可与胆红素结合。胆红素随血液运输到肝后，与Y蛋白和Z蛋白两种色素受体蛋白结合，并将它运至滑面内质网，在胆红素-尿嘧啶核苷二磷酸葡萄糖醛酸转移酶的催化下，胆红素被转化为单、双葡萄糖醛酸结合胆红素。形成水溶性的结合胆红素，结合胆红素随胆汁进入肠道，在小肠上段被水解而脱下葡萄糖醛酸，还原成尿胆原，大部分随粪便排出；小部分经门静脉回肝，其中大部分被肝细胞摄取，再转变为结合胆红素并再排入肠腔(此为胆红素的肠肝循环)，另一部分从门静脉入体循环，进入肾，随尿排出。

凡能引起胆红素生成过多或肝细胞对胆红素的摄取、结合和排泄过程发生障碍等的因素都可使血中胆红素增多，从而出现高胆红素血症。

五、肝胆疾病酶学检查(ALT、AST、ALP、GGT、ChE)

(一)血清转氨酶及其同工酶

1.方法

用于检测肝细胞损伤程度的主要是ALT和AST，20世纪80年代至今采用国际临床化学联合会(International Federation of Clinical Chemistry, IFCC)推荐的酶动力学方法。

2.参考值

正常值：ALT＜40U/L，AST＜45U/L，AST/ALT为1.15左右。

3.临床意义

ALT广泛存在于多种器官中，人体内各器官含量由多到少的排列顺序是肝、肾、心脏、骨骼肌等。ALT是急性病毒性肝炎最敏感的指标，而AST主要用于诊断AMI，在肝脏疾病中，AST只是肝炎患者的观察指标。但是AST/ALT比值对判断肝炎的转归特别有价值。

急性肝炎早期，ALT和AST都迅速升高，高峰可为正常值的10倍以上，ALT的峰值高于AST。如果ALT下降，与此同时，胆红素却进行性升高，呈现“酶胆分离”现象，此为重症肝炎临终期的表现，预后极差。慢性肝炎、肝硬化时，AST升高程度大于ALT。AST有两种同工酶，胞质中的称为胞质c-AST，存在于线粒体中的称为线粒体m-AST。同工酶可以反映肝损伤病变程度，c-AST反映肝的早期损害，m-ALT反映肝细胞坏死和线粒体被破坏。AST/ALT对急、慢性肝炎的诊断和鉴别诊断及判断肝炎的转归有特别的价值，当AST/ALT＜1时，提示急性炎症的早期，肝硬化时AST/ALT≥2，肝癌时AST/ALT≥3。

(二)碱性磷酸酶(ALP)及其同工酶

1.方法

IFCC推荐及国内应用较多的是以磷酸对硝基酚为底物，以2-氨基-2-甲基丙醇为缓冲液体系的酶动力法。对硝基酚磷酸盐在 ALP 的作用下产生对硝基苯酚和磷酸盐，在 405 nm 处检测对硝基苯酚的吸收峰，计算血清 ALP 的浓度。

2.参考值

成人：40～150 U/L。

3.临床意义

ALP 的生理性升高见于妊娠、绝经期及新生儿、儿童、青少年骨骼生长期。临床上测定 ALP 主要用于骨骼、肝胆系统疾病等的诊断和鉴别诊断，尤其是黄疸的鉴别诊断。碱性磷酸酶同工酶的检测对肝外阻塞性黄疸及肝内胆汁淤积性黄疸，原发性与继发性肝癌具有鉴别意义。ALP 分为 ALP_1 和 ALP_2 两种亚型。ALP_1 升高可见于肝外胆管梗阻，如转移性肝癌、肝脓肿、肝淤血等，并可伴有 ALP_2 的升高。而肝内胆管梗阻所致胆汁淤积，如原发性肝癌及急性黄疸性肝炎患者，则以 ALP_2 的升高为主，ALP_1 相对减少。

（三）γ-谷氨酰转移酶（GGT 或 γ-GT）及其同工酶

1.方法

目前国内主要采用 IFCC 法和欧洲常规 Szasz 法，二者均是以 γ-谷氨酰-3-羧基-4-对硝基苯胺和双甘肽为底物的酶动力法。GGT 作用于 γ-谷氨酰-3-羧基-4-对硝基苯胺和双甘肽产生 γ-谷氨酰双甘肽和 5-氨基-2-硝酸苯甲酸盐，在 405 nm 处检测吸收峰，计算血清 GGT 的浓度。

2.参考值

男小于 64 U/L，女小于 45 U/L（37 ℃）（IFCC 法）。

3.临床意义

GGT 是肝胆疾病检出阳性率最高的酶。

用醋酸纤维薄膜电泳可将 GGT 分为 GGT_1、GGT_2、GGT_3 和 GGT_4 四种，健康人只见 GGT_2 和 GGT_3，重症肝胆疾病和肝癌时常有 GGT_1 出现，乙醇性肝坏死、胆总管结石及胰腺炎时常有 GGT_2 增加，GGT_4 与胆红素增加密切相关。

（四）胆碱酯酶

1.方法

胆碱酯酶包括真性胆碱酯酶和假性胆碱酯酶，真性胆碱酯酶也称乙酰胆碱酯酶，临床上常规检查的是假性胆碱酯酶。乙酰胆碱酯酶作用于硫代丁酰胆碱，最后生成 5,5′-二硫双（2-硝基苯甲酸）是黄色化合物，动态检测 410 nm 处的最大吸收峰，可得出血清胆碱酯酶的活性。

2.参考值

成人 4 250～12 250 U/L（37 ℃）。

3.临床意义

各种肝病发生时，胆碱酯酶的酶活性下降，可以和胆道疾病相鉴别，同时也是协助有机磷中毒诊断的重要手段。

六、胆红素代谢产物和胆汁酸

（一）胆红素测定

1.方法

IFCC 推荐采用偶氮反应方法测定总胆红素，化学钒酸法也可检测血清总胆红素和结合胆红素。胆红素氧化酶法测定样本和试剂用量少，特异性高，重复性好，但目前还不能准确测定结合胆红素。

2.临床意义

(1)血清胆红素基于化学反应的分类：根据胆红素是否直接与重氮试剂反应分为直接胆红素和间接胆红素。用高效液相色谱法对血清胆红素较准确详细的分类：①α胆红素，即未结合胆红素，总胆红素是未结合胆红素，这种胆红素有毒性，可引起核黄疸；②β胆红素，即单葡萄糖醛酸结合胆红素；③γ胆红素，即双葡萄糖醛酸结合胆红素；④δ胆红素，即结合胆红素和白蛋白以共价键结合者。

(2)根据血清胆红素分类和参考值，判断黄疸类型和黄疸的程度。当血清中胆红素浓度超过34.2 μmol/L时可出现巩膜、皮肤的黄染，称为黄疸；若血清中胆红素浓度高于17.1 μmol/L但不超过34.2 μmol/L时，肉眼未见黄染，则称为隐性黄疸。黄疸可分为：①溶血性黄疸，血清总胆红素以间接血清总胆红素增多为主；②肝细胞性黄疸，血清总胆红素、直接胆红素及间接胆红素皆增加，如病毒性肝炎等；③梗阻性黄疸，血清总胆红素以直接胆红素增加为主。

(二)胆汁酸测定

1.方法学评价

血清总胆汁酸的测定是肝疾病的一个敏感指标，推荐使用循环酶法。

2.临床意义

胆汁酸升高见于急性肝炎、慢性活动性肝炎、门-腔静脉旁路的形成、胆汁淤积综合征。

七、肝纤维化标志物(Ⅲ、Ⅳ型胶原等)的测定

通常检测透明质酸、Ⅲ型前胶原N末端肽、Ⅳ型胶原、层粘连蛋白、单胺氧化酶(monoamine oxidase, MAO)及脯氨酸羟化酶等肝纤维化的标志物，反映肝纤维化的活动性、相对严重程度、代偿能力、疗效观察及预后等。

测定血中Ⅲ型前胶原肽能反映肝细胞胶原合成量，肝损害的患者血中Ⅲ型前胶原氨基末端肽浓度的动态观察更具有临床意义。Ⅳ型胶原与肝纤维化及肝炎症坏死有关，是纤维形成的活动指标，是主要用于观察肝硬化的指标。急性肝炎时，血清Ⅳ型胶原浓度无显著增加，慢性活动性肝炎、肝硬化、肝细胞癌浓度依次增加。此外，层粘连蛋白和透明质酸的测定对肝纤维也有一定的诊断意义。

八、肝昏迷时的生化变化及血氨测定

(一)生化变化

血氨水平升高；假性神经递质堆积；芳香族氨基酸含量增多，支链氨基酸含量减少；短链脂肪酸含量升高。

(二)血氨测定

①两步法：先从全血中分离出氨，再进行测定，如扩散法(已淘汰)；②一步法：不需从全血中分离出氨，采用干化学法便可直接测定。

九、肝细胞损伤时蛋白质的代谢

双缩脲法是目前推荐检测血清总蛋白的定量方法，而血清白蛋白的定量常采用溴甲酚绿法。血清总蛋白少见于严重的慢性肝病，如慢性肝炎、肝硬化、肝癌等，同时白蛋白减少和球蛋

白(主要是 γ-球蛋白)增加,A/G 比值下降。血清前白蛋白是肝功能损害的敏感指标。

十、糖代谢异常

肝在调节糖代谢过程中起到关键作用,当肝功能严重损伤时,血糖浓度难以维持正常水平,进食后易出现一过性高血糖,空腹时又易出现低血糖,糖耐量曲线异常。此外,半乳糖代谢是肝特有的,半乳糖清除率检测可反映肝代谢能力,一般用于测定肝血流。

十一、脂代谢异常

肝在脂类的消化、吸收、运输、合成及分解等过程中均起重要作用。在肝细胞损伤时,会出现脂肪肝、酮血症、血浆胆固醇酯/胆固醇的比值下降及血浆脂蛋白电泳谱异常,出现低密度脂蛋白(LDL)积累。在慢性肝内外胆汁淤积的病人,血胆固醇和磷脂明显升高,可出现异常的脂蛋白 X(LP-X)。胆汁排泄障碍可引起脂类消化吸收不良。

十二、急、慢性肝病

1.肝功能组合与筛选肝实验项目

①转氨酶(ALT,AST)反映肝细胞损伤程度;②ChE 或白蛋白代表肝合成功能;③GGT 和 ALP 有助于判断有无肿瘤、再生和胆道通畅情况;④血清总胆红素测定反映肝的排泄功能;⑤麝香草酚浊度试验可粗略提示肝有无炎症等。

2.肝脏疾病检查项目选择原则

①怀疑急性肝炎:可选择 ALT、AST、胆汁酸、前白蛋白、血清总胆红素和肝炎病毒标志物;②怀疑慢性肝炎:可选择 ALT、AST、ALP、GGT、胆汁酸、血清总胆红素和直接胆红素、血清总蛋白、A/G 比值及肝炎病毒标志物;③怀疑原发性肝癌:除检查一般肝功能外,应加查 AFP、ALP、GGT、LDH;④怀疑肝纤维化或肝硬化:除查 ALT、AST、ALP、GGT、A/G、MAO 等外,应查Ⅳ型胶原、层粘连蛋白、透明质酸。

第四节　肾功能及早期肾损伤的实验室检查

1.肾小球的滤过功能

肾小球滤过是指当血液流过肾小球毛细血管网时,血浆中的水和小分子溶质通过滤过膜进入肾小囊形成原尿的过程。原尿除不含血细胞和部分血浆蛋白外,其余成分和血浆相同。成人每天生成原尿约 180 L。肾小球的滤过功能是靠滤过膜完成的,滤过膜具有分子大小的筛网选择性屏障和电荷选择性屏障作用。在正常生理条件下,中分子以上的蛋白质绝大部分不能通过滤过膜,少量微量蛋白可以选择性被滤过。

2.肾小管的重吸收功能

肾小管分为:①近曲小管,重吸收最重要的部位,原尿中的葡萄糖、氨基酸、维生素及微量蛋白质,以及 Na^+、K^+、Cl^-、HCO_3^- 等绝大部分在此段重吸收;②髓袢:具有"逆流倍增"的功能,在尿液的浓缩稀释功能中起重要作用;③ST 远曲小管:和集合管继续重吸收部分水和钠,参与机体的体液酸碱调节。

3.肾小管与集合管的排泄功能

肾小管与集合管分别通过 H^+-Na^+ 交换、K^+-Na^+ 交换，NH_3 与 H^+ 结合成 NH_4^+ 排出，实现泌 H^+、泌 K^+、泌 NH_3 的排泄功能，并起到重吸收 $NaHCO_3$ 的作用。

4.肾功能的调节

自身调节、肾神经调节、球管反馈和血管活性物质调节。

(1)自身调节：当肾的灌注压在一定范围内(10.7～24 kPa)变化时，肾血流量及肾小球滤过率基本保持不变。

(2)肾神经调节：刺激肾神经可引起入球、出球小动脉收缩，但对入球小动脉作用更为明显，导致肾小球滤过率的下降。

(3)球管反馈：到达远端肾小管起始段，NaCl 发生改变，被致密斑感受，引起该肾单位血管阻力发生变化，以便对更远端的肾小管做更精细调节。

(4)血管活性物质的调节：其中最重要的是抗利尿激素和醛固酮的调节作用。例如，重吸收水分和无机离子的调节功能，保钠排钾。

5.内生肌酐清除率、血清肌酐、尿素和尿酸测定

(1)内生肌酐清除率试验(Ccr)：较早反映肾功能的损伤和估计肾小球损害程度，参考值为 80～120 mL/min。

(2)血清肌酐：测定方法有碱性苦味酸法和肌酐酶法。Jaffe 反应动力学法、酶法的参考值为成年男性 53～108 μmol/L，成年女性 44～97 μmol/L，儿童 18～53 μmol/L。Jaffe 反应终点法的参考值为成人 44～133 μmol/L，儿童 27～62 μmol/L。

(3)尿素测定：血中除蛋白质的含氮化合物称为非蛋白氮组分，非蛋白氮中，血尿素氮含量最多。尿素是氨基酸代谢终产物之一，肝内生成的尿素进入血循环后主要通过肾排泄，肾小球滤过率功能减弱时尿素排出受阻，血中尿素浓度升高。

尿素测定方法有二乙酰-肟显色法和酶偶联速率法(尿素酶法)，尿素酶法的参考值为 Surea 1.8～7.1 mmol/L，Uurea 250～570 mmol/24 h。

(4)尿酸的测定：测定方法为酶偶联测定法，参考值为男性 180～440 μmol/L，女性 120～320 μmol/L。尿酸(UA)上升可见于：①肾小球滤过率降低，但血中浓度变化不一定与肾损伤程度平行。②痛风。③核酸代谢亢进，见于白血病、多发性骨髓瘤、真性红细胞增多症等。④高血压、子痫等肾血流量减少的病变，尿酸排泄减少而使血清 UA 升高，但此时 Scr 常无变化。⑤其他，如慢性铅中毒、氯仿中毒及四氯化碳中毒。血清 UA 减低见于肝豆状核变性、严重贫血等。

6.各试验的灵敏性、特异性

肾小球滤过率可作为衡量肾功能的重要标志，临床上主要以某些物质的肾清除率来表示，主要有：①菊粉清除率；②内生肌酐清除率(Ccr)。内生肌酐清除率估计肾小球滤过率不如菊粉清除率准确，但由于其测定方法较简单，无副作用，临床较为常用。

7.近端肾小管功能检查

酚红排泄率可作为判断近端小管排泄功能的粗略指标。由于该试验方法不灵敏，目前已被多数医院淘汰。迄今为止尚没有一个令人满意的检查近端肾小管功能的试验。

8.肾浓缩稀释试验

参考值：24 h 尿量为 1 000～2 000 mL，日间与夜间尿量之比大于 2∶1，夜间尿比重(SG)大于1.020。肾浓缩减退时，尿浓缩试验异常为肾小管功能开始受损的最早期表现，尿稀释试验异常见于肾小球病变或肾血流量减少，在肾炎少尿、水肿时更为显著，见于慢性肾小球肾炎及慢性肾盂肾炎晚期，高血压肾病失代偿期。

9.尿渗量与血浆渗量

目前普遍采用冰点下降法测定。参考值：尿渗量(Uosm)为 600～1 000 mmol/L，平均 800 mmol/L；血浆渗量(Posm)为 275～305 mmol/L，平均 300 mmol/L，Uosm/Posm 为(3～4.5)∶1。

Uosm 为 300 mmol/L 时，为等渗尿；Uosm＜200 mmol/L，为低渗尿，提示浓缩功能严重受损。Uasm/Posm 直接反映重吸收后尿液中溶质的浓缩倍数，此值越高，说明尿浓缩倍数越大，提示远端肾单位对水的回吸收能力越强；此值降低，说明肾浓缩功能减退。急性肾小管坏死(ATN)时此值小于 1.2，尿 Na^+＞20 mmol/L；肾功能衰竭时此值小于 1；而小球损伤时(如急性肾小球肾炎)此值大于 1.2，尿 Na^+＜20 mmol/L。

10.自由水清除率

自由水清除率(C_{H_2O})指单位时间内，尿液达到等渗时需从尿液中减去或加入纯水的量。C_{H_2O}正值表示肾稀释能力，负值代表肾浓缩能力。C_{H_2O}持续接近 0 表示肾不能浓缩或稀释尿液，排出等渗尿，是肾功能严重受损的表现，见于急性肾小管坏死、肾功能不全早期。C_{H_2O}测定有助于鉴别非少尿性肾功能不全和肾外因素的氮质血症，前者 C_{H_2O}接近于 0，而后者正常。

11.尿微量白蛋白及转铁蛋白

(1)尿微量白蛋白：尿中白蛋白排出量为 30～300 mg/24 h，即已超出正常上限(30 mg/24 h)，但尚未达临床蛋白尿水平的中间阶段。尿微白蛋白对糖尿病性肾病的早期诊断有重要意义，是高血压性肾损伤的早期标志，可用于妊娠诱发高血度肾损伤的监测。

(2)转铁蛋白：肾小球损伤发生时尿中 Tf 排出增加。尿中 Tf 浓度与 A1b 相比很低，在糖尿病肾病的早期诊断和监测中首选 mA1b。

12.尿中有关酶学检查

N-乙酰-β-D-氨基葡萄糖苷酶(N-acetyl-β-D-glucosaminidase，NAG)是肾损伤和抗生素肾毒性反应的良好指标；尿 NAG、β-葡萄糖苷酶在诊断尿路感染时价值高；肾移植排斥反应时，溶菌酶、NAG 等均有不同程度升高；LDH、ALP 可诊断、鉴别诊断肾良性和恶性肿瘤。

13.尿低分子量蛋白

在尿蛋白中把分子量低于 50 ku 的一组标记称为低分子量蛋白，当近曲小管上皮细胞受损时，正常滤过的蛋白质重吸收障碍，尿中低分子量蛋白质排泄增加，称肾小管性蛋白尿。

(1)α_1-微球蛋白($U\alpha_1m$)：发生低分子量蛋白中首选指标，肾小管吸收功能损伤时 $U\alpha_1m$ 增加。

(2)尿 β_2-微球蛋白($U\beta_2m$)：主要用于肾小管损伤的监测，肾前性因素加高可见于自身免疫病(SLE、干燥综合征等)、恶性肿瘤(如多发性骨髓瘤、慢性淋巴细胞白血病、消化系及呼吸系恶性肿瘤)。

(3)其他小分子蛋白、溶菌酶、尿蛋白、视黄醇结合蛋白。

第五节　胰腺疾病的实验室检查

1.胰腺的外分泌功能

胰腺的外分泌物总称为胰液,是无色、无臭的碱性液体,pH 7.4～8.4,主要成分为水。其中含有丰富的消化酶和碳酸氢盐等。碳酸氢盐的主要作用是中和胃酸和激活消化酶。消化酶包括淀粉酶、脂肪酶和蛋白酶,主要功能是消化、分解糖类、脂肪和蛋白质类物质。

2.肢腺的外分泌功能

正常时,胰腺所分泌的酶几乎均通过胰液全部进入十二指肠,只有很少一部分进入血液,但血液中相应的酶则不仅源于胰腺,亦可能源于其他组织。某些胰腺疾病可以使这些酶进入血液循环,血液中酶活性升高,检查血液中这些酶的活性对于临床胰腺疾病的诊断具有重要意义。

3.淀粉酶及其同工酶测定

(1)淀粉酶:胰淀粉酶由胰腺以活性状态排入消化道,是水解糖类最重要的酶。其作用于α-1,4 葡萄糖苷键,对分支上的 α-1,6 葡萄糖苷键无作用,故又称淀粉内切酶,其作用的最适pH 为 6.9,可由肾小球滤过,是唯一能在正常时出现于尿中的血浆酶。血清淀粉酶和尿淀粉酶测定是胰腺疾病最常用的实验室诊断方法。血清淀粉酶主要来自胰腺、唾液腺,尿液中的淀粉酶则来自血液。尿淀粉酶水平波动较大,所以用血清淀粉酶检测为好。很多阴离子有激活淀粉酶的作用,其中以 Cl^-、Br^- 为最强。血清三酰甘油、钙离子可以抑制淀粉酶的活性。淀粉酶作为急性胰腺炎诊断的首选指标。血清淀粉酶升高最多见于急性胰腺炎,是急性胰腺炎的重要诊断指标之一,在发病后 2～12 h 活性开始升高,12～72 h 达峰值,3 d 后恢复正常。慢性胰腺炎淀粉酶活性可轻度升高或降低,但没有很大的诊断意义。胰腺癌早期淀粉酶活性可见升高。淀粉酶活性中度或轻度升高还可见于一些非胰腺疾病,如腮腺炎、急性腹部疾病(消化性溃疡穿孔、上腹部手术后、机械性肠梗阻、肠系膜血管病变、胆道梗阻及急性胆囊炎等)、服用镇痛药、酒精中毒、肾功能不良及巨淀粉酶血症等情况。

(2)淀粉酶同工酶:①P-同工酶;②S-同工酶。测定淀粉酶同工酶主要用于鉴别诊断:P-同工酶与胰腺疾患有关;S-同工酶与唾液腺或其他组织疾病有关。

(3)淀粉酶清除率与肌酐清除率有一个稳定的比值,可用 Cam/Ccr 表示,其参考值为2%～5%。Cam/Ccr 比值比淀粉酶更具灵敏性和特异性。

4.跋脂肪酶、胰蛋白酶

(1)脂肪酶:血清中的脂肪酶主要来自胰腺,脂肪酶可由肾小球滤过,并被肾小管全部回吸收,所以尿中测不到脂肪酶活性。血清脂肪酶活性测定可用于胰腺疾病诊断,特别是在急性胰腺炎时,发病后 8 h 内血清脂肪酶活性升高,24 h 达峰值,一般持续 8～14 d。脂肪酶活性升高多与淀粉酶并行,但可能开始升高的时间比淀粉酶更早、持续时间更长、升高的程度更大,所以在疾病的后期测定可能更有意义。血清脂肪酶升高还可见于急腹症、慢性肾病等,但患腮腺炎和巨淀粉酶血症时，血清脂肪酶活性不升高，此点与淀粉酶不同，可用于鉴别诊断。

(2)胰蛋白酶：通常以无活性的酶原形式存在，即胰蛋白酶原-1 和胰蛋白酶原-2，它们都储存在酶原颗粒中，在食管神经反射和(或)肠道激素(胆囊收缩肽-肠促胰酶素)的刺激下分泌入肠道，肠液中的肠肽酶可以激活胰蛋白酶，胰蛋白酶本身及组织液亦可使其激活，其亦可被 Ca^{2+}、Mg^{2+} 等离子激活。

5.胰腺功能试验

(1)促胰酶素-促胰液素试验(P-S test)：本试验刺激物的主要作用是促使胰腺组织分泌富含碳酸氢盐的电解质溶液，使胰液流出量增加；促使各种胰酶的分泌量和浓度增加。测定刺激物前、后胰液的流出量，碳酸氢盐及酶的浓度和排出量等，从其变化来评价胰腺外分泌功能。从原理上看本试验属于真正的胰腺外分泌功能试验，但因其操作复杂，患者比较痛苦，故很少应用于临床。

(2)对氨基苯甲酸试验(PABA test，BTP test)：一个简单易行的胰腺外分泌功能试验，利用胰糜蛋白酶分解所给药物的能力来判断胰腺外分泌功能。给病人口服 N-苯甲酰-L-酪氨酰-对氨基苯甲酸，此药到小肠后被胰糜蛋白酶特异地分解成 Bz-Ty 和对氨基苯甲酸两部分，对氨基苯甲酸被小肠吸收并在肝代谢后经肾从尿中排出，服药后留 6 h 尿，测 6 h 尿内所含对氨基苯甲酸量，计算其占所服药量百分数。胰糜蛋白酶降低主要见于胰腺功能缺损，本试验结果降低可见于慢性胰腺炎、胰腺癌、胰腺部分切除术后等。本试验和 P-S test 有相关性，但病症轻微时不如 P-S test 敏感。抗生素、磺胺类和利尿剂等多种药物，以及有些含马尿酸盐前体的食物(如梅子、李子等)可能会干扰测定结果。此外，肠道的吸收和肾排出速度也可以影响测定结果。

6.急性胰腺炎的实验室诊断

急性胰腺炎容易与其他急腹症混淆，因为它们均可引起淀粉酶活性升高。当怀疑急性胰腺炎时，除应连续监测淀粉酶外，还应结合临床情况及其他试验，如胰脂肪酶、胰蛋白酶等测定结果做出诊断。

第六节　糖及其代谢产物测定

一、临床常用糖及其代谢物检测指标

(一)葡萄糖测定

【方法及参考区间】

氧化酶法、己糖激酶法。

血：成人为 3.90～6.10 mmol/L，新生儿为 1.11～4.44 mmol/L。

脑脊液：2.5～4.5 mmol/L。

尿：0.1～0.8 mmol/L。＜2.8 mmol/24 h 时定性阴性。

【临床评价】

1.血糖升高

生理性升高见于餐后 1～2 h、摄入高糖食物或情绪紧张肾上腺素分泌增加。病理性升高多见于：①胰岛素分泌不足，临床表现为糖尿病；②使血糖升高的激素分泌增加，如脑垂体功能亢进、肾上腺皮质功能亢进、甲状腺功能亢进、嗜铬细胞瘤、胰岛 α 细胞瘤等；③由于脱水引起血糖轻度升高，如呕吐、腹泻、高热等；④麻醉、窒息、肺炎等急性传染病、癫痫、子痫等由于加速肝糖原分解，也可使血糖升高。

2.血糖降低

生理性降低见于饥饿和剧烈运动后。病理性降低主要见于：①各种原因导致胰岛素分泌过多，如胰岛 β 细胞瘤；②使血糖升高的激素分泌减少，如甲状腺功能不全、肾上腺功能不全、脑垂体恶病质（肿瘤、中毒等）；③血糖来源减少，如长期营养不良、急性进行性肝脏疾病（急性肝萎缩、肝炎、肝癌、中毒等）。

3.脑脊液糖升高

脑脊液糖升高见于脑卒中、蛛网膜下腔出血，病毒性脑炎有时升高。

4.脑脊液糖降低

脑脊液糖降低见于急性化脓性脑膜炎、结核性脑膜炎。

5.尿糖升高

尿糖升高最常见于糖尿病及肾性糖尿病等。

6.影响因素

全血样本中葡萄糖在室温条件下每小时酵解 5%，要求采集后尽快离心分离出血浆或血清；采用草酸钾/氟化钠抗凝管可减少糖酵解。

（二）口服葡萄糖耐量试验

【方法及参考区间】

维持正常饮食与正常生理状况 3 d 后，于试验前一日晚餐后禁食（8 h 以上），采集受试者当日清晨空腹血后，将 75 g 葡萄糖溶于 250 mL 水中，一次服下，服后 1 h、2 h、3 h 各采血测葡萄糖浓度，同时留尿标本测尿糖。

参考区间：空腹血糖＜6.1 mmol/L；餐后 1 h 血糖＜8.9 mmol/L；餐后 2 h 血糖＜7.8 mmol/L；餐后 3 h 血糖＜6.1 mmol/L。

空腹葡萄糖受损：空腹血糖≥6.1 mmol/L，且＜7.0 mmol/L；餐后 2 h 血糖（2 h PG）＜7.8 mmol/L。

葡萄糖耐量受损：餐后 2 h 血糖（2hPG）≥7.8 mmol/L，且＜11.1 mmol/L；空腹血糖＜6.1 mmol/L。

【临床评价】

1.糖耐量减低

糖耐量减低主要见于糖尿病。甲状腺功能亢进、垂体功能亢进、肾上腺功能亢进者都可引起不同程度的糖耐量减低。胰腺炎、胰腺癌时糖耐量可有轻度或中度减低。严重肝病时糖原生成及糖异生作用减弱，空腹血糖可低于正常，但糖耐量峰值血糖可高于正常，显示糖耐量减低。糖原累积病，由于肝脏的糖原含量已饱和，服糖后不能再合成糖原，糖耐量减低。

2.糖耐量增高

空腹血糖值正常或偏低，口服糖后血糖浓度上升不明显，糖耐量曲线平坦。多见于内分泌功能低下，如甲状腺功能低下、肾上腺皮质功能低下和垂体功能低下。少数正常人也可出现糖耐量增高。

3.迟滞性耐量曲线

口服葡萄糖后在正常时间内可恢复到空腹水平，但有一个明显增高的血糖峰值，往往超过10 mmol/L，可出现暂时性糖尿，这种情况以后可能发展为糖尿病。这种血糖峰值的异常升高可能是胰岛素的延迟作用造成的，更大的可能是葡萄糖在肠内的吸收加速并伴有胃迅速排空的情况。

（三）糖化血红蛋白测定

【方法及参考区间】

一般测 HbA1c 组分占总血红蛋白的百分比。

高效液相色谱法。4%～6%。

【临床评价】

糖化血红蛋白由血红蛋白与糖类经酶促结合而成，其反应速度取决于血糖浓度及血糖与血红蛋白的接触时间，因此 HbA1c 水平与血糖水平、高血糖持续时间呈正相关。糖化血红蛋白的代谢周期与红细胞的寿命基本一致，可反映近 2～3 个月的平均血糖水平。其主要临床应用价值是作为糖尿病长期病情控制程度的指标，HbA1c 升高提示近 2～3 个月糖尿病控制不良。作为糖尿病的预测筛选指标，HbA1c$<$6%基本排除糖尿病；HbA1c$>$9%，预测糖尿病的灵敏度为 68%，特异性 94%。

（四）糖化血清蛋白测定

【方法及参考区间】

硝基四氮唑蓝还原法：1.18～2.2 mmol/L。

【临床评价】

血葡萄糖与白蛋白及其他血清蛋白分子 N 端的氨基发生非酶促糖化反应形成稳定的酮胺类化合物。其半衰期为 12～19 d，可反映近 1～3 周内平均血糖水平，与糖化血红蛋白有良好的相关性。本实验不受临时血糖浓度波动的影响，主要用于糖尿病患者血糖控制状况的判定。

（五）乳酸测定

【方法及参考区间】

酶法。0.5～1.78 mmol/L。

【临床评价】

乳酸是糖无氧酵解的终产物，肝外组织产生大量局部无法代谢的乳酸和丙酮酸并进入血循环（每日 1 000～2 000 mmol/L），大部分由肝脏代谢，合成肝糖原和葡萄糖，少部分由肾脏排出。生理性乳酸升高见于剧烈运动时。病理性增加是组织缺氧和糖酵解速度增加导致的，如严重缺氧、休克、肌肉痉挛等，肝衰竭也可以引起严重的乳酸中毒。糖尿病酮症酸中毒昏迷患者血中乳酸升高一般不超过 7 mmol/L，而非酮症糖尿病昏迷时血中乳酸明显升高。

标本采集：为保证测试结果准确，应在空腹及休息状态下采血，收集于盛有碘乙酸钠（终浓度 0.5 g/L）的试管内，室温下样本可稳定 2 h；如采用肝素抗凝血，样本必须置于冰水中，并在 1 h 内分离血浆。

（六）丙酮酸测定

【方法及参考区间】

酶法。小于 0.10 mmol/L。

【临床评价】

丙酮酸是糖酵解途径产物，正常情况下通过三羧酸循环氧化成 CO_2 和 H_2O，血内的乳酸/丙酮酸的比值维持在 9 左右。机体组织缺氧可导致三羧酸循环中丙酮酸需氧氧化的障碍。丙酮酸还原成乳酸，该比值上升，缺氧越严重，比值越高。轻微的活动引起乳酸及丙酮酸同时升高，比值不变。维生素 B_1 缺乏时，丙酮酸氧化障碍，血中丙酮酸含量增加。标本采集：空腹，休息状态下取静脉血，采血后应立即分离血清(浆)，4 ℃保存。

（七）酮体测定

【方法及参考区间】

乙酰乙酸(AcAc)酶法。小于 0.3 mmol/L。

β-羟丁酸(β-HB)酶法。0.031～0.263 mmol/L。

【临床评价】

酮体由丙酮、乙酰乙酸及 β-羟丁酸组成，主要源于游离脂肪酸在肝脏的氧化代谢产物。酮体增加是机体脂肪动员分解过多的结果，饥饿时酮体是包括脑在内的许多组织的重要能量来源。酮体增高主要见于糖尿病酮症酸中毒，妊娠呕吐、营养不良、长期饥饿、慢性肝细胞损害等也可使酮体增高。

糖尿病酮症酸中毒时，葡萄糖氧化作用障碍，β-HB/AcAc 比值可从正常时的 2∶1 提高到 16∶1；治疗后，随着 β-HB 被氧化生成 AcAc 而降低。仅仅监测 β-HB 可能出现病情好转而 AcAc 继续增加的情况，从而影响病情判断。

标本采集和影响因素：采血后 20 min 内分离血清或血浆，4 ℃下密封可保存 5 d；严重溶血或重度黄疸的样本可导致 β-HB 测定值显著下降。

（八）血清半乳糖测定

【方法及参考区间】

氧化酶法：本法多用于半乳糖耐量试验，方法是受试者经禁食一夜后，次晨取空腹血测定半乳糖作为对照，然后口服半乳糖 40 g(溶于 250 mL 水中)，分别于服糖后 30 min、1 h 及 2 h 取血测定半乳糖浓度。麦克拉根(Maclagan)提出的判断标准是将各次测定结果的总和作为一个指数。健康人耐量指数不超过 8.9 mmol/L。

【临床评价】

健康人的血及尿中不含或仅含有微量半乳糖，先天性半乳糖代谢障碍患者的血及尿中可出现半乳糖，甲状腺功能亢进患者及肝病患者耐量指数升高，疾病缓解后指数下降。

（九）血清 1,5-脱水山梨醇(1,5-AG)测定

【方法及参考区间】

比色法。大于 13 mg/L。

【临床评价】

1,5-AG 是葡萄糖的自然类似物。糖尿病患者 1,5-AG 水平下降，可能是 1,5-AG 与葡萄糖竞争导致的。1,5-AG 与血糖、24 h 尿糖、果糖胺、糖化血红蛋白均呈明显的负相关。1,5-

AG浓度变化敏锐，且不受进食、年龄、性别等因素的影响，可作为糖尿病筛查、诊断和疗效评估的指标。

二、糖化血红蛋白及血糖测定在糖尿病管理中的应用

（一）在糖尿病诊断中的应用

（1）HbA1c≥6.5%：试验应该用美国糖化血红蛋白标准化计划组织（NGSP）认证的方法进行，并与糖尿病控制和并发症研究（DCCT）的检测进行标化。

（2）空腹血糖不低于7.0 mmol/L：空腹的定义是至少8 h未摄入热量。

（3）口服葡萄糖耐量度验（OGTT）2 h血糖不低于11.1 mmol/L：试验应按WHO的标准进行，用75 g无水葡萄糖溶于水作为糖负荷。

（4）有高血糖的典型症状或高血糖危象的患者，随机血糖不低于11.1 mmol/L。

满足上述任何一条，即可诊断糖尿病，但如患者无明确的高血糖症状，结果应重复检测以确认。

（二）在无症状患者中进行糖尿病筛查

（1）无症状的成人，如超重或肥胖（BMI≥25 kg/m^2）并有一个以上其他糖尿病危险因素，应即刻开始筛查糖尿病并评估未来发生糖尿病的风险；没有上述危险因素的人群，应从45岁开始筛查；如果检查结果正常，至少每3年复查一次。

（2）筛查试验包括：HbA1c、空腹血糖或2 h血糖（75 g OGTT）。

（3）对于已经明确糖尿病风险增加的人群，应进一步评估并治疗其他心血管疾病危险因素。

（三）预防/延缓2型糖尿病

（1）对于糖耐量异常、空腹血糖受损或HbA1c在5.7%～6.4%的患者，应减轻体重7%，增加体力活动（每周进行至少150 min中等强度的体力活动）并进行定期随访咨询。

（2）对于糖耐量异常、空腹血糖受损或HbA1c在5.7%～6.4%，且BMI＞35 kg/m^2，年龄低于60岁或曾经患有妊娠糖尿病的妇女，可以考虑使用二甲双胍治疗、预防2型糖尿病。

（四）糖尿病血糖控制目标

（1）证据显示HbA1c控制在7%或以下可减少糖尿病微血管并发症，如果在诊断糖尿病后立即治疗，可以减少远期大血管疾病的患者概率。因此，合理的HbA1c控制目标是低于7%。如果无明显的低血糖或其他治疗不良反应，并且糖尿病病程较短、预期寿命较长且无明显心血管并发症，建议制定更严格的HbA1c控制目标（如＜6.5%）；对于有严重低血糖病史、预期寿命有限、有晚期微血管或大血管病并发症、有较多的伴发病及糖尿病病程较长的患者，尽管实施了糖尿病自我管理教育、合理的血糖监测，应用了包括胰岛素在内的多种有效的降糖药物，而血糖仍难达标者，建议制定较宽松的HbA1c目标（如＜8%）。

（2）HbA1c监测频率：对于治疗达标（血糖控制稳定）的患者，每年应该至少进行两次HbA1c检测；对更改治疗方案或血糖控制未达标患者，应每年进行四次HbA1c检测；即时应用HbA1c检测有助于及时更改治疗方案。

第五章　临床免疫学检验

第一节　免疫球蛋白及补体

一、免疫球蛋白 G(IgG)

【检验方法】

免疫比浊法。

【检验标本】

静脉血。

【送检要求】

抽取静脉血 2 mL 注入干燥试管送检，可与 IgA、IgM 同测。

【检验部门】

生化室。

【参考区间】

8～16 g/L。

【临床意义】

1.IgG 升高

IgG 升高见于 IgG 型多发性骨髓瘤、系统性红斑狼疮、类风湿关节炎、慢性活动性肝炎、某些感染性疾病。

2.IgG 降低

IgG 降低见于非 IgG 型多发性骨髓瘤、重链病、轻链病、肾病综合征、某些肿瘤、某些白血病、原发性无丙种球蛋白血症、继发性免疫缺陷病。

二、免疫球蛋白 A(IgA)

【检验方法】

免疫比浊法。

【检验标本】

静脉血。

【送检要求】

抽取静脉血 2 mL 注入干燥试管送检，可与 IgG、IgM 同测。

【检验部门】

生化室。

【参考区间】

0.5～3.38 g/L。

【临床意义】

1.IgA 升高

IgA 升高见于 IgA 型多发性骨髓瘤、系统性红斑狼疮、类风湿关节炎、肝硬化、某些感染性疾病、湿疹等。

2.IgA 降低

IgA 降低见于非 IgA 型多发性骨髓瘤、重链病、轻链病、自身免疫性疾病。

三、免疫球蛋白 M(IgM)

【检验方法】

免疫比浊法。

【检验标本】

静脉血。

【送检要求】

抽取静脉血 2 mL 注入干燥试管送检，可与 IgG、IgA 同测。

【检验部门】

生化室。

【参考区间】

0.5～2.2 g/L。

【临床意义】

1.IgM 升高

IgM 升高见于多发性骨髓瘤、巨球蛋白血症、类风湿关节炎、肝脏病、某些感染，脐血中 IgM 升高是胎儿宫内感染的标志。

2.IgM 降低

IgM 降低见于原发性无丙种球蛋白血症。

四、补体 C_3 测定

【检验方法】

免疫比浊法。

【检验标本】

静脉血。

【送检要求】

抽取静脉血 2 mL 注入干燥试管送检，可与 C_4 同测。

【检验部门】

生化室。

【参考区间】

0.8～1.6 g/L。

【临床意义】

1.补体 C_3 升高

补体 C_3 升高见于某些急性炎症或传染病早期，如疟疾、结核病、伤寒、麻疹、流行性脑脊髓膜炎、肿瘤、结缔组织病。

2.补体 C_3 降低

补体 C_3 降低见于急慢性肾小球肾炎、亚急性心内膜炎、系统性红斑狼疮、肝疾病。

五、补体 C_4 测定

【检验方法】

免疫比浊法。

【检验标本】

静脉血。

【送检要求】

抽取静脉血 2 mL 注入干燥试管送检，可与 C_3 同测。

【检验部门】

生化室。

【参考区间】

0.1～0.4 g/L。

【临床意义】

1.补体 C_4 升高

补体 C_4 升高见于多发性骨髓瘤（比正常值大 8 倍）、风湿热急性期、结节性动脉周围炎、皮肌炎、心肌梗死。

2.补体 C_4 降低

补体 C_4 降低见于流行性出血热低血压期及少尿期（C_4 下降程度反映病情轻重）、系统性红斑狼疮、类风湿关节炎等。

第二节　自身抗体测定

一、类风湿因子（RF）

【检验方法】

胶乳增强免疫比浊法。

【检验标本】

静脉血。

【送检要求】

抽取静脉血 2 mL 注入干燥试管送检。

【检验部门】

免疫室。

【参考区间】

0～20 U/mL。

【临床意义】

RF 是一种以变性 IgG 为靶抗原的自身抗体。类风湿关节炎患者 RF 阳性率可达 80%，其他疾病如皮肌炎、硬皮病、恶性贫血、自身免疫性溶血性贫血、慢性活动性肝炎亦可出现60%～80%的阳性率。故本试验的特异性诊断不理想，只可作为类风湿关节炎及自身免疫疾病的筛选方法。

二、抗链球菌溶血素 O 试验(ASO)

【检验方法】

胶乳增强免疫比浊法。

【检验标本】

静脉血。

【送检要求】

抽取静脉血 2 mL 注入干燥试管送检。

【检验部门】

免疫室。

【参考区间】

0～200 U/mL。

【临床意义】

ASO 升高见于风湿热、急性肾小球肾炎、结节性红斑狼疮、猩红热、扁桃体炎等与溶血性链球菌感染有关的疾病。

三、抗双链 DNA 测定(Anti-dsDNA)

【检验方法】

金标法。

【检验标本】

静脉血。

【送检要求】

抽取静脉血 2 mL 注入干燥试管送检。

【检验部门】

免疫室。

【参考区间】

阴性。

【临床意义】

双链 DNA(ds-DNA)是细胞核中许多抗原成分中的一种。由于抗双链 DNA 抗体对 SLE

有较高的敏感性，并且早于临床复发出现在血液循环中，抗 ds-DNA 抗体已成为 SLE 的诊断标准之一。在干燥综合征、混合性结缔组织病、进行性全身硬化症等自身免疫性疾病中也会出现 ds-DNA 抗体阳性。

四、抗 ENA 抗体

【检验方法】

免疫斑点法。

【检验标本】

静脉血。

【送检要求】

抽取静脉血 2 mL 注入干燥试管送检。

【检验部门】

免疫室。

【参考区间】

阴性。

【临床意义】

抗可溶性抗原(extractable nuclear antigen，ENA)是可提取核抗原的总称，检测抗 ENA 抗体谱在协助诊断和鉴别诊断自身免疫性疾病方面具有重要的临床意义。

(1)抗 Sm 抗体和抗 ds-DNA 一样，对 SLE 有高度特异性，且无论是否为活动期，抗 Sm 均可阳性，可作为 SLE 的标志性抗体。但 SLE 患者中抗 Sm 阳性仅占 30%左右，故抗 Sm 阴性时不能排除 SLE 诊断。

(2)抗核 RNP(nRNP)自身抗体在多种风湿病患者血中均可检出，但抗体滴度通常较低，患者的阳性率为 30%～50%；进行性全身性硬化症(PSS)患者中其阳性率为 25%～30%。在混合性结缔组织病(MCTD)患者血中可检出高滴度的抗 UI-nRNP 抗体，检出率可达 100%。

(3)抗 SS-A/Ro 抗体最常见于干燥综合征(SS)，阳性率 40%～95%，也见于 SLE(20%～60%)及原发性胆汁性肝硬化(20%)。

(4)抗 SS-B/La 抗体几乎仅见于女性患者(男：女为 1：29)，可出现在 SS(40%～90%)及 SLE(10%～20%)患者中。

(5)抗 Scl-70 抗体主要见于 PSS 的弥漫型，是该病的标志性抗体，其阳性率 25%～70%。

(6)抗 Jo-1 抗体是肺病相关肌炎的标志性抗体。

(7)抗 Rib 抗体主要见于 SLE 患者，阳性率为 10%～40%。

五、抗核抗体(ANA)

【检验方法】

ELISA 法。

【检验标本】

静脉血。

【送检要求】

抽取静脉血 2 mL 注入干燥试管，避免溶血，及时送检。

【检验部门】

免疫室。

【参考区间】

阴性。

【临床意义】

ANA 是活动性 SLE 非常敏感的参数,阳性率高于 99%。ANA 阴性基本上可排除 SLE。但 ANA 并非 SLE 所特异的,在其他多种自身免疫性疾病中可查及,如系统性硬化症、药物性 SLE、干燥综合征、风湿性关节炎等。

六、抗心磷脂抗体(ACA)

【检验方法】

ELISA 法。

【检验标本】

静脉血。

【送检要求】

抽取静脉血 2 mL 注入干燥试管送检。

【检验部门】

免疫室。

【参考区间】

阴性。

【临床意义】

健康人血液里无自身心磷脂的抗体。当它出现时,常见于某些因素引起的自身免疫性疾病,如多发性动脉血栓形成、习惯性流产、胎死宫内、神经精神症状、血小板减少等。急性期为 IgM 抗体,慢性期为 IgG 抗体。另外,抗磷脂综合征患者服用肠溶阿司匹林进行治疗时,ACA 可作为疗效观察指标。ACA 也是心肌疾病的一个参考指标。

七、抗角蛋白抗体(AKA)

【检验方法】

间接荧光免疫法。

【检验标本】

静脉血。

【送检要求】

抽取静脉血 3 mL 注入干燥试管送检。

【参考区间】

阴性。

【临床意义】

AKA 见于类风湿关节炎早期,是诊断和判断预后的指标之一,甚至在临床表现前出现。

八、抗环瓜氨酸肽(CCP)抗体

【检验方法】

酶联免疫法。

【检验标本】

静脉血。

【送检要求】

抽取静脉血 3 mL 注入干燥试管送检。

【参考区间】

阴性。

【临床意义】

抗 CCP 抗体是类风湿(RA)的特异性标志物,早期诊断及监控类风湿关节炎,与侵袭性关节破坏相关。在临床上,联合检测抗 CCP 抗体和 RF 对 RA 的诊断及预后有重要意义。

九、抗中性粒细胞胞质抗体(ANCA)

【检验方法】

免疫印迹法。

【检验标本】

静脉血。

【送检要求】

抽取静脉血 3 mL 注入干燥试管送检。

【参考区间】

阴性。

【临床意义】

ANCA 对系统性血管炎、炎症性肠病等疾病的诊断与鉴别诊断具有重要意义,被认为是原发性小血管炎的特异性血清标志物。最常见的疾病,如韦格纳肉芽肿、原发性局灶性节段坏死性肾小球肾炎、新月形肾小球肾炎、结节性多动脉炎等均可检出 ANCA。

十、抗线粒体抗体(AMA)

【检验方法】

间接荧光免疫法。

【检验标本】

静脉血。

【送检要求】

抽取静脉血 3 mL 注入干燥试管送检。

【参考区间】

阴性。

【临床意义】

AMA 可辅助临床诊断原发性胆汁性肝硬化。对于原发性胆汁性肝硬化(PBC)的特异性和敏感性均超过 95%,超过 95%的患者均可出现 AMA。PBC 常伴有高滴度的 AMA,病程早期就出现 AMA 是本病的特点。如果 AMA 出现阳性的高滴度，即使无 PBC 的症状及生化异常，也强烈提示为 PBC，建议列为高危人群，应该定期进行复查，在可能的情况下，可进行肝穿刺病检。

十一、抗精子抗体(As-Ab)

【检验方法】

ELISA 法。

【检验标本】

血清、精液、宫颈黏液。

【送检要求】

抽取静脉血 2 mL 注入干燥试管送检，收集精液小瓶内送检，或用棉拭子取宫颈黏液浸入 0.5 mL 生理盐水中送检。

【检验部门】

免疫室。

【参考区间】

阴性。

【临床意义】

抗精子抗体存在于男性精液、女性宫颈黏液或男女血液中。体内存在抗精子抗体可导致不育，因为 As-Ab 对精子有制动和细胞毒作用。治疗使其转阴后，有些患者可恢复生育能力。

十二、抗甲状腺球蛋白抗体(TG-Ab)

【检验方法】

抗原抗体结合率。

【检验标本】

静脉血。

【送检要求】

抽取静脉血 2 mL 注入干燥试管送检。

【检验部门】

免疫室。

【参考区间】

＜30％。

【临床意义】

桥本甲状腺炎、原发性甲状腺功能减退症患者血清中均有高效价抗 TG 自体抗体，尤以甲状腺炎患者检出率为高，可为 90％～95％。甲状腺抗体的检测可以代替甲状腺活检，以区别桥本甲状腺炎和单纯性甲状腺肿、甲状腺瘤等非自身免疫性疾病。另有文献报道，40 岁以上妇女抗 TG 检出率可达 18％，并认为这可能是自身免疫性甲状腺病的早期反映。

十三、抗甲状腺微粒体抗体(TM-Ab)

【检验方法】

抗原抗体结合率。

【检验标本】

静脉血。

【送检要求】

抽取静脉血 2 mL 注入干燥试管送检。

【检验部门】

免疫室。

【参考区间】

<20%。

【临床意义】

TM-Ab 与 TG-Ab 大致相同，阳性者主要见于桥本甲状腺炎、原发性甲状腺功能减退症患者。某些患者 TG-Ab 阴性，但 TM-Ab 阳性，故两种抗体同时测定可提高甲状腺自身抗体检出水平。

十四、促甲状腺素受体抗体(TR-Ab)

【检验方法】

酶联免疫法。

【检验标本】

静脉血。

【送检要求】

抽取静脉血 3 mL 注入干燥试管送检。

【检验部门】

免疫室。

【参考区间】

≤1.75 U/L。

【临床意义】

(1)有助于甲状腺功能亢进的分型：毒性弥漫性甲状腺肿(Graves)甲状腺功能亢进的抗体阳性率高，其他病引起的甲状腺功能亢进多为阴性。

(2)甲亢治疗监测：判断疗效及预后，提示免疫缓解与否的参考指标。

十五、抗人绒毛膜促性腺激素抗体(HCG-Ab)

【检验方法】

ELISA 法。

【检验标本】

血清、精液、宫颈黏液。

【送检要求】

抽取静脉血 2 mL 注入干燥试管送检，收集精液于小瓶内送检，用棉拭子取宫颈黏液浸入 0.5 mL 生理盐水中送检。

【检验部门】

免疫室。

【参考区间】

阴性。

【临床意义】

某些不孕症与患者体内出现的抗 HCG 抗体密切相关，HCG 在配子着床和维持妊娠中起重要作用，而抗 HCG 抗体可灭活 HCG，导致流产。抗 HCG 抗体可作为某些免疫不孕患者的一个辅助诊断指标。

十六、抗卵巢抗体（AO-Ab）

【检验方法】

ELISA 法。

【检验标本】

血清、宫颈黏液。

【送检要求】

抽取静脉血 2 mL 注入干燥试管送检，或用棉拭子取宫颈黏液浸入 0.5 mL 生理盐水中送检。

【检验部门】

免疫室。

【参考区间】

阴性。

【临床意义】

抗卵巢抗体是位于卵巢颗粒细胞、卵母细胞、黄体细胞和间质细胞内的自身抗体。该类患者卵巢抗原作为卵巢抗体的靶抗原，发生抗原抗体反应，可引起卵母细胞变异和数量减少，加速卵泡闭锁和卵子退化，影响排卵和卵子质量，引起不孕。抗卵巢抗体还与自身免疫病理反应关系密切，它的存在还可以影响卵巢功能，有显著的抗生育效应。多次穿刺取卵患者、B 超监测无排卵者抗卵巢抗体多为阳性。

十七、抗子宫内膜抗体（EM-Ab）

【检验方法】

ELISA 法。

【检验标本】

血清、宫颈黏液。

【送检要求】

抽取静脉血 2 mL 注入干燥试管送检，用棉拭子取宫颈黏液浸入 0.5 mL 生理盐水中送检。

【检验部门】

免疫室。

【参考区间】

阴性。

【临床意义】

子宫内膜抗体是子宫内膜异位症患者受到异位内膜的刺激，或由经血逆流等因素引起的免疫应答紊乱而产生的一种自身抗体，并与子宫内膜中靶抗原结合，在补体参与下，引起子宫内膜免疫病理损伤，影响孕卵着床，也容易导致早期流产。该项目可为不孕及流产的免疫因素诊断提供一个特异性的参考指标。

十八、抗卵子透明带抗体(AZP-Ab)

【检验方法】

ELISA 法。

【检验标本】

静脉血。

【送检要求】

抽取静脉血 2 mL 注入干燥试管送检。

【检验部门】

免疫室。

【参考区间】

阴性。

【临床意义】

抗卵子透明带抗体可破坏包有透明带的卵子和受精卵，并可遮盖透明带表面的精子受体，抑制精子吸附，阻止精子与卵子结合。阳性见于女性不孕症。

十九、封闭抗体(APLA)

【检验方法】

酶联免疫法。

【检验标本】

静脉血。

【送检要求】

抽取空腹静脉血 3 mL 置真空干燥管内送检。

【参考区间】

阳性。

【临床意义】

对自然流产的患者在主动免疫治疗前后进行检测，根据患者体内封闭抗体的变化来判断淋巴细胞免疫治疗的效果。对于反复性(3 个月内)不明原因流产患者，先进行 APLA 检查，如果 APLA 阴性，则采用淋巴细胞主动免疫疗法。免疫疗法疗程结束后复查 APLA，如 APLA 转为阳性，则可计划受孕；如 APLA 仍为阴性，则需继续治疗，直至 APLA 转为阳性，再考虑受孕。

二十、甲状腺过氧化物酶抗体(TPOAb)

【检验方法】

化学发光法。

【检验标本】

静脉血。

【送检要求】

抽取静脉血 2 mL 注入干燥试管送检。

【检验部门】

免疫室。

【参考区间】

<34 U/mL。

【临床意义】

血清中 TPO 抗体增加对许多甲状腺疾病的评估都十分有用。90%以上的桥本甲状腺炎病人 TPO 抗体增加，抗体增加的量与病情严重程度无相关性，增加的抗体随病程延长或药物治疗而转为阴性，如果抗体再度升高，有复发可能性。先天性甲状腺功能低下、产后甲状腺炎、萎缩性甲状腺炎及部分结节性甲状腺囊肿患者的 TPO 抗体也有增高。

二十一、抗胰岛细胞抗体(ICA)

【检验方法】

间接免疫荧光法。

【检验标本】

静脉血。

【送检要求】

抽取静脉血 2 mL 注入干燥试管送检。

【检验部门】

免疫室。

【参考区间】

阴性。

【临床意义】

ICA 检测对胰岛素依赖型糖尿病(IDDM)与非胰岛素依赖型糖尿病(NIDDM)患者的鉴别诊断有一定价值。IDDM 血清中存在 ICA，早期 IDDM 患者(多为青少年)ICA 阳性率可达 85%；随病程的延长，ICA 检出率下降，病程达 10 年时，该抗体阳性率不到 10%。NIDDM 患者阳性率仅为 6.2%。

二十二、抗胰岛素抗体(IAA)

【检验方法】

ELISA 法。

【检验标本】

静脉血。

【送检要求】

抽取静脉血 2 mL 注入干燥试管送检。

【检验部门】

免疫室。

【参考区间】

阴性。

【临床意义】

20%～50%初诊及未经治疗的1型糖尿病患者存在IAA,31%的抗胰岛细胞抗体(ICA)阳性个体能同时检测出IAA,IAA和ICA同时存在的个体很可能发展成1型糖尿病。因此，体外检测循环的抗胰岛素自身抗体可用于诊断1型糖尿病和预测1型糖尿病的危险性。

第三节　激素及其代谢产物的免疫学检验

一、促甲状腺素(TSH)

【检验方法】

化学发光法。

【检验标本】

静脉血。

【送检要求】

抽取静脉血3 mL注入干燥试管送检,一般与T_4、T_3同时测定。

【检验部门】

内分泌室。

【参考区间】

0.6～4.5 ng/mL。

【临床意义】

升高见于原发性甲状腺功能低下,其增加值与甲状腺功能低下的程度成正比;亦可见于局限性垂体小腺瘤、缺碘性甲状腺肿及服用抗甲状腺药品(丙基硫氧嘧啶)。

二、总甲状腺素(T_4)

【检验方法】

化学发光法。

【检验标本】

静脉血。

【送检要求】

抽取静脉血3 mL注入干燥试管送检,一般与TSH、T_3同时测定。

【检验部门】

内分泌室。

【参考区间】

78.38～157.4 nmol/mL。

【临床意义】

1.T_4 升高

T_4 升高见于甲状腺功能亢进症、高甲状腺结合球蛋白(TBG)血症、结节性毒性甲状腺肿、亚急性甲状腺炎、局限性垂体小腺瘤、妊娠。某些药物可导致其水平升高，如雌激素、避孕药、右旋甲状腺素、促甲状腺激素等。

2.T_4 降低

T_4 降低见于甲状腺功能减退症、低 TBG 血症、垂体功能减退症、剧烈活动等。某些药物可导致其水平降低，如苯妥英钠、睾酮、皮质类固醇。

三、总三碘甲状腺原氨酸(T_3)

【检验方法】

化学发光法。

【检验标本】

静脉血。

【送检要求】

抽取静脉血 3 mL 注入干燥试管送检，一般与 TSH、T_4 同时测定。

【检验部门】

内分泌室。

【参考区间】

1.34～2.73 nmol/mL。

【临床意义】

较 T_4 更敏感，特别是对诊断 T_3 性甲状腺功能亢进症有特异性。

1.T_3 升高

T_3 升高见于甲状腺功能亢进症、高 TBG 血症，服用甲状腺制剂可使结果升高。

2.T_3 降低

T_3 降低见于甲状腺功能减退症、低 TBG 血症，服用普萘洛尔、肾上腺糖皮质激素、造影剂可使 T_3 降低。

四、游离三碘甲状腺原氨酸(FT_3)

【检验方法】

化学发光法。

【检验标本】

静脉血。

【送检要求】

抽取静脉血 2 mL 注入干燥试管送检，与 FT_4 同时测定。

【检验部门】

内分泌室。

【参考区间】

3.67～10.43 pmol/L。

【临床意义】

临床意义同 T_3，但较 T_3 敏感且不受结合蛋白影响（血液循环中 FT_3 占总 T_3 的 0.5%，是真正具有生物活性的部分）。

五、游离甲状腺素（FT_4）

【检验方法】

化学发光法。

【检验标本】

静脉血。

【送检要求】

抽取静脉血 2 mL 注入干燥试管送检，与 FT_3 同时测定。

【检验部门】

内分泌室。

【参考区间】

7.86～14.41 pmol/L。

【临床意义】

临床意义与 T_4 基本相同，但不受结合蛋白影响，且较 T_4 敏感（血液循环中 FT_4 占总 T_4 的 0.03%）。

六、促卵泡激素（FSH）

【检验方法】

化学发光法。

【检验标本】

静脉血。

【送检要求】

抽取静脉血 3 mL 注入干燥试管送检，一般与 LH、PRL、黄体酮、E_2、E_3 同时测定。

【检验部门】

内分泌室。

【参考区间】

男性：1.27～19.26 U/L。

正常月经女性：

卵泡期：3.85～8.78 U/L。

排卵期：4.54～22.51 U/L。

黄体期：1.79～5.12 U/L。

绝经期：16.7～113.6 U/L。

【临床意义】

1.FSH 升高

FSH 升高见于原发性性腺功能减退症、卵巢或睾丸发育不全、绝经后等。

2.FSH 降低

FSH 降低见于腺垂体功能减退、不育等。

七、促黄体生成素(LH)

【检验方法】

化学发光法。

【检验标本】

静脉血。

【送检要求】

抽取静脉血 3 mL 注入干燥试管送检,一般与 FSH、PRL、黄体酮、E_2、E_3 同时测定。

【检验部门】

内分泌室。

【参考区间】

男性(50 岁):1.24～8.52 U/L。

正常月经女性:

卵泡期:2.12～10.89 U/L。

排卵期:19.18～103.00 U/L。

黄体期:1.20～12.86 U/L。

多数绝经期:10.87～58.60 U/L。

【临床意义】

1.LH 升高

LH 升高见于卵巢切除、提早绝经、卵巢发育不全、初期睾丸衰退、曲细精管发育不全、睾丸切除、无睾丸、睾丸发育不全等。

2.LH 降低

LH 降低见于腺垂体功能减退、黄体功能不全、口服避孕药后。测定血清 LH 峰值是预测排卵的最有效方法,通常与 FSH 同时测定。

八、雌二醇(E_2)

【检验方法】

化学发光法。

【检验标本】

静脉血。

【送检要求】

抽取静脉血 3 mL 注入干燥试管送检,一般与 FSH、LH、PRL、黄体酮、E_3 同时测定。

【检验部门】

内分泌室。

【参考区间】

男性:20～75 ng/L。

正常月经女性：

卵泡期：24～114 ng/L。

黄体期：80～273 ng/L。

绝经期：20～88 ng/L。

【临床意义】

1.E_2 升高

E_2 升高见于妊娠、多胎妊娠、卵巢癌、男性乳房发育等。

2.E_2 降低

E_2 降低见于卵巢功能不全、绝经期综合征、服用避孕药。

九、雌三醇(E_3)

【检验方法】

化学发光法。

【检验标本】

静脉血。

【送检要求】

抽取静脉血 3 mL 注入干燥试管送检，一般与 FSH、LH、PRL、黄体酮、E_2 同时测定。

【检验部门】

内分泌室。

【参考区间】

男性及未孕妇女小于 7 nmol/L(2 ng/mL)。

【临床意义】

E_3 主要用于高危妊娠监测，妊娠后 3 个月时，血 E_3 急剧减少 30%～40%，提示胎盘功能减退；急剧减少 50%以上，提示胎盘功能显著减退。

十、黄体酮

【检验方法】

化学发光法。

【检验标本】

静脉血。

【送检要求】

抽取静脉血 3 mL 注入干燥试管送检，一般与 FSH、LH、PRL、E_2、E_3 同时测定。

【检验部门】

内分泌室。

【参考区间】

男性：0.10～0.84 μg/L。

女性：

卵泡期：3.31～1.52 μg/L。

黄体期：5.16～18.56 μg/L。

绝经期：小于 0.10～0.78 μg/L。

【临床意义】

1.黄体酮增加

黄体酮增加见于先天性肾上腺皮质增生、库欣综合征、葡萄胎等。

2.黄体酮减少

黄体酮减少见于流产、妊娠高血压综合征、无脑儿畸胎妊娠、胎儿宫内死亡、腺垂体功能减退症、绒毛膜上皮癌、黄体功能不全等。

十一、泌乳素(PRL)

【检验方法】

化学发光法。

【检验标本】

静脉血。

【送检要求】

抽取静脉血 3 mL 注入干燥试管送检，与 LH、FSH、黄体酮、E_2、E_3 同时测定。

【检验部门】

内分泌室。

【参考区间】

男性：2.64～13.13 μg/L。

女性：

<50 岁：3.34～26.72 μg/L。

≥50 岁：2.74～19.64 μg/L。

【临床意义】

1.PRL 升高

PRL 升高见于妊娠、哺乳、恶性肿瘤(下丘脑垂体)、产后闭经泌乳综合征、甲状腺功能减退症、乳腺癌、多囊性卵巢、某些药物的影响(雌性激素、避孕药等)。

2.PRL 降低

PRL 降低见于腺垂体功能减退症、单纯性 PRL 分泌缺乏症。

十二、睾酮(testosterone)

【检验方法】

化学发光法。

【检验标本】

静脉血。

【送检要求】

抽取静脉血 3 mL 注入干燥试管送检，与 LH、PRL、FSH、E_2、E_3 同时测定。

【检验部门】

内分泌室。

【参考区间】

男性：1.75～7.8 μg/L。

女性：小于 0.10～0.75 μg/L。

【临床意义】

1.睾酮升高

睾酮升高见于先天性肾上腺皮质增生、库欣综合征、睾丸或卵巢肿瘤、女性多毛症、应用雄性激素等。

2.睾酮降低

睾酮降低见于腺垂体功能减退症、先天性睾丸发育不良、阳痿等。

十三、胰岛素(INS)

【检验方法】

化学发光法。

【检验标本】

静脉血。

【送检要求】

抽取静脉血 2 mL 注入干燥试管送检，一般与 C-肽同时测定。

【检验部门】

内分泌室。

【参考区间】

13～161 pmol/L。

【临床意义】

1.INS 升高

INS 升高见于胰岛细胞瘤、嗜铬细胞瘤、甲状腺功能亢进症、肥胖症、胰岛素自身免疫综合征。

2.INS 降低

INS 降低见于糖尿病、胰腺炎、胰切除术后、腺垂体功能减退等。

十四、C-肽(CP)

【检验方法】

化学发光法。

【检验标本】

静脉血。

【送检要求】

抽取静脉血 2 mL 注入干燥试管送检，一般与 INS 同时测定。

【检验部门】

内分泌室。

【参考区间】

2.5～10.5 ng/mL。

【临床意义】

C-肽测定的临床意义同胰岛素，但其对糖尿病治疗措施的选择有参考价值。如非胰岛素依赖型糖尿病(NIDDM)病人胰岛素受体不足，或亲和力降低，或存在胰岛素抗体等，应用胰岛素并无效果，因为这种病人C-肽不降低(反映胰岛素分泌并不缺少)；若为胰岛素依赖型糖尿病(IDDM)病人，则血浆C-肽含量降低，应用胰岛素治疗有效。

十五、人绒毛膜促性腺激素(HCG)

【检验方法】

化学发光法。

【检验标本】

静脉血。

【送检要求】

抽取静脉血2 mL注入干燥试管送检。

【检验部门】

内分泌室。

【参考区间】

健康男性：小于0.50～2.67 U/L。

健康女性：小于0.50～2.9 U/L。

妊娠妇女：

0.2～1.0孕周：5～50 U/L。

≥1且<2孕周：50～500 U/L。

≥2且<3孕周：100～5 000 U/L。

≥3且<4孕周：500～10 000 U/L。

≥4且<5孕周：1 000～50 000 U/L。

≥5且<6孕周：10 000～100 000 U/L。

≥6且<8孕周：15 000～200 000 U/L。

≥8且<12孕周：10 000～100 000 U/L。

【临床意义】

HCG在月经延期3 d左右便可检测出，妊娠8～12周血中浓度达高峰，可超过10 000 U/L，此后逐渐下降，18周降至12 000～28 000 U/L，直至分娩后4 d达正常水平。因此，HCG可用于诊断早孕及宫外孕，进行先兆流产的动态观察及判断预后，还可作为孕期的监护观察指标。此外，HCG也可用于绒癌、恶性葡萄胎等，作为辅助诊断及治疗后随访的观察指标。男性非精原细胞的睾丸肿瘤患者血中HCG值也很高(升高率为48%～86%)，故测定HCG亦可作为睾丸肿瘤高危人群(隐睾、睾丸肿瘤患者单卵孪生兄弟)的筛查试验。

十六、骨钙素

【检验方法】

放射免疫法。

【检验标本】

静脉血。

【送检要求】

抽取静脉血 2 mL 注入干燥试管送检，避免溶血。

【检验部门】

内分泌室。

【参考区间】

1.8～8.4 ng/mL。

【临床意义】

血清骨钙素是骨形成的标志物，当骨代谢活跃时，血清骨钙素升高，如甲状旁腺功能亢进症、肢端肥大症、佩吉特病、癌伴骨转移。在甲状腺功能低下和糖皮质激素治疗时，血清骨钙素降低。骨钙素测定还能用作骨质疏松症治疗疗效监测指标。

十七、血清降钙素原(PCT)

【检验方法】

免疫比浊法。

【检验标本】

静脉血。

【送检要求】

抽取静脉血 2 mL 注入干燥试管送检。

【检验部门】

生化室。

【参考区间】

<1.5 μg/L。

【临床意义】

降钙素原(PCT)是降钙素前体物，且无激素活性，含 116 个氨基酸残基，由 N 末端、降钙素、C 末端三部分组成。PCT 是细菌感染所致的急性重症全身性炎症反应的良好指标，且不受体内激素水平的影响，在体内半衰期为 25～30 h。在生理状态下，PCT 由甲状腺 C 细胞或其他内分泌细胞产生；在病理状态下(主要是细菌感染)，产生 PCT 的主要部位为肝脏，外周血单核细胞、脾、肺或神经内分泌细胞也是产生 PCT 的主要场所。内毒素、细胞因子可直接刺激 PCT 释放。

PCT 作为一种新的、具有创新意义的严重细菌感染等疾病的实验指标，大大提高了临床诊断的准确性，为重症监护、放化疗、服用免疫制剂或器官移植等患者合并发热时提供了极其重要的鉴别诊断依据，为进一步的检查和治疗提供了临床依据。

(1)对脓毒症做早期诊断，PCT 血清浓度与细菌感染和脓毒症严重程度成正比。

(2)对系统或软组织严重感染(腹膜炎或软组织感染等)做早期诊断，在系统炎症情况下，

PCT 浓度明显升高并持续上升。

(3)细菌感染和非细菌性炎症反应的鉴别诊断，如自身免疫性疾病患者 PCT 血清浓度轻度升高，但并发感染的病人血清 PCT 浓度明显升高。

(4)细菌感染和病毒感染的鉴别诊断(脑脊髓膜炎等)能够诊断性地区分细菌感染与病毒感染。

(5)器官移植术后鉴别诊断，细菌、病毒、真菌感染是器官移植的常见并发症。由于排斥反应的影响，传统感染诊断出现困难，PCT 能特异性地鉴别诊断器官移植感染。

(6)对高危感染者进行连续监测(重症监护室、器官移植术后等)。

(7)对上述疾病严重程度及其预后的判断和疗效评价。

十八、甲状旁腺激素(PTH)

【检验方法】

化学发光法。

【检验标本】

静脉血。

【送检要求】

抽取静脉血 2 mL 注入干燥试管送检，避免溶血。

【检验部门】

内分泌室。

【参考区间】

1.30～7.33 pmol/L。

【临床意义】

PTH 是细胞外液钙浓度控制的主要因素，其通过减少肾脏钙排出和加速骨骼储存钙释放，使血钙升高。血钙浓度升高会抑制 PTH 分泌。检测血清中 PTH 主要用于原发性甲状旁腺功能亢进症的诊断，由肾衰竭引起的继发性甲状旁腺功能亢进症的确诊，高钙血症的鉴别诊断，非甲状旁腺恶性肿瘤引起的高钙血症的鉴别诊断等。

十九、皮质醇

【检验方法】

化学发光法。

【检验标本】

静脉血。

【送检要求】

抽取静脉血 3 mL 置真空干燥管内送检。

【检验部门】

免疫室。

【参考区间】

上午：138～690 nmol/L。

下午：69～345 nmol/L。

【临床意义】

(1)皮质醇升高或节律异常见于皮质醇增多症、高皮质醇结合球蛋白血症、肾上腺癌、垂体促肾上腺皮质激素瘤、异位促肾上腺皮质激素综合征、休克或严重创伤所引起的应激反应等。其他因素如肥胖、肝硬化、妊娠等亦可使其升高。

(2)降低见于肾上腺皮质功能低下、毒性弥漫性甲状腺肿、家族性皮质醇结合球蛋白缺陷症。

(3)单纯性肥胖会使17-OHCS增加,但皮质醇在正常范围内。

二十、尿17-羟-皮质类固醇(17-OHCS)

【检验方法】

色谱法。

【检验标本】

尿液。

【送检要求】

以3～5 mL浓盐酸防腐,留取24 h尿液,计尿总量,取10 mL尿液送检(留样前服用中药、四环素、维生素B_2、降压药及地西泮对结果有影响,应避免)。

【检验部门】

生化室。

【参考区间】

男性:3～10 mg/24 h。

女性:2～8 mg/24 h。

【临床意义】

(1)增加见于肾上腺功能亢进症,如库欣综合征、肾上腺皮质瘤及双侧增生、肥胖和甲状腺功能亢进症等,其中以肾上腺皮质肿瘤增生最为显著。

(2)减少见于肾上腺皮质功能不全,如艾迪生病和希恩综合征,以及某些慢性病,如肝病、结核病等。在注射ACTH后,健康人和皮质腺癌、双侧增生患者,尿液中17-OHCS可显著增加;而肾上腺皮质功能减退症和肾上腺癌患者,则变动不明显。

二十一、尿17-酮类固醇(17-KS)

【检验方法】

色谱法。

【检验标本】

尿液。

【送检要求】

以3～5 mL浓盐酸防腐,留取24 h尿液,计尿总量,取10 mL尿液送检(留样前服用中药、四环素、维生素B_2、降压药及地西泮对结果有影响,应避免)。

【检验部门】

生化室。

【参考区间】

男性：10～25 mg/24 h。

女性：6～14 mg/24 h。

【临床意义】

(1)17-KS 增多见于肾上腺皮质功能亢进、增生、肿瘤及垂体肿瘤、肢端肥大症、睾丸间质细胞瘤、肾上腺性异常症(如性早熟、先天性肾上腺增生所致女性假两性畸形)。

(2)17-KS 减少见于肾上腺皮质功能减退，如艾迪生病、希恩综合征、垂体功能减退症、性腺功能减退症、慢性疾病、肝硬化。

二十二、降钙素(CT)

【检验方法】

化学发光法。

【检验标本】

静脉血。

【送检要求】

抽取空腹静脉血 3 mL 置真空干燥管内送检。

【检验部门】

免疫室。

【参考区间】

男性：0～2.46 pmol/L。

女性：0～1.46 pmol/L。

【临床意义】

(1)升高见于孕妇、儿童，以及甲状旁腺功能亢进症、血促胃液过多、肾衰竭、慢性炎症、髓状甲状腺癌、甲状腺降钙素分泌细胞癌、白血病、骨髓外骨髓增生症、肺癌、乳腺癌患者。还可用于监测疗效和癌症复发。

(2)降低见于甲状腺切除病人。

二十三、氨基末端脑钠肽前体(NT-proBNP)

【检验方法】

双抗体夹心法。

【检验标本】

静脉血。

【送检要求】

抽取静脉血 3 mL 注入干燥试管送检。

【检验部门】

生化室。

【参考区间】

＜125 pg/mL(表 5-1)。

表 5-1　氨基末端脑钠肽前体的临床判定

	排除心力衰竭	诊断心力衰竭
门诊	<125 pg/mL	>125 pg/mL 怀疑心力衰竭，进一步做心动超声或其他检查排除心力衰竭
急症	<300 pg/mL	<50 岁，>450 pg/mL；50～75 岁，>900 pg/mL；>75 岁，>1 800 pg/mL 怀疑心力衰竭，进一步做心动超声或其他检查排除心力衰竭

【临床意义】

氨基末端脑钠肽前体是排除和诊断心力衰竭的量化指标。NT-proBNP 水平与心力衰竭的严重程度相关，NT-proBNP 水平越高，病变越严重，预后也越差；NT-proBNP 有利于在早期阶段或病变轻微阶段发现心力衰竭；NT-proBNP 可以区分无症状或症状轻微的心力衰竭患者（NYHA Ⅰ级和Ⅱ级）与非心力衰竭患者。

二十四、25 羟基维生素 D[25(OH)D]

【检验方法】

酶联免疫法。

【检验标本】

静脉血。

【送检要求】

抽取静脉血 3 mL 注入干燥试管送检。

【送检部门】

免疫室。

【临床意义】

(1)检测体内 25(OH)D 水平，有效预防维生素 D 不足或缺乏。

(2)诊断特异性紊乱(骨软化、近前端肌病、维生素 D 中毒)。

(3)佝偻病的鉴别诊断及治疗监测。

(4)各种相关疾病的病理学探究及风险评定(骨质疏松、跌倒、骨折、肿瘤、1 型和 2 型糖尿病、多发性硬化症、风湿性关节炎等)。

(5)联合其他骨标志物监测骨疾病治疗效果。

二十五、1,25-双羟维生素 D

【检验方法】

酶联免疫法。

【检验标本】

静脉血。

【送检要求】

抽取静脉血 3 mL 注入干燥试管送检。

【送检部门】

免疫室。

【临床意义】

(1)检测体内活性维生素 D 水平,用于评价钙吸收水平。

(2)用于诊断临床紊乱,包括维生素 D 依赖型佝偻病 Ⅰ 型和 Ⅱ 型、妊娠后期维生素 D 缺乏、肿瘤性高钙血症、慢性肾功能不全、重症维生素 D 缺乏、甲状旁腺功能减退症、肿瘤性低磷血症性骨软化症、摄入钙过剩等。

(3)联合其他骨标志物监测骨疾病治疗效果。

第四节　移植免疫测定

一、人类白细胞抗原

人类白细胞抗原是由 HLA 主要组织相容性复合体编码产生的抗原,存在于人类白细胞膜上,它是一种与其他组织细胞(肾、脾、肺、心、精子、皮肤等)共有的同种抗原。

(一)HLA 基因复合体分类

HLA 基因复合体位于人第 6 对染色体短臂上,已知共有 6 个座位,即 HLA-A、HLA-B、HLA-C、HLA-DR、HLA-DQ、HLA-DP。每个座位上的 HLA 基因均可编码一种特定的抗原成分。HLA-A、HLA-B、HLA-C 座位上的基因编码的抗原成分称为 Ⅰ 类抗原,存在于所有有核细胞的膜上,以淋巴细胞上的抗原密度最大。Ⅰ 类抗原是组织排斥反应的主要抗原,可用血清学方法进行分型。Ⅱ 类抗原由 HLA-DR、HLA-DQ、HLA-DP 基因编码,主要表达在 B 细胞、巨噬细胞和其他抗原呈递细胞上,与免疫应答及免疫调节有关。

(二)HLA 抗原分型方法

1.血清学分型法

血清学分型主要对 Ⅰ 类抗原及 Ⅱ 类抗原中的 DR 和 DQ 抗原分型。其常用经国际会议公认的微量淋巴细胞毒试验,故此类抗原称为 SD 抗原。

2.细胞学分型法

细胞学分型法用于鉴定 Ⅱ 类抗原中的 DP 抗原。其常用混合淋巴细胞培养法,故此类抗原称为 LD 抗原。

3.DNA 分型法

近年来随着分子生物学技术的发展,又产生了对 HLA 基因进行的核苷酸顺序分析。

(三)HLA 在医学上的意义

1.HLA 与肾移植的关系

医学界普遍认为 HLA-DR 和 HLA-D 抗原最为重要,HLA-B 和 HLA-A 抗原次之。一般国外实验室在肾移植中只检测 HLA-A、HLA-B、HLA-C 及 HLA-DR 抗原,但在活体亲缘肾移植、骨髓移植中,还必须进行 HLA-D 抗原配型。同种移植物的排斥反应与供体带有受体体内所缺乏的组织相容性抗原有关。

(1)HLA-A、HLA-B 抗原与肾移植的关系:家庭内移植肾的存活率与 HLA-A、HLA-B 抗原配合密切相关。由于遗传连锁,HLA-A、HLA-B 抗原相同,有时 HLA-D 或 HLA-DR 抗原有可能相同,故血缘肾 HLA-A、HLA-B 配对,要显著优于无关者相配。在进行同种异体肾移植时,一般认为 HLA-A 和 HLA-B 抗原相配的肾移植,其存活率要明显高于不相配的。对再次肾移植和已产生了抗白细胞抗体的患者来说,选择 4 个或 3 个 HLA-A、HLA-B 抗原相配的供体更具有临床价值。

(2)HLA-DR 抗原与肾移植的关系:进行同种异体移植时,HLA-DR 抗原配型结果全配对的移植肾均有良好的肾功能。

(3)HLA-D 抗原与肾移植的关系:HLA-D 位点的重要性不仅在肾移植,而且在皮肤、骨髓等同种移植中都得到了证明。

2.HLA 分型与疾病的关联

大量资料表明 HLA 抗原与某些疾病,特别是某些病因不明的疾病之间关联非常明显。如关节强直性脊椎炎、乳糜泻、牛皮癣、类风湿关节炎、慢性活动性肝炎患者中 HLA 抗原频率与健康人群相比有明显的升高。

HLA 抗原与某些癌肿有关,如鼻咽癌、食管癌等。HLA 抗原与疾病关联的确切原因目前尚不清楚,一定的 HLA 抗原和一定的疾病易感性基因相关联。

3.HLA 定型在人类进化及法医中的意义

HLA 分型的研究提供不同种族进化的信息。HLA 系统的多态性给组织器官移植带来了许多困难。然而,极高的多态性可以作为鉴定血缘关系的遗传标志。

4.HLA 抗原与输血的关系

溶血性输血反应主要由红细胞抗原不合引起,在一些非溶血性反应中,如发热、寒战、荨麻疹,部分由白细胞抗体引起。当供者血清中含有白细胞抗体或受者血清中含有白细胞抗体时,均会产生反应。前者称间接反应,后者称直接反应。

一般这种输血反应较轻微且能恢复,但在极个别情况下也能发生严重反应,因此,输血前常规做白细胞抗体测定,可减少非溶血性输血反应。

二、移植免疫检验

(一)交叉试验——受体抗供体淋巴细胞毒抗体试验和淋巴细胞混合培养试验

【方法及参考区间】

淋巴细胞毒性试验:

试管法,≤10%可移植。

微板法,≤20%可移植。

淋巴细胞混合培养试验:有亲缘关系的呈弱阳性反应,组织抗原性差异大的呈强阳性反应。

【临床评价】

(1)检测受体血清中有无抗供体淋巴细胞毒抗体(特别是多次输血者)为移植前供体选择的重要试验。如结果阳性会导致超急性排斥反应,为移植的禁忌。

(2)试管法增加 10%或微板法增加 20%,根据临床考虑;试管法增加 20%一般不考虑移植,超过 50%不宜进行,否则可能发生超急性排斥反应。

有文献报道淋巴细胞毒性试验测定 HLA 抗原与供体相同,淋巴细胞混合培养试验也呈阴性，但移植后 16 d 仍然发生中度的急性排斥反应，因此，现有体外检查法还不能完全测出人体的组织相容性抗原。

（二）自发性淋巴母细胞毒生成试验

【方法及参考区间】

3HTdR 掺入法：用均相法测量的样品的放射量为（4 303±1 254）dpm/10^6 个单核细胞（dmp：每个标本平均每分钟蜕变数）。

【临床评价】

（1）移植患者在稳定状态时，在正常范围内或轻度升高。急性排斥早期或症状较明显时，超过或小于正常均值 2 个标准差。移植前后检测，便于比较分析。

（2）急性白血病、系统性红斑狼疮等自身免疫疾病时掺入量增加，而缓解时掺入量接近正常。

（3）假阳性见于大量皮质激素冲击后，继发病毒和细菌感染时，血液透析、输血后及白细胞减少症的恢复期等。假阴性较少见，一般见于应用大剂量免疫抑制剂后。

（三）白细胞移动抑制试验

【方法及参考区间】

移动指数为 1.0±0.3。

【临床评价】

（1）移动指数在正常范围内时，说明受体处于稳定状态。

（2）移动指数显著增大（＞1.30）时，提示受体对移植物处于轻度敏感状态。

（3）当高浓度抗原发生抑制、低浓度抗原在正常范围内时，说明受体对移植物处于中度敏感状态，可能是排斥反应的早期或有排斥的趋势。

（4）当高、低浓度抗原均发生抑制时，表明机体处在高敏感状态，常与急性排斥反应有关，可比临床症状早 1～7 d 出现。

（5）移动指数持续低下可能与不可逆排斥有关。

（四）淋巴细胞介导细胞毒性试验

【方法参考区间】

51Cr 释放法：51Cr 自然释放率小于 15％，健康人淋巴细胞释放率小于 5％，特异性释放率大于 10％为阳性。

【临床评价】

（1）51Cr 自然释放率一般应在 15％以下，健康人淋巴细胞释放率在 5％以内，特异性释放率达 10％时才有显著性差异。

（2）在同种异体移植时，凡受体淋巴细胞对供体淋巴细胞发生细胞毒阳性反应，称直接淋巴细胞介导的阳性反应，提示患者已对供体的抗原发生过敏反应，移植时易发生早期剧烈排斥反应，移植肾丧失率高，骨髓移植也不能成功。因此，本试验亦可列为移植前选择供体试验之一。用已经在体外与供者淋巴细胞混合培养的患者淋巴细胞攻击供体淋巴细胞，称为间接细胞介导的细胞毒试验。此试验的阳性程度与移植后体内急性排斥反应的程度和频率密切相关，应选用间接细胞毒阴性或反应低的供体。

(3)移植后直接淋巴细胞介导的细胞毒试验阳性，常与移植肾急性排斥反应密切相关，可作为免疫监视的特异指标。

（五）HLA DNA 分型

【临床评价】

通过 PCR 技术对 HLA-Ⅱ类基因进行分型是近年新发展的一种技术，又称基因配型。其主要测定位点 DRB1、DRB3、DRB5、DQA1、DQB1、DPA1、DPB1 等，根据扩增结果确定基因型，然后选择供、受体。根据基因配型相合器官移植的 5 年生存率明显高于配型不合者。

（六）可溶性抗 HLA 抗体

【方法参考区间】

ELISA 法。

根据血清中 sHLA-IgG 的百分率，将致敏程度分为四级：不超过 10％为未致敏（阴性）；不超过50％为轻度致敏；不超过 80％为中度致敏；高于 80％为高度致敏。

【临床评价】

根据器官共享联合网络（UNOS）的统计，影响移植肾长期存活的因素按程度排序依次为群体反应性抗体、HLA-B 及 DR 的错配、移植次数、移植前输血、供者年龄和种族差异。肾移植受者在接受了 HLA 不同的供肾后，体内产生抗 HLA 抗体而处于致敏状态。致敏不但与急性排斥有关，而且与慢性排斥反应及长期存活具有明显的相关性。sHLA-IgG 对同种心、肾移植长期存活率存在明显的影响，术后 1 年若 sHLA-IgG 阳性，移植肾的 5 年存活率为 53％，而阴性者的存活率为 70％。经常检测移植患者的 sHLA-IgG 具有重要的临床价值，可作为评价受者免疫状态的一项指标。由于高度致敏与移植肾功能受损有关，受检者若处于高度致敏状态，应严密监测移植肾功能，必要时调整免疫抑制剂或采取去除抗体的措施，如血浆置换、免疫吸附等。

（七）巨细胞病毒（CMV）-PP65 抗原

【方法参考区间】

免疫过氧化物酶法。正常阴性。

【临床评价】

巨细胞病毒（CMV）感染是肾移植术后最初 3 个月最主要的感染并发症及死亡原因。早期诊断和及时预防性抗病毒治疗是降低移植术后 CMV 感染发病率和病死率的关键。CMV 感染的临床表现没有特异性，诊断主要依据实验室检查。病毒培养敏感度低，技术要求高，耗时长，抗 CMV 血清学检查方法简单，但 CMV-IgM 在原发性感染早期不出现，CMV-IgG 在继发性感染中只有升高 4 倍以上才有意义。肾移植受者使用强免疫抑制剂，CMV 抗体产生常延迟或缺乏会影响阳性检出率，定性 CMV-DNA PCR 检测假阳性率高，缺乏定量指标。应用免疫组织化学法对感染细胞进行染色测定 CMV-PP65 抗原，其特异性和敏感性高，在 90％以上，6 h 可获结果，最早在感染后数小时即可检出，为抗病毒治疗提供了可靠的依据，并可确定抗病毒治疗的疗程。

测定移植术后受者外周血白细胞 CMV-PP65 抗原，术后 3 个月内每周检测 1 次。

第五节　感染性疾病的免疫学检验

一、艾滋病

艾滋病的全称是“获得性免疫缺陷综合征”，是由人类免疫缺陷病毒(HIV)引起的、在全球范围内传播的严重传染病。病毒特异性地侵犯 $CD4^+$ T 淋巴细胞，致机体细胞免疫受损。其在临床上初始表现为无症状，继而发展为持续性全身淋巴肿大综合征和艾滋病相关综合征，最终并发各种严重机会性感染和恶性肿瘤成为 AIDS，有极高死亡率。目前我国 HIV 感染每年增长较快，传播途径有性接触、静脉吸毒、血液等。一旦感染平均发病时间为 8 年，发病后若无积极治疗，一般于 2 年内病故。

【主要实验室检查】

1.血常规

血常规可有不同程度贫血，白细胞计数减少，多在 $4\times10^9/L$ 以下。分类可见中性粒细胞增加，核左移，少数为粒细胞减少。淋巴细胞明显减少，常低于 $1.0\times10^9/L$，可见浆细胞样淋巴细胞和含空泡的单核细胞。淋巴细胞亚群检查十分重要，T 淋巴细胞减少，$CD4^+$ T 淋巴细胞下降[正常 $(0.8\sim1.2)\times10^9/L$]，$CD4^+/CD8^+<1.0$(正常 1.75～2.10)。血小板一般无变化，但也可明显减少。

2.生化检查

HIV 感染引起 AIDS 后可引起全身呼吸系统、消化系统、神经系统、泌尿系统、血液系统、心血管系统、皮肤黏膜感染。因此，可发现与以上系统相关的各种生化指标异常，如 ALT、AST、γ-GT 升高，胆红素升高，低蛋白、低脂，电解质紊乱，低钠、低钾、低氯，血肌酐、尿素氮可升高。

3.一般免疫学检查

免疫球蛋白、免疫复合物(如 C1q 等)、多种自身抗体(如抗核抗体、抗线粒体抗体、抗平滑肌抗体等)可阳性。淋巴细胞转化率减低，迟发型变态反应皮试阴性。由 T 细胞产生的白介素-2 和 γ-干扰素减少。

4.血清学检测抗-HIV

血清学检测抗-HIV 一般分为筛选和确认两级检测。酶免疫方法或荧光免疫方法可以初筛抗-HIV，阳性者进行确认实验，目前蛋白印迹(WB)阳性者可确认 HIV 感染。

5.病原检测

(1)HIV：使用免疫学方法可测定 P24 抗原。HIV-RNA 可通过用 RT-PCR 等方法从外周单个核细胞或组织细胞中查到。其定量检测可用于筛选治疗方案、监测疗效、评估预后。使用诸多分子生物学方法可确定 HIV 耐药变异株的存在和亚型。

(2)机会性感染病原：呼吸系统感染中常见卡氏肺孢子虫、结核杆菌、巨细胞病毒、单纯疱疹病毒、军团菌、弓形虫、隐球菌、鸟分枝杆菌、念珠菌等病原。可使用以上病原的传统分离鉴定方法及分子生物学方法检出。消化系统感染中疱疹病毒、隐孢子虫、鸟分枝杆菌等侵犯胃肠道可引起腹泻，内镜活检标本及粪便可进行病原分离鉴定。神经系统感染时可见巨细胞病毒、隐球菌、弓形虫、美国线虫引起的脑炎，可从脑脊液中检测出各种病原。心血管系统感染，可由病毒、原虫、细菌、真菌等引起心肌炎，可对相应病原进行分离鉴定。

【相关检查项目】

1.胸片

可发现呼吸系统感染。

2.B 超检查

了解身体各个部位病变(感染和肿瘤)情况。

3.胃肠镜检查

有助于确认消化系统感染及其他炎症。

4.CT 及 MRI 检查

对各系统感染及肿瘤发生可进行细微检查和确认。

5.其他

根据感染发生部位不同还可进行超声心动、血管造影、肌肉活检等检测。

【方法评价】

HIV 感染可用病毒抗体(抗 HIV)免疫方法筛出并由免疫印迹(WB)确认。AIDS 的发生是以 $CD4^+$ T 细胞减少、体重下降、机会感染、神经系统症状及肿瘤出现来确诊的，在诊断中可辅以各种器械及影像学检查进行确诊。

二、结核病

结核分枝杆菌是结核病的主要致病菌，可侵及全身各器官，肺结核是结核病最常见的临床类型，痰结核菌阳性患者是肺结核的重要传染源。感染结核菌后是否发病取决于感染菌量和宿主抵抗力，免疫功能低下人群，如 AIDS、糖尿病、硅肺及使用免疫抑制剂治疗者均为结核菌易感人群。结核病的病例复杂多样，以渗出病变为主，或以增殖病变为主，或以干酪坏死为主的混合病变，在病变中均见有纤维化和钙化。其临床症状轻重不一，表现复杂，会造成诊断上的困难。本节中结核病实验室检查将重点以肺结核为例，叙述实验室指标，兼顾常见肺外结核感染。

(一)肺结核病

【主要实验室检查】

1.血常规

轻者正常，严重者可贫血；白细胞计数减少，淋巴细胞相对升高；血小板正常。

2.红细胞沉降率

活动性病变时，常见红细胞沉降增快。

3.结核抗体检测

抗结核抗体阳性对痰菌阴性及肺外结核患者的感染情况有辅助诊断价值。

4.结核菌检测

(1)痰涂片染色法显微镜检查：染色有 Z-N 法抗酸染色及荧光染色，均可定量。Z-N 法(3～9)条/100 视野(＋)、荧光染色(10～99)条/50 视野(＋)。每种方法可根据菌量发报告(+～++++)。此法还用于支气管肺泡灌洗液及儿童胃液检测。

(2)培养法:常用改良罗氏培基,4～6周报结果。另有各种液体培养基(包括^{14}C标记、变色系统、ESP等方法),1～3周可获结果。

(3)结核杆菌核酸检测:PCR法、探针法等可快速、敏感、特异地检出结核菌,但技术上存在假阴性、假阳性问题,需要注意。

(4)结核菌耐药基因检测:使用分子生物学方法可以检测到结核菌各种耐药基因。47%～58%耐异烟肼(INA)菌株存在RaTG基因突变,21%～28%存在菌株inhA基因突变,10%存在ahpC基因突变;90%～95%耐利福平(RFP)菌株存在rpoB基因突变;链霉素(SM)耐药与细菌株16S rRNA和rspL基因突变有关;耐氟喹诺酮类耐药菌株与gyrA和gyrB基因突变有关。72%耐吡嗪酰胺(PZA)的菌株与pncA基因突变有关。

(5)结核感染T细胞斑点检测试验(T-SPOT.TB):是近年新出现的结核菌特异性检测试验,其原理为利用γ-干扰素释放试验,以结核菌特异抗原为靶标并结合酶联免疫斑点技术的扩大效应。其阳性率为82%～94%,阴性预测值接近100%。

【相关检查项目】

1.结核菌素试验

PPD试验,有辅助诊断价值。

2.胸部X线检查

可以确定肺内病变部位的范围和类型。可以确诊结核胸膜炎。

3.CT及胸部断层摄影

有助于细微病变的发现及识别。

4.纤维支气管镜检查

对支气管结核、肺结核可行病理活检取材及病原学取材检测,还可在肺泡灌洗的同时进行取材检测。

5.肺活检

除支纤镜外还可进行浅表淋巴结、经皮取材活检。

【方法评价】

结核病检查的关键是病原确认,传统方法仍在临床中应用,分子生物学方法的介入使结核菌检出更加快速,使阳性率得以提高,对测定耐药株有重要的临床应用价值。由于结核菌传染性强,检测时应特别注意生物安全,要达到相应工作级别。其他检查手段在结核诊疗中也起重要作用,如不能确诊而高度可疑者,临床可进行实验性治疗。

(二)肺外结核

常见的肺外结核有淋巴结核、肠结核、腹腔结核、泌尿生殖道结核及结核性脑膜炎。结核菌检测需要于相应部位合理取材(如泌尿道结核应取中段尿,结核性脑膜炎应取材脑脊液等),菌株检测方法与肺结核相同。另外,可结合不同感染部位增加相应的实验室检查。例如,泌尿道结核应做尿常规,可发现蛋白与红、白细胞及管型;结核性脑膜炎应检查脑脊液,可发现糖降低、蛋白增加;腹腔结核可发现血性,腹水渗出液中ADA升高。相关检查可据感染部位不同来选用不同的方法:肠结核可做肠镜并取病理标本与炎性肠病鉴别;泌尿生殖道结核可进行相应部位造影以发现病变；结核性脑膜炎可行脑 CT；腹腔及肠结核可做腹部 CT 以辅助诊断。

三、败血症

败血症是指致病菌（细菌和真菌）侵入血循环，在血液中繁殖，产生毒素，引起一系列感染和毒血症表现。主要临床表现为寒战、高热、皮疹、脾大，部分患者有迁徙性病灶。外周血白细胞和中性粒细胞明显升高。患者可出现感染性休克、弥散性血管内凝血（DIC）、急性呼吸窘迫综合征（ARDS）和多脏器功能衰竭。该病主要发生于免疫功能低下的病患（如艾滋病、肝硬化、糖尿病等患者），使用免疫抑制剂者及各种导管者（特别是静脉导管者），一旦发病得不到及时救治，将有 30%～40%的病死率。

【主要实验室检查】

1.血常规

外周血白细胞数量明显升高，可为$(10\sim30)\times10^9/L$，中性粒细胞明显增加伴核左移，白细胞内可见中毒颗粒。机体反应差者或少数革兰阴性杆菌（G^-）败血症者白细胞总数可不升高或降低，但中性粒细胞常升高。血小板减少或进行性减少者要注意并发 DIC。

2.尿常规

可有尿蛋白。尿中可见红、白细胞及管型。

3.红细胞沉降率

高热时常增快。

4.凝血检查

发生 DIC 时早期 PT 可升高，晚期时延长。纤维蛋白原（FIB）明显降低，纤维蛋白降解产物（FDP）等明显升高。3P 试验为阳性。

5.生化检查

在合并 ARDS 时血气分析可发现血氧饱和度降低。合并多脏器功能衰竭时肝脏酶类 ALT、AST、ALP、γ-GT、LDH 均可升高；有黄疸时胆红素可升高；血清蛋白及脂类均下降。肾功能衰竭时肌酐和尿素均可升高。心功能衰竭时 BNP 明显升高。还可出现电解质紊乱。

6.免疫检查

CRP 及血清降钙素均可升高。

7.病原学检查

细菌可见革兰阳性菌（G^+）（主要有金黄色葡萄球菌、凝固酶阴性葡萄球菌、肠球菌，还可有单核李斯特菌等）；革兰阴性菌（G^-）（主要有大肠埃希菌、鼠伤寒沙门杆菌、肺炎杆菌、假单胞菌、变形杆菌、肠杆菌、不动杆菌、沙雷菌等）；厌氧菌，占 5%～10%，以脆弱拟杆菌和消化性链球菌最常见；真菌以白色假丝酵母菌最常见，其次为曲霉菌和毛霉菌。以上病原可通过血培养分离后鉴定。必要时骨髓、尿、便、脑脊液、胸腹水、伤口分泌物、脓液、下呼吸道分泌物等标本可进行细菌培养，阳性结果必须做药敏试验。

8.G 和 GM 试验

辅助真菌诊断，阳性时结合临床考虑真菌感染。

【相关检查项目】

1.X 线检查

呼吸系统感染时可做胸片。

2.CT 检查

获得高清晰度影像学依据。可结合临床表现选取合适部位进行 CT 检查。

3.心电图检查

败血症影响心率和心功能不全时应做心电图检查。

4.B 超检查

可确定脾大情况。并可根据迁徙灶不同考虑做头颅、胸、腹部及盆腔 B 超。

【方法评估】

治疗败血症最重要的是通过病原学检查,尽量明确病原微生物的种类和药敏结果,以利于临床治疗。对于各种严重的 DIC、ARDS、MOF 者应注意监测,及早发现,及时救治。

四、流行性脑脊髓膜炎

流行性脑脊髓膜炎,简称"流脑",是由脑膜炎奈瑟菌引起的急性呼吸道传染病。冬、春季多发,儿童发病率高,是常见的是化脓性脑膜炎。临床主要为高热、脑膜刺激征、皮肤黏膜瘀点或瘀斑、脑膜呈化脓性改变。严重者表现为脑膜脑炎和(或)败血症休克,可引起死亡。

【主要实验室检查】

1.血常规

白细胞计数多明显升高,可为$(10\sim20)\times10^9/L$。分类时中性粒细胞明显升高,可在 80% 以上,可见核左移及白细胞内中毒颗粒。血小板减少,合并 DIC 时更明显。

2.尿常规

高热时常有蛋白尿,可见红细胞及管型。

3.脑脊液检查

明确诊断的重要方法。脑脊液呈米汤样混浊,白细胞明显升高,在 $1\ 000\times10^6/L$ 以上,以多核细胞为主。

4.生化检查

蛋白明显升高,糖及氯化物明显降低。

5.细菌学检查

细菌学检查是确诊本病的关键。直接细菌涂片染色,取材:①脑脊液离心沉淀物。②刺破皮肤瘀点取少量组织液涂片,革兰染色后检测。可见 G^- 双球菌,细菌阳性率为 60%~80%。另可做细菌培养,取材与直接涂片相同;因病原易自溶,标本采集后应及时送检。阳性者应做药敏,为临床选药提供依据。

6.免疫学检测

(1)特异性抗原检测:乳胶凝集或对流免疫电泳可查出患者早期血或脑脊液中细菌抗原,阳性率可达 85%。也可使用葡萄球菌 A 蛋白协同试验、ELISA、免疫荧光法测定抗原。以上检测特异、敏感、快速,有助于早期诊断。

(2)特异性抗体检测:ELISA 或 RIA 法,可测出患者血清中特异性抗体,阳性率 70%。但由于抗体在感染10 d后才会出现,不能用于早期诊断。

【相关检查项目】

(1)头颅CT有助于脑炎诊断。

(2)如有休克或DIC时应做相关实验室检查。

【方法评价】

在流脑流行季节,最重要的是通过病原学检查及早确诊。对暴发者合并感染休克及DIC者及时进行相关检查,控制病情发展以降低病死率。

五、伤寒和副伤寒

(一)伤寒

伤寒是由伤寒沙门菌经消化道入侵所致的急性传染病,它的病理特点为全身菌血症和毒血症引起单核巨噬细胞增生性反应,致肠道淋巴组织发生明显炎症、坏死和溃疡。一般病程为2～3个月。临床表现为持续发热,全身及消化道出现中毒症状,相对缓脉,皮肤蔷薇疹,肝脾肿大,白细胞计数减少。典型经过为初期、极期、缓解期、恢复期四期。其临床可分为普通型、轻型、逍遥型、迁徙型及暴发型五型。该病另一特点为复发和再燃。严重时可并发肠出血、肠穿孔、支气管炎和肺炎、中毒性心肌炎和中毒性肝炎等。临床上有一定的死亡率。

【主要实验室检查】

1.血常规

白细胞计数可减少,常为$(3\sim5)\times10^9/L$。白细胞分类中,中性粒细胞减少伴核左移,嗜酸性粒细胞减少或消失,可随病情转移恢复,但伤寒复发时会再度出现以上白细胞病理表现。患者如有肠出血或属于迁徙型,则可见贫血。

2.尿常规

有蛋白尿,一般为轻、中度。也可见少量管型。

3.细菌培养

细菌培养是确诊的主要指标。阳性时可获得G^-伤寒杆菌,如培养阳性应做药敏试验。如合并呼吸道炎症应做痰培养以期发现其他致病菌。伤寒细菌培养的取材很重要,可有以下6种取材方式。

(1)血培养:病程1～2周,阳性率为80%～90%,第3周后降至50%,以后更低。取血应为高热前及治疗给药前。

(2)蔷薇疹吸取物培养:病程1～2周时为出疹极期,可针刺取组织、吸取物做培养,可获阳性结果。

(3)骨髓培养:骨髓中巨噬细胞可吞噬伤寒杆菌,可在病程3～4周获阳性结果,特别适合于临床高度可疑且血培养阴性者取材,阳性结果可确诊。

(4)尿培养:病程3～4周可呈伤寒杆菌阳性结果。

(5)粪培养:病程3～4周可呈伤寒杆菌阳性结果。

(6)胆汁培养:患者临床不典型者,特别是迁徙型,常可在胆汁内得到细菌培养阳性结果。

4.分子生物学病原学检查

可用PCR方法扩增到伤寒菌核酸序列,有助于临床确诊。

5.免疫学检查

(1)肥达反应:用伤寒菌体抗原"O"及伤寒鞭毛抗原"H"与患者血清做凝集反应,作为伤寒的特异性辅助诊断指标。其反应多于病程第1周末出现,其后逐渐增多,持续整个病程,鞭毛抗原可持续更长时间。因此,作为诊断指标,菌体及鞭毛抗原必须同时出现,阳性率达70%。伤寒抗体效价"O"抗原大于等于1∶80,"H"≥1∶160时有诊断价值。同一患者双份血清抗体效价有4倍升高也可诊断。

(2)其他免疫检查:伤寒抗原或抗体检测,可使用ELISA法,乳胶凝集试验、间接血凝试验(HIA)、间接免疫荧光(IFAT)等方法进行检测。特异性IgM抗体为阳性有助于早期诊断。

6.生化检查

合并中毒性肝炎时可有肝功能异常,常见ALT/AST升高,偶见胆红素升高。

【相关检查项目】

1.X线检查

怀疑支气管肺炎时可拍胸片证实,有肠穿孔时可见腹腔游离气体。

2.心电图检查

中毒性心肌炎时心电图可见PR间期延长,T波及ST段下降。

3.B超检查

B超可发现肝脾肿大。

【方法评价】

伤寒及副伤寒实验室检查中最重要的是病原学确认,血培养及肥达反应是最重要的标志,有确诊价值。其他相关检查主要用于各种严重合并症的诊断和辅助诊断。

(二)副伤寒

副伤寒是分别由甲型、乙型和丙型副伤寒沙门菌引起的3种急性经消化道入侵的急性传染病,分别称为副伤寒甲、乙、丙。副伤寒甲和乙症状与伤寒类似,但病情较轻;副伤寒甲型病程约为3周,乙型病程约为2周;副伤寒丙型表现为较轻伤寒,也可表现为急性胃肠炎,重者也有脓毒血症。临床上副伤寒皮疹较伤寒多且色深,中毒症状轻而胃肠道症状明显,肠道病变浅,因而严重并发症也少见。

【主要实验室检查】

1.血常规

同伤寒。

2.尿常规

同伤寒。

3.细菌培养

取材同伤寒,因病程较轻,一般在患者发热期前或用药治疗前取血。

4.分子生物学病原学检查

可用PCR扩增方法分别检测副伤寒甲、乙、丙的核酸。

5.免疫学检查

(1)肥达反应方法与伤寒相同,但抗原及判断指标不同。副伤寒甲存在8个噬菌体型,副伤寒乙有60个噬菌体型，副伤寒丙也有多个噬菌体型。3种菌有共同菌体抗原“O”和特异性鞭毛抗原“A”“B”“C”。感染者确诊需同时产生菌体抗原及某种鞭毛抗原阳性，且抗体效价升高不低于1∶80，或急性期和恢复期双份血清抗体滴度升高不低于4倍。

(2)副伤寒免疫学其他检查副伤寒抗原或抗体检测的方法学与伤寒相同，可有多种方法，但试剂的内容不同，分别适于3种副伤寒检测，有助于鉴别3种副伤寒。

6.生化检查

同伤寒。

【相关检查项目】

同伤寒。

【方法评价】

同伤寒。

六、流行性出血热

流行性出血热又称肾病综合征出血热，是由汉坦病毒引起的急性传染病，鼠为主要传染源。本病临床三大特征为发热、出血、肾损伤。严重者可休克死亡。病程经过典型者有发热期、低血压休克期、少尿期、多尿期和恢复期等。病程1～3个月，肾功能完全恢复则需要更长时间。我国是高发疫区，全世界病毒可分五型，我国目前仅发现1、2型感染。临床上根据发热程度、中毒症状、出血和肾功能情况又可分为轻型、中型、重型、危重型、非典型。该病易出现严重并发症，如内脏出血、中枢神经系统症状、肺水肿、继发感染、主要脏器损伤、高血容量综合征等，并发症是引起本病死亡的主要原因。

【主要实验室检查】

1.血常规

与一般病毒性传染病不同，该病白细胞在发病2～3 d可逐渐升高，可高于15×10^9/L。白细胞分类，早期中性粒细胞增多，以后淋巴细胞升高，可出现异型淋巴细胞。血小板减少，低于100×10^9/L。疾病早期血容量不足，血液浓缩，血红蛋白及红细胞增加。

2.尿常规

外观可见小片膜状物，由尿蛋白及脱落上皮细胞组成。蛋白尿严重，多为(+++)～(++++)，镜下常见管型、红细胞及巨大融合细胞，从中可检出病毒抗原。

3.生化检查

肝功能异常，血ALT升高，有时有胆红素升高。肾功明显异常，常有血尿素及肌酐升高，休克及少尿期可有酸中毒和电解质紊乱，也可有低钾、低钠、低氯。少尿期多为高血钾。

4.凝血功能检查

PT延长常超出正常对照3 s，纤维蛋白小于1.5 g/L，应考虑DIC，并进一步做确认试验(3P试验阳性及PT延长)。纤维蛋白降解物(FDP)升高时，DIC可能进入纤溶亢进期。

5.免疫学检查

免疫学检查是本病确诊的重要指标。早期患者尿沉渣及尿融合细胞中可检出病毒抗原。而血清中出现特异性IgG抗体有确诊价值，可使用ELISA、IFA等方法。病程早期可阳性，IgM∶IgG抗体大于1∶40有诊断价值。

6.分子生物学检查

使用 RT-PCR 方法，测到血中汉坦病毒 RNA 便可确诊并分型。

【相关检查项目】

1.X 线检查

胸部 X 线检查可见肺水肿、淤血及胸腔积液。

2.心电图检查

可检测到心律失常、心肌损害及电解质紊乱引起的高钾或低钾性的心电图变化。

【方法评价】

流行性出血热的确诊主要靠免疫学或分子生物学检测，确认汉坦病毒的存在是关键。另外，临床三大症状及对应的血常规、尿常规及凝血功能检查对疾病分期及临床分型有重要参考意义，其他检查有辅助诊断价值。

七、霍乱

霍乱是霍乱弧菌引起的急性肠道传染病。该病是我国甲类传染病 2 号，故又简称“02”，呈世界流行的趋势。其主要临床症状由霍乱弧菌产生的霍乱毒素所致，主要表现为米泔水样腹泻，便次不太多，但便量大，易很快导致脱水，重者可出现电解质紊乱、酸中毒、循环衰竭。临床经过泻吐期、脱水虚脱期及反应恢复期三期。严重者占 2%，中等重者占 5%，轻症者占18%，无症状占 75%。重者可因感染休克、脱水，甚至因急性肾小管坏死引起急性肾功能衰竭。

【主要实验室检查】

1.血常规

可见血浆比重、血细胞比容升高，也可见白细胞升高。无症状和轻症者可正常。

2.尿常规

常可见尿比重升高。

3.生化检验

可出现电解质紊乱、低钾、低钠、低氯。常见 CO_2CP 升高，出现酸中毒。

4.便常规

水样，一般无炎症细胞。重者可见较多白细胞，每高倍视野不少于 15 个，达到菌痢的诊断标准。

5.便细菌检查

(1)便镜检及制动试验：暗视野显微镜下不时有小亮点划过视野，判为动力阳性，证明标本中有弧菌(但不一定确定为霍乱弧菌)。如滴加诊断血清后在上述镜下，小亮点划过消失为制动试验阳性，提示有霍乱弧菌。其分群可根据诊断血清特异性而定，常用 O_1 群及 O_{139} 群，应分别报告。如穿梭运动亮点继续存在，称为不凝集弧菌，并证明其既非 O_1 型也非 O_{139} 型。理论上认为霍乱患者粪便中应有 $10^{6\sim9}$ CFU/mL 细菌，但实际工作中细菌数量并不多，故对此实验敏感性有较大影响，致使阳性率不高。

(2)霍乱弧菌培养：将粪标本接种于碱性蛋白胨水中孵育 6～8 h，取培养液表面部分接种于庆大霉素和 TCBS 琼脂。霍乱弧菌生长较快，直径 2～3 mm，无色半透明，在庆大霉素琼脂上中心略显灰黑点，TCBS 琼脂上有黄色扁平、稍隆起、光滑且湿润的菌落。O_1 群与 O_{139} 群在琼脂上表现相同。如有可疑菌落直接与诊断血清做玻片凝集，阳性时可确诊，然后再与因子血清做玻片凝集可确定血清型。

(3)免疫荧光菌球法：将便标本直接接种于蛋白胨水中，蛋白胨水中有标记的 O_1 或 O_{139} 群抗体，37 ℃孵育 4～6 h，取培养液或其沉淀物，在荧光显微镜下检测，如见到荧光菌球，为实验阳性，作为可疑诊断。再将沉淀物接种于选择性培养基分离霍乱弧菌以供确诊。

(4)免疫菌球染色法方法：同(3)，只是抗体不标记荧光素，而用美蓝染色，普通光学镜观察，阳性后仍需接种分离而确诊。

(5)葡萄球菌 A 蛋白(SPA)协同凝集试验：将粪标本接种于碱性蛋白胨水中，37 ℃孵育 6～8 h。取培养物与 SPA 诊断试剂做玻片凝集试验。如为(＋＋)时，将培养物在酒精灯上煮沸，再重复一次凝集试验，仍为(＋＋)时，视为阳性，认为可疑诊断。将培养物接种于培基，培养结果阳性可确诊。

【方法评价】

霍乱与其他急性腹泻患者的鉴别依靠便培养阳性。免疫荧光法或 SPA 法初步试验阳性仅为可疑诊断，仍要靠培养阳性确诊。故除细菌培养外的方法仅可作为筛选信息，不能确诊。霍乱与产肠毒素细菌致腹泻，特别是一些侵袭性细菌引起的症状在临床表现上难以区别，确诊一定要根据霍乱弧菌培养阳性来鉴别。

八、细菌性痢疾

细菌性痢疾是志贺菌(又称痢疾杆菌)引起的常见肠道传染病。其病理特点是浅表性溃疡结肠炎。临床特征是全身中毒症状及肠道的痢疾三联征，便次多但量少的黏液血或脓血便、痉挛性腹痛、里急后重。临床表现为普遍型、轻型、中毒型、休克型、脑型及混合型，后四种属严重型，可有一定死亡率。菌痢治疗不当可转变为慢性，慢性中又可分迁延型、急性发作型和隐匿型。

【主要实验室检查】

1.血常规

急性期末梢血白细胞和中性粒细胞数轻度或中度增多，但也有总数正常者。个别有类白血病样反应。慢性菌痢患者可有贫血。

2.便常规

便常规多为稀便带少许黏液，典型者黏液血便或脓血便。镜下可见多种细胞。每高倍视野白细胞计数超过 15 个，并有少许红细胞。此诊断方法的特异性及敏感性均不高，常有误诊菌痢者。有时有侵袭肠道的其他病原菌，如沙门菌、弯曲菌或肠侵袭性大肠埃希杆菌等；志贺菌培养阴性，也有虽然白细胞计数不够确诊标准，却培养出志贺菌阳性的情况。

3.便培养

确诊菌痢的依据。提高阳性检出率需注意以下几点：①粪标本要新鲜，如不能马上送检，应将标本放于有保鲜作用的 Cary-Blair 培养基内或放于甘油盐水缓冲液保存培养基内；②标本要尽量在抗菌药应用前留取；③标本要挑取黏液带血或脓血部分，以保证质量；④为获得阳性结果，最好多次培养；⑤操作时最好把标本接种在多个培养基内，常使用 SS 培养基加麦康凯培养基(或中国蓝培养基)。

4.志贺毒素(STX)检测

志贺菌有不同菌体抗原,可分A、B、C、D 4个群,共47个血清型。A群为痢疾志贺菌,12个血清型;B群为福氏志贺菌,16个血清型;C群为鲍氏志贺菌,18个血清型;D群为宋内志贺菌,1个血清型。在我国主要为A群及D群。使用单克隆抗体捕捉法ELISA检测STX,A群患者中有80%患者粪便中可检测出STX,B群中有近20%测出STX。目前用于临床的快速诊断法仍在研究中。

5.慢性菌痢的药敏实验

进行有针对性的治疗前,如果便培养阳性,应做药敏试验,以便取得较好药效。

【相关检查项目】

1.肠镜

诊断慢性菌痢时,为与结、直肠癌区别,可做乙状结肠镜和检查活检。

2.钡灌肠X线检查

诊断慢性菌痢时,对于不适宜做乙状结肠镜者,可使用钡灌肠鉴别诊断。

【方法评价】

细菌性痢疾确诊完全依赖于便培养的细菌学检查,慢性时药敏有助于提供治疗依据。一般肠道门诊可进行便常规,先考虑其拟诊再治疗,待病原确诊后再调整用药。

九、阿米巴病

阿米巴病是溶组织阿米巴原虫感染所引起的全身性疾病。阿米巴病分肠阿米巴病和肠外阿米巴病(如肝阿米巴病)。前者以主要症状为腹痛、腹泻、排暗红或紫红色带腐臭味脓血便的阿米巴痢疾为代表;后者为以主要临床症状为发热、肝区痛、肝大压痛的阿米巴肝脓肿为代表。该病的确认以其临床特点及在粪便中找到阿米巴滋养体或免疫学检查阳性结果为依据。阿米巴病是我国常见的原虫病之一。

(一)肠阿米巴病

肠阿米巴病是指阿米巴原虫寄生于人的结肠而引起的肠道感染,WHO将其分为无症状带囊者、非菌痢性阿米巴结肠炎(包括急性、暴发性及慢性)、阿米巴瘤及阿米巴阑尾炎等六种类型。临床上根据病程又可分为急性、暴发性和慢性三种。本病的重要合并症为肠外阿米巴病,特别是阿米巴肝脓肿最为常见。

【主要实验室检查】

1.血常规

患者白细胞计数正常或轻度增多,嗜酸性细胞正常或稍高。慢性者可有贫血。血小板一般正常。

2.便常规

粪便常为带黏液或脓血的大便,暗红色果酱样并常有腐臭味。在带血部位取材涂片检查可找到溶组织内阿米巴的滋养体。其胞浆内可见被吞噬的红细胞。在慢性患者及孢子携带者粪便中可发现阿米巴孢子,用碘染方法可见到其核。

3.免疫学检查

①血清抗体检测方法为补体结合试验(CFT)、间接血凝试验(IHAT)、间接免疫荧光试验

(IFAT)、酶联免疫吸附试验(ELISA)等,对诊断有辅助意义;②阿米巴抗原,使用 EIA 夹心法可测到粪便标本中抗原,滋养体阳性率几乎达 100%,包囊阳性率仅 66.7%。酶标实验在肠寄生虫病鉴别诊断中为特异性、敏感性均较好的方法,它可捕获患者粪便中的溶组织酶,红色为阳性,与镜检相比,其阳性率为 87.5%,而其他寄生虫感染均为阴性。

【相关检查项目】

1.乙状结肠镜或纤维结肠镜

乙状结肠镜或纤维结肠镜可直接观察到溃疡,在溃疡处取材的涂片易找到滋养体,也可做活检。对临床疑诊而粪便阴性者有较大价值。

2.钡灌肠 X 线检查

钡灌肠 X 线检查有一定参考价值。

【方法评价】

肠阿米巴确诊依靠抗原,粪便取材简便、直接,虽有较高阳性率,但仍有漏检。使用肠镜取材可增加阳性率。

(二)肝阿米巴病

肝阿米巴病是肠阿米巴病最常见的肠外合并症。患肠阿米巴病时滋养体经门脉血流达肝脏,引起肝细胞坏死并形成脓肿,肝病变常于肠病变后不久发生,但也可在肠阿米巴病后数月或数年才发生。本病临床起病缓慢,主要症状为发热、肝区痛、消瘦、食欲不振等,发热以弛张热及间歇热常见,有时压迫肺,有呼吸道症状。可合并细菌感染或穿破的并发症而引起肺脓肿及膈下脓肿。

【主要实验室检查】

1.血常规

白细胞计数正常或稍高,明显高者常合并细菌感染。红细胞沉降率增快。

2.生化检查

血清 ALT、AST、ALP 及 γ-GT 常升高,胆碱酯酶活性常降低。

3.胆汁检查

胆汁引流液检查有时可见阿米巴滋养体,此时可以确诊。

4.免疫学检查

①特异抗体:同阿米巴病,但抗体阳性率更高。②特异抗原:应用 ELISA 法可查到血清中的循环抗原(CAg^{+}),对本病早期诊断与疗效评估有价值。

5.分子生物学检查

用 PCR 法检查脓汁,可扩增到阿米巴原虫特异性基因片段,对确诊有重要价值。

【相关检查项目】

1.超声检查

目前应用普遍的重要的无损检查,可确定脓肿的位置、大小及数目。约 85%在右叶,多为单发。

2.X 线检查

胸部见右下膈抬高,膈肌运动受限,右侧胸腔积液或右肺底炎症浸润。腹平片可见肝大。

3.放射核素扫描

^{99}TD肝显像可见肝内大片低密度区,边缘模糊。较超声更敏感。

4.PET-CT及MRI检查

PET-CT及MRI检查均可见肝内病变,在与肝包虫、肝癌、大囊肿等鉴别上有价值。

5.肝穿刺

肝穿刺可在超声定位下进行,典型脓液为巧克力色,镜下可找到滋养体。

【方法评价】

根据病史及症状,如长期发热、肝大有局限压痛等考虑肝阿米巴病,B超发现脓肿有助于确诊。免疫学指标阳性即可考虑诊断,脓液中找到阿米巴滋养体可确诊。

十、疟疾

疟疾是因疟原虫寄生于人体而发生的寄生虫病,临床以发冷、发热、贫血、肝脾肿大为主要特征。疟疾是世界上感染人类最多也是危害最严重的寄生虫病,疟原虫有四种,疟疾依潜伏期不同临床分为:间日疟、恶性疟、三日疟、卵型疟等型,临床典型表现为发冷、发热、出汗三个阶段,还有脑型、厥冷型、急性肾功能不全型和肺水肿型等重症(或称凶险型疟疾)。全球约40%人口处于疟疾威胁下,每年5亿多人患病,200多万人死于该病。

【主要实验室检查】

1.血常规

患者末梢血白细胞正常或仅轻度升高,分类无明显变化或单核细胞增多。疟疾久发,可引起血细胞减少和贫血。出现黑尿热合并症,可有急性贫血。

2.血涂片查疟原虫

瑞氏或吉姆萨染色对血涂片进行检查,如首次未查到疟原虫,患者可在4 h后重复检查。每次血涂片检查应放大不少于100个显微镜视野。

3.血清循环抗原检测

血清循环抗原检测有一定诊断价值,目前正从科研进入临床应用中。

4.分子生物学法检查

用PCR扩增实验可及时使患者获得确诊。有时利用间日疟及卵形的疟原虫的不同,引入设计多重PCR,减少确诊时间。还可查氯喹的耐药基因。

5.血清抗体检测

血清抗体于感染一定时间后产生,早期诊断无价值,多用于流行病调查。

6.其他

①尿常规,黑尿热时可有血红蛋白尿。②血肌酐大于265 μmol/L,特别是输液后仍不能改善循环血容量者,考虑急性肾功能不全型疟疾。③肺功能检查,慢性阻塞性肺疾病(COPD)表现考虑肺水肿型疟疾。④黑尿热时胆红素可升高。

【相关检查项目】

1.胸部X线片

胸部X线片可有阴影,肺水征有助于肺水肿型诊断。

2.脑部X线片

脑部X线片可有出血，水肿可协助脑型诊断。

【方法评价】

疟疾的确诊依靠血中查到疟原虫。因凶险型疟疾有较高死亡率，所以应尽早发现迹象，尽早确诊，挽救生命。

十一、性传播疾病

性传播疾病指不同病原通过性接触途径传播的疾病。主要有淋病、沙眼衣原体感染、梅毒、艾滋病等。艾滋病已在前面章节专门介绍，本节仅讨论常见的几种性传播疾病：淋病、沙眼衣原体感染及梅毒。

（一）淋病

淋病是由奈瑟菌属淋病双球菌感染引起的性传播疾病，较易通过性接触传播。其症状在成人以泌尿生殖道局部表现为主，泌尿感染症状可表现为发热、尿急、尿频、尿痛及生殖道脓性分泌物；新生儿则以经产道时感染眼结膜致新生儿淋菌性结膜炎为特点，可引起失明。

【主要实验室检查】

1.血常规

一般白细胞正常或轻度升高。红系及血小板正常。

2.尿常规

尿蛋白(+)，有红、白细胞及管型。

3.病原微生物检查

(1)生殖道脓性分泌物涂片镜检和培养：革兰染色可见肾性 G^- 双球菌。培养时可获得纯培养菌落，治疗后则不易检出阳性细菌。镜下如见淋菌在白细胞内被吞噬则更有价值。若无脓性分泌物，也可尿沉渣涂片及培养，但阳性率不高。

(2)分子生物学检测：淋球菌PCR试剂是较早开发的品种，已应用于临床，可独立，也可是沙淋双检试剂盒，其核酸片段扩增阳性有确诊价值。

【方法评价】

临床较多用PCR方法。欲获得高阳性率，取材是关键，脓性分泌物阳性率较高，尿沉渣要差一些。未开展PCR方法单位可使用涂片镜检。必要时进行培养(如司法鉴定)。

（二）沙眼衣原体泌尿生殖道炎

沙眼衣原体为最常见的致病衣原体，可引起沙眼及泌尿生殖道炎症。泌尿生殖道炎时分泌物较稀薄，但可有泌尿生殖道症状(疼痛、灼热感等)，也可合并淋球菌感染或单独致病。

【主要实验室检查】

1.血常规

一般正常。

2.尿常规

尿常规可有少量蛋白，有红、白细胞及管型。

3.病原微生物检查

(1)分子生物学检查：因衣原体较小，只能做组织培养，故PCR已成为临床检查常规方法。

可与淋球菌双检,也可单独检出。因衣原体必须生长在细胞内,故取材时一定要取到感染的上皮细胞,拭子取材要深入泌尿生殖道并旋转取材,否则不易获得阳性结果。尿沉渣检查阳性率不高。

(2)衣原体抗体检测:阳性有辅助诊断价值。

【方法评价】

沙眼衣原体是常见泌尿生殖系感染病原,因其培养较难,故主要以 PCR 方法检出,阳性率依赖合理取材,只有取到感染的上皮细胞才可获得阳性结果。

(三)梅毒

梅毒是以由苍白密螺旋体(又称梅毒螺旋体)引起的生殖道感染为主要表现的全身性疾病。病原螺旋体的形态为长 5～15 mm,宽 0.1～0.2 mm,两端尖直,有 8～14 个呈锐角的弯曲而规则螺旋,有活动性。其抗原成分较复杂,有特异性耐热多糖抗原、非特异性心磷脂和类脂抗原、特异性不耐热蛋白质等。梅毒临床表现也较复杂。感染时间在 2 年内称早期梅毒,包括一期、二期。早期潜伏梅毒可发展延伸至潜伏(隐性)梅毒。一期临床特征为硬下疳及腹股沟淋巴结肿大,一般 1 个月左右。早期潜伏梅毒特征为无症状,一般持续 1 年。二期时致病原扩散至血,出现皮疹、骨骼、内脏及神经系统损伤,可经 3 周～3 个月自愈;潜伏(隐性)梅毒,早潜梅毒超过1 年进入此期,可持续多年或终身。病期超过 2 年进入晚期梅毒(也称第三期),临床上以树胶样肿为特征,可并发心血管梅毒、中枢神经系统梅毒、骨质严重破坏等。我国在中华人民共和国成立初期经“扫黄”运动,使梅毒得到有效控制。2005 年后梅毒又有复燃趋势,目前已成为输血筛查的必查项目之一。梅毒的临床检测应引起足够的重视。

【主要实验室检查】

1.梅毒螺旋体检查

取新鲜皮损及少量组织液,压片,暗视野镜下见活动特征性螺旋体,可确诊。

2.直接荧光抗体试验

取样同上,也可取淋巴结,涂片丙酮固定,用 FITC 标记的抗梅毒螺旋体单抗染色,在荧光镜下可见特异性荧光螺旋体。

以上两方法均直接查螺旋体,一般在二期以内应用。

3.PCR 法核酸测定

目前有 MGB-TaqMan 探针技术,选梅毒螺旋体特异性抗原序列为探针和引物。阳性者可确诊。

4.血清学试验

(1)非密螺旋体试验(NTrAT)以非特异性脂抗原为试剂:①不加热血清反应素试验(USR);②快速血浆反应素试验(RPR);③甲苯胺红不加热血清试验(TRUST)。以上方法均操作简便,结果回报迅速,可用于筛查。

(2)密螺旋体试验以特异性抗原为试剂:①苍白密螺旋体血凝试验;②苍白密螺旋体颗粒凝集试验(TPPA);③苍白密螺旋体 EIA(TP-EIA);④金标记免疫层析;⑤荧光密螺旋体吸附试验(FTA-ABS)。以上试验一般用于确认,用于鉴别 NTrAT 试验是否为真阳性。

【相关检查项目】

1.心电图检查

心电图对诊断心血管损害有价值。

2.脑 X 线及 CT 影像检查

脑 X 线及 CT 影像检查对诊断神经系统损害有价值。

3.X 线骨骼检查

X 线骨骼检查对诊断晚期有价值。

【方法评价】

根据病史提供可疑感染，早期主要依赖典型临床表现，实验室检查可提供确诊依据。其抗体检测方法众多，敏感性、特异性有异，因不同时期患者和试剂因素，血清学检测有一定假阳性率。可选用筛后确认，确认试验仍可疑，可选不同方法再确认或用 PCR 法进一步验证。阳性结果的解释必须结合病史及临床情况，不能仅将检验作为唯一指标。

第六章 临床微生物学检验

第一节 常见标本采集及运送

标本的正确采集、运送是检验结果准确、及时的基础，实验室工作人员不应接收标识错误（如容器标签与患者申请单信息不符、未贴标签）及不合格的标本。

以下为不合格标本，应拒收：①含甲醛等固定液（除外检测寄生虫卵和原虫的粪便标本）；②Foley导尿管头；③送检时间延迟，或转送温度不合适；④容器不适合或泄漏，有明显污染；⑤标本量不足；⑥拭子干涸，或同一拭子申请细菌、结核、真菌、病毒等多项检测；⑦同一部位一天内重复送检相同检测项目（血培养除外，难辨梭菌毒素检测可留取1～2份标本）；⑧女性宫颈、阴道、肛门隐窝标本革兰染色检查淋病奈瑟菌；⑨痰液、粪便（难辨梭菌培养除外）、中段尿或导尿、环境标本、支气管灌洗液、褥疮溃疡（活检组织除外）、呕吐物、渗出物、胃灌洗液（婴儿除外）、口/鼻/咽/阴道或前列腺分泌物、回肠或结肠造口拭子、瘘管或肠内容物厌氧菌培养；⑩痰拭子检测抗酸杆菌和真菌、24 h尿或痰抗酸杆菌或真菌培养。

一、眼

（一）结膜

【采集方法】

使用两个拭子（以无菌生理盐水预湿）分别在左、右眼结膜滚动，标本采集完毕，立即接种血平板和巧克力平板，并涂玻片（1～2 cm）。左、右眼拭子勿交叉，平板、玻片亦需标明左右眼。

【注意事项】

（1）应在麻醉药使用前采集。

（2）建议床边接种。运送时间：平板不超过15 min，室温；拭子不超过2 h，室温。保存时间：不超过24 h，室温。

（3）即使只有单眼感染，也应尽可能留取双眼结膜标本，以未感染眼培养结果作为对照（固有菌群），将其与感染眼比较。若费用限制，涂片革兰染色检查，有助于解释培养结果。

（二）角膜

【采集方法】

眼科医生用无菌刮刀刮取溃疡或病变处，立即接种含10%羊血的脑心浸液培养基、巧克力平板和含抗菌药物的真菌培养基，并涂玻片2张。

【注意事项】

建议床边接种。运送时间：不超过15 min，室温。保存时间：不超过24 h，室温。

二、耳

(一)内耳

【采集方法】

鼓膜穿刺术仅用于复杂性、复发性或慢性迁延性中耳炎。

鼓膜完整:肥皂水清洗耳道,注射器抽吸取样(中耳炎)。

鼓膜破损:使用柔软拭子在耳窥器下采集。

标本置无菌试管、转运拭子或厌氧转运系统运送。

【注意事项】

(1)喉或鼻咽拭子不足以诊断中耳炎,不应送检。

(2)运送时间:不超过 2 h,室温。保存时间:不超过 24 h,室温。

(二)外耳

【采集方法】

用湿润拭子清除耳道碎屑及痂皮后,使用转运拭子在外耳道用力旋转采集标本。

【注意事项】

(1)应用力旋转拭子采集标本,否则可能漏检链球菌蜂窝组织炎。

(2)运送时间:不超过 2 h,室温。保存时间:不超过 24 h,4 ℃。

三、消化道

(一)牙龈及牙周

【采集方法】

彻底清除牙龈和牙齿表面的唾液和碎屑后,使用牙用洁刮器采集龈下病变标本置厌氧转运系统。以相同方法采集标本进行涂片检查。

【注意事项】

(1)牙龈、牙周、根尖周主要病原菌为厌氧菌,包括放线菌、各种链球菌和革兰阴性杆菌。

(2)运送时间:不超过 2 h,室温。保存时间:不超过 24 h,室温。

(二)胃液

【采集方法】

患者早晨进食前卧床采集:插入鼻胃管至胃,使用 25～50 mL 冷却无菌蒸馏水灌洗。灌洗液置无菌容器。

【注意事项】

(1)常用于分枝杆菌检测。标本采集后应立即送检,因分枝杆菌在胃灌洗液中会迅速死亡。

(2)运送时间:不超过 15 min,室温,或 1 h 内使用中和液(如碳酸氢钠)中和。保存时间:不超过24 h,4 ℃。

(三)粪便

【采集方法】

1.常规培养

采集大于 2 g 粪便置洁净广口容器,1 h 内送至实验室,或置于 Cary-Blair 运送培养基送检。

2.梭状芽孢杆菌检测

采集大于 5 mL 黏性软便或稀便置无菌广口容器。

3.大肠杆菌 O157:H7

采集大于 2 g 稀便或血便置无菌广口容器或 Cary-Blair 运送培养基。

【注意事项】

1.常规培养

(1)住院时间超过 3 d 或入院诊断非胃肠炎者,通常不做常规培养,应考虑梭状芽孢杆菌检测。除婴儿外不推荐用拭子留取标本。

(2)运送时间:不超过 1 h,室温;运送培养基不超过 24 h,室温。保存时间:不超过 24 h,4 ℃;运送培养基不超过 48 h,室温或 4 ℃。

2.梭状芽孢杆菌检测

(1)适应证:每 24 h 腹泻或软便不少于 5 次的患者。

(2)运送时间:不超过 1 h,室温;或 1～24 h,4 ℃;或大于 24 h,−20 ℃或以下。

(3)保存时间:培养,2 d,4 ℃;毒素检测,3 d,4 ℃,或−70 ℃保存更长时间。

(4)标本保存于−20 ℃或以上,毒素快速失活,导致假阴性。

3.大肠杆菌 O157:H7

(1)腹部痉挛患者在发病 6 h 内留取标本送检,阳性率更高。

(2)运送时间:不超过 1 h,室温;运送培养基不超过 24 h,室温或 4 ℃。保存时间:不超过 24 h,4 ℃;运送培养基不超过 24 h,室温。

(四)直肠拭子

【采集方法】

转运拭子小心经肛门括约肌,在肛门隐窝处轻轻旋转取样。拭子应能采到粪便。

【注意事项】

(1)可用于检测淋病奈瑟菌、志贺菌、空肠弯曲菌、单纯疱疹病毒、B 群链球菌和其他 β-溶血性链球菌(携带者),或无法留取粪便的患者。

(2)运送时间:不超过 2 h,室温。保存时间:不超过 24 h,室温。

(五)瘘管

【采集方法】

用无菌生理盐水清洗或 70%乙醇消毒,切开引流或挤压排出脓液,使用转运拭子采集标本。2 个拭子采集标本,分别用于培养和涂片。

【注意事项】

运送时间:不超过 2 h,室温。保存时间:不超过 24 h,室温。

四、呼吸道

(一)上呼吸道

1.口

【采集方法】

清除口腔病变表面的分泌物和碎屑后,使用转运拭子在病变处用力旋转。注意避开正常组织。

【注意事项】

(1)浅表组织标本不可用于细菌检测,应选择活检或针吸标本。

(2)运送时间:不超过 2 h,室温。保存时间:不超过 24 h,室温。

2.鼻

【采集方法】

用无菌生理盐水湿润的转运拭子插入鼻孔 1～2 cm,用力旋转取样。

【注意事项】

(1)前鼻黏膜标本用于检测葡萄球菌携带或鼻腔病变。

(2)运送时间:不超过 2 h,室温。保存时间:不超过 24 h,室温。

3.鼻咽

【采集方法】

用无菌拭子或转运拭子经鼻轻轻插入鼻咽后部,慢慢旋转 5 s,吸收分泌物。建议床边接种,或使用转运拭子采集标本,并立即送至实验室。

【注意事项】

运送时间:平板不超过 15 min,室温;转运拭子不超过 2 h,室温。保存时间:不超过 24 h,室温。

4.喉

【采集方法】

用压舌板压舌,使用转运拭子从咽后壁、扁桃体和炎症部位采样。拭子不可触碰口腔黏膜和舌。

【注意事项】

(1)咽拭子不可用于会厌炎患者诊断。

(2)检测淋病奈瑟菌的拭子应置含木炭运送培养基中,储存时间不超过 12 h。

(3)运送时间:不超过 2 h,室温。保存时间:不超过 24 h,室温。

(二)下呼吸道

1.支气管肺泡灌洗液、支气管刷或灌洗液、气管抽吸液

【采集方法】

灌洗液或抽吸液(大于 1 mL)置无菌容器。

支气管刷应置于含有 1 mL 生理盐水的无菌容器内。

【注意事项】

(1)肺泡灌洗液定量分析需采集 40～80 mL 液体,大于 1 mL 置无菌容器。

(2)支气管刷定量分析需将毛刷置含 1 mL 盐水的无菌容器。

(3)运送时间:不超过 2 h,室温。保存时间:不超过 24 h,4 ℃。

2.痰

【采集方法】

让患者用温开水清洗或漱口,去除口腔正常菌群,指导患者从肺深部咳出痰液而非唾液,

置无菌容器中。痰液量大于 1 mL。

【注意事项】

(1)不能咳痰的儿科患者，应抽吸采集标本。

(2)合格的标本应不超过 10 个鳞状上皮细胞/LPF。若白细胞数小于 10 个/LPF，鳞状上皮细胞数>25 个/LPF，则为不合格标本，应拒收。

(3)运送时间：不超过 2 h，室温。保存时间：不超过 24 h，4 ℃。

3.诱导痰

【采集方法】

刷完牙龈及舌头，用温开水清洗或漱口后，喷雾器雾化吸入 3%～10%无菌生理盐水约 25 mL。诱导痰(大于 1 mL)置无菌容器。

【注意事项】

(1)不能咳痰的儿科患者，应抽吸采集标本。

(2)合格的标本应不超过 10 个鳞状上皮细胞/LPF。若白细胞数小于 10 个/LPF，鳞状上皮细胞数大于 25 个/LPF，则为不合格标本，应拒收。

(3)运送时间：不超过 2 h，室温。保存时间：不超过 24 h，室温。

五、泌尿生殖道

(一)尿液

1.中段尿

【采集方法】

应在使用抗生素前采集标本。最好采集早晨第一次尿液。使用中性肥皂水和无菌水清洁外阴及尿道口。女性分开阴唇排尿，男性翻转包皮排尿，弃前段尿，留中段尿(不少于 1 mL)于无菌广口容器。

【注意事项】

(1)女性尿标本检测沙眼衣原体 DNA 敏感性低于男性。尿液对细胞株有毒性，不宜进行衣原体培养。男性尿液的第一部分用于核酸杂交试验(DNA 探针试验)和核酸扩增试验，标本采集时间应距上次排尿至少 2 h。

(2)运送时间：不超过 2 h，室温。保存时间：不超过 24 h，4 ℃。

2.导尿

【采集方法】

用肥皂水和无菌水彻底清洁尿道口，用湿纱布擦干。以无菌操作法将导管插入膀胱，弃去前段尿液约 15 mL 后，留取尿液于无菌容器。

【注意事项】

(1)导管插入可能使尿道菌群进入膀胱，增加医院感染机会。

(2)运送时间：不超过 2 h，室温。保存时间：不超过 24 h，4 ℃。

3.导管尿

【采集方法】

用 70%乙醇消毒导管采样处，注射器穿刺采集尿液 5～10 mL，置无菌容器。

【注意事项】

(1)留置导尿管的患者膀胱内常存在细菌,出现临床症状时才需送检标本检查。

(2)运送时间:不超过 2 h,室温。保存时间:不超过 24 h,4 ℃。

(二)羊膜

【采集方法】

羊膜穿刺或剖宫产手术时采集标本(不少于 1 mL),置厌氧转运系统。

【注意事项】

(1)不可用拭子或经阴道抽吸采集标本,因为标本可能被阴道菌群污染。

(2)所采集的标本可用于淋病奈瑟菌检测。

(3)运送时间:不超过 2 h,室温。保存时间:不超过 24 h,室温。

(三)宫颈

【采集方法】

在内窥器下(不使用润滑剂)清除宫颈表面的黏液和分泌物后,用转运拭子轻轻从宫颈管处取样。

【注意事项】

(1)可用于检测沙眼衣原体和淋病奈瑟菌。

(2)运送时间:不超过 2 h,室温。保存时间:不超过 24 h,室温。

(四)后穹窿穿刺

【采集方法】

抽吸超过 1 mL 标本,置厌氧转运系统运送。

【注意事项】

(1)有助于诊断盆腔炎。

(2)运送时间:不超过 2 h,室温。保存时间:不超过 24 h,室温。

(五)阴道

【采集方法】

清除阴道分泌物后,再用转运拭子或移液管留取阴道壁黏膜的分泌物。如需涂片,另用拭子采集标本。

【注意事项】

(1)若是子宫内避孕器,需将整个避孕器置于无菌容器,室温运送。

(2)临床怀疑细菌性阴道炎时,推荐涂片,不做培养。

(3)酵母菌感染较常见。

(4)出现溃疡时,应考虑梅毒、软性下疳或生殖器疱疹。

(5)运送时间:不超过 2 h,室温。保存时间:不超过 24 h,室温。

(六)尿道

【采集方法】

至少排尿 1 h 后取样。

清除尿道口渗出物后，女性按摩耻骨联合，用转运拭子留取分泌物；男性按摩尿道，用转运拭子插入尿道 2～4 cm，旋转拭子，至少停留 2 s，充分吸收。

【注意事项】

(1)未获得标本的女性，用肥皂清水和聚维酮碘冲洗尿道周围，转运拭子插入尿道 2～4 cm 后，旋转拭子，停留至少 2 s 吸收分泌物。

(2)运送时间：不超过 2 h，室温。保存时间：不超过 24 h，室温。

(七)前列腺

【采集方法】

用肥皂水清洗尿道口，经直肠按摩前列腺，用转运拭子或无菌管从尿道收集标本(大于 1 mL)。

【注意事项】

(1)前列腺分泌物病原菌检测可通过按摩前后尿液定量培养获得结果。

(2)可采集精液培养。

(3)不推荐用于淋病检测，但可用于诊断某些慢性尿道感染，如滴虫病。

(4)运送时间：不超过 2 h，室温。保存时间：不超过 24 h，室温。

六、皮肤及软组织

(一)组织

【采集方法】

外科手术或皮肤活检采集的标本置于无菌容器，或厌氧转运系统。滴加少许无菌盐水，以保持小样本组织湿润。

【注意事项】

(1)尽可能采集大块组织，标本大于 1 cm 无须滴加无菌盐水。

(2)标本足量时，应留取一部分，冻存于－70 ℃以备后续检测。

(3)定量检测需 1 cm^3 的组织样本。

(4)运送时间：不超过 15 min，室温。保存时间：不超过 24 h，室温。

(二)表浅伤口

【采集方法】

用 70%乙醇或无菌生理盐水彻底清创后，用无菌注射器抽吸或转运拭子采集伤口基底部或边缘部标本。

【注意事项】

(1)组织或抽吸物标本优于拭子标本。

(2)首选组织标本，如必须用拭子，则应采集 2 份拭子，分别用于涂片和培养。

(3)运送时间：不超过 2 h，室温。保存时间：不超过 24 h，室温。

(三)深部脓肿

【采集方法】

用 70%乙醇或无菌生理盐水彻底清创后，用无菌注射器抽吸深部脓液(不少于 1 mL)，置厌氧转运系统。

【注意事项】

(1)病变或脓肿基底部的标本最具诊断价值。

(2)采集标本时,可能污染与感染无关的定植菌,应注意无菌操作。

(3)运送时间:不超过 2 h,室温。保存时间:不超过 24 h,室温。

(四)压疮溃疡

【采集方法】

用无菌生理盐水清创后,采集活检组织标本。若无法获取活检标本,可自溃疡基底部抽吸标本,置无菌试管(需氧)或厌氧转运系统(组织)。勿选择拭子标本。

【注意事项】

(1)压疮溃疡拭子不能提供临床信息,故应选择活检组织或抽吸标本。

(2)运送时间:不超过 2 h,室温。保存时间:不超过 24 h,室温。

(五)烧伤

【采集方法】

用 70%乙醇溶液或无菌生理盐水彻底清创后,采集伤口基底部或边缘部标本置于无菌容器,或用转运拭子采集标本。

【注意事项】

(1)定量培养可能没有价值,因为烧伤表面样本培养易误导临床诊断。若确实需要定量培养,最好采集 3～4 mm^3 组织标本。

(2)只需进行需氧培养。

(3)运送、保存时间:不超过 24 h,室温。

(六)皮肤真菌感染

【采集方法】

1.皮肤

用 70%乙醇溶液消毒,待干,用无菌手术刀轻轻刮取感染皮肤边缘的皮屑,以不出血为度。刮取物放入无菌容器或两个清洁玻片送检。

2.头发

用无菌镊子采集完整、感染的头发至少 10～12 根置无菌容器。

【注意事项】

(1)湿片镜检:将标本置于洁净玻片,加 10%～20%KOH 溶液 1～3 滴,盖玻片覆盖后在酒精灯上微微加热,使被检组织中的角质软化,轻压盖玻片,使标本变薄透明,然后镜下观察。

(2)采集头发标本时,在刮擦损伤的同时,如有头皮屑,应一并采集。

(3)运送时间:不超过 2 h,室温。保存时间:不超过 24 h,室温。

(七)指(趾)真菌感染

【采集方法】

用 70%乙醇溶液纱布消毒指(趾)甲表面,用无菌手术刀刮去病甲上层,再刮取正常甲与病甲交界处、贴近甲床部的甲屑，置于清洁容器送检。

【注意事项】

(1)需用解剖刀将指甲标本切成小碎片，再接种于沙氏培养基(SDA)。接种时，轻压标本，使其进入琼脂，以保证标本充分接触培养基。

(2)运送时间：不超过 2 h，室温。保存时间：不超过 24 h，室温。

(八)藏毛囊肿

【采集方法】

用 70%乙醇溶液或无菌生理盐水彻底清创后，用无菌注射器穿刺抽吸深部脓液置厌氧转运系统或用转运拭子采集伤口基底部渗出物。

【注意事项】

(1)组织或抽吸液优于拭子标本。若必须使用拭子，应采集 2 个，分别用于涂片和培养。

(2)病变或囊肿基底部的样本最具有诊断价值。

(3)运送时间：不超过 2 h，室温。保存时间：不超过 24 h，室温。

七、无菌体液

(一)血液及骨髓

【采集方法】

1.培养瓶消毒

用 70%异丙醇溶液消毒培养瓶塞 60 s，待干。

2.静脉穿刺部位消毒

严格按照皮肤消毒步骤操作(乙醇—碘酊—乙醇)。

3.采血时机

在寒战出现时或发热初期采集最佳。

4.采血量

婴幼儿 1～5 mL/瓶(不超过总血量的 1%)；成人 8～10 mL/瓶，建议 24 h 内从不同部位采集 3 套血培养(每套包括需氧、厌氧血培养各 1 瓶)。

5.骨髓不少于 1 mL

需彻底消毒，因许多微生物尤其是葡萄球菌属通常存在于皮肤表面或近表层，易造成标本污染。禁止触摸穿刺部位，除非戴无菌手套。

【注意事项】

(1)急性发热期：10 min 内从不同部位采集 2 套(抗菌药物使用前)。

(2)非急性病：24 h 内从不同部位采集 2～4 套(间隔不少于 3 h，抗菌药物使用前)。

(3)急性心内膜炎：2 h 内从不同部位采集 3 套(抗菌药物使用前)。

(4)不明原因发热：24 h 内，从不同部位采集 2～4 套，如 48 h 内为阴性，需再采集 2～3 套。

(5)常规的骨髓细菌培养临床价值有限。然而，怀疑系统性组织胞浆菌病和其他真菌性感染、粟粒性结核、布鲁菌病时推荐骨髓培养。

(6)运送时间:不超过 2 h,室温,禁止冷藏。保存时间:不超过 2 h,室温,禁止冷藏。

(二)脑脊液

【采集方法】

消毒穿刺部位,穿刺针缓慢刺入 L_3～L_4、L_4～L_5 或 L_5～S_1 间隙,到达蛛网膜下腔时抽出针芯,采集脑脊液 3 管,1～2 mL/管,抗酸杆菌不少于 5 mL。

【注意事项】

(1)应同时采集血培养。

(2)如只能采集 1 管脑脊液标本,应先送微生物实验室。

(3)脑脓肿穿刺或活检有助于检测厌氧菌或寄生虫。

(4)运送时间:细菌不超过 15 min,室温,禁止冷藏。保存时间:不超过 2 h,室温。

(三)其他

其他无菌体液包括胸腔积液、腹腔积液、关节液、心包积液、羊水、穿刺液、胆汁等。

【采集方法】

彻底消毒皮肤,经皮穿刺抽吸或手术采集标本于厌氧转运系统、无菌容器或血培养瓶,立即送检。细菌大于 1 mL。标本量应尽可能大。

不可使用拭子留取标本。

【注意事项】

(1)羊水和后穹窿穿刺液应使用厌氧转运系统运送,革兰染色前无须离心,其他体液标本革兰染色前均需离心。

(2)心包积液应考虑病毒,尤其是柯萨奇病毒感染。

(3)运送时间:不超过 15 min,室温。保存时间:不超过 24 h,室温;心包积液和真菌培养的体液不超过24 h,4 ℃。

第二节　临床标本细菌培养

一、血液标本细菌培养

【检验方法】

常规培养。

【检验标本】

静脉血。

【送检要求】

无菌采集静脉血 10 mL 立即注入专用血培养瓶(含 50 mL 培养液),轻摇混匀送检。

【检验部门】

微生物室。

【参考区间】

无菌生长。

血培养常见分离菌：

革兰阳性菌：葡萄球菌、草绿色链球菌、肠球菌、肺炎链球菌及流感嗜血杆菌等。

革兰阴性菌：大肠埃希菌、肺炎克雷伯菌、铜绿假单胞菌等。

【注意事项】

一般应在病人治疗前、发热初期或高峰时采集血标本。

【临床意义】

通过检出并鉴定细菌或真菌，帮助诊断菌血症、败血症、人造瓣膜感染及化脓性血栓性静脉炎。

二、尿液标本细菌培养

【检验方法】

常规培养、特殊培养。

【检验标本】

清洁中段尿、导尿管导尿、耻骨上膀胱穿刺尿。

【送检要求】

2 h内送至实验室，如不能及时送检，须置4 ℃冰箱保存（小于24 h）。

【检验部门】

微生物室。

【参考区间】

无菌生长。

尿培养常见病原菌：

革兰阳性菌：金黄色葡萄球菌、肠球菌、A群链球菌、腐生葡萄球菌、表皮葡萄球菌、结核分枝杆菌等。

革兰阴性菌：大肠埃希菌、变形杆菌、肺炎克雷伯菌、产气肠杆菌、沙门菌属、铜绿假单胞菌、沙雷菌、淋球菌等。

【临床意义】

健康人的尿液是无菌的，而外尿道可存在正常寄居菌群。尿液标本的细菌学检验可以反映肾脏、膀胱及尿道的炎症变化。一般认为，尿标本中革兰阴性杆菌菌落计数大于10^5 CFU/mL、革兰阳性球菌计数大于10^4 CFU/mL方有诊断意义。

三、粪便标本细菌培养

【检验方法】

常规培养。

【检验标本】

粪便。

【送检要求】

挑取黏液脓血便盛于无菌容器内送检或肛拭子法采集。

【检验部门】

微生物室。

【参考区间】

无沙门菌及志贺菌等致病菌生长。

肠道致病菌主要有沙门菌及志贺菌属、大肠埃希菌(ETEC、EPEC、EIEC、EHEC)、霍乱弧菌、小肠结肠炎耶尔森菌、副溶血性弧菌、空肠弯曲菌、葡萄球菌、艰难梭菌、真菌等9种。

【临床意义】

在健康人肠道内寄居有大量的厌氧菌和需氧菌,一般不引起疾病。一旦肠道发生病理改变时,其可侵入病变部位而引起疾病。

四、脑脊液标本细菌培养

【检验方法】

常规培养。

【检验标本】

脑脊液。

【送检要求】

临床医生穿刺取脑脊液1 mL盛于无菌试管中,立即送检。

【检验部门】

微生物室。

【参考区间】

无菌生长。

【临床意义】

健康人的脑脊液是无菌的,故在脑脊液中检出的细菌(排除标本污染),应视作致病菌。引起脑脊液的常见微生物有脑膜炎奈瑟菌、流感嗜血杆菌、新型隐球菌和结核分枝杆菌等。

五、上呼吸道标本细菌培养

【检验方法】

常规培养。

【检验标本】

鼻、咽、喉拭子。

【送检要求】

采集鼻、咽、喉拭子,置于无菌试管中立即送检。

【检验部门】

微生物室。

【参考区间】

健康人的上呼吸道中有许多共生菌存在。

【临床意义】

因鼻、咽、喉拭子都是有菌的,分离出病原菌时须根据病原微生物特点、检出量及患者临床症状综合分析。急性咽炎是上呼吸道最常见的炎症,主要由A群链球菌、病毒及白喉杆菌感染引起。急性细菌性鼻炎、鼻前庭炎、鼻腔疖肿、鼻中隔脓肿、鼻窦炎等的主要病原菌是金黄色葡萄球菌、溶血性链球菌、肺炎链球菌和流感嗜血杆菌等。百日咳是一种急性呼吸道感染性疾病，发病初期，百日咳鲍特菌检出率高。

六、下呼吸道标本细菌培养

【检验方法】

常规培养。

【检验标本】

痰液。

【送检要求】

清晨漱口后，气管深部咳痰，留取第二口痰液，置于无菌容器内立即送检。

【检验部门】

微生物室。

【参考区间】

无病原菌生长。

【临床意义】

主要用于确定肺炎病因，其中社区获得性肺炎最常由肺炎链球菌引起，葡萄球菌性肺炎多由金黄色葡萄球菌引起，流感嗜血杆菌引的肺炎占12%～15%。医院获得性肺炎常见病原菌一半以上是革兰阴性菌，主要有铜绿假单胞菌、大肠埃希菌、肺炎克雷伯菌、沙雷菌属和肠杆菌属、不动杆菌属、流感嗜血杆菌等，革兰阳性菌则主要是金黄色葡萄球菌、表皮葡萄球菌等。

七、脓液及创伤分泌物标本细菌培养

【检验方法】

常规培养。

【检验标本】

分泌物。

【送检要求】

穿刺抽取，或用无菌棉拭子采取脓汁或分泌物置无菌试管送检。

【检验部门】

微生物室。

【参考区间】

无病原菌生长。

【临床意义】

从脓液或创伤分泌物中能够查出的细菌种类甚多，某些化脓性感染常为多种细菌引起的混合感染。外伤、手术及烧伤感染、骨髓炎、脓肿等常可分离出病原菌。

八、穿刺液标本细菌培养

【检验方法】

常规培养。

【检验标本】

穿刺液。

【送检要求】

无菌穿刺抽取胸腔积液、腹水、关节液等置无菌试管送检。

【检验部门】

微生物室。

【参考区间】

无病原菌生长。

【临床意义】

凡于穿刺液中查出的细菌,都可视为穿刺部位炎症的病原菌。胸膜炎以结核杆菌感染最为多见,腹膜炎除结核杆菌感染外,大多为大肠埃希菌、粪肠球菌等混合感染。

九、生殖道分泌物细菌培养

【检验方法】

常规培养。

【检验标本】

分泌物。

【送检要求】

男性:将尿道拭子或前列腺液收集于无菌试管内送检。

女性:用无菌棉拭子采集阴道、子宫颈分泌物置无菌试管内送检。

【检验部门】

微生物室。

【参考区间】

无病原菌生长。

【临床意义】

健康的内生殖器应是无菌的,而外生殖器可有多种细菌(葡萄球菌、大肠埃希菌、变形杆菌、双歧杆菌等)。泌尿生殖道感染及前列腺炎时,可检出相应的病原菌。

十、细菌对抗生素敏感试验

【检验方法】

琼脂扩散法或稀释法。

【检验标本】

各类标本。

【检验部门】

微生物室。

【临床意义】

主要目的是为临床提供疗效最好的抗菌药物。

药敏试验中常用的名词:

1.敏感

采用常规剂量和用药途径,某种抗菌药在机体内可达到治疗浓度。

2.中度敏感

通过提高某种抗菌药物的剂量,细菌生长可被抑制。

3.耐药

测菌株所引起的感染不能用该抗菌药物治愈。

4.最低抑菌浓度(MIC)

抗菌药物能够抑制细菌生长所需要的最低浓度。

十一、超广谱β-内酰胺酶试验

超广谱β-内酰胺酶(ESBLs)是一类水解相当广泛的β内酰胺酶,不仅能水解青霉素和一、二代头孢菌素,还能水解三代头孢菌素及单环β-内酰胺类,给临床治疗带来相当大的困难。

1.ESBLs的基本概念

(1)主要由克雷伯菌属和大肠埃希菌等肠杆菌科细菌产生。

(2)在体外试验中,可使三代头孢菌素和氨曲南的抑菌圈缩小,但不一定在耐药范围内。

(3)加入克拉维酸可使其抑菌环扩大。

(4)临床上对β-内酰胺类药物(包括青霉素和头孢菌素)耐药,但对碳青霉烯和头孢烯类药物敏感。

2.ESBLs的测定方法

(1)纸片扩散初筛和确证试验:按《抗菌药物敏感性试验执行标准》(第二十二版资料增刊)要求纸片扩散初筛和确证试验见表6-1。

表6-1　纸片扩散法测定大肠埃希菌和克雷伯菌的初筛和确证试验

方法	初筛试验	表型确证试验
培养基	M-H琼基	M-H琼基
抗菌药物浓度	肺炎克雷伯菌、产酸克雷伯菌和大肠埃希菌: 头孢泊肟10 μg或头孢他啶30 μg或氨曲南30 μg或头孢噻肟30 μg或头孢曲松30 μg(使用一种以上药物将会提高检测敏感性)	头孢他啶30 μg 头孢他啶/克拉维酸30/10 μg和头孢噻肟30 μg 头孢噻肟/克拉维酸30/10 μg(确证试验同时使用头孢噻肟和头孢他啶,单独和联合克拉维酸的复合制剂)
接种物	遵照标准纸片扩散法	遵照标准纸片扩散法
孵育条件	(35±2) ℃;空气环境	(35±2) ℃;空气环境
孵育时间	16～18 h	16～18 h
结果判读	肺炎克雷伯菌、产酸克雷伯菌和大肠埃希菌: 头孢泊肟抑菌圈直径不超过17 mm; 头孢他啶抑菌圈直径不超过22 mm; 氨曲南抑菌圈直径不超过27 mm; 头孢噻肟抑菌圈直径不超过27 mm; 头孢曲松抑菌圈直径不超过25 mm; 上述抑菌圈直径提示菌株可能产ESBLs	两个药物中有任何一个,在加克拉维酸后,抑菌圈直径与不加克拉维酸的抑菌环相比,增大值不小于5 mm时,判定产ESBLs(例如,头孢他啶的抑菌环=16 mm;头孢他啶/克拉维酸的抑菌环=21 mm)

续表

方法	初筛试验	表型确证试验
QC推荐	当执行ESBLs筛选试验时，肺炎克雷伯菌ATCC® 700603作为补充QC菌株(如用于培训、能力或试验评价)。肺炎克雷伯ATCC® 700603或大肠埃希菌ATCC® 25922任一株菌，可用于常规QC(如每周或每天) 大肠埃希菌ATCC® 25922； 肺炎克雷伯菌ATCC® 700603； 头孢泊肟抑菌圈直径9～16 mm； 头孢他啶抑菌圈直径10～18 mm； 氨曲南抑菌圈直径9～17 mm； 头孢噻肟抑菌圈直径17～25 mm； 头孢曲松抑菌圈直径16～24 mm	当执行ESBLs确证试验时，应将肺炎克雷伯ATCC® 700603和大肠埃希菌ATCC® 25922用于常规试验(如每周或每天) QC允许范围： 大肠埃希菌ATCC® 25922：所测试药物联合克拉维酸后的抑菌圈直径与单独药物抑菌圈直径相比，增大值不超过2 mm。肺炎克雷伯菌ATCC® 700603：头孢他啶/克拉维酸抑菌圈直径增大不小于5 mm，头孢噻肟/克拉维酸抑菌圈直径增大不小于3 mm

注：ATCC，美国模式菌种收集中心；ESBLs，超广谱β-内酰胺酶；QC，质量控制。

(2)肉汤稀释法初筛和确证试验：按《抗菌药物敏感性试验执行标准》(第二十二版资料增刊)要求，肉汤微量稀释法测定大肠埃希菌和克雷伯菌的初筛和确证试验见表6-2。

(3)ESBLs测定意义：产ESBLs是革兰阴性杆菌对三代头孢菌素及氨曲南等耐药的主要机制，且携带产ESBLs耐药基因的质粒往往还带有氨基糖苷类、氟喹诺酮类的耐药基因，从而形成多重耐药。因此，临床实验室早期检测产酶菌对指导临床用药，采取有效措施减少和控制医院感染有重要意义(表6-2)。

表6-2　肉汤稀释法测定大肠埃希菌和克雷伯菌的初筛和确证试验

方法	初筛试验	表型确证试验
培养基	CAMHB	CAMHB
药物纸片与浓度	肺炎克雷伯菌、产酸克雷伯菌和大肠埃希菌： 头孢泊肟4 μg/mL或头孢他啶1 μg/mL或氨曲南1 μg/mL或头孢噻肟1 μg/mL或头孢曲松1 μg/mL(使用一种以上药物进行筛选将会提高检测敏感性)	头孢他啶0.25～128 μg/mL； 头孢他啶/克拉维酸0.25/4～128/4 μg/mL和头孢噻肟0.25～64 μg/mL； 头孢噻肟/克拉维酸0.25/4～64/4 μg(确证试验同时使用两种头孢噻肟和头孢他啶，单独和联合克拉维酸的复合制剂)
接种物	遵照标准纸片扩散法	遵照标准纸片扩散法
孵育条件	(35±2)℃；空气环境	(35±2)℃；空气环境
孵育时间	16～20 h	16～20 h

续表

方法	初筛试验	表型确证试验
结果判读	在高于或等于上述筛选浓度生长时可提示菌株产生 ESBLs(例如,大肠埃希菌,肺炎克雷伯菌、产酸克雷伯菌 MIC≥8 μg/mL,或头孢他啶、氨曲南、头孢噻肟或头孢曲松 MIC≥2 μg/mL)	与克拉维酸联合的药物 MIC 相对单独药物 MIC 减低不少于 3 个倍比稀释度提示产生 ESBLs(例如,头孢他啶 MIC＝8 μg/mL,头孢他啶/克拉维酸 MIC＝1 μg/mL)
QC 推荐	当执行 ESBLs 筛选试验时,肺炎克雷伯菌 ATCC® 700603 作为补充 QC 菌株(如,用于培训、能力或试验评价)。肺炎克雷伯 ATCC® 700603 或大肠埃希菌 ATCC® 25922 任一株菌,可用于常规 QC(如每周或每天) 大肠埃希菌 ATCC® 25922＝不生长; 肺炎克雷伯菌 ATCC® 700603＝生长; 头孢泊肟 MIC≥8 μg/mL; 头孢他啶 MIC≥2 μg/mL; 氨曲南 MIC≥2 μg/mL; 头孢噻肟 MIC≥2 μg/mL; 头孢曲松 MIC≥2 μg/mL	当执行 ESBLs 确证试验时,应将肺炎克雷伯菌 ATCC® 700603 和大肠埃希菌 ATCC® 25922 用于常规试验(如每周或每天) QC 允许范围: 大肠埃希菌 ATCC® 25922:与克拉维酸联合的药物 MIC 相对单独药物 MIC 减低小于 3 个二倍稀释浓度。肺炎克雷伯菌 ATCC® 700603:与克拉维酸联合的药物 MIC 相对单独药物 MIC 减低不少于 3 个倍比稀释浓度

注:ATCC,美国模式菌种收集中心;CAMHB,调节阳离子的 Mueller-Hinton 琼脂;ESBLs,超广谱 β-内酰胺酶;MIC,最低抑菌浓度;QC,质量控制。

十二、耐甲氧西林葡萄球菌检测

耐甲氧西林葡萄球菌(MRS)是引起临床感染的常见病原菌,也是引起医院内感染的重要病原菌之一,其耐药特点是在耐受甲氧西林的同时,还对临床广泛应用的多种抗生素呈现耐药,因而该菌所致的感染已成为临床治疗的一大问题。MRS 测定方法很多,本节只介绍纸片法和微量肉汤稀释法。

1.纸片扩散法

纸片扩散法是检测 MRS 可靠的方法之一。培养基为含 2%NaCl 的 M-H 琼脂,接种物为直接菌悬液,挑选来自过夜的琼脂平板培养物,制备被检菌株悬液,调整至 0.5 麦氏比浊管浊度,具体操作如常规纸片法,贴头孢西丁纸片(30 μg/片),35 ℃孵育 24 h(而不是 16～18 h)。

【结果判断】

金黄色葡萄球菌和路邓葡萄球菌不小于 22 mm 为敏感;不大于 21 mm 为耐药。除路邓葡萄球菌外的凝固酶阴性的葡萄球菌不小于 25 mm 为敏感;不大于 24 mm 为耐药。

头孢西丁纸片周围抑菌圈内有任何小菌落或稀释“菌膜”生长都应判为 MRS。

2.微量肉汤稀释法

加一定量阳离子的 M-H 肉汤(CAMHB,Ca^{2+} 20～25 mg/L,Mg^{2+} 10～12.5 mg/L),补充

2% NaCl;药物为苯唑西林,接种物为直接菌悬液(5×10^5CFU);35 ℃孵育 24 h。

【结果判断】

金黄色葡萄球菌和路邓葡萄球菌敏感(S),≤2.0 μg/mL;耐药(R),≥4.0 μg/mL。除路邓葡萄球菌外的凝固酶阴性的葡萄球菌 S,≤0.25 μg/mL;R,≥0.5μg/mL。

3.质量控制

以金黄色葡萄球菌 ATCC® 29312 为敏感性对照菌株,金黄色葡萄球菌 ATCC® 43300 为耐药性对照菌株。

4.测定意义

对于 MRS,头孢类和其他 β-内酰胺类,如阿莫西林克拉维酸、氨苄西林舒巴坦、替卡西林克拉维酸、哌拉西林他唑巴坦和亚胺培南在体外可显示活性,但临床应用无效,因此 MRS 株不应报告敏感。葡萄球菌对万古霉素有耐药性,所有抑菌圈不超过 14 mm 的菌株,应用 MIC 法,任何万古霉素耐药株都需送参考实验室。

十三、G 试验(1,3-β-D 葡聚糖试验)

【实验方法】

动态比浊法。

【检验标本】

血液、尿液、脑脊液、胸腔积液、腹水等。

【送检要求】

由微生物实验室提供肝素抗凝专用无菌试管采集标本。

【检验部门】

微生物实验室。

【参考区间】

阴性。

【临床意义】

研究表明,1,3-β-D 葡聚糖是占真菌细胞壁成分 50%以上的成分。除结核菌外,所有真菌的细胞膜上都含有 1,3-β-D 葡聚糖,而其他微生物、动物及人的细胞成分和细胞外液都不含这种成分,因此在机体的体液中检测到 1,3-β-D 葡聚糖是诊断侵袭性真菌感染的有效依据。

根据结果有针对性地使用抗真菌类药物立即治疗;应用抗真菌药物后,定期检测,评价药物的有效性;监护侵袭性真菌感染易感人群的病发状态。

第三节　特殊病原体培养

一、厌氧菌培养鉴定

【检验方法】

厌氧培养及鉴定。

【检验标本】

各种临床标本。

【送检要求】

用针筒抽取。标本绝对不能被正常菌群所污染，尽量避免接触空气。

【检验部门】

微生物室。

【参考区间】

无病原菌生长。

【临床意义】

厌氧菌引起的感染，在所有感染中占较大比例。其既可单独引起感染，也可与需氧菌一起引起混合感染，其中混合感染占多数。

二、分枝杆菌培养鉴定及药敏

【检验方法】

培养分离鉴定法。

【检验标本】

根据感染部位的不同留取不同标本，包括痰液、脑脊液、胸腹水、血液、粪便、尿液及脓液等。

【送检要求】

取材前嘱患者停药。

1.痰液

收集晨痰，取脓性干酪样颗粒或带血丝痰。

2.脑脊液、胸腹水等

盛于无菌容器内送检。

3.尿液

收集首次晨尿或24 h尿沉淀后取10～15 mL送检。

4.粪便

收集粪便脓液部分5～10 g送检。

5.脓液

直接取溃疡处的脓液，置无菌试管内送检。

【检验部门】

微生物室。

【参考区间】

培养阴性。

【临床意义】

结核分枝杆菌可侵犯各种器官而引起结核病。主要的感染部位为肺、肾、胸膜、脑膜、关节等，其中以肺结核最常见，并极易在人群中播散，近年来有上升趋势。非结核分枝杆菌亦可引起肺部、伤口感染等，此类菌多数对常用抗生素和抗结核药物耐药，故此类菌的培养鉴定及药敏在临床鉴别诊断和选择药物治疗上有重要意义。分离培养鉴定及药敏耗时较长(4～8周)，结合临床基因扩增检验方法可进行快速诊断。

三、淋病奈瑟菌培养鉴定及药敏

【检验方法】

涂片革兰染色镜检、分离培养鉴定及药敏。

【检验标本】

生殖泌尿道、盆腔、口咽部、肛门直肠和眼结膜的分泌物及血液、浆膜腔液和脑脊液等。

【送检要求】

用无菌棉拭子采集分泌物，置无菌试管内送检。

【检验部门】

微生物室。

【临床意义】

淋病由淋病奈瑟菌引起，是常见性病之一。其主要由直接接触传染，引起急性化脓性炎症。男性可发生尿道炎、前列腺炎和附睾炎等。女性感染后多无症状或仅有少量分泌物，也可发生盆腔炎和输卵管炎。

四、霍乱弧菌培养鉴定及药敏

【检验方法】

直接革兰染色镜检、动力和制动试验、分离培养鉴定及药敏。

【检验标本】

患者米泔水样便、呕吐物等。

【送检要求】

取样置无菌容器内，立即送检。

【检验部门】

微生物室。

【临床意义】

霍乱弧菌是烈性传染病霍乱的病原菌，能导致人严重腹泻，若不及时救治，还可引起霍乱性休克，以致死亡。因此，对严重腹泻病人进行霍乱弧菌培养，对明确腹泻原因，及时救治霍乱患者，尽早采用防护措施，防止霍乱流行十分必要。

五、真菌培养鉴定及药敏

【检验方法】

真菌培养。

【检验标本】

临床各种标本。

【送检要求】

同细菌学检验。

【检验部门】

微生物室。

【临床意义】

肿瘤患者等免疫功能低下的病人及长期使用广谱抗生素的病人，容易发生浅部和深部真菌感染。浅部真菌感染如皮肤癣等，深部真菌感染则能引起深部组织及内脏的慢性肉芽肿样炎症、溃疡及坏死。

六、泌尿生殖道支原体培养鉴定及药敏

【检验方法】

半定量培养及药敏。

【检验标本】

尿道、宫颈分泌物及尿液。

【送检要求】

无菌试管收集上述标本，立即送检。

【检验部门】

微生物室。

【参考区间】

阴性。

【临床意义】

支原体生殖道感染与非淋菌性尿道炎或宫颈炎有关，还可引起附睾炎、慢性前列腺炎、输卵管炎、流产、死胎和不育症等。支原体培养阳性，说明有支原体感染，如果患者有临床症状，但其他病原体检查阴性，则应考虑支原体引起疾病的可能，在部分健康人群中也可以存在支原体。药敏试验用于指导临床用药及支原体耐药性监测。

七、大肠埃希菌O157:H7检测

【检验方法】

分离培养、血清分型及生化反应鉴定法。

【检验标本】

粪便。

【送检要求】

挑取黏液脓血便盛于无菌容器送检，或使用肛拭子法采集。

【检验部门】

微生物室。

【临床意义】

肠出血型大肠埃希菌(EHEC)的O157:H7血清型可引起出血性大肠炎和溶血性尿毒综合征(HUS)。在北美许多地区，O157:H7占肠道分离菌的第二位或第三位(多于志贺菌和耶尔森菌)，是从血便中分离到的最常见的病原菌，分离率占血便的40%，每年6～8月O157:H7感染发生率最高。

第四节　常见临床标本的实验室诊断

一、细菌性感染

（一）概述

细菌感染是致病菌或条件致病菌侵入局部组织、器官及血循环中生长繁殖，产生毒素和其他代谢产物而引起的急性全身性感染，临床上以寒战、高热、皮疹、关节痛及肝脾肿大等为特征，部分可有感染性休克和迁徙性病灶。病原菌还可自伤口或体内感染病灶侵入血液引起急性全身性感染。临床上部分患者还可出现烦躁、四肢厥冷及发绀、脉细速、呼吸增快、血压下降等症状，尤其是老人、儿童、有慢性病或免疫功能低下者、治疗不及时及有并发症者，可发展为败血症或者脓毒血症。

细菌感染的病原体按照革兰染色分为革兰阳性菌和革兰阴性菌；按照培养条件分为需氧菌、厌氧菌、兼性厌氧菌和微需氧菌；按照营养要求分为苛养菌和非苛养菌。

（二）实验室检查方法

临床上进行细菌鉴定主要有以下方法。

1.显微镜检查

显微镜检查分为不染色显微镜检查和染色后显微镜检查。

2.血清学试验

血清学试验常用的方法有凝集反应、免疫荧光技术、酶免疫测定等。

（1）凝集反应。

1）玻片法凝集试验：用含已知抗体的诊断血清，在玻片上直接与细菌培养物或菌悬液混合，若有与抗体相应的细菌，则出现肉眼可见的凝集块或颗粒。该试验简单易行且特异性强，主要用于鉴定菌种及分型。

2）反向间接凝集试验：将已知的抗血清直接吸附或通过化学偶联的方法结合于红细胞表面，制成抗体致敏红细胞，再与被检物混合。若被检物中含有相应的病原体，则发生红细胞凝集现象。该试验敏感性较高、反应快速、结果易于观察，常用于脑膜炎奈瑟菌、布氏菌、霍乱弧菌、炭疽杆菌及鼠疫耶尔森菌等快速鉴定。

3）胶乳凝集试验：将已知抗血清吸附在聚苯乙烯颗粒上，可与相应抗原产生肉眼可见的胶乳颗粒凝集现象。此法敏感度虽然不及反向间接凝集试验，但由于操作简单、反应快速，临床应用广泛。

4）协同凝集试验：金黄色葡萄球菌细胞壁中的 A 蛋白（SPA），能与人和多种哺乳动物抗血清中 IgG 类抗体的 Fc 段结合，使 Fab 段暴露于葡萄球菌的表面，而且仍保留其正常的抗体活性和特异性。当金黄色葡萄球菌与已知的 IgG 抗体连接时，则成为抗体致敏的颗粒载体，与相应细菌或抗原接触时，则出现肉眼可见的凝集现象，借以证明相应细菌或抗原的存在。该法快速、简便、敏感性高，且结果易于观察，已广泛用于细菌的快速鉴定和分群（型），如链球菌、肺炎链球菌、脑膜炎奈瑟菌、沙门菌、志贺菌等。

(2)免疫荧光技术:免疫学特异性反应与荧光示踪技术相结合的显微镜检查手段。其既保持了血清学的高特异性,又极大地提高了检测的敏感性,在细菌鉴定方面占有重要地位。常用方法有直接法、间接法和免疫荧光法。

(3)酶联免疫吸附试验(ELISA):ELISA既可用于病原检测、抗体检测,还可用于细菌代谢产物的检测,几乎所有可溶性抗原-抗体反应系统均可检测,具有高度的特异性和敏感性。

3.病原体核酸检测

核酸检测技术主要有聚合酶链反应(PCR)、DNA探针杂交技术,以及生物芯片等检测技术,可以对分离培养的病原体或对临床样本直接进行快速鉴定。

4.病原体的分离培养和鉴定

(1)细菌感染性疾病病原体的分离培养:细菌鉴定的主要依据是微生物的形态学,以及病原体在非选择性和选择性培养基上生长(变化)的情况。原则上,任何需治疗的急性感染,都应进行病原体培养、鉴定。培养后可以使用显微镜检查、生理生化反应、核酸检测等方法进行鉴定。然而,只有在临床症状出现,在排泄物、分泌物、血液中出现病原体时,细菌才可能被检出。例如,腹泻患者粪便检测沙门菌,生殖道感染患者的子宫颈分泌物检测淋球菌。

培养法优点在于可以进行抗菌药物敏感性试验,因此是细菌感染诊断最常用的方法。

(2)动物、鸡胚接种或细胞培养:不能人工培养的病原体接种于易感动物、鸡胚或进行细胞培养。接种动物后,可根据动物感染范围、动物发病情况及潜伏期,初步推测为某种病原体。接种于鸡胚的病毒,根据不同接种途径的敏感性及所形成的特殊病灶,有助于初步鉴定。细胞培养的病毒,可根据细胞病变的特点或红细胞吸附、干扰现象、血凝性质等缩小病毒的鉴定范围,用血清学方法鉴定。

5.根据组成物分析的方法

(1)气相色谱分析脂肪酸:其利用气相色谱鉴定微生物细胞脂肪酸组成,根据微生物特定短链脂肪酸(C9-C20)的种类和含量进行鉴定和分析,通过气相色谱获得的短链脂肪酸的种类和含量与数据库中数据进行比对,快速准确地对微生物进行鉴定。

(2)基质辅助激光解析电离飞行时间质谱:基质辅助激光解析电离飞行时间质谱(MALDI-TOF-MS)使微生物中各组分在离子源中发生电离,生成不同荷质比的离子,经电场作用,形成离子束,进入质量分析器,再经过电场和磁场使之发生相反的运动,分别聚焦得出质谱图,与数据库中质谱图进行比对得出微生物鉴定结果,目前已开始应用于临床。

(三)临床常见细菌的鉴定意义

1.常见革兰阳性球菌的鉴定意义

革兰阳性球菌中以葡萄球菌、肠球菌、链球菌为最常见的细菌,金黄色葡萄球菌可产生溶血毒素、杀白细胞毒素、肠毒素、表皮溶解素等,可引起皮肤局部感染、器官化脓性感染和全身感染,还可污染食品引发食物中毒。凝固酶阴性葡萄球菌是人类正常菌群的组分,但在瓣膜置换、关节术后、免疫受损、外科创伤、静脉导管感染等患者中常引起医院内感染。腐生葡萄球菌常导致年轻女性泌尿道感染。

在肠球菌属菌种引起的人类感染中,最常见的是尿路感染,肠球菌属菌种还可引起菌血症、胆道感染,也可引起呼吸道、中枢神经系统、关节等感染,但很少见,肠球菌中以粪肠球菌和尿肠球菌最为常见,其他菌种所占比例很小。

链球菌中化脓链球菌(A群)常引起淋巴结炎、淋巴管炎、脓疱疮等局部或皮下组织感染,也可引起扁桃体炎、咽炎、中耳炎等化脓性感染,也能引起如猩红热等中毒性疾病,还可引起如风湿热、急性肾小球肾炎等超敏反应性疾病。无乳链球菌(B群)正常寄居于妇女阴道和肠道内,可引起新生儿感染。成人B群链球菌感染包括菌血症、心内膜炎、皮肤软组织感染等。肺炎链球菌寄居于正常人群的口腔、鼻咽部,可引起大叶性肺炎或支气管炎,还可引起中耳炎、鼻窦炎、脑膜炎、败血症、角膜溃疡等。链球菌属中草绿色链球菌是引起心内膜炎和中性粒细胞减少的患者出现菌血症的主要病原菌。

此外,气球菌属、乳球菌属、片球菌属、无色藻菌属和孪生球菌属在临床的分离率逐渐增加,主要引起菌血症、感染性心内膜炎、脑膜炎、伤口感染、化脓性感染等感染性疾病。

2.常见需氧革兰阴性杆菌的鉴定意义

肠杆菌科细菌包括一大群生物性状相似的革兰阴性无芽孢杆菌,其中部分为致病菌,如沙门菌属、志贺菌属等,这些菌种需用诊断血清对其进行分型鉴定;而多数为肠道正常菌群,在一定条件下可以致病。本科细菌中致病菌不发酵乳糖,条件致病菌中除变形杆菌外,均可发酵。发酵迅速者有埃希菌属、克雷伯菌属和肠杆菌属,缓慢发酵者有爱德华菌属、沙雷菌属等。各种肠杆菌科细菌的生化反应表现多样,不同菌属的生化反应甚不一致,故可作为肠杆菌科细菌鉴定的依据之一。肠杆菌科细菌的沙门菌属、志贺菌属、鼠疫杆菌等早已受到广泛重视,其他细菌在某些情况下可引起系统性感染,如尿路感染、腹腔感染、胆道感染、肺部感染、肠道感染、血流感染等,少数还可引起中枢神经系统感染。

弧菌主要包括霍乱弧菌、副溶血弧菌、创伤弧菌、河流弧菌等。霍乱弧菌是引起强烈传染病霍乱的病原菌,副溶血弧菌和河流弧菌主要引起肠道感染,创伤弧菌可引起败血症和伤口感染。气单胞菌属和邻单胞菌属主要存在于水生系统,多引起肠道感染,肠外感染少见,可见于伤口感染、菌血症、呼吸道感染。

非发酵菌是指一大群不发酵糖类、专性需氧、氧化酶阳性或阴性、无芽孢的革兰阴性杆菌。非发酵菌包括假单胞菌属、不动杆菌属、窄食单胞菌属、伯克霍尔德菌属、黄杆菌属、产碱杆菌属、无色杆菌属等,大多为条件致病菌,可引起多种感染。铜绿假单胞菌和不动杆菌是医院获得性感染的主要病原菌,可引起呼吸机相关性肺炎、尿路感染、切口感染、导管相关性感染、血流感染等,值得关注的是多重耐药,甚至泛耐药的铜绿假单胞菌和不动杆菌目前的分离率有所升高。

嗜血杆菌属(H)、放线杆菌属(A)、人心杆菌属(C)、艾肯菌属(E)、金氏杆菌属(K)合称HACEK菌群,这组微生物的共同特征是易导致心内膜感染,占全部感染性心内膜炎的5%～10%,它们是引起健康人群(非静脉药物滥用者)心内膜炎的常见原因之一。所有这些微生物都是口咽部正常菌群的一部分,生长缓慢,喜好富二氧化碳环境。除心脏瓣膜感染外,HACEK菌群还可导致其他感染,如菌血症、各类脓肿、腹膜炎、中耳炎、结膜炎、肺炎、化脓性关节炎、骨髓炎、尿路感染、伤口感染、脑脓肿和牙周感染等。

军团菌属主要包括嗜肺军团菌、米氏军团菌等50多个种,军团菌为革兰阴性杆菌,但革兰染色不明显,常用镀银染色或吉姆萨染色,生长需要铁、L-半胱氨酸,菌落可在紫外照射下发出荧光。军团菌是一种水源微生物，广泛存在于水和土壤中，常藏匿于空调冷却塔、热水管道中，其以气溶胶形式被人吸入后引起呼吸道感染，并可与其他细菌引起混合感染，形成“难治性肺炎”。

布鲁菌属是一类革兰阴性细小杆菌，牛、羊、猪等动物最易感染。人类接触带菌动物或食用病畜及其乳制品，均可被感染。布鲁菌属细菌为非抗酸性细菌，无芽孢，无荚膜，无鞭毛，呈球杆状。血琼脂平板上为透明或半透明、光滑且有光泽菌落。此细菌不在麦康凯琼脂上生长。布鲁菌属细菌尿素阳性，触酶、氧化酶阳性，而吲哚阴性。由于该菌属细菌具有强的传染性，一旦怀疑应报告卫生防疫部门。

3.常见需氧革兰阴性球菌的鉴定意义

需氧革兰阴性球菌主要包括奈瑟菌属和卡他莫拉菌等。奈瑟菌属包括脑膜炎奈瑟菌、淋病奈瑟菌等，脑膜炎奈瑟菌和淋病奈瑟菌对人有明显的致病作用。脑膜炎奈瑟菌通常通过患者或带菌者的呼吸道飞沫传播给密切接触者，淋病奈瑟菌主要引起性传播疾病。卡他莫拉菌属于莫拉菌属，近年报道呈增加趋势。其他奈瑟菌多为人类鼻咽部、胃肠道和泌尿生殖道的正常菌群，一般无致病性。

4.厌氧菌的鉴定临床意义

厌氧性球菌是临床厌氧感染的主要病原菌，约占 1/4，其中主要包括革兰阳性的消化链球菌属、消化球菌属和革兰阴性的韦荣球菌属。革兰阴性无芽孢厌氧杆菌是一大群不形成芽孢的厌氧菌，种类较多，主要包括拟杆菌属、普雷沃菌属和梭杆菌属等，是人体正常菌群的重要组成，部分菌株为条件致病菌。革兰阳性无芽孢厌氧杆菌中常见的有丙酸杆菌、优杆菌、乳酸杆菌和双歧杆菌。梭状芽孢杆菌是一大群厌氧或微需氧的粗大芽孢杆菌，广泛分布于自然界，大多为腐物寄生菌，少数致病，如破伤风梭菌、产气荚膜梭菌、肉毒梭菌和艰难梭菌，分别引起破伤风、气性坏疽、食物中毒和假膜性肠炎等疾病。

二、真菌性感染

（一）概述

真菌是真核细胞微生物，在自然界分布广泛，约有 150 万种，约 150 种对人和动物致病。近年来，抗菌药物的大量使用、免疫抑制剂及激素的应用、抗癌药物导致机体免疫功能下降等多种原因使真菌感染增多，特别是条件致病性真菌感染的比例增加。

病原性真菌按感染部位主要分为深部真菌和浅部真菌。深部真菌主要指侵袭深部组织和内脏及通过血流全身播散的真菌，主要包括念珠菌属、隐球菌属、曲霉菌属、毛霉菌目、镰刀菌属，以及双相真菌中的马尔尼菲青霉菌和荚膜组织胞浆菌。浅部真菌主要侵犯机体的皮肤、指（趾）甲和毛发，寄生在表皮、指（趾）甲和毛发的角质组织中，引起浅部真菌病。临床上常见的浅部真菌主要包括皮肤癣菌中的毛癣菌属、表皮癣菌属和小孢子菌属，马拉色菌、孢子丝菌、部分暗色真菌，如裴氏着色霉、卡氏枝孢霉、疣状瓶霉等。需要注意的是，念珠菌属、镰刀菌属、隐球菌属等真菌也可以引起浅部真菌感染。

形态学检查在真菌鉴定方面仍占很重要的位置，标本直接显微镜检查及培养后形态学检查是主要方法，标本直接显微镜检查不染色方法一般可使用氢氧化钾做浮载液，氢氧化钾可消化标本中蛋白质残余并使角化组织透明，可更清晰地观察标本中的真菌，标本直接显微镜检查还可以通过染色的方法更清晰地观察真菌，主要包括乳酸酚棉蓝染色、革兰染色、抗酸染色、吉姆萨染色、组织病理染色、荧光染色、墨汁负染等。对标本进行真菌培养可以提高对病原体检出的阳性率，培养阳性的真菌可以通过染色或不染色的形态学检查对真菌进行鉴定。此外，还可以通过生理学和生物化学、次级代谢产物、脂肪酸组成、分子生物学测序（如 ITS 区）等方法进行鉴定。

在临床微生物实验室进行真菌培养时，所有的真菌（丝状真菌）都应被认为有潜在的生物危害，必须要在生物安全柜内操作，如果在培养皿中观察到有真菌生长，要用胶带将培养皿周围密封，以防止菌丝或孢子通过空气传播，或用带硅胶塞的试管进行培养。

（二）实验室检查

真菌的常规实验室检查一般包括标本直接涂片找真菌孢子及菌丝，也包括标本培养后对菌种做生理生化反应鉴定，以及对菌种做形态学检查（包括显微镜下形态及菌落形态）。

1.真菌显微镜检查常用的染色及染色方法

(1)KOH 压片镜检：标本置于载玻片上，加一滴 10% KOH，盖上盖玻片，放置片刻或微加热，即在火焰上快速通过 2～3 次，不应使之沸腾，以免结晶。然后轻压盖玻片，驱逐气泡并将标本压薄，用棉签吸去周围溢液，置显微镜下检查。检查时应遮去强光，先在低倍镜下检查有无菌丝和孢子，然后用高倍镜观察孢子和菌丝的形态、特征、位置、大小和排列等。

(2)革兰染色镜检：痰、组织研磨后匀浆、支气管灌洗液离心沉渣、尿沉渣、脑脊液沉渣等标本均匀涂在玻片上，干燥后进行革兰染色，于显微镜下观察。

(3)瑞氏染色：怀疑马尔尼菲青霉菌感染的患者，应取骨髓、外周血或淋巴组织进行瑞氏染色，于油镜下观察巨噬细胞的胞质中是否有圆形或卵圆形的，有明显横隔的孢子。怀疑荚膜组织胞浆菌感染的患者，应取骨髓、外周血或组织切片进行瑞氏染色，于油镜下观察，阳性者多可在单核或多形核细胞内发现 2～4 μm 大小卵圆形、有荚膜的孢子。

(4)乳酸酚棉蓝染色：用接种针挑取少量培养成熟的真菌菌落，加一滴乳酸酚棉蓝，盖上盖玻片，放置片刻，然后轻压盖玻片，驱逐气泡并将标本压薄，用滤纸吸去周围溢液，置显微镜下观察。

2.常见真菌的鉴定

(1)常见酵母菌：包括念珠菌、隐球菌、毛孢子菌、红酵母等。临床微生物实验室工作人员通过形态学鉴定酵母菌需要很丰富的经验，目前一些特殊培养基，如科玛嘉显色培养基已能对常见念珠菌做出较好的分辨，一些商品化的鉴定板条（卡），如 API20C AUX、YST 等可以将念珠菌、隐球菌、毛孢子菌等真菌很好地鉴定到种。

(2)常见丝状真菌：目前丝状真菌的鉴定主要依靠培养后形态学的观察（可做小培养），或使用分子生物学的方法进行鉴定。

三、其他常见病原体感染

（一）支原体

支原体是一类细胞壁缺乏、高度多形性，能通过细菌滤器，在无生命培养基中能生长繁殖的最小原核细胞型微生物。革兰染色阴性，不易着色，可用吉姆萨染色法。与人类感染有关的主要有肺炎支原体、人型支原体、解脲脲原体、穿通支原体和生殖道支原体，肺炎支原体和解脲脲原体最常见。肺炎支原体主要侵犯呼吸道，是青少年急性呼吸道感染的主要病原体之一，可引起支气管炎、肺炎。解脲脲原体、人型支原体、生殖道支原体主要引起泌尿生殖系统感染，引起非淋球菌性尿道炎、宫颈炎、阴道炎、早产、前列腺炎等。

支原体培养要求很高，除基础营养物质外，还需10%～20%血清、新鲜酵母膏、合适的pH，最适生长温度为37 ℃，解脲脲原体需要培养2～4 d，肺炎支原体需要3周甚至更长。支原体菌落大小为15～300 μm不等，有些可形成“油煎蛋”样，应与细菌L型菌落进行鉴别（表6-3），与人类感染相关的主要支原体定居部位、生化特点及致病性见表6-4。

表6-3　支原体与L型细菌鉴别

性状	支原体	L型细菌
来源	自然界、人与动物	由细菌诱生而成
遗传	与细菌无关	与原菌相关，并可恢复
培养	一般培养基稳定生长	高渗培养基
“油煎蛋”状菌落	0.1～0.3 mm，生长慢	0.5～1.0 mm
胆固醇	占细胞膜36%	细胞膜不含胆固醇
液体培养	混浊度极低	有一定混浊度，黏附生长

表6-4　与人类感染相关的主要支原体定居部位、生化特点及致病性

支原体	支原体定居部位		代谢			致病性
	口咽部	泌尿生殖道	尿素	葡萄糖	精氨酸	
肺炎支原体	+	−	−	+	−	支气管炎、肺炎
解脲脲原体	+	+	+	−	−	泌尿生殖道感染
人型支原体	+	+	−	−	+	泌尿生殖道感染
生殖道支原体	+	+	−	+	−	泌尿生殖道感染
穿通支原体	−	+	−	+	+	主要见于艾滋病患者

（二）衣原体

衣原体属隶属于衣原体科，与人类感染相关的衣原体主要有沙眼衣原体、肺炎衣原体和鹦鹉热衣原体。衣原体在宿主细胞内生长繁殖，可见原体和始体两种结构。原体有致密的细胞壁，在细胞外，有高度感染性；始体无细胞壁，呈圆形或不规则形，不能胞外存活，无感染性。宿主细胞吞噬原体后开始发育为始体，始体二分裂增殖为网状体，网状体发育为原体，最后细胞破裂释放出原体，再感染其他细胞。

衣原体属中沙眼衣原体除引起沙眼外，还可引起性病淋巴肉芽肿、泌尿生殖系统感染。肺炎衣原体主要引起青少年急性呼吸道感染，可引起支气管炎、肺炎、咽喉炎和鼻窦炎等，还可引起心肌炎、心内膜炎和心包炎。

培养法是诊断衣原体感染的参考标准，主要有鸡胚培养、细胞培养和动物接种等。非培养的方法有细胞学法、抗原检测、PCR 法检测 DNA、血清学检查等。细胞学方法从感染部位取细胞涂片后吉姆萨染色，在镜下感染细胞内包涵体呈蓝色始体或紫红色原体状态；抗原法用胶体金、荧光素或酶等标记的衣原体抗体检测标本中的抗原；PCR 法检测衣原体特异性的 DNA；血清学方法有酶联免疫吸附、间接血凝试验、间接荧光法、补体结合试验等，患者血清中的 IgM 抗体效价不小于 1∶128 提示近期感染，从发病初期到后期，抗体效价升高 4 倍以上有诊断意义。

（三）立克次体

立克次体属隶属于立克次体科，与人类感染相关的立克次体主要有普氏立克次体、斑疹伤寒立克次体、日本立克次体、康氏立克次体、非洲立克次体、澳大利亚立克次体、恙虫病立克次体和西伯利亚立克次体。立克次体专性细胞内寄生，在真核细胞内以二分裂方式繁殖，(0.3～0.5)μm×(1～2)μm，多形性，有时出现长丝状体。革兰染色阴性，吉姆萨染色呈紫红色。某些立克次体与普通变形杆菌 X 菌株的菌体耐热多糖有共同的抗原性，用这些 X 菌株代替立克次体抗原，进行非特异性凝集来检测立克次体抗体被称为外斐反应。

立克次体感染的实验室检查方法主要有分离培养和非培养方法，分离培养常用的有鸡胚、动物接种和细胞培养。非培养法主要有标本直接涂片染色显微镜检查、免疫荧光检测、PCR 方法及血清学方法等。立克次体培养阳性后还可以用非培养的方法进行鉴定。

立克次体感染血管内皮细胞，常导致血管渗透性增加及局部出血，严重者可伴有谵妄、昏迷等，立克次体脑炎常导致死亡。斑疹伤寒立克次体和普氏立克次体分别是地方性斑疹伤寒和流行性斑疹伤寒的病原体，两者症状相近，主要为高热、头痛、皮疹，有些伴有神经系统、心血管系统和其他实质器官损害。恙虫病立克次体是经恙螨传播的，引发恙虫病的病原体，可引起发热、头痛、淋巴结肿大及组织器官的血管炎等症状。

第七章　输血检验

第一节　常用血型

一、红细胞血型

血型抗原是人类红细胞(RBC)表面的结构，当个体缺乏该特殊结构时就会被其免疫系统所识别。通过遗传获得的红细胞抗原多数是血型糖蛋白或糖脂，这些可由血型同种抗体来检测。血型同种抗体的产生可由环境抗原所诱导(基本上是微生物所诱导的，也称“天然性”)，或由于机体的免疫系统受到同种异体红细胞(外源性)刺激产生。ABO 血型系统是首先发现的人类血型系统。在所有血型系统中，ABO 血型系统的特性非常特殊。一个个体的红细胞上如果有 A 和(或)B 抗原，其血清中则不会产生抗 A 和(或)抗 B 抗体；但如果红细胞上无 A 和(或)B 抗原，则其血清中必定存在抗 A 和(或)抗 B 抗体。抗 A 和抗 B 抗体在一生中几乎以不变的形式存在，而且可直接凝集具有相应抗原的红细胞。直到抗球蛋白试验应用于检测 IgG 抗体前，其他的血型只有在出现直接凝集(IgM 抗体)时才会被检出，而 IgG 抗体一般不直接凝集红细胞。以后在输血和妊娠的新生儿溶血病中又发现了许多抗体，这些抗体的大部分今天已被归属于 30 个血型系统中的某一血型系统中。大多数血型抗原是由红细胞自身合成的，但有一些是从血浆中吸附的。有些血型抗原，如 Rh、Kell 只在红细胞上表达，而另一些如 ABO 抗原几乎在所有细胞上都有表达。生化与遗传学的分析表明，血型抗原主要有两种形式，血型基因的产物为蛋白决定簇以及在基因控制下产生的糖基转移酶，并将糖基决定簇加在糖蛋白或糖脂上。有些血型抗原的特性是通过蛋白的氨基酸序列来决定的，但这些抗原的识别有时也依赖于该蛋白的糖基化。糖基决定簇的免疫应答与蛋白决定簇的不同，有时这种不同可直接影响到这种同种抗体是否具有临床意义。今天几乎所有的主要血型系统的分子结构都已被研究，但除了 ABO 和 RhD 之外，对其他血型抗原的免疫原性了解甚少。

红细胞抗原与抗体的鉴定已成为当前输血前相容性试验和安全输血的基础，并有助于了解胎儿和新生儿溶血性疾病的病因。生物化学和分子的研究已经揭示了血型抗原分子表达在红细胞血型抗原上的分子生物学功能。这些分子对个体是否具有疟原虫、某些病毒和细菌感染的易感性发挥着重要作用。红细胞抗原表达的变化和许多分子背景相关，有些在相关疾病的临床表现中起关键作用。

(一)ABO 血型系统

ABO 血型系统是临床输血中最为重要的一个血型系统，ABO 血型系统中的主要抗原是 A 和 B 两种糖基化结构，它们都以 H 抗原作为结合物。由于 9 号染色体上 ABO 基因座位所编码的糖基转移酶具有不同的特异性，它们负责将各自特异的糖基连接到 H 物质所在的寡糖支链上(A 的是 Gal-NAcα1-3，B 的是 Galα1-3)。ABO 血型系统有 A、B 和 H 3 种抗原，而表型可分为A型、B型、AB型和O型。O型是ABO血型系统的无效表型,具有该表型的红细胞上不表达A抗原和B抗原。

在运用血清学方法进行ABO血型定型时,抗A和抗B定型试剂被广泛用于检测红细胞上是否存在A或B血型特异的糖基,从而确定个体的ABO血型。在一定范围内,用血清学的方法可以将ABO血型系统中所存在的多态性区分为各种亚型。若增加抗H、抗A_1和抗AB等定型试剂与红细胞反应,所获得的凝集反应格局将有助于各种亚型之间的区分。吸收和抗体释放试验也常用于检出红细胞上存在少量血型抗原,其灵敏度可比经典试管法鉴定ABO血型高约10倍。但是,在临床上还是经常会遇到一些用血清学方法无法做出合理解释的ABO定型的问题。在这种情况下,如果患者需要输血,通常选用O型血,要密切观察可能出现的输血反应。随着分子生物学的发展,很多由血清学所检出的ABO多态性都可以从基因水平上加以解释。它们往往是由于基因发生点突变、缺失、重组而使得各种ABO糖基转移酶的特异性和反应活性发生了改变。但是,除非遇到这些特殊的问题,在通常情况下所使用的ABO定型方法仍是Landsteiner在110年前所发明的经典试管法。

(二)Rh血型系统

Rh血型系统是所有血型系统中最复杂的血型系统,它包括从RH1~RH59总共54个抗原,其中有5个已被弃用。Rh抗原是由位于1号染色体短臂上的两个同源及紧密连锁的基因所编码;RhD基因编码D抗原,RhCE基因编码Cc和Ee抗原。RhD和RhCE基因所编码的RhD蛋白(CD240D)和RhCcEe蛋白(CD240CE)是一种具有强疏水性的非糖基化蛋白,它们都在红细胞膜上穿膜12次。

临床上最为重要,也是该血型系统中首先被发现的抗原是RhD抗原。在白种人中D抗原在85%的个体红细胞上表达,而在非洲和亚洲表达的频率更高。

尽管对大多数人来说,他们不是D^+,就是D,D抗原是Rh抗原中免疫原性最强的抗原。大约60%~70%的RhD受体在输入一个单位的RhD^+血液后能产生抗-D。在母胎血型同种免疫中,由抗-D所引起的新生儿溶血病是最严重的新生儿溶血病之一。D抗原还存在许多变异体,有些变异体可导致D抗原表达减弱,而有些变异体会出现D抗原结构和部分表位缺失(被称为不完全D或部分D)。这些RhD^+的人可能产生针对其缺失表位的抗-D抗体。

在远东,D抗原是高频率抗原,在有些人群中可达100%。采用常规血型血清学技术,中国人与日本人D^+率都是99.7%,但在剩下的被分类为D的人群中,有些具有很微弱的D抗原,被称为DEL。D抗原在不同类型红细胞上表达的强度不均一,从很强的D,到弱D,最弱的是DEL。就连在常规表型中D抗原表达的量也存在很大差异。当C抗原表达时,D抗原表达的量就减少;当测定抗-D效价时,用DcE/DcE所测得的效价就要高于用DCe/DCe测得的效价。用单克隆和多克隆抗-D通过流式荧光测得的D抗原强度从强到弱依次为DcE/DcE>DCe/DcE>DCe/DCe>DcE/Dce>DCe/dce。

C和c、E和e是两对相对应的抗原,它们的多态性是由RHCE基因所控制的。因为在D、Cc和Ee之间没有重组,作为单倍型遗传的等位基因可表示为DCe、DcE、dce等(其中d表示RhD基因缺失或失活)。血清学的结果一般无法决定一个个体真正的Rh基因型,而表型则只是根据已知的单倍型频率而推断出最有可能的基因型符号。随着D抗原在输血前诊断的普及，在目前的临床输血中，抗-E和抗-c抗体的检出率已超过抗-D抗体，成为较常见的血型同种免疫性抗体。

（三）红细胞其他血型系统

在人类红细胞上除了ABO和Rh血型外，还存在许多其他的红细胞血型系统。

1.Kell血型系统

在白种人中十分重要，在欧美国家K抗原的鉴定也像ABO和RhD一样被列为输血前的检测项目。K抗原也具有较强的免疫原性，抗K抗体可造成严重的溶血性输血反应和新生儿溶血病。白种人K抗原的阳性率为7%，但中国汉族人K抗原的阳性率只有0.06%，因此汉族人被K抗原免疫的机会很小。

2.MNS血型系统、P血型系统和Lewis血型系统

MNS血型系统、P血型系统和Lewis血型系统的抗体也经常在临床检测中出现，有时在健康献血者血清中也可发现抗-M、抗-P和抗-Le^b等血型抗体。但它们大多是IgM抗体，且不具有临床意义。

3.Duffy血型系统、Kidd血型系统、Diego血型系统

Duffy血型系统、Kidd血型系统、Diego血型系统中的血型抗体一般为IgG抗体，这类血型系统的抗体可以引起新生儿溶血病和轻度到中度的溶血性输血反应。Duffy血型糖蛋白也是红细胞膜上的趋化因子受体，Fy(a-b-)表型被认为可阻断疟原虫裂殖子进入红细胞。Kidd血型糖蛋白是红细胞膜上的尿素通道，JK(a-b-)表型的红细胞可在2 mol尿素溶液中保持一定时间的细胞膜完整性。Diego血型是位于带3蛋白上的一组血型多态性，蒙古人种的Di^a抗原阳性频率明显高于其他人种。

在临床输血中较为麻烦的是遇到具有稀有血型的患者需要输血。通常的解决方式是向国内或国际稀有血型库寻求帮助，也可在患者的直系家属中开展筛查，因为血型是遗传的，在直系家属中发现相同的稀有血型的概率较大。

（四）红细胞抗体的临床意义

1.溶血性输血反应

具有临床意义的抗体可破坏输入的红细胞。该反应的严重程度随抗体的特性和抗原的密度而变化。

一般于血管内溶血的抗体有抗-A、抗-B、抗-JKa和抗-JKb。由于ABO抗原在红细胞上表达很多，而其抗体结合补体的能力又很强，所以ABO血型不合最易引起立即性溶血反应。Kidd抗体通常引起的是迟缓型溶血反应，它们较难检测出，而且在循环中消失得较快。在正常体温条件下具有反应性的IgG1和IgG3抗体可造成血管内溶血，如Rh、Kidd、Kell、Duffy或Ss抗原的抗体。具有临床意义的抗体几乎就是这些抗体。那些不造成红细胞破坏的抗体是在37 ℃以下才能反应的抗体和IgG2、IgG4亚类的抗体。

2.胎儿和新生儿的溶血性疾病

胎儿和新生儿的溶血性疾病(HDFN)是由孕妇与其阳性抗原的胎儿之间血型不一致导致的。在HDFN中最具意义的抗体是那些能通过胎盘屏障的抗体(IgG1和IgG3)，这些抗体可在正常体温下反应并破坏红细胞，而且直接针对发育成熟的红细胞抗原。母婴ABO血型不

合最为常见。但ABO HDFN在临床上发病较为温和,这可能是出生时ABO抗原发育并不完全所致。直接针对D抗原的抗体可导致严重的HDFN,当抗-D效价大于1∶16时,需仔细监控以防胎儿死亡。其他血型抗体所导致的严重HDFN较难预判,例如抗-K,不但可造成红细胞溶血,也会抑制红系生成。

3.自身免疫性溶血性贫血

自身免疫性溶血性贫血是由直接针对自身红细胞反应的“温型”或“冷型”自身抗体所致。这类抗体可由疾病、病毒感染或药物,使免疫系统针对自身抗原的耐受崩溃;或由外来抗原诱导产生的抗体具有针对自身抗原发生交叉反应的能力。自身抗体的特异性并不是总能完全确定,因为有时当有自身抗体存在时,抗原的表达会下调。

温型自身抗体在37 ℃时活性最强,而且通常是IgG类的抗体(很少有IgM和IgA)。它们多数是直接针对Rh抗原,但也有针对Wrb、Kell、Kidd和U血型特异性的报道。

冷反应性自身抗体主要是IgM类抗体。它们一般在低于25 ℃的条件下反应良好,但也可在接近37 ℃时凝集红细胞和激活补体,导致溶血或在温度低的循环末梢中造成血管栓塞。患有冷凝集素综合征的患者红细胞上常有C3d,这种C3d可阻止部分溶血。多数冷反应性自身抗体具有抗-I活性。冷型自身抗体与I、H、Pr、P的反应相对较弱。

阵发性寒冷性血红蛋白尿与具有两阶段反应性的冷反应性IgG抗体(Donath-Landsteiner抗体)有关,这种抗体通常与高频抗原P反应。当温度较低时它们结合到红细胞上,而在温度升高前它们已有效地激活了补体。

二、白细胞血型

人类白细胞抗原(HLA)是由6号染色体上的主要组织相容性复合体(MHC)基因所编码的具有高度多态性的糖蛋白。其生物学功能不仅是在输血、妊娠或移植中作为同种抗原,同时这些分子还在适应性免疫中扮演着肽伴侣分子的重要角色。HLA主要分为两大类,即Ⅰ类(A、B、C位点)和Ⅱ类(DR、DQ、DP位点)。Ⅰ类抗原几乎在所有有核细胞上均有表达,而Ⅱ类抗原主要表达在B细胞和其他抗原呈递细胞上,如树突状细胞、内皮细胞和单核细胞。在临床上具有重要作用的还有其他白细胞抗原系统,如中性粒细胞抗原,它们的多态性和引起临床问题的次数都要比HLA系统少。针对粒细胞抗原的抗体在自身免疫性中性粒细胞减少症、输血相关急性肺损伤等疾病的发生中具有一定的作用。

(一)HLA血型的医学应用

1.HLA与造血干细胞移植

HLA抗原在造血干细胞移植中起到关键性作用。HLA配合涉及以下4个方面:①充分地配合以容许移植物的植入并防止立即排斥(可通过适当的免疫抑制);②充分的配合使移植物抗宿主反应降到最低;③充分的免疫重建以允许免疫监视;④对肿瘤的过继免疫治疗有足够的能力。在造血干细胞移植中较重要的HLA抗原分别是HLA-A、HLA-B、HLA-DR。临床上通常所要求的6位点配合就是指该3个HLA位座上的6个等位基因都相合。在无全相合的供者时,也可考虑选用脐带血造血干细胞移植。

2.HLA与实体器官移植

HLA在实体器官移植中的作用,虽然重要性稍次,但依然非常明确。在肾移植中,HLA

血型匹配的肾移植存活率较高，特别是在再次肾移植的患者中尤为明显。当肾移植患者血清中存在针对供体肾的 HLA 同种抗体时，常会发生急性排斥反应。因此，在肾移植前进行患者血清与供者 T、B 细胞的交叉配合试验是有意义的。

3.HLA 与移植物抗宿主病(GVHD)

供体与受体的遗传差异越大，发生 GVHD 的概率就越低。但这样移植物受排斥的概率却升高。因此，移植后使用的免疫抑制药物需平衡好移植物的免疫活性与 GVHD，同时又需尽可能地使移植物不被排斥。

4.HLA 与疾病的关联

HLAⅠ类抗原 B27 与血清阴性脊柱关节病及急性前葡萄膜炎关联，其中强直性脊柱炎(AS)与 HLA-B27 抗原有强关联，RR 值可达 300。AS 患者中有 90%～98%的个体带有 B27 抗原，这使得 B27 抗原的检查成为 AS 的辅助诊断方法之一。与 HLAⅡ类抗原关联的疾病主要有：与 DQ6 关联的发作性睡病；与 HLA-DR3 关联的弥漫性毒性甲状腺肿、重症肌无力和阿迪森病；与 DR4 关联的类风湿关节炎；与 DQ2 关联的乳糜泻；与 DR2、DQ6 关联的多发性硬化症及与 DR-DQ IDDM 组合关联的 1 型糖尿病。

5.亲子鉴定与法医学的应用

因为服从共显性规律，一个个体的 HLA 抗原能完整地表达在细胞表面并终身不变，使 HLA 抗原检测成为亲子鉴定中的一个有力工具。近年来采用 PCR 为基础的 HLA DNA 分型，不仅可以直接确定待检者拥有的等位基因，从而提高了鉴定的科学性和准确性，并可从死亡者极少量的组织标本中进行 DNA 分型，为法医学物证提供了证据。当然，在个体识别中除 HLA 抗原检测外，还常用到数目可变串联重复序列(VNTR)和短串联重复序列技术。

(二)HLA 抗原与抗体的检测

HLA 抗原的检测可分为蛋白水平分型和基因水平分型两个层面。蛋白水平分型的方法包括微量细胞毒试验、纯合子分型细胞(HTC)分型、预处理淋巴细胞分型(PLT)；基因水平分型的方法包括正向或反向聚合酶链反应-序列特异性寡聚核苷酸探针(PCR-SSOP)、聚合酶链反应-序列特异性引物(PCR-SSP)、聚合酶链反应-限制性酶切片段长度多态性、聚合酶链反应-单链构象多态性(PCR-SSCP)以及扩增产物直接测序。为适应骨髓库大量样本的 HLA 定型需求，高通量的 HLA 基因分型技术目前已应用于多个筛选实验室。HLA 抗体检测通常有 3 种方法，分别是交叉配型、群体反应性抗体(PRA)检测和流式细胞仪检测抗体。交叉配型一般采用微量淋巴细胞毒试验及抗人球蛋白-微量淋巴细胞毒试验，采用供者的 T、B 细胞加上患者的血浆进行检测，也可加用患者的 T、B 细胞加上供者的血浆进行双向检测，移植前一般都应该进行该检测，检测到的抗体不局限于 HLA 抗体，也有可能是抗白细胞上的其他抗原的抗体。PRA 是用一组包含大部分 HLA 抗原的细胞板或抗原板检测是否有对应的抗体存在，计算阳性的结果占总反应的比例。利用流式细胞仪检测出有相应的 HLA 抗体，并不是供者选择的绝对反指征，需要排除冷抗体、IgM、药物交叉抗体等情况。所以该方法一般不单独用于 HLA 抗体筛选。FLOW-PRA 是用流式细胞仪检测 PRA。

(三)临床意义与评估

在输血或妊娠后常可发现 HLA 抗体。当输血时，已经存在的 HLA 抗体可结合到具有相应抗原的细胞，影响这些细胞的功能，最典型的例子是长期输注血小板的患者容易产生 HLA 抗体，导致输注无效；另外储存的血液中可含有脱落的 HLA 抗原，这些可溶性 HLA 分子可封闭受血者的 T 细胞等，造成受血者的免疫功能下调；脱落的生物活性物质也可以造成受血者的输血反应等。输血也可带来益处，如肾移植前异体输血，有研究认为可帮助产生免疫耐受，提高移植后的存活率；或改善自身免疫性疾病的症状。

严重的与 HLA 分子相关的输血反应有输血性移植物抗宿主病（TA-GVHD）、输血性急性肺损伤（TRALI）等，这两种疾病的死亡率分别为 95%和 15%左右。前者的医疗干预手段主要是预防，对高危患者输注的血液要经过射线照射；后者一般发生于输血后 2～6 h，可能输注的血液或受血者体内具有白细胞抗体，包括 HLA 抗体和 HNA（人类中性粒细胞抗原）抗体，防治手段是避免危险因素，危险因素包括含白细胞抗体、血液存放过久等。但有些危险因素是无法避免的，如患者本身具有某种疾病或缺陷。所以更重要的是及时给出正确的诊断，并立刻停止输血，用糖皮质激素或血液透析治疗等。

三、血小板血型

（一）血小板膜糖蛋白多态性

人类血小板表面携带了多种血型抗原，它们包括 ABO、Ii、P、Lewis 血型抗原，HLAⅠ类抗原以及血小板特异性抗原（HPA）。这些抗原是引起新生儿同种免疫性血小板性紫癜和临床上血小板输注无效的重要原因。有 4%～10%的多次输血患者会产生数种抗血小板抗体，其中大多数是针对血小板上的 HLAⅠ类抗原，但也有少数患者仅产生 HPA 抗体。因此血小板输注前排除血小板抗体或进行血小板配合性输血对多次输注血小板的患者是有益的。血小板细胞膜表面无 Rh，因此血小板输注时一般无须关注 Rh 血型。

（二）血小板抗原抗体的检测

血小板抗原的鉴定可通过血清学方法或基因诊断的方法进行。由于较难大批量获得针对血小板特异性抗原的同种抗体，所以目前较常见的检测血小板抗原的技术都是基于分子生物学的方法。通过检测点突变而确定受检样本血小板等位基因是当前最常用的技术，而高通量的血小板特异性抗原基因诊断芯片也有商业化产品。

相对于抗原检测，血小板抗原检测较为复杂。目前血小板抗体检测技术是基于测定血小板上结合的免疫球蛋白。其中以血小板免疫荧光试验（PIFT）、酶联免疫吸附分析（ELISA）、混合红细胞黏附分析（MRCAA）（又称固相法技术）和单克隆抗体免疫固定血小板抗原分析（MAIPA）这 4 种技术在临床的应用较为广泛。同样，这些技术也是临床上用于输血前血小板相容性配血试验和输血后血小板输血不良反应检测的主要方法。由于在检测血小板抗体时，经常会受到 HLAⅠ类抗体的干扰，用氯喹预处理血小板 20 min，可使 PIFT 中 80%的 HLA 抗原去除。用 MAIPA 检测血小板抗体时则不会受 HLA 抗体的干扰。

检测血小板自身抗体时，通常也使用免疫荧光技术。但受该技术灵敏度的限制，如果需对阳性结果进行进一步特异性确认，则需要采用更为敏感的放射免疫分析（RIA）测定血小板上所绑定的 Ig 和 MAIPA 试验来确定血小板放散液中自身抗体的特异性。将致敏在血小板上的抗体解离下来的放散方法有乙醚放散法和酸放散法。

（三）临床意义与评估

对于血浆中存在血小板或 HLA 抗体的患者，几乎所有通过输血前血小板相容性试验的血小板输注，都比随机输血小板的效果好。输注配合的血小板与输注不配合的血小板，患者在输注后 1 h 和 24 h 后的血小板计数可相差 8 倍和 30 倍。

大多数输血后紫癜（PTP）发生在经产妇女中，在白种人群体中，抗 HPA-1a 是最常见的血小板特异性同种抗体，而在黄种人群体中是抗 HPA-3a 和抗 HPA-5b。用 PIFT 检测不同类型的特发性血小板减少性紫癜（ITP）患者，自身抗体的阳性率在 30%～90%之间。

四、血清蛋白型

在输血中针对血清蛋白所产生的抗体并不多。在输注因子Ⅷ时，有时会遇到针对因子Ⅷ的抗体，但大多数针对因子Ⅷ的抗体是 IgG4 亚型。因此这类抗体不会结合补体，也不诱导产生输血反应。针对免疫蛋白的抗体可干涉血清学试验的判读。尽管也发现存在抗血清脂蛋白的抗体，但其临床意义尚不明确。

（一）免疫球蛋白（IgG）同种异型

不同个体之间 IgG 分子的蛋白多态性被称为 Gm 型。目前已发现 Gm 同种异型抗原约为 30 种，分别被命名为 Gm1、Gm2、…、GmN。

Gm 同种异型与较多疾病相关，如自身免疫性疾病、恶性黑色素瘤、疟疾和伤寒等疾病的患者血清中常存在抗 Gm 抗体。在弥漫性毒性甲状腺肿、桥本甲状腺炎、重症肌无力患者中 Gm2 多见。在输血中，供受者之间 Gm 不相容一般不会产生输血反应。

（二）免疫球蛋白轻链（Km）同种异型

Km 的同种异型分别是 Km1，2，-3；Km-1，-2，3；Km1，-2，-3。造成 Km 产生同种异型的分子基础是 153 和 191 位氨基酸置换。

（三）免疫球蛋白 A（IgA）同种异型

IgA 有两个亚类，IgA1 和 IgA2。它们都有两条 α 型 H 链间二硫键，IgA2 又可按其遗传标记不同分为 A2-m(1)和 A2-m(2)。IgA 可以单体、双体或三聚体的形式存在，但双体或三聚体中的单体轻链都是相同的。人血清中 IgA1 与 IgA2 的比例约为 9∶1。

（四）免疫球蛋白同种异型的检测

1.凝集抑制试验

在微量板中将被检血清与抗 Gm、Am 或 Km 混合后，加入 0.2%的抗-D 致敏红细胞作为试验的指示细胞，4 ℃过夜或 1 h 室温反应后离心，若被检血清中同种异型抗体存在，则致敏红细胞不凝集。

2.被动血凝试验

将标准化的血清蛋白抗原包被至载体上（红细胞常在该试验中作为载体），通过特定的试剂处理红细胞（如氯化铬），将蛋白“非特异地”结合到红细胞上。如果所检测的血清中存在同种异型抗体，则红细胞会被凝集。通常该类型的试验是采用 U 形孔底或 V 形孔底的微量板进行。试验可通过离心以增强凝集。

（五）临床意义与评估

在选择性 IgA 缺乏（IgA 水平低于 0.05 g/L）的患者中有 30%～50%的人血清中有抗 IgA

抗体。如果受血者血清中存在的是抗 A2-m 抗体，而供血者血浆中存在相应的 IgA 抗原，则在临床上可发生输血反应，通常表现为过敏症状的出现。输注洗涤红细胞和 IgA 缺乏的血浆对这类患者是有意义的。

第二节　血液制品种类和用途

一、红细胞制品

(一)全血

全血是将一定量人的血液采集到含一定量保养液的采血袋内所制成的血液制剂。目前输血中全血输注已经很少，而全血输注的主要目的是补充红细胞。因此，此处将全血归入红细胞制品。适用于急性大量出血、体外循环、需要换血的患者。新鲜全血适用于新生儿溶血病的换血。

(二)悬浮红细胞

悬浮红细胞是将采集到的多联袋内的全血中的大部分血浆在全封闭的条件下分离后向剩余物加入红细胞添加液制成的红细胞成分血。血细胞比容为 0.50～0.65。适用于贫血需要补充红细胞的患者，特别是伴有充血性心力衰竭时。与晶体液或胶体液一起应用于急性失血的患者。减少了输注全血后循环负荷过重的危险；又减少了血浆中的抗体或血浆蛋白成分引起的发热和过敏等输血不良反应；分离出的大部分血浆可供临床输用或进一步制备血浆蛋白制品。

(三)悬浮少白细胞红细胞

悬浮少白细胞红细胞是将采集到的多联袋内的全血中的大部分白细胞、血小板及血浆在全封闭的条件下去除后向剩余物加入红细胞添加液制成的红细胞成分血。血细胞比容为 0.45～0.60。适用于由白细胞抗体引起的输血发热反应、长期输血以及器官移植的患者。在特定情况下用于需减少传播巨细胞病毒风险的患者。

(四)洗涤红细胞

洗涤红细胞是采用物理方式在无菌条件下将保存期内全血、浓缩红细胞、悬浮红细胞血液制剂用大量静脉注射用 0.9%生理盐水洗涤，去除绝大部分非红细胞部分，并将红细胞悬浮在 0.9%生理盐水中所制成的红细胞成分血。红细胞回收率≥70%，白细胞清除率≥80%，血浆蛋白清除率≥98%。洗涤红细胞适用于对血浆蛋白有超敏反应或有输血发热反应的贫血患者。洗涤红细胞缺乏抗-A、抗-B，因此 O 型洗涤红细胞可以输给除(类)孟买亚型以外的 ABO 亚型的患者。洗涤红细胞还适用于自身免疫性溶血性贫血患者，缺 IgA 抗原而已产生相应抗体的患者。

(五)冷冻解冻去甘油红细胞

冷冻解冻去甘油红细胞是采用物理方式在无菌条件下将保存时间在 6d 内的全血、浓缩红细胞、悬浮红细胞血液制剂中的红细胞分离并加入红细胞保护剂甘油于低温(－65 ℃以下)冷冻保存，此红细胞经过解冻去甘油后加入一定量的静脉注射用 0.9%生理盐水或同时冻存的分离血浆所制成的红细胞成分血。红细胞回收率≥80%。适用于稀有血型、自体输血以及有发热或超敏反应的患者。

（六）照射红细胞

为防止淋巴细胞增殖，用 γ 射线辐射过的红细胞制剂为照射红细胞。照射红细胞可有效预防输血相关性移植物抗宿主病，适用于严重免疫功能缺陷或免疫抑制和造血干细胞移植后输血患者。

二、血小板制品

（一）单采血小板

单采血小板是采用血液单采机在全封闭的条件下自动将全血中的血小板分离出并悬浮于一定量血浆内制成的单采成分血。适用于血小板生成障碍引起的血小板计数减少、血小板功能障碍性疾病以及预防性输注。

（二）浓缩血小板

浓缩血小板是将室温保存的多联袋内的全血与采血后 6 h 内在 20～24 ℃的全封闭条件下将血小板分离并悬浮在血浆中所制成的成分血。用途与单采血小板相同，但由于浓缩血小板为多人份混合血小板制品，刺激受者产生血小板抗体的概率高于单采血小板。

（三）单采少白细胞血小板

单采少白细胞血小板是采用血液单采机在全封闭的条件下自动将全血中的血小板分离并过滤去除白细胞后悬浮于一定量血浆内制成的单采成分血。适用于血小板数量减少或功能障碍引起的出血且有输血发热反应以及需要长期或大量输注血小板的患者。

三、血浆制品

（一）新鲜冰冻血浆

新鲜冰冻血浆（FFP）是在全血采集后 6 h（全血保养液为 ACD）或 8 h（全血保养液为 CPD、CPDA-1）内，在全封闭的条件下将血浆分离并冻结制成的成分血。FFP 含有各种凝血因子及清蛋白、免疫球蛋白等。适用于单纯凝血因子缺乏的补充；口服抗凝剂过量引起的出血；肝病患者获得性凝血障碍；大量输血伴发的凝血障碍；抗凝血酶Ⅲ缺乏；血栓性血小板减少性紫癜等。

（二）冷沉淀凝血因子

冷沉淀凝血因子是保存期内的新鲜冰冻血浆，在 1～6 ℃封闭状态融化后，在 1～6 ℃无菌条件下分离出沉淀在血浆中的冷不溶解物质并在 1 h 内冻结而制成的成分血。冷沉淀凝血因子主要含有因子Ⅷ、vonWillebrand 因子（vWF）、纤维蛋白原（Fg）、因子ⅩⅢ和纤维结合蛋白。适用于儿童和轻型成人血友病 A、血管性血友病、先天性或获得性 Fg 缺乏症、凝血因子ⅩⅢ缺乏症患者。有时冷沉淀凝血因子还用于手术后出血、DIC、重度创伤等患者的替代治疗。

（三）凝血因子制剂

主要包括因子Ⅷ浓缩剂（低、中、高纯度的 FⅧ浓缩剂，重组人凝血因子Ⅷ）、凝血酶原复合物浓缩剂（PCC）、凝血因子Ⅸ浓缩剂、Fg 制剂，以及 vWF 制剂、猪抗血友病球蛋白制剂、抗凝血酶、蛋白 C 制剂、重组人凝血因子Ⅶa 等其他凝血因子制品。

因子Ⅷ和因子Ⅸ浓缩剂分别用于血友病 A 和血友病 B 的治疗。PCC 含有维生素 K 依赖性凝血因子Ⅱ、Ⅶ、Ⅸ和Ⅹ，因此适用于上述因子缺乏症患者，尤其是血友病B患者。Fg制剂适用于先天性无Fg症、先天性Fg减少症、先天性Fg异常或功能不全、DIC、突发性胎盘早期剥离大出血、死胎、羊水栓塞等。vWF制剂用于血管性血友病。猪抗血友病球蛋白制剂专用于治疗有抑制物的血友病A患者。抗凝血酶适用于先天性和获得性抗凝血酶缺乏患者血栓性疾病的预防与治疗。蛋白C制剂对凝血和纤溶起着重要的调节作用，用于治疗DIC有显著的疗效。重组人凝血因子Ⅶa制品适用于有抑制物重组的血友病的治疗以及手术、危及生命或肢体的出血的治疗等。

（四）血浆蛋白制剂

主要包括清蛋白制剂和免疫球蛋白制剂。免疫球蛋白制剂又可分为肌内注射用的正常人免疫球蛋白（丙种球蛋白）、静脉注射用免疫球蛋白（IVIG）、特异性免疫球蛋白（抗乙型肝炎免疫球蛋白、抗RhD免疫球蛋白、抗破伤风免疫球蛋白等）。

清蛋白可用于补充血管内外的清蛋白缺乏，扩充血容量，治疗出血、肝硬化腹腔积液及急性肝衰竭、烧伤和休克等。正常人免疫球蛋白用于预防某些病毒和细菌感染，如麻疹、传染性肝炎等。抗RhD免疫球蛋白用于预防RhD新生儿溶血病。抗乙型肝炎免疫球蛋白可用于皮肤或黏膜接触HBsAg阳性物质个体的被动免疫和HBsAg阳性母亲所生婴儿的母婴垂直阻断。IVIG适用于免疫缺陷和免疫功能低下的患者的抗感染补充治疗以及自身免疫性疾病的免疫抑制治疗。

四、自体输血

自体输血是指采集患者自身血液，或回收手术野或创伤区无污染的血液，并随后再回输给患者的技术。自体输血的优点在于：避免输血传染病；避免红细胞、白细胞、血小板以及血浆蛋白抗原产生同种免疫反应所致的疾病，如溶血、发热、过敏和移植物抗宿主病等；避免发生输同种异基因血的差错事故；节约同种异基因血源，为无供血条件的边远地区提供用血途径；反复自体输血可刺激骨髓细胞加速增生；为稀有血型患者解决了输血的困难。

（一）储存式自体输血

储存式自体输血是在手术前数周甚至数月前采集和储存自身血液（全血或分离成分）以备手术时使用，也可在某些疾病缓解期采集自身血液成分，以备必要时使用。适用于下列临床情况：心胸外科、血管外科、整形外科、骨科等择期手术者；患者有多种红细胞抗体或高频率抗原的同种抗体，通常对所有供血不配合；有严重输血反应者；稀有血型者；预防因输血产生同种免疫抗体。

（二）稀释式自体输血

稀释式自体输血是自体输血中较常用的方式。在手术开始前即刻采集一定量的患者自体血，同时补充足量的晶体液或胶体液以维持血容量；手术期间，血液稀释的患者丢失的血液含相对较少的红细胞；而在手术出血已控制时将所采集的自体血再回输。自体血是新鲜血，含所有的凝血因子和血小板。

稀释式自体输血适用于下列临床情况：术中出血量较大，术前血红蛋白＞110 g/L，血小板计数＞100×10^{9}/L，无明显肝功能障碍及心肺疾患，凝血酶原时间正常的患者。特别适用于体外循环或深低温下进行心内手术的患者。

（三）回收式自体输血

回收式自体输血是收集从患者伤口、体腔或关节腔流出的血液，处理后再回输给该患者。常用于大手术和外伤的大量失血。将手术和外伤中流出的血液收集和处理后再回输，可节约血液资源，并减少异体血的使用。

回收式自体输血适用于下列临床情况：心血管外科、胸腹外科、整形外科、骨科、妇产科等手术中失血较多者；突然大量出血者，如大动脉瘤破裂、脾破裂、肝移植、宫外孕、股关节置换术、侧弯矫正术、脊椎和脊髓肿瘤摘除术等。

第三节　供血者血液标本检查

供血者健康标准和医学检查必须以确保输血安全、可靠、高质量为出发点，以不损害供血者健康为基础，严格按卫计委（现卫健委）颁发的《献血者健康检查标准》进行。

年满 18～55 岁的健康公民，符合献血条件，可自愿申请献血。要求献血时，填写“献血健康状况征询表”，对自身健康状况进行评估并签名存档。

一、血样本的采集要求

（1）采供血机构必须经省级以上卫生行政部门批准设置并提供整齐洁净、温度适宜、空气清新、明亮舒适的采血环境，配备相应设备、仪器、试剂和卫生技术管理。

（2）由具备上岗资格的医师、护士和检验人员认真核对供血者身份后，严格按国务院卫生行政部门制定的《献血者健康检查标准》免费给予健康体检，并留取相关资料和标本。

（3）供血者献血前一天晚餐及献血当日早餐不吃油腻食物。

（4）采血前核对献血表单与献血者姓名无误后方可采血。

（5）献血前快速检测用血样本一般采用一次性采血针或激光采血设备，按标准操作规程采集耳垂血或指尖血，并迅速完成献血前的血型鉴定、血色素（或血比重）、转氨酶、乙肝表面抗原等项目检测，结果合格后采集血液。

（6）采血时利用血袋导管留取复检和配血标本，常规血液检测血样本采集留取要求如下：①当采血达到一定要求时，在献血采血结束时留取 3～4 mL 抗凝血。②应采用坚固、防水并带有旋盖的塑料标本试管存放血样本，应及时贴上献血编码标签。③采血结束后，在距血袋 20 cm 处用止血钳夹紧采血管，由专人封口并热合数段分别用于血样本保存和临床输血前检查用。④将供血者的试管血样本和采血导管及时送检验科。

二、血样本处置

每次采集血样本和采集血液结束后，认真核对体检表、血样标本管数和标签是否完整，填写记录，以2～8 ℃冷链方式保存、运输和移交检验科。

（1）血样本接收人员核查血样本标签是否与要求相符，并记录血样本的来源和接收日期等，4 ℃妥善存放。

（2）进行血液检测前将血样本离心备用，依次进行各项。

（3）检查血样本有否溶血、足量，不符合要求的血样本须再留取采血导管。

(4)试验后,血样本须在2～8℃保存7 d,以备复检用。血清样本须在−20℃保存半年以上。

(5)检验科在标准操作规程指导下,利用不同人员、不同试剂对艾滋病毒抗体、梅毒抗体、丙型肝炎抗体、乙型肝炎表面抗原、转氨酶、血型正反定型等规定项目进行两遍检验,均合格后方可向临床发血。

第四节　受血者血液标本检查

一、检查项目

输血前免疫学检查(输血前检查)是输血科的主要工作。目的是通过检查为受血者选择输注后能在受血者体内有效存活的血液产品。要使受血者和供血者的血液在免疫血液学方面达到"相容",输血前免疫学检查程序如下。

(1)认真审核输血申请单并做好受血者血样本和病史的收集、核对、检查,主要包括确认受血者信息和受血者血样本。

(2)受血者、供血者ABO血型鉴定。

(3)受血者Rh血型鉴定。

(4)受血者红细胞抗体筛查和鉴定。

(5)用受血者血样本与供血者血样本做交叉配血试验。

(6)有条件的实验室可进行白细胞抗体检查、血小板输血前检查和配血。

二、申请输血准备工作

(一)申请输血

申请输血时,医师需填写输血申请单应一式两份,以使检验人员尽可能多地了解受血者的相关病史资料和需要输用的血液成分品种,并存档。输血申请单应包括以下内容。

(1)受血者姓名、年龄、性别、民族。

(2)科室、床号、临床诊断。

(3)既往输血史、妊娠史、用药史。

(4)申请输血品种和数量。

(5)受血者输血前血常规和传染病相关检查结果。

(6)医师签名。

这些受血者病史信息,有助于解决临床输血检查中出现的问题,也可协助分析输血不良反应和制订较安全的输血方案。

(二)阅读输血申请单内容

输血科工作人员应仔细阅读输血申请单内容。凡资料不全的输血申请单,特别是缺少输血史、已婚女患者缺少妊娠史、无医师签名、不准确或填写潦草的输血申请单和血液标本,输血科(血库)不应接收,应退回科室让医师将相关内容补齐。

三、血液标本采集要求

(一)对受血者的要求

(1)受血者血标本一般要求在输血前 3 d 内采集，以代表受血者当前的免疫状况。

(2)对近期反复输血患者应尽量采集最新的血样本进行检查，以避免输血导致的记忆性弱抗体漏检。

(二)对血标本要求

(1)一般需采集血样本 2～3 mL。抗凝血或不抗凝血均可用做检查，但若是抗凝血，应注意排除纤维蛋白原和补体的干扰。如果患者使用肝素治疗，采出的血样本不凝集，应用鱼精蛋白处理血样本；治疗中使用右旋糖酐、聚乙酰吡咯烷酮等药物的患者血样本应将红细胞洗涤后使用或在用药前采集血样本。

(2)血液标本在采集前要反复核对输血申请单受血者姓名是否与实际受血者一致，确证无误后采血。

(3)采集血样本后立即在试管上贴好标有姓名、编号、采血日期的标签，并与被采血患者本人核对，采集后的血液标本须与输血申请单上的内容核对和确认。血标本应在 2～8 ℃冰箱内妥善存放，能代表受血者当前的免疫学状况，避免溶血和稀释。

(4)血样本用于血型鉴定和配合性试验前，应对血样本外观和标签上的所有内容再次核对，若有不符或疑问，须重新抽取血样本。

(5)输血后血样本在，2～8 ℃冰箱内保存至少 7 d，不能马上丢弃，若受血者发生输血反应，可对存留的血样本进行血型和交叉配血等试验复查。

(6)尽量不从输液静脉采集血样本，以免血清被稀释，如果患者正在输液，允许从输液管中抽血，但要用生理盐水冲洗管道并弃去最初抽出的 5 mL 血液后再采血。

第五节　血样本的处置和记录

血样本的交接和处置应严格执行操作规程要求，并坚持核查、记录制度，以确保准确和可追溯性。血样本应在试验前后妥善保存在 2～8 ℃冰箱，以便需要时复检。

一、分离血清(血浆)

(1)将装有血样本的试管经 2 000～3 000 r/min 离心 5 min 后，用滴管吸取血清或血浆至另一干燥试管中。

(2)刚刚采集的不抗凝血样本，可置 37%水浴保温 1 h 使血液收缩，再经 2 000～3 000 r/min 离心 5 min，分离血清。

(3)将分离的血清用吸管吸取至干净空试管内，立即做好标记，备用。

二、配制和保存红细胞悬液

(1)取被检血液适量加入另一试管中，并向试管中加入 8～10 倍的生理盐水。用滴管吸取混匀后再 2 000 r/min 离心 5 min，弃上清，即为压积红细胞。遇特殊情况或进行抗球蛋白试验时应将压积红细胞反复洗 3 遍。

(2)洗涤后的压积红细胞用生理盐水配成浓度为3%～5%的红细胞悬液备用。红细胞悬液的简便配制法如下:①取压积红细胞1滴加生理盐水2 mL,大约配成2%红细胞悬液。②若取压积红细胞1滴加入生理盐水1 mL,约为5%红细胞悬液。

三、试验中抗原抗体反应比例

在输血前检查的各种试验中,确保抗原(红细胞)、抗体(血清)反应的比例很重要。

(1)在试管法试验中一般2～3滴血清加入1滴红细胞悬液混匀。

(2)使用玻片法时血清与红细胞的比例以1 ∶ 1为宜。

(3)当怀疑血清中可能存在某种弱抗体时,可适当增加血清用量。

四、结果判定

(1)在输血前检查中,对凝集反应结果的判定很重要,原则是将反应结果进行离心后,先肉眼观察结果,再用显微镜观察结果。

(2)结果的离心条件应严格,一般为1 000 r/min离心1 min或3 400 r/min离心15 s,以免干扰试验结果。首先观察试管底部沉积的红细胞团,红细胞团外围呈花边状或锯齿状多为凝集,边缘整齐多为不凝集。如肉眼未观察到明显凝集,应坚持镜检观察。

(3)用试管法操作时,可根据凝集块大小及游离红细胞的多少判定凝集程度:①(++++)表示一个大凝块,几乎没有游离红细胞。②(+++)为有多个较大凝块和少量游离红细胞。③(++)为有许多小凝块,游离红细胞约占1/2。④(+)是肉眼可见的许多细小凝块在大量游离红细胞中。⑤仅有极细凝集颗粒,有时需在显微镜下判定。

(4)真假凝集的鉴别在观察凝集反应时,应注意区别真凝集与假凝集反应。轻度假凝集在镜下呈缗钱状,此时可采用用盐水处理技术鉴别。如向反应试管中加入17 mL生理盐水并混匀,再经1 000 r/min离心1 min或3 400 r/min离心15s弃上清后观察,假凝集一般消失,严重的假凝集使细胞集聚成块,与真凝集难以区别。

第六节　红细胞血型抗体筛检和鉴定

《临床输血技术规范》要求,对有输血史、妊娠史的受血者血样本应常规进行红细胞抗体筛检试验,以及时发现具有临床意义的不规则抗体,避免误输不配合的血液。

一、临床准备工作

医师出具输血申请单或血型抗体申请单,写明患者姓名、性别、年龄、病案号、病区床号、诊断和患者既往输血史、妊娠史等情况。

二、血样采集与储存

(1)一般需采集静脉血样本3～5 mL,采集抗凝血或不抗凝血均可,最好是不抗凝血。

(2)血标本一般要求在输血前3 d内采集,反复输血患者应尽量采集最新的血样本进行检查,输血反应患者血样应在输血后和输血7 d后各采集一次筛检更好。

(3)采血前确认受血者,采血后对试管标记,并再次核对被采血者姓名。

(4)血样本应在试验前后妥善保存在2～8 ℃冰箱,至少保存7 d,以便复检。

三、技术要点

(1)对有输血史、妊娠史的受血者血样本应常规进行红细胞抗体筛检试验。

(2)试验可在交叉配血试验之前或同时进行。

(3)试验中所用试剂红细胞可采用O型筛选红细胞商品试剂,也可实验室自制,但每套试剂应尽可能多地包括以下常见抗原,如D、C、c、E、e、M、N、S、s、P、K、k、Fy等。

(4)试验方法应采用能检出完全抗体和不完全抗体的技术方法,以检出具有临床意义的抗体。应灵活运用盐水试验法、酶介质法、抗球蛋白法、凝聚胺法、柱凝集试验法等。

(5)抗体筛检阳性的血样本应进行抗体特异性鉴定,或送血站(血液中心)进一步检查。

四、注意事项

(1)抗体筛检试验阳性时,应采用自身对照和试剂红细胞进行抗体鉴定,确定抗体特异性。

(2)如果患者携带的是低频抗原的抗体或抗体表现出剂量效应,可能出现假阴性结果。因此对可疑的试验结果可考虑用多人份红细胞谱细胞或采用敏感性更高的试验技术进一步进行检测。

(3)当怀疑受检血样本中含有两种以上的同种抗体时,可采用吸收放散试验。

(4)对患者血样本进行相关的红细胞抗原鉴定,以协助判断筛检出的相应特异性抗体。

(5)阳性反应格局中,可能观察到对各个细胞反应强度不同的剂量效应。

第七节　交叉配血试验

一、概述

受血者在输血前,需将其血样本与供血者血样本进行交叉配血试验。交叉配血试验(配合性试验)的目的是要使受血者和供血者的血液之间不存在相应的抗原抗体,在交叉配血中无凝集和溶血结果,即达到免疫学上的“相容”,确保受血者和供血者血液是相合的。

交叉配血是在输血前必做的试验,其做法系使供血者红细胞与受血者血清反应(主侧交叉配血)和受血者红细胞与供血者血清反应(次侧交叉配血),观察两者是否出现凝集的试验。其目的是检查受血者与供血者是否存在血型抗原与抗体不合的情况。

交叉配血中最重要的是ABO血型配合,必须ABO血型相同,且交叉配血无凝集才能输血。多年来一直沿用室温盐水配血法,这种方法的主要缺点是只能检出不相配合的完全抗体,而不能检出不相配合的不完全抗体,所以仅可以满足大部分输血者ABO血型配血要求。而除ABO系统以外的其他血型系统的抗体或多次接受输血患者及多次妊娠的妇女产生的抗体绝大多数为IgG,在盐水介质中不能凝集红细胞。为检出不完全抗体,常用方法有抗人球蛋白法、蛋白酶法及胶体介质法等,这些方法也还存在某些缺点。为了输血安全及操作方便,必须改良配血方法。最近提出的用聚凝胺配制的试剂可以检出IgM与IgG两种性质的抗体,发现可引起溶血性输血反应的绝大多数抗体。

聚凝胺配血法的原理认为聚凝胺是带有高价阳离子的多聚季铵盐$(C_{13}H_{30}Br_2N_2)x$,溶解后能产生很多正电荷,可以中和红细胞表面的负电荷,减小细胞间排斥力,缩小其间距,有利于红细胞产生凝集。用此法可以检出能引起溶血性输血反应的几乎所有规则与不规则抗体。此法已在实践中逐渐推广。

二、临床准备工作

医师出具输血申请,写明受血者姓名、性别、年龄、病案号、病区床号、诊断等,还要写明既往输血史、妊娠史、输血异常反应等情况。

三、受血者(供血者)血样本要求

(1)受血者一般需采血 3～5 mL,采集抗凝血或不抗凝血均可,最好是不抗凝血。

(2)受血者血标本一般要求在输血前 3 d 内采集,反复输血的受血者应尽量采集最新的血样本进行交叉配血。

(3)采血样本前确认受血者,采血后及时对试管标记,并再次核实被采血者姓名。

(4)从血袋上预留的配血"小辫"留取供血者血样本并放入试管,核对试管与血袋标记,确保一致。

(5)交叉配血后,受血者和供血者血样本均不能马上丢弃,须在 2～6 ℃至少保存 7 d,输血后血袋至少保存 1 d,以便需要时复检。

四、技术要点

(1)分别分离、制备受血者、供血者血清(血浆)和 3%～5%红细胞悬液备用。

(2)交叉配血除采用盐水试验法外,至少还要采用凝聚胺试验法。有条件也可按需要增加酶技术、抗球蛋白试验和微柱凝集技术等,以检出具有临床意义的抗原抗体反应。

(3)交叉配血通常应包括:①受血者血清或血浆对供血者红细胞(主侧配血)。②受血者红细胞对供血者血清或血浆(次侧配血)。③受血者血清或血浆对受血者红细胞(自身对照)。

五、注意事项

(1)缗钱状凝集:交叉配血试验中,在室温条件下出现凝集结果,但在 37%条件下凝集消失或减弱,镜下呈现细胞集聚成缗钱状,用盐水技术处理假凝集可散开。该现象常见于多发性骨髓瘤、巨球蛋白血症以及表现血沉加快的疾病。

(2)交叉配血时主侧或次侧配血出现凝集,而自身对照阴性,提示存在某种同种抗体。

(3)交叉配血时主侧或次侧出现凝集,自身对照出现同等或更强程度的凝集,而受血者无近期输血史,提示存在自身抗体。应避免输血,必要时输用同型洗涤红细胞。

(4)交叉配血出现主侧及自身对照凝集,自身对照凝集较主侧配血凝集弱,提示可能存在自身抗体伴同种抗体的情况,或患者存在输血反应。应进一步鉴定,并积极联系血站或血液中心予以特殊合血服务。

(5)抗体筛检试验阴性而交叉配血试验阳性时,提示可能存在未检出的抗体。

(6)交叉配血中应严格掌握离心条件要求,离心速度或离心力不当易造成假阴性或假阳性结果。

(7)交叉配血前,红细胞不正确的洗涤、悬浮,悬液红细胞浓度过低或过高,可能干扰试验结果。

(8)交叉配血中出现溶血为阳性结果,其相应红细胞可能被溶解而非凝集,应引起重视。

第八节 输血技术

一、概述

输血是指将人类本身所拥有的血液成分输入患者体内，以达到治疗的目的，所以它是和给予药物不同的一种特殊治疗手段。随着现代科学的发展，输血医学已逐渐形成一门独立的分支学科，输血的意义也有了新的变化。现代输血的内容已不仅是输入自然的血液成分，它还包括以现代生物技术生产的与血液相关的制品，如用DNA重组技术生产的各种造血因子等。即使是血液成分，也不仅是一种简单的再输入，而是可以根据需要，先在体外对血液进行处理后再输入。例如，用紫外线照射血液，分离造血干细胞在体外培养等后再输给患者，以达到特殊的治疗目的。此外，对现代输血的理解，除了“给予”以外，还有“去除”的含义。即利用某些手段将患者血中病理成分加以去除，如治疗性血细胞单采术和血浆置换术等。虽然上述方法还没有完全为临床广泛应用，但输血已不仅只用于失血、贫血、出血性疾患等的治疗，而是有着更广阔的应用前景。

二、血库工作内容及要求

每个医院都应有输血科或称血库，血库是医院中一个重要部门。其最主要的任务就是要及时无误、保质保量地供给患者以需要的血液，达到治疗与抢救的目的。

（一）血库工作主要内容

（1）供血者的选择与血液的采取。这一工作多年来由血库完成，但为了提高血液质量，做好公民义务献血，现已多由红十字中心血站统一管理。

（2）做好血液的标记、记录等。

（3）做好血液的保管与储存，注意血液有无质量变化。

（4）做好有关输血前供者与受者的试验，如血型鉴定、交叉配血等，在确认无误后才能发放血液。

（5）了解患者输血后有无不良反应并进行复查核对，协助找出原因。

（二）血库工作须具备的条件

（1）工作人员要有足够的专业理论知识和熟练的操作技术。

（2）要有认真负责、救死扶伤的工作精神。

（3）要有职责分明的岗位制度。

（4）要有严格的操作规程及组织管理制度。

三、血液的保存

现在一般都是输库存血，即血液在血库有一个短暂的保存期。为了输入最有效的血液，也就是说要保存细胞的生存力，使其能在输入后继续生存，能完成其应有的作用，为此必须设法解决在保存中可能引起细胞损伤的各种问题。例如，盛血容器、抗凝剂、保存液等问题，其中以后两者更为重要。

(一)红细胞的贮存损伤

把血液贮存在液体基质中时,红细胞会发生一系列生物化学与结构上的改变,这些变化统称为红细胞贮存损伤。这些损伤是影响输血后红细胞生存与功能改变的主要原因。贮存血液中发生了致死性伤害的红细胞在输入后很快被受体清除。通常衡量血液是否合格的标准是看血液输入 24 h 后其在活的红细胞能否达到输入量的 70%,如能达到 70%即为合格。

贮存损伤中重要变化之一就是红细胞中 ATP 的消失。ATP 降解成 ADP 又成 AMP, AMP 脱胺后变成次黄苷酸(IMP),并再继续降解,这样下去核酸池可消耗殆尽。人红细胞缺乏合成腺嘌呤和使 IMP 转成 AMP 的酶。但腺嘌呤可在有 5-磷酸核糖-1-焦磷酸盐(PRPP)存在时,在腺嘌呤磷酸核糖转移酶的作用下又合成 AMP,并再生成 ATP。这就启发人们向贮存液中加入腺嘌呤与磷酸,从而延长红细胞的生存期。虽然上述看法由来已久,并在实际中加以应用,但近来也有报告认为与 ATP 含量没有直接关系,而是红细胞其他变化缩短了其生存期。

在贮存早期,红细胞可由盘形变成球形,继之又可有膜脂质和蛋白的丢失,以及结构蛋白的改变。最早期的形态改变与 ATP 的减少有关,并能因 ATP 含量的恢复而逆转,但严重的变形就不可逆了,并与输注后红细胞生存能力的减少有关。

还有一些非代谢性因素可以影响细胞膜的稳定性。现用的聚氯乙烯储血袋中如含有 DEPH 成分,有利于防止细胞膜变形的作用,但其在血循环中的毒性作用尚有待研究。

(二)抗凝剂

1.枸橼酸盐

输血工作中所用的最重要的抗凝剂是枸橼酸盐。枸橼酸盐能与所采血液中钙离子螯合,使其在凝血反应中失去作用,在输后又被身体所代谢。枸橼酸盐是现在用的所有抗凝储存液中的基本抗凝物质。最常用的是枸橼酸三钠,除抗凝作用外,它还能阻止溶血的发生。

2.肝素

肝素可以用做抗凝剂,但它缺乏支持红细胞代谢的能力。在肝素中,红细胞的 ATP 迅速消失,并伴有其他的储存损伤及输血后生存能力下降。此外,肝素的抗凝作用还可被肝素抑制因子及储存血液细胞中释放的凝血活酶类物质部分地中和。肝素抗凝血必须在采血后 48 h 内输入。过去用肝素抗凝血主要是为了避免由枸橼酸抗凝血引起的低血钙症,以及用于新生儿败血症。目前,这些问题由于应用浓缩红细胞而减少了。

(三)血液保存液

血液保存液除必须具备抗凝作用外,还应该有保护细胞生存能力及功能的作用。针对这种要求,现在的保存液中主要成分有枸橼酸盐、葡萄糖、磷酸盐和腺嘌呤。根据配方不同分为 ACD 与 CPD 两大类,两者差别是 CPD 中加有腺嘌呤及磷酸盐,因此可延长红细胞的保存期,使保存期达 35 d,并使红细胞放氧功能增强。如只用枸橼酸盐,其有效期仅为 5 d。溶液中的葡萄糖是红细胞代谢所必需的营养成分,可延长红细胞保存时间,且防止溶血,并可使细胞中有机磷消失缓慢,防止红细胞储存损伤。

ACD 液 pH 值较低,对保存红细胞不利,只能保存 21 d,且放氧能力迅速下降,这是其缺点。由于成分输血的发展,各种成分又有各自的适应条件,例如,浓缩红细胞可用晶体盐保存液或胶体红细胞保存液，还可以用低温冷冻保存方法，而血小板的最适保存温度为22 ℃(室温)。

四、全血输注

全血是指血液的全部成分，包括各种血细胞及血浆中各种成分，还有抗凝剂及保存液。全血有保存全血及新鲜全血之分，常用的是保存于(4±2)℃的全血。新鲜全血定义难以统一规定，要依输血目的而定。为了补充新鲜红细胞，可用保存5 d的ACD全血或10 d的CPD全血，如同时还要补充血小板或白细胞，则应分别用保存1 d及12 h内的全血。现在可用成分输血解决此问题。

全血中主要是含有载氧能力的红细胞和维持渗透压的清蛋白，可应用于以下情况：①各种原因(手术、创伤等)引起的急性大量失血需要补充红细胞及血容量时。②需要进行体外循环的手术时。③换血，特别是新生儿溶血病需要换血时。

输全血的缺点有：①全血中所含血小板与白细胞引起的抗体，可在再输血时引起反应。②对血容量正常的人，特别是老年人或儿童，易引起循环超负荷问题。因此，全血输注已逐渐减少，而代之以成分输血的应用。

五、成分输血

(一)概述

输全血有时可能既达不到治疗目的，又会引起某些不良反应，而对血液也是一种浪费。例如，患血小板减少症或粒细胞减少症，输全血很难达到提高血小板及白细胞数量的目的。如大量输血，又会因血容量的增加而增加心脏的负担。所以，从20世纪70年代开始采用成分输血，并取得了显著效果。

成分输血的优点有以下几点。

(1)提高疗效：患者需要什么成分，就补充什么，特别是将血液成分提纯，浓缩而得到高效价的制品。

(2)减少不良反应：血液成分复杂，有多种抗原系统，再加上血浆中的各种特异抗体，输全血更容易引起各种不良反应。

(3)合理使用：将全血分离制成不同的细胞(红细胞、白细胞、血小板)及血浆蛋白(清蛋白、免疫球蛋白、凝血因子等)成分，供不同目的的应用。

(4)经济：既可节省宝贵的血液，又可减少经济负担。

开展成分输血首先要解决成分血的制备问题，分离各种细胞成分可以用塑料袋离心沉降的方法，也可用细胞单采仪器。细胞单采机可以从一个供血者采集多量的白细胞或血小板。这种方法可以减少由多个血源而引起输血免疫反应的机会。目前我国已普遍开展成分血液的制备，但由于条件及仪器的不同，制备方法也有差异。

(二)红细胞输注

1.红细胞制品种类

(1)少浆血：从全血中移出部分血浆，使血细胞比容约为50%。

(2)浓缩红细胞：是一种重要的红细胞制品，已被临床广泛应用，其血细胞比容为70%～90%，血细胞比容在80%以上者输注时应加生理盐水调节。

(3)代浆血或晶体盐红细胞悬液:移去大部血浆(90%),用羧甲淀粉或晶体盐溶液保存,其优点为既可补充红细胞与血容量,又可因除去血浆而减少不良反应,血浆亦可移作他用。

(4)少白细胞的红细胞:除去白细胞可减少由白细胞引起的不良反应,现在有专门除去白细胞的滤器,可在输血时应用。

(5)洗涤红细胞:用生理盐水洗红细胞 3～6 次,使其血浆蛋白含量极少,可降低输血不良反应,同时由于除去绝大多数的抗-A、抗-B 抗体。因此在必要时,把洗涤 O 型红细胞输给其他血型患者则比较安全。

(6)其他:尚有冰冻红细胞、年轻红细胞等。

2.适用范围

(1)恢复带氧活力,任何原因的慢性贫血均可输注浓缩红细胞,因对血容量影响较少而不会引起心功能不全或肺水肿。

(2)急性失血如无全血时,可输入代浆血。

(3)洗涤红细胞最常用于因输血而发生严重过敏的患者。

(4)如果输后有反复发热的非溶血性输血反应时,可输入缺少白细胞的红细胞。

(三)粒细胞输注

临床上输注白细胞主要指粒细胞,浓缩白细胞现在多用血细胞单采机分离而得。这种方法一次可处理几升血液,可获得高达$(1.5\sim3.0)\times10^{10}$粒细胞,供患者一次输注。同时还可对同一供血者多次有计划地采集,而减少患者发生 HLA 致敏的机会。

1.主要适应证

(1)用于治疗:当患者白细胞少于 $0.5\times10^{9}/L$,有严重细菌感染而经抗生素治疗 24～48 h 无效时。治疗时应给输注大剂量白细胞,并至少连续输数天,才可能有效。

(2)用于预防:当治疗白血病或骨髓移植后引起粒细胞缺乏症时,输入的白细胞可能降低合并严重感染的危险,但引起不良反应的弊病可能更大,故除非在严密观察下,不宜采取这种预防措施。

(3)新生儿败血症:特别是早产儿,由于粒细胞的趋化性、杀伤力均较弱,故易发生感染,而严重感染又导致粒细胞的减少,这种病例给予粒细胞输注,可明显降低其死亡率。

2.不良反应

输粒细胞时,除一般的输血不良反应外,尚有其特有的不良反应:

(1)畏寒、发热,严重者可有血压下降、呼吸紧迫。

(2)肺部并发症可有肺炎、肺水肿及由于白细胞聚集而形成微小栓子等。

(3)粒细胞输注发生巨细胞病毒感染者比输入其他血制品时更为多见。

(4)同种免疫较为常见。输粒细胞时必须用与患者 ABO 和 Rh 同型的血液,若能 HLA 血型相配则更为有益。

输注粒细胞后,临床疗效主要观察感染是否被控制、体温是否下降,而不是观察粒细胞数量增加与否。因为粒细胞在输入后很快离开血循环而在体内重新分布,且常移至炎症部位,所以不能以外周血粒细胞数作为疗效评价标准。

(四)血小板输注

1.血小板制品种类

(1)富含血小板血浆:约可获得全血中70%以上血小板。

(2)浓缩血小板:将富血小板血浆再离心浓缩,分出部分血浆后而得。

(3)少白细胞血小板。

2.适应证

(1)血小板数减少:取决定血小板数与出血程度,一般血小板数<20×10^9/L并合并出血时应给输血小板。

(2)血小板功能异常:如血小板无力症、血小板病、巨大血小板综合征,药物或肝肾功能异常引起的血小板功能异常等患者。

3.影响疗效因素

(1)脾大:正常人约有1/3血小板在脾破坏,脾大时可增加破坏量。

(2)严重感染:可使血小板存活期缩短。

(3)DIC时大量消耗血小板。

有上述原因而又需要输血小板时需加大输入量。

(五)血浆及血浆蛋白制品的临床应用

输注血浆及其制品是现代成分输血的重要内容之一,在输血技术发达国家,对血浆和多种血浆蛋白制品的需要量很大。

1.血浆

虽然有多种制备血浆的办法,但现在应用最多的是新鲜冷冻血浆,即于采血后6 h内分离血浆,并迅速在−30 ℃下冰冻保存,保存期可长达1年。融化后等同新鲜血浆,含有新鲜血浆所有成分,甚至仍含有不稳定的因子Ⅷ与因子Ⅴ等。

适应范围:①患有导致一种或多种凝血因子缺乏的疾病,如DIC等。②肝衰竭而伴有出血倾向时。③应用华法林等抗凝药物过量等。

血浆具有一系列综合价值,但也有使用不合理之处。例如,传统利用血浆来补充血容量、补充营养、消除水肿,增强免疫力等做法,现已因有其他血液制品或药物而取代,必须重新加以认识。

2.血浆清蛋白

主要用于补充血管内或血管外清蛋白缺乏。扩充血容量是使用清蛋白的重要指征,对血容量损失50%~80%者,除输给红细胞外,应同时输给清蛋白,使血浆蛋白维持在50 g/L以上;此外,还可用于清蛋白丢失及体外循环时,失代偿肝硬化。其不良反应较少而轻。

3.免疫球蛋白

输注免疫球蛋白属于被动免疫疗法,即相当于将大量抗体输给患者,使其从低免疫状态变为暂时高免疫状态。

(1)免疫的蛋白制剂。①正常人免疫球蛋白:这种制品主要是IgG、IGA和IgM,但含量甚微,只能供肌内注射,禁止静脉注射。②静脉注射免疫球蛋白:能使血中抗体水平迅速升高。③特异性免疫球蛋白:含大量特异性抗体,它是预先用相应的抗原免疫而得,比正常免疫球蛋白所含特异性抗体高,疗效好。

(2)适用范围。①预防某些传染病和细菌感染,如麻疹、传染性肝炎等,可使用正常人免疫球蛋白。②代替异种血清制品,如破伤风免疫球蛋白,以避免不良反应。③免疫缺陷疾患、新生儿败血症等,可用正常免疫球蛋白或静脉注射免疫球蛋白。

4.凝血因子制品

(1)新鲜冰冻血浆:由于其含有全部凝血因子,可用于凝血因子缺乏患者。

(2)Ⅷ因子浓缩剂:可用于甲型血友病止血治疗及出血的预防,如反复多次注射,有些患者可产生抗体。引起艾滋病的报道亦不少见,所以现在已有应用多克隆和单克隆的免疫亲和层析技术纯化Ⅷ因子,以及用DNA基因重组技术制备Ⅷ因子的浓缩制剂。

(3)凝血酶原复合物浓缩制剂:是一种混合血浆制成的冻干制剂,含有维生素K依赖性的Ⅱ、Ⅶ、Ⅸ、Ⅹ因子。可用于乙型血友病出血的治疗,各种原因引起上述各因子缺乏者。使用本制剂的优缺点与Ⅷ因子浓缩剂相似。

六、自身输血

(一)自身输血的优点

(1)避免由输血传染疾病。

(2)避免血型抗原等引起的同种免疫。

(3)避免由免疫作用而引起的过敏反应。

(4)自身输血者由于反复放血,可刺激红细胞再生。

(5)为无条件供血的地区提供血源。

(二)自身输血方式

(1)保存式自身输血:在手术前数周采集自身血液(全血或分离成分)保存,以备手术时使用,也可在某些疾病缓解期采集自身血液成分,以备必要时使用。

适用于:①稀有血型配血有困难的患者,如需做选择性手术而需要输血时。②曾有过严重输血反应的患者。③预防因输血而传染疾病等。

(2)稀释式自身输血:在手术刚开始前,采集一定量血液,同时输注晶体或(和)胶体液,使血液稀释,而血容量维持正常。这样在做手术中损失的是稀释的血液,即主要是血浆和稀释液。当手术出血达一定程度时,再回输新鲜自身血液。

(3)手术中回收自身输血:即吸取术中所失之自身血,经处理后再加以回输。

以上3种自身输血方法各有其特点,应视患者的具体情况选择最佳方式,严格选择适应证,一个病例可以选择两种方法并用。

第九节　输血相关免疫检查

一、人类白细胞抗原(HLA)检测

(一)概述

HLA是人类最主要的组织相容复合物,这些抗原抗体不仅是白细胞特有,而且存于其他许多组织上，在调节机体免疫反应，破坏表达外来抗原的靶细胞方面有重要作用。HLA 又称移植抗原，通过 HLA 配型能提高移植物的存活率，它作为一种遗传标记已用于有关疾病及人类遗传学的研究。在临床输血学中，对 HLA 的研究有助于提高成分输血的疗效及防止输血反应，HLA 的研究已广泛应用于基础医学、临床医学、预防医学、法医学、社会医学等诸方面。

HLA 是一个等显性遗传系统，即每个基因所决定的抗原都在细胞膜上显示，同一条染色体上不同位点的等位基因紧密连锁在一起，组成单倍型，从亲代传给子代。因此，每个人都有分别来自父母的两个单倍型。对一个个体做 HLA 分型时，得到的是表型结果。每一位点最多检查出两个抗原。如只检查出一个抗原说明是纯合子，或是带一个空白基因，只有通过家系调查才能知道其基因型。

（二）HLA 抗原

(1) Ⅰ类基因产物为 HLA-A、B、C 抗原，由两条糖蛋白链（重链和轻链）组成，重链相对分子量约45 000，由 HLA 密码基因控制，有多态性。轻链为 β_2，相对分子量 11 800 万，为单一条多肽，不由 HLA 密码控制，两条链以非共价链相连。Ⅱ类基因产物为 HLA-DR、DQ、DP 抗原，由 α 和 β 两条糖蛋白链构成。α 链相对分子量为 34 000，β 链为29 000，DRα 链无多态性，DQα 与 DPα 有多态性，β 链均有多态性。α 链由一个基因位点控制，β 链由 4 个基因位点控制。

(2) HLA 抗原主要分布在细胞膜上，不同细胞上抗原分子多少也不同。HLA-Ⅰ类抗原分布广泛，几乎存在于所有有核细胞，但以淋巴细胞上密度最高。在正常情况下，肝细胞和心肌细胞上极少或阙如。成熟红细胞上无 HLA-A、B、C 和 D 抗原，而幼稚红细胞上有。但随成熟度增加而减少，除细胞外，血浆中也有相当含量的可溶性 HLA-Ⅰ类抗原，可能由细胞膜上分离下来。血小板除有 HLA-A、B 抗原外，还可从血浆中吸附一部分可溶性 HLA 抗原。血小板上某些 HLA 抗原如 Bw4 和 Bw44，较淋巴细胞高 40 倍。HLA-Ⅱ类抗原较Ⅰ类范围窄，密度最高主要有单核细胞，还有些吞噬细胞及 B 淋巴细胞。Ⅱ类抗原作为一种分化抗原在不同细胞上表达。大多数骨髓分化细胞具有 HLA-Ⅱ类抗原。T 细胞一般不表达Ⅱ类抗原，但其被活化后也可能少量产生。肿瘤细胞可以表达Ⅱ类抗原，但其正常细胞却可以没有。例如，黑色素细胞无Ⅱ类抗原，而黑色素瘤细胞却常有Ⅱ类抗原。

（三）HLA 分型方法

常用的有序列特异性引物分析、序列特异性寡核苷酸探针分析和建立在测序基础的分型技术 3 种。

（四）标本采集要点

(1)采血时间：有近期输血的患者要求在输血或输血液制品 1 周后采集静脉血标本 3～5 mL。

(2)采集血标本使用 EDTA 抗凝真空采血管，不能使用肝素抗凝，采集后立即颠倒混匀 8 次以上，以免标本凝集。

（五）标本储存和运输

(1)血标本采集后可以在 2～8 ℃冰箱放置 5 d，如需要长期保存需要放置－40 ℃冰箱。

(2)运输 2～8 ℃保存的标本在冰盒中即可，－40 ℃保存的标本需要首先复融，然后放入冰盒保存运输。

(六)实验常见问题

1.DNA 量少

白细胞数低,如再生障碍性贫血、肾脏透析患者,应加抽血量或降低溶解,DNA 的 dH_2O 量。

2.扩增效率低

(1)DNA 不纯时,重新抽提 DNA。

(2)DNA 浓度太低,需适当增加模板 DNA 量。

(3)Taq 酶用量太低,活力不足时,适当增加酶用量,并注意各种酶的活力及耐热性可能有所不同。

3.非特异性扩增

(1)DNA 不够纯:为主要原因,应检测 DNA 纯度,重新抽提 DNA。

(2)PCR 产物污染:操作时必须戴手套,必要时须戴口罩,各工作区域物品严禁混用,并妥善处理废弃品。

4.内对照条带不出现

(1)反应体系中可能存在抑制因素。

(2)肝素抗凝血中抽提的 DNA。

(3)DNA 溶解于含有 EDTA 的缓冲液,注意不要把 DNA 溶于 TE 缓冲液,因为 EDTA 能够抑制 Taq 酶活力。

(4)DNA 不够纯。

(5)DNA 浓度太低。

5.假阴性扩增

体系中存在 Taq 酶抑制因子。

6.假阳性扩增

(1)PCR 污染:戴手套操作,操作步骤要认真、细致,避免交叉污染。

(2)DNA 不纯:加样器、滴头质量不过关,加样不准确,引物混合物、Taq 酶、DNA 加样前未混匀。

(七)HLA 的临床意义

1.器官移植

HLA 配型能改善移植物的存活率。供体和受体的 HLA-A、B、DR 完全相同者的存活率显然高于不同者。在尸肾移植中,HLA-DR 配型效果更甚于 HLA-A、B 配型。HLA 配型的作用可以归纳为以下几点。

(1)在肾移植中,供受双方共有的 DR 抗原越多,或已检出的 DR 错配抗原数越少,移植存活率就越高。

(2)在移植前输血的患者中,DR 配型能提高存活率。

(3)骨髓移植前不宜输血,以防受体被免疫。且因经过射线或药物处理,供、受双方 HLA 型相合比 ABO 血型相合更为重要。

其他如心、肝、肺等器官的移植，多用于生命垂危的患者，脏器来源稀少，可供选择的器官有限，实际很难达到 HLA 配型相同，主要要求 ABO 血型相同。

自身骨髓移植虽不存在 HLA 配型问题，但只能用于白血病、肿瘤等，而不适用于原发性骨髓功能不全的疾病，如再生障碍性贫血等。

2.输血

为了合理使用血液，现在提倡成分输血疗法。例如，输入血小板、白细胞等血液制品，如 HLA 同型血液，当能提高疗效。因此，血站应建立有关献血员的 HLA 信息系统，以便于查询应用。

临床输血的发热反应中，有些是由 HLA 抗体引起，尤其是多次输血的患者，HLA 抗体可以破坏白细胞，为避免 HLA 引起输血反应，可在输血前做交叉淋巴细胞毒试验。

3.亲子鉴定

HLA 是至今所知人类最复杂的一个遗传多态性系统。如前所述，其表型之多难以计数，这个特点是其他血型系统难以相比的。因此，由于 HLA 系统的高度多态性，新生儿出生时 HLA 抗原就已完整表达，以及 HLA 的遗传规律已阐明等原因，而使其成为亲子鉴定中的一个有力工具，能肯定某些亲子关系，在法医学中具有重要意义。

4.疾病的诊断

经过多年研究调查，发现许多疾病与 HLA 有关。例如，我国的强直性脊柱炎(AS)患者中，91%带有 B27 抗原，而正常人带 B27 抗原者只占 6.6%。因此，检查 B27 抗原有诊断意义。

二、简易致敏红细胞血小板血清学试验(SEPSA)

(一)概述

反复输血的患者可能导致血小板输血反应和输注无效状态，为防止和减少血小板输注无效的发生，必要时需在血小板输注前采用 SEPSA 技术进行血小板抗体检查和(或)血小板交叉配血。

SEPSA 是在 U 形孔微量反应板上进行。将血小板抗原固定在 U 形孔底上，与相应抗血清反应后，以抗 IgG 致敏红细胞为指示剂。如果血小板上有抗原抗体复合物，指示红细胞上的抗 IgG 和抗原抗体复合物结合，在 U 形孔底形成膜状红细胞层，为阳性结果；如果血小板上没有结合相应的 IgG 抗体，则指示红细胞向孔底移动不受阻，聚集在孔底中央，成为红细胞扣，为阴性结果。

(二)标本采集要点

(1)用促凝管采集静脉血 3～5 mL，立即送实验室。

(2)送检单详细说明患者情况，包括现病史、用药史、输血史、主要症状及相关化验结果。

(三)固化血小板的制备

(1)采集静脉血 7 mL，加入 1 mLACD-A 液抗凝(采血后 6 h 内)。

(2)中型离心机 1 400 r/min 离心 10 min 制得富含血小板血浆(PRP)。

(3)PRP 中加入 1/10 量的 ACD-A 液，混合，2 800 r/min 离心 15 min。

(4)血小板压积(PCT)用无菌生理盐水洗涤 2 次(2 800 r/min 离心 10 min)，血小板悬液制备时，不能用力，应加少量盐水轻轻使血小板悬浮，然后加 5 mL 盐水混匀。

(5)血小板悬液用生理盐水调整浓度为 10^5/pL。

(6)96 孔 U 形反应板,下面垫一块湿布,置 15 min,以除去静电。

(7)各孔加入上述制备的血小板悬液 50 μL,振荡 10 s。

(8)2 000 r/min 离心 5 min,使血小板黏附于孔底。

(9)每孔中加入 100 μL,8%甲醛(用 pH 7.2 PBS 稀释)固定 20 min。

(10)用无菌生理盐水洗板 5 次,最后一次置放 10 min,弃盐水,然后加入无菌生理盐水(含 1%蔗糖及0.1%NaN_3 备用)。

(11)可通过间接试验来检查被检血清中的抗血小板抗体。

(四)血小板交叉配血

1.患者标本准备

(1)从静脉采集患者血样 3~5 mL,不抗凝。最快时间送到血站配型实验室。检验申请单详细说明患者情况,包括现病史、用药史、输血史、主要症状及相关化验结果。

(2)输血后重新采集标本。

2.供血者标本准备

在实验前留取供者标本 5~8 mL,用 ACD 抗凝,迅速颠倒混匀,送实验室室温静置 10 min,离心取富含血小板的血浆实验备用。标本在 6 h 内有效。

3.血小板交叉配血

将供血者标本离心后的血小板悬液,调整其浓度为 10^5/μL 后,将血小板抗原包被于 U 型板上,与受血者血清反应后,再加入指示红细胞(结合有抗人 IgG 的绵羊红细胞),观察反应结果。如血细胞成纽扣状,集中在孔底中央则为阴性结果,提示该血小板为配合性血小板。

(五)注意事项

(1)进行抗体检查时,在检查前将被检血清 4 000 r/min 离心 10 min,以去除沉淀。

(2)用于抗体检查的被检血样本不能使用血浆,须采集不抗凝血。

(3)被检血清不需要灭活。

(4)为防止静电干扰,宜在室温状态下操作。

三、微量淋巴细胞毒试验(LCT)

LCT 是血液 HLA 抗原和(或)HLA 抗体检查的常用技术。特异性的 HLA 抗体与相应淋巴细胞结合后在补体的参与下会引起淋巴细胞胀大溶解,溶解的淋巴细胞因细胞膜破坏染料透入被着色,如果 HLA 抗体和淋巴细胞之间没有发生抗原抗体反应,则细胞膜不被破坏,染料不能进入细胞,细胞不着色。

检验前应填补检验申请单,并详细说明患者情况,包括现病史、用药史、输血史、主要症状及相关化验结果。首先用肝素抗凝管采集静脉血样本 3~5 mL。血样本运输时温度应控制在15~28 ℃,不能放置在冰块中,以免白细胞和血小板发生凝集。标本采集后应尽快送实验室,立即分离淋巴细胞用于实验或保存。如果路途远,为避免淋巴细胞自然死亡,应在血样中加入磷酸盐缓冲液,比例为 1 : 1。

四、外周血淋巴细胞的分离

混合淋巴细胞分离是利用密度梯度离心法,将肝素化稀释血置于具有一定比重(1.077)的淋巴细胞分离液上，通过离心使比重大于分离液的红细胞、粒细胞沉到分离液下层，比重小于分离液的淋巴细胞、血小板等留到分离液上面。进一步低速离心去除大部分血小板而获得较纯的淋巴细胞。

T、B细胞分离是利用B细胞对固体表面有黏附性的特点，将混合淋巴细胞悬液注入尼龙棉柱，通过37%孵育使B细胞黏附在尼龙棉上。然后用不同温度的组织培养液冲洗尼龙棉柱，将非黏附的T细胞和黏附于尼龙棉上的B细胞分离，但应注意以下问题。

(1)血液病患者应注意采血时间。重型再生障碍性贫血患者，应在治疗前采血；急性白血病患者在第一次完全缓解后停止化疗2～3周，或下次化疗前停止输血2～3周时采血；慢性粒细胞白血病患者，外周血白细胞计数10×10^9/L左右，淋巴细胞>20%，停止化疗2～3周时静脉采血。

(2)肝素和淋巴细胞分离液使用前应预温至22 ℃。

(3)肝素化血样在送往实验室过程中，应注意保温，切勿放置冰或干冰。

(4)在淋巴细胞分离过程中，应控制室温在22～25 ℃，过低或过高应适当延长或缩短离心时间。

(5)细胞悬液置4 ℃保存前，应尽量去除血小板，以避免保存过程中发生聚集。

五、群体反应性抗体(PRA)检测

PRA检测采用ELISA在96孔板上进行，板中各孔中已包被有HLA-Ⅰ、Ⅱ类不同抗原，如果待检血清存在相应的HLA抗体，则相应孔中将发生抗原抗体反应，反应结果根据ELISA的原理来确定。肉眼观察，蓝色为阳性，无色为阴性。

标本制备：采集静脉血3～5 mL，用促凝真空采血管，可以4 ℃保存5 d。输过血的患者要在输血1周后采集标本。邮寄或短途运送需要放入4 ℃冰盒保存，应避免剧烈震荡，防止溶血。

六、造血干细胞捐献者血样本检测

(一)试管的选择

用5～8 mL的一次性真空采血试管作为采血容器，试管中的抗凝剂为液态的EDTA-Na_2、ACD或CPD，试管的材质首选耐深低温冷冻的塑胶试管，在得不到此种试管时可以购买玻璃材质的试管。如果试管中的抗凝剂为固态，一定要检查抗凝剂是否为融化后的重结晶，如果是，请不要使用。采集血样所用试管、针头、止血带、消毒剂、辅料等均应符合相关国家标准要求。

(二)采血要求

用一次性注射器或一次性真空采血试管上所带的采血针采集捐献者静脉血5～8 mL，然后将注射器的针头从采血试管的胶塞上直接扎进试管内(真空试管的采血针不用此步)，使血液自动流入试管，颠倒试管若干次，使血液和试管中的抗凝剂充分混匀，防止凝集。

(三)注意事项

(1)血液的采集量一定要满试管的真空度，即5～8 mL。

(2)采血时一定要防止交叉污染。

(3)真空试管的塞子一定不要打开。

(4)必须将血样管颠倒混匀数次,使血样充分抗凝。

(5)采血试管上可以自行编号(如1、2、3……),也可写上捐献者的名字,但一定要和捐献者登记表上的编号或名字一致。试管的排列顺序要和登记表的顺序一致。

(6)血样采集完成后,请采血单位将血样于40 ℃冰箱保存1 d,检查血样是否有凝集,如果有凝集,请重新采集,如果没有凝集,请尽快将合格的血样送到实验室。4 ℃冰箱保存限7 d,长期保存应置于-40 ℃或-80 ℃冰箱内。

第十节　输血反应与输血传播性疾病

一、输血反应

当临床输血中发生输血反应时,应立即停止输血,对症治疗并查找原因,以便采取有效治疗措施。

(一)临床准备工作

(1)一旦发生输血反应,在及时救治的同时,医师应申请输血反应原因检查,出具检验申请单时应详细填写受血者病史情况,特别是既往输血史、妊娠史、用药史、申请输血品种和数量、输血反应症状和血常规结果。

(2)查找输血用血袋,送检验科或血站(血液中心)进行血型、抗体和交叉配血复检。

(二)患者血标本要求

(1)一般需采血4～5 mL不抗凝血。

(2)确认患者,采血后及时对试管标记,并再次核实被采血者姓名。

(3)将输血前、后血样本离心,观察上清液颜色变化并及时进行血型、抗体和交叉配血复检。

(三)技术要求

(1)分别分离制备受血者、供血者血清(血浆)和红细胞悬液备用。

(2)将输血前、后血样本离心,观察上清液颜色有无溶血。

(3)对输血后样本进行胆红素检测。

(4)对输血后患者血样本做直接、间接抗球蛋白试验检查。

(5)进行受血者和供血者ABO/Rh血型鉴定,并与输血前检查结果比较是否一致。

(6)交叉配血复检:①受血者血清或血浆对供血者红细胞(主侧配血)。②受血者红细胞对供血者血清或血浆(次侧配血)。③受血者血清或血浆对受血者红细胞(自身对照)。

(7)用标准O型筛选红细胞或多人份与患者ABO同型的红细胞进行抗体检查。

(8)抗体筛检阳性的血样本应进行抗体特异性鉴定,或送到血站(血液中心)进一步检查。

二、输血传播性疾病

输注血液或血液制品均有传播疾病的危险,常见的有乙型、丙型肝炎,艾滋病,巨细胞病毒感染,梅毒,疟疾,弓形体病等。此外,如血液被细菌污染,可使受血者由此引起菌血症,严重者可致败血症。在由输血引起的疾病中,以肝炎和艾滋病危害性最大。

(一)肝炎

输血后肝炎的传播情况与下列因素有关:①献血者人群中肝炎流行情况。②所用检测肝炎试验的灵敏度与特异性。③血浆制品中肝炎病毒灭活效果。

近年来,由于采用了比较灵敏的乙型与丙型肝炎的筛选试验,传播率明显下降,但仍不能避免其发生,尤以使用混合血浆制品时可能性为大。

(二)艾滋病

输入 HIV 感染的血液或血制品可患艾滋病。HIV 既存在于血浆中,也存在于细胞中,所以输入全血、细胞成分、血浆或其制品,均能传播艾滋病。血友病患者因常输入用大份数混合血浆制备的浓缩Ⅷ因子,而感染艾滋病的机会更多。

(三)巨细胞病毒

输血也是巨细胞病毒(CMV)感染途径之一,且多发生在免疫功能低下的受血者。如早产儿、先天性免疫缺陷者、器官移植患者等。在库存血中 CMV 存活时间较短。所以输库存血比输新鲜血传播 CMV 的机会少。

(四)疟疾

输全血或成分血均可传播疟原虫,疟原虫在冷冻红细胞中可存活数年之久。输血传播疟疾的潜伏期与输入疟原虫数量及种属有关。

(五)梅毒

献血者患梅毒并处于梅毒螺旋体血症阶段,可以传播梅毒。梅毒螺旋体在体外生活能力低,4 ℃时生存 48~72 h,40 ℃失去传染力,100 ℃立即死亡。近年来我国性病增加,因此对预防输血传播梅毒应给予高度重视。

(六)其他

此外当献血者有 EB 病毒感染、黑热病、丝虫病、回归热、弓形体感染时,均有可能通过输血传播。

第八章　肿瘤标志物检验

第一节　酶类肿瘤标志物检验

一、碱性磷酸酶

（一）生理与生物化学

碱性磷酸酶（ALP）是一组底物特异性低，在碱性环境中水解磷酸单酯化合物的酶，不同组织来源的酶分子量不同。血清中 ALP 主要来自肝脏、骨骼、小肠、胎盘、肾脏，以前两者来源占主要成分。40%～75%ALP 由成骨细胞所制造，约 10%在肝内合成，经胆道排入小肠。ALP 同工酶由4 种基因编码。3 种基因调控组织特异性同工酶，即肠 ALP、生殖细胞 ALP 和胎盘 ALP 的合成，第 4 种基因编码组织非特异性同工酶。组织非特异性同工酶在肝脏、骨和肾脏中含量丰富。

肝胆疾病时由于 mRNA 的翻译增加从而使 ALP 的合成增加。增加的 ALP 结合在细胞膜上。磷脂酶 D 可使 ALP 从细胞膜上分离，从而使血浆中肝 ALP 水平升高。胆汁淤积时，由于胆汁中不含有磷脂酶 D，不能将胆管中膜结合的 ALP 分离。

小肠 ALP 是一种唾液糖蛋白。小肠来源的大量肠 ALP 通过胸导管进入血循环中并被迅速清除，在血浆中仅能检测到一小部分肠 ALP。在肝实质功能下降的疾病中，如肝硬化伴门静脉高压，肠 ALP 明显增高。

成骨细胞活性增加可引起骨 ALP 升高。使成骨细胞释放 ALP 的机制与肝细胞释放 ALP 相似。破骨细胞吸收骨质，而成骨细胞发挥成骨作用，在成骨细胞/破骨细胞比率未减小的疾病中才会出现骨 ALP 水平升高。因此 ALP 升高常见于伴有成骨转移瘤的恶性疾病中，如前列腺癌。而在伴有溶骨作用转移瘤的疾病中，ALP 水平依赖于代偿性成骨作用的活性程度。在骨质疏松等疾病中，骨 ALP 水平下降，这是由于成骨细胞/破骨细胞比率减小，引起骨重吸收增加，骨形成下降或两者均下降所致。

（二）标本采集

（1）标本采用血清或肝素化血浆；枸橼酸盐、EDTA 和草酸盐可与 Mg^{2+} 作用，引起 ALP 活性下降。

（2）患者宜空腹 12 h 后采血，溶血和脂血症会造成假性 ALP 活性下降。

（3）ALP 在 20 ℃放置 3 d 后活性下降 3%，4～8 ℃可保存 1 周其活性不下降。

（4）某些药物可使总 ALP 活性升高或下降。

（三）参考区间

1.比色法

成人：3～13 金氏单位，儿童：5～28 金氏单位。

2.速率法

成人：37～145 U/L，儿童＜350 U/L。不同的测定方法其对应的参考范围均不相同。实验室应根据所使用的方法和实验室条件，建立自己的参考范围。

（四）临床意义

碱性磷酸酶常用于骨骼和肝胆系统疾病的诊断。当骨骼系统疾病时，特别有新骨生成时，血清 ALP 活性升高。肝脏疾病或因胆道排出障碍时，血清 ALP 明显升高。

发生肿瘤时因癌细胞浸润使组织反应性释放 ALP 入血增加。产生碱性磷酸酶的肿瘤分为两类：一是导致同工酶升高的肿瘤，通常是由涉及的组织产生（正位表达）；二是导致一种或更多同工酶产生的肿瘤，通常不是由涉及的组织产生（异位表达）。

（1）胎盘 ALP 和生殖细胞 ALP：约 50%的卵巢癌和 60%的睾丸癌患者中存在这些同工酶。

（2）Kasahara 同工酶：这是一种复合性 ALP，从生化角度来看，它是胎盘 ALP 和肠 ALP 形成的一种异二聚体，见于肝细胞癌和肾细胞癌。

（3）骨 ALP：骨 ALP 随年龄增长而增高，与性别无关。绝经前妇女的骨 ALP 活性与同龄男性相比无统计学意义的差别。绝经后骨 ALP 水平明显增高。肿瘤骨转移，主要见于前列腺癌的成骨性转移和乳腺癌的溶骨性转移，可引起骨 ALP 升高。在前列腺癌骨转移时，骨 ALP 的升高大大超过具有同等骨转移程度的乳腺癌。

二、乳酸脱氢酶

（一）生理与生物化学

乳酸脱氢酶（LD 或 LDH）是一个 NAD^+ 的氧化还原酶，血清中可检测的总 LD 由 LD-1、LD-2、LD-3、LD-4 和 LD-5 5 个同工酶组成。每一个 LD 分子均由 4 个亚基组成，分子量为 34 000 Da，共有两种亚基，心型（H）和肌型（M），由不同的基因位点决定。在组织中，H 和 M 型结合成 5 种同工酶（LD-1 至 LD-5）。在高氧耗组织中 H 型占主导地位，在高糖酵解活性的组织中 M 型占主导地位。

体内所有细胞的细胞质中存在着不同的 LD。总 LD 由于缺乏器官特异性，此酶活性升高的诊断和鉴别诊断的价值受到限制。但是如果 LD 总活性升高，那么同工酶的定量区别就可以在诊断上提供相关器官有用的信息。

（二）标本采集

（1）用血清或肝素抗凝血浆测定；草酸盐或氟化物抑制 LD 活性，故不能用其作为抗凝剂的抗凝血来测定。

（2）因红细胞内的 LD 浓度为血浆中的 360 倍，溶血可引起 LD 浓度增加。在血浆 LD 平均活性 165 U/L 时，0.8 g Hb/L 的溶血导致 LD 活性增加 58%，所以必须在 2 h 内分离血浆。

（3）血小板中含有大量 LD，故血清和血浆所测 LD 有一定差异。血浆样本需高速离心，否则血浆中含有的血小板引起 LD 浓度升高，且血小板的溶解也导致 LD 活性增加。

(4)室温(20 ℃)下血清可稳定至 7 d,由于 LD-4 和 LD-5 对冷敏感,故常规分析血清应贮存于室温下。

(三)参考区间

成年男性:135～225 U/L;成年女性:135～215 U/L。

(四)临床意义

(1)LD 广泛存在于多种组织中,所以少量组织坏死均可使血清 LD 活力增高,特异性差,心肌梗死、肝炎、肝硬化、肾脏疾病、恶性肿瘤以及某些贫血患者均增高。在心肌梗死时,LD 升高最迟,但持续时间长,故在心梗诊断上有一定的价值。

(2)约 30%恶性肿瘤患者的 LD 是升高的,但因为 LD 的临床灵敏度和特异性太低,所以不适合作为恶性肿瘤的过筛试验,但在疾病进程和治疗反应中是较好的监测指标。在神经细胞瘤中,LD 的临床灵敏度约 75%。结合患者的年龄和疾病阶段,血清 LD 的水平是一项重要的预后判断标准。在多发性骨髓瘤中,LD 数值的上升是预后差、骨外损害和巨大肿瘤的标志。LD 数值上升的患者中只有 20%对化疗有反应,而 LD 数值正常的患者中有 57%对化疗是有反应的。在非霍奇金淋巴瘤(NHL)中,LD 是一个预后指标,根据总体的生存时间,LD 数值上升患者其预后较 LD 数值正常患者差。治疗开始时的 LD 数值预示着完全缓解期的长短。

(3)LD 及其同工酶常用于肿瘤的诊断和鉴别诊断中。研究发现,应用 LD-4 与 LD-5 比值来区分总 LD 升高的患者是肝细胞癌还是肝转移癌。95%原发性肝细胞癌患者 LD-4 与 LD-5 比值低于临界值 1.05,而 82%肝转移癌患者则高于该临界值。高达 70%肝转移癌患者的 LD 是上升的,LD 的临床灵敏度为 65%,但 LD 与 AST、ALT 之间无相关性。

三、神经元特异性烯醇化酶

(一)生理与生物化学

自然界中存在五种烯醇化酶同工酶(分别是 αα、ββ、γγ、αβ、αγ),它们均是胞质二聚体酶,由 α、β、γ 三种亚基组成,均需 Mg^{2+} 作为辅助因子。脑组织中存在 αα、ββ、αγ 三种烯醇化酶同工酶,神经元特异性烯醇化酶(NSE)为 γγ 型。NSE 是参与糖酵解途径的烯醇化酶中的一种,存在于脑组织和神经内分泌组织中,其生理效应是催化底物发生烯醇化作用。NSE 在脑组织细胞的活性最高,外周神经和神经分泌组织的活性水平居中,最低值见于非神经组织、血清和脊髓液。它被发现在与神经内分泌组织起源有关的肿瘤中,特别是 SCLC 中有过量的 NSE 表达,导致血清中 NSE 明显升高。

(二)标本采集

(1)取静脉血 2 mL,凝固后离心迅速分离血清。

(2)待测标本绝对禁止溶血,因红细胞中含大量的神经元特异性烯醇化酶,1%的溶血产生的血清 NSE 水平升高可达 5 μg/L。

(三)检测方法

1.ELISA 法

使用针对 NSE 上两个不同抗原决定簇的 2 株单克隆抗体,分别作为包被抗体和酶标抗体,建立双抗体夹心法。先用链霉亲和素包被反应板微孔,再加入待测样品和生物素化抗

NSE单抗，形成链霉亲和素-生物素化单抗-NSE抗原的固相，洗涤后加入酶标记抗NSE单抗，在固相上形成抗体-抗原-酶标抗体复合物，洗涤后加入酶底物/色原呈色，呈色强度与检样中一定范围的NSE浓度成正比。

2.ECLIA法

待测标本、生物素化的抗NSE单克隆抗体与钌标记的抗NSE单克隆抗体在反应体系中混匀，形成夹心抗原抗体复合物。加入链霉亲和素包被的磁性微粒与之结合，在磁场的作用下，磁性微粒被吸附至电极上，未结合的游离成分吸弃。电极通电加压后产生光信号，并与检样中一定范围的NSE成正比。

（四）参考区间

1.ELISA法

正常人血清NSE为12.5～25.0 μg/L。

2.ECLIA法

正常人血清NSE <15.2 μg/L。

各实验室应通过调查本地区不同人群建立自己的参考值。

（五）临床意义

1.NSE与肺小细胞性肺癌（SCLC）

肺小细胞性肺癌发病率占原发性肺癌的20%～25%，手术预后差，但对化疗和放疗敏感性高的SCLC患者血清NSE水平明显增高，NSE对SCLC的诊断具有较高的特异度和敏感度，且活性水平与SCLC的临床进程相平行。

2.NSE与神经母细胞瘤

神经母细胞瘤患者血清NSE明显升高，Zelter报道122例儿童神经母细胞瘤W级患者血清NSE平均水平达207 μg/L，转移性神经母细胞瘤患者血清NSE明显增高，而Wilms肿瘤、Ewings肉瘤NSE处于低活性水平。血清NSE活性水平也与神经母细胞瘤的病情、疗效及预后等密切相关，如NSE的活性大于100 μg/L，则预后不佳，生存期大都小于1年。

3.NSE与多发性硬化

多发性硬化急性期，中枢神经系统白质受到免疫应答的炎性脱髓鞘病变影响，脑脊液中NSE水平明显升高，恢复期NSE活性降低，且与病情进展及预后成正相关。说明脑脊液中NSE活性水平测定可用于多发性硬化的诊断及治疗监测。

4.NSE与脑组织损伤

脑组织出现机械性损伤时，脑脊液NSE明显上升，升高的速度及幅度与损伤程度及部位密切相关，损伤愈靠近侧脑室，脑脊液NSE上升得愈早愈快。大多数脑梗死，一过性脑缺血患者脑脊液中NSE增高，至恢复期和后遗症期NSE活性降低。

5.NSE与神经内分泌肿瘤

肿瘤组织中含有丰富的烯醇化酶，血清NSE的升高来源于肿瘤组织破坏，胰岛细胞瘤、嗜铬细胞瘤、甲状腺瘤等神经内分泌肿瘤患者血清NSE活性均高于正常人，切除肿瘤或有效的化疗后血清NSE明显下降。

四、前列腺特异抗原

(一)生理与生物化学

前列腺特异抗原(PSA)是一种由前列腺腺泡和导管的上皮细胞产生、含有 237 个氨基酸残基的单链糖蛋白,分子量约为 34 kD,在功能上属于类激肽释放酶的一种丝氨酸蛋白酶。由 237 个氨基酸残组成,N 端的氨基酸是异亮氨酸,C 端的氨基酸是脯氨酸。这种含 7%糖类的单链糖蛋白有许多异构体,等电点 pH 6.8~7.2。编码 PSA 的基因位于第 19 号染色体上,和缓激肽-1 基因有 82%同源。PSA 存在于前列腺内质网和前列腺上皮细胞及分泌物中,无论正常前列腺组织还是病变前列腺组织内均含有 PSA,且单个细胞 PSA 含量相对恒定。PSA 可与 α_1-抗糜蛋白酶和 α_2-巨球蛋白结合而失活,通常血液中没有或仅有极微量的 PSA。它能使精囊特异蛋白变成几个小分子量蛋白,起到液化精液的作用。

(二)标本采集

取静脉血 2 mL,凝固后离心分离血清。

(三)检测方法

临床检测 PSA 的常用方法有化学发光法(CLIA)和电化学发光法(ECLIA)、放射免疫分析(RIA)、免疫放射分析(IRMA)、酶联免疫吸附法(ELISA)、金标记免疫渗滤法等,以 ELISA 法和 CLIA 法最常用。目前已可检测总 PSA(t-PSA)、结合 PSA(c-PSA)以及游离 PSA(f-PSA)。

1.ELISA 法

采用双抗体夹心法。用兔抗 t-PSA(或抗 c-PSA 或抗 f-PSA 抗体)包被微孔板,加待测样本或标准品后再加酶标记单克隆抗体,使特异性地形成“固相抗体-抗原-酶标抗体”复合物,再加酶底物/色原呈色,呈色强度可反映 PSA 水平。

2.CLIA 法

实验时待测的 t-PSA(或 c-PSA 或 f-PSA 抗体)与 mAb、ALP-gAb 结合,形成双抗体夹心大分子免疫复合物 mAb-t-PSA-ALP-gAb,反应达平衡后加入标记抗鼠 IgG 抗体的磁性颗粒,使其捕获上述大分子抗原抗体复合物,在磁场的作用下自行沉淀。分离并吸弃上清液后加入发光底物 AMPPD,后者在 ALP 的作用下迅速发出稳定的光量子,产出量与待测 t-PSA(或 c-PSA或 f-PSA 抗体)的量成正比。

3.ECLIA 法

待侧标本、生物素化的抗 t-PSA(或抗 c-PSA 或抗 f-PSA)单克隆抗体与钌标记的抗t-PSA(或抗 c-PSA或抗 f-PSA)单克隆抗体在反应体系中混匀,形成夹心抗原抗体复合物。加入链霉亲和素包被的磁性微粒与之结合,在磁场的作用下,磁性微粒被吸附至电极上,未结合的游离成分吸弃。电极通电加压后产生光信号,并与检样中一定范围的 t-PSA(或 c-PSA 或 f-PSA)成正比。

(四)参考区间

(1)总 PSA(t-PSA)有随年龄增大而增高的趋势,一般参考值正常男性血清 PSA $\leqslant$4 μg/L。

(2)结合 PSA(c-PSA)测定结果一般为 c-PSA/t-PSA 比值<0.78。

(3)游离 PSA(f-PSA)测定结果通常用 f-PSA/t-PSA 比值表示,比值>0.25。

各实验室应取不同年龄的健康男性人群、不同病期的前列腺癌与良性前列腺增生患者标本测定结果，定出本实验室的参考值。

（五）临床意义

（1）PSA 是诊断前列腺癌的肿瘤标志物，也是目前少数器官特异性肿瘤标志物之一。正常人血清 PSA<4 μg/L，这个正常值有随年龄增长的趋势。前列腺癌是男性泌尿系统的主要囊性肿瘤，PSA 异常升高预示有患前列腺癌的可能。PSA 还可用于治疗后的监控，90%术后患者 PSA 可降至正常水平。若术后 PSA 值升高，提示有残存肿瘤。放疗后疗效显著者，50%以上患者在 2 个月内血清 PSA 降至正常。

（2）良性前列腺增生者，PSA 水平越高，发生急性尿潴留的风险越大。近 50%良性前列腺增生者t-PSA水平的增高与前列腺癌难以鉴别。目前认为良性前列腺增生者不受年龄与t-PSA水平的影响，c-PSA/t-PSA 比值相对稳定在 0.76～0.79。前列腺癌患者血清中 t-PSA 增高，c-PSA 水平也是增高的（c-PSA 占 90%以上），但 f-PSA 水平低于 5%。当 t-PSA 为 4.1～10.0 μg/L时，f-PSA/t-PSA 比值<0.10，可测出约 95%的前列腺癌。有的报告 f-PSA/t-PSA比值<0.10 为前列腺癌；0.10～0.20 为恶性病变与良性病变重叠区；>0.20 为良性病变。

（3）正常女性血循环中有低水平的 PSA，当乳腺发生良性或恶性肿瘤时，PSA 水平可能升高。

五、谷胱甘肽 S 转移酶

（一）生理与生物化学

谷胱甘肽 S 转移酶（GST）是一种多功能的Ⅱ相代谢酶家族，也是一个同源二聚体酶的超基因家族，普遍存在于各种生物体内。GST 可分为膜结合微粒体家族和胞质家族两大类。在人 GST 家族中发现 5 种胞质型同工酶及分布。

同工酶 α：肝、肾、小肠；基因位于 6p12；基因位点为 GSTA 1、A2。

同工酶 μ：肝、心脏、肌肉；基因位于 1p13.3；基因位点为 GSTM1-5。

同工酶 θ：红细胞、胃肠道；基因位于 22q11.2；基因位点为 GSTT1、T2。

同工酶 π：胎、盘、肺；基因位于 11q13；基因位点为 GSTP1。

同工酶 ζ：肝、外周血；基因位于 14q24.3；基因位点为 GSTZ。

GST 是一种由相同或不同亚基构成的球状二聚体蛋白，每个亚基相对分子质量介于 23 000～29 000 Da，由 200～240 个氨基酸组成，其晶体结构显示，每个亚基的多肽链形成 2 个结构域。N-末端氨基酸结构域由 80 个氨基酸排列形成β-折叠和 3 股 α-螺旋，与谷胱甘肽过氧化物酶（GSHP）活性结合位点（G 点）结合，形成一个相对保守的酪氨酸残基（Try），Try-5 的—OH与 GSH 的硫醇化阴离子结合形成氢键，从而在催化反应中起重要作用。GSTα、μ、π 的晶体结构具有相似性。其余氨基酸以 5～6 股 α-螺旋构成 C-末端氨基酸结构域，是亲电物质结合位点（H 位点）。

GST 催化 GSH 的巯基与各种亲电分子（化学致癌物和烷化剂）和疏水性分子结合，产生一种硫醚连接的谷胱甘肽结合物，使其更具极性和更易溶于水，经胆汁和尿液排出体外。通过非酶结合的方式将机体内各种潜在毒性化学物质及致癌剂及亲脂性化合物等从体内排出，从而达到清除毒性物质、致癌物质，达到解毒和保护DNA遗传物质稳定性的目的。当GST表达增强或活性增强，GST通过抑制c-jun氨基末端激酶(c-JNK1)和细胞凋亡信号调节激酶(ASK1)来调节促细胞分裂原活化蛋白激酶(MAPK)通路，该通路通过蛋白质和蛋白质的相互作用参与细胞生存和死亡的信号转导，从而使JNK1和ASK1等诱导细胞凋亡的通路被抑制，细胞化疗药物潴留量明显减少，产生耐药性。

在GST诸多基因位点中，GSTM1、GSTT1、GSTP1具有人群多态性。GST超基因家族具有保护细胞免受亲电子细胞毒物质的作用，这提示基因纯合缺失导致的解毒功能的损伤，往往增加了个体对疾病的易感性，尤其是肿瘤的发生。

(二)标本采集

1.血标本

取外周静脉血3 mL，凝固后分离血清。

2.组织标本

取癌组织中心部分剪碎，200目网过滤，取得单个细胞，超声粉碎即可。

(三)检测方法

组织标本常用免疫组织化学法检测。

(四)参考区间

血清：0.16～1.96 μg/L；组织标本：阴性。

(五)临床意义

(1)肝癌早期血清GST水平即明显增高，明显高于正常人群及良性肝病者，提示GST可作为肝癌早期的诊断标志。

(2)GST增高还可见于卵巢癌、大肠癌、食管癌、乳腺癌等恶性肿瘤，并与肿瘤的临床分期、治疗反应及预后有关。

(3)在非肿瘤性疾病如急慢性肝炎、肝硬化时亦可有GST增高。

六、γ-谷氨酰基转移酶

(一)生理与生物化学

γ-谷氨酰基转移酶(γ-GT或GGT)是一种肽转移酶，催化γ-谷氨酰基的转移，其天然供体是谷胱甘肽(GSH)，受体是L-氨基酸。GGT分子量为90 kD，它在体内的主要功能是参与γ-谷氨酰循环，与氨基酸通过细胞膜的转运及调节GSH的水平有关。人体各器官中按GGT含量多少依次为肾、前列腺、胰、肝、盲肠和脑。胚胎期各脏器GGT较高。用4%～30%聚丙烯酰胺电泳从血清GGT中分离出十二条区带，正常人以Ⅰ带为主，胎肝和肝癌中的GGT以Ⅱ为主，在前列腺癌、骨癌、胰腺癌、食管癌、胃癌时GGT也升高，可达正常的10倍以上。血清中的GGT活性主要来自肝、胆系统，具有癌胚特性。但肾脏疾病时，血清中该酶活性增高不明显，这可能与经尿排出有关。因此GGT主要用于肝胆疾病的辅助诊断。

(二)标本采集

(1)取静脉血3 mL，凝固后分离血清。

(2)溶血标本对测定结果影响不大。

(3)标本在室温或 4 ℃可稳定 7 d,在−20 ℃可稳定 2 个月。

(三)参考区间

1.速率法

成年男性 GGT:11～50 U/L(37 ℃);成年女性 GGT:7～32 U/L(37 ℃)。

2.比色法

成年男性 3～17 U/L;成年女性 2～13 U/L。

(四)临床意义

(1)肝癌患者血清 GGT 水平明显增高,在原发性及继发性肝癌时 GGT 最早出现增高,是较敏感的肿瘤标志物。另外,GGT 对判断肝癌术后有无复发及诊断 AFP 阴性的肝癌亦有重要的临床价值。

(2)血清 GGT 水平增高也常见于胰腺癌、大肠癌、胃癌、食管癌、乳腺癌及甲状腺癌等肿瘤性疾病。特别在诊断恶性肿瘤患者有无肝转移时,其阳性检测率可高达 90%。

(3)血清 GGT 水平升高还可见于急慢性肝炎、阻塞性黄疸、胆道感染、胆石症、急性胰腺炎等非肿瘤性疾病。嗜酒或长期接受某些药物如巴比妥者,GGT 活性可升高。

七、α-L-岩藻糖苷酶

(一)生理与生物化学

α-L-岩藻糖苷酶(AFU)是一种溶酶体酸性水解酶,分子量为 270～390 kD。广泛分布于人体组织细胞溶酶体、血液和体液中,在胎盘、胎儿组织、脑、肝、肾等组织中均含有 AFU,以肝、肾等组织活性较高。AFU 的主要生理功能是参与体内含岩藻基的各种糖蛋白、糖脂和寡糖的代谢。正常组织 AFU 的释放率变化很小(孕妇除外),从而使血清 AFU 维持在一定范围内。

(二)标本采集

取静脉血 3 mL,凝固后离心分离血清。

(三)检测方法

1.速率法

血清中 AFU 催化 2-氯-对硝基酚-α-L-岩藻吡喃苷(CNP-F)水解生成 2-氯-对硝基酚(CNP),自动分析仪用 405 nm 或 410 nm 波长监测 CNP 的生成速率(吸亮度增高速率),计算出 AFU 活性。

2.终点法

对硝基苯酚-α-L-岩藻糖苷在 AFU 催化下水解,生成 α-L-岩藻糖和对硝基苯酚,后者在碱性溶液中呈黄色。

(四)参考区间

1.速率法

成年人血清 AFU 活性为(27.1±12.8)U/L。不同年龄和性别间无显著性差异。

2.终点法

健康人血清 AFU 水平呈正态分布,男女间无显著差异。酶活性为(6.9±3.4)U/L。

（五）临床意义

(1)原发性肝癌患者血清中 AFU 显著增高，血清 AFU 增高水平与肝癌 TNM 分期成正相关，且有效治疗后 AFU 水平显著下降，复发时又复升高。因此，动态观察血清 AFU 水平对判断肝癌治疗效果、估计预后和预测复发具有重要的临床意义。

(2)血清 AFU 在某些转移性肝癌、肺癌、乳腺癌、卵巢癌、子宫癌等恶性肿瘤患者也可增高。

(3)某些非肿瘤性疾病如肝硬化、慢性肝炎和消化道出血等 AFU 水平也可轻度增高。

八、基质金属蛋白酶

（一）生理与生物化学

基质金属蛋白酶(MMPs)是一类以锌离子为活性中心辅基的蛋白酶。目前已发现至少 16 种 MMPs，按其作用底物可分为四大类。细胞外基质(ECM)和 MMPs 金属蛋白酶组织抑制因子(TIMPs)间复杂的网络调控机制以维持细胞和 ECM 的动态平衡，如果这种调控机制紊乱，就可能出现相应的病理状态。

MMPs 是一类结构相似的锌依赖性内肽酶家族，目前发现有 23 个酶，可以降解细胞外基质(ECM)组分。大多数基质金属蛋白酶以酶原的形式分泌，通过去除一个 10 kD 的氨基酸末端结构激活。一旦激活，MMPs 的蛋白水解活性即受金属蛋白酶组织抑制剂(TIMPs)的抑制。依据 MMPs 降解 ECM 特异性的不同，可将 MMPs 分为四个亚群：胶原酶、明胶酶、基质降解酶和膜 MMPs。胶原酶(MMP-1、8、13)，能降解Ⅰ、Ⅱ、Ⅲ等多种类型胶原和蛋白多糖的核心蛋白；明胶酶(MMP-2、9)，能降解明胶和Ⅳ、Ⅴ、Ⅵ、Ⅶ、Ⅹ型基底膜胶原；基质溶解酶(MMP-3、7、10、11、12)能降解弹性纤维、纤维连接蛋白、层黏连蛋白等基质糖蛋白和蛋白多糖的核心蛋白，也可进一步活化其他 MMPs；膜型 MMPs(MMP-14、15、16)除能降解胶原、明胶外，也能活化其他 MMPs。

（二）标本采集

待测组织标本。

（三）检测方法

ELISA 方法可测定 MMPs 蛋白水平，分子杂交可测定其表达水平。

（四）参考区间

MMPs 种类较多，且处于临床研究阶段，可采用对照组进行相应比较。

（五）临床意义

(1)MMPs 在许多生理性过程中发挥一定作用，比如骨再生、创伤愈合等，但也与肿瘤生长、浸润和转移相关。应用基因敲除技术研究发现，缺乏 MMPs 的小鼠肿瘤发生和进展明显下降，这为 MMPs 在肿瘤发生发展中的作用提供了直接的论据。与此相反，MMPs 表达增高与高侵袭性和较差的预后相关，MMP-2和 MMP-9 水平升高与口腔癌、肺腺癌、膀胱癌、卵巢癌、乳头状甲状腺癌等癌症的进展加速相关。类似的，MMP-3 和 MMP-9 水平在恶性程度较高的子宫内膜肉瘤中比恶性较低者要高。在食管癌中 MMP-7 水平与肿瘤侵袭性相关。

(2)MMPs 还可用于评估复发和转移风险，晚期膀胱上皮癌患者血清 MMP-2 或 MMP-3 水平可以预测复发。此外，MMP-2 水平可以预测卵巢癌复发。特定 MMPs 的表达可以用于判断转移风险。例如在胃癌中，MMP-1 水平升高与腹膜和颈部淋巴结转移相关。MMPs 抑制剂治疗也许是一种新的肿瘤治疗战略。

九、端粒酶

（一）生理与生物化学

端粒是真核生物染色体末端的高度保守的重复核苷酸序列，由富含鸟嘌呤的端粒 DNA 和端粒蛋白质组成，端粒 DNA 的 3′末端比 5′末端伸出 12～16bp 一段，而且弯回呈帽状保护着染色体，防止其断裂、重组或降解，并促进核膜黏着以及减数分裂时生殖细胞的配对。随着细胞分裂的不断进行，端粒不断缩短，当端粒长度减小到一定临界值时，细胞即趋向衰老死亡。不同物种的端粒 DNA 序列不一致，人和其他哺乳动物的端粒 DNA 序列由 5′→3′方向的 TTAGGG 反复串联组成，在人类大约有 2～15 kb，是非结构基因，不具有编码蛋白质的作用。端粒酶是一种能延长端粒末端的核酸蛋白酶，由 RNA 和蛋白质组成，属于依赖 RNA 的反转录酶，可以以自身 RNA 为模板，发挥 RNA 指导的 DNA 合成作用，向染色体末端添加 TTAGGG 序列，使端粒延长，维持端粒的长度，延长细胞的寿命甚至使其永生。端粒酶与细胞的增生、分化和永生有着密切关系。正常人端粒酶为阴性。

（二）标本采集

待测组织标本。

（三）检测方法

端粒酶早期的测定方法是通过测定细胞提取物将端粒重复片段加到一个合成的寡聚脱氧核苷酸引物 3′端的能力进行的，但由于端粒酶含量低，又有干扰现象，故难度大。Kim 等建立了灵敏、快速、高效的端粒重复序列扩增法（TRAP），以后又在引物方面做了改进。此后人们又相继建立了荧光法、原位端粒重复片段扩增法及 TRAP 与闪烁技术联合的 SPA 法等敏感的检测手段。1997 年 Kim 等对 TRAP 法进行了改良，建立了 TRAP-PCR 法，应用该法可进行端粒酶活性的定量测定。与一般 PCR 不同，它是检测酶的活性，PCR 产物量取决于酶的活力，而酶的活力一方面取决于酶将多少个端粒重复序列加到底物上，另一方面也取决于多少个底物分子被端粒酶所延伸。

（四）临床意义

(1)在恶性肿瘤中，端粒酶活性明显增高，以弥补细胞分裂时端粒 DNA 的丢失，从而使细胞无限增殖恶化。由于绝大部分肿瘤组织都呈端粒酶阳性，而在正常体细胞除少数增生组织活跃组织如骨髓及外周血中的白细胞外却无表达，提示端粒酶是一个广泛的肿瘤标志物。端粒酶是通过维持端粒长度使细胞成为肿瘤细胞，因此，端粒酶活性与肿瘤的关系比其他肿瘤标志物更直接，在肿瘤的发生发展中起重要作用。在乳腺癌、胃癌、肺癌和肠癌等多数恶性肿瘤组织中端粒酶表达水平升高，特别是肝癌患者中端粒酶阳性率可达 85％。

(2)端粒酶的活性与肿瘤大小、淋巴结转移、肿瘤的临床分期与预后密切相关。端粒酶阳性的肿瘤比阴性的有更大的恶性倾向，胃癌、乳腺癌、肠癌、肺癌等，随癌的恶性表型增加，端粒酶活性的检出率和强度也增加。检测细胞端粒酶活性，还可作为肿瘤组织残留、转移和复发的监测指标，判断肿瘤治疗效果。

十、醛缩酶

（一）生理与生物化学

醛缩酶(aldolase,ALD)是四聚体酶，分子量约为160 kD。ALD是糖酵解的关键酶之一，存在于机体各种细胞内，以骨骼肌中浓度最高。现已证实ALD有A(肌肉型)、B(肝脏型)及C(神经组织型)型3种同工酶。3个亚单位A、B、C分别由不同的3个基因位点控制。ALD-A在骨骼肌中有较高浓度，ALD-B在肝脏中占优势，ALD-C多出现于脑和其他组织。正常血清中主要是ALD-A。当组织发生癌变后，肿瘤患者血清中常以ALD-A增高为主。

（二）标本采集

取静脉血3 mL，凝固后离心分离血清。

（三）参考区间

分光亮度连续监测法(30 ℃)：1.0～7.5 U/L。

（四）临床意义

(1)肝癌患者血清ALD水平明显增高，以ALD-A增高为主。ALD水平与肿块大小成正相关，低分化者ALD-A明显低于高分化者。在经肝动脉灌注化疗加栓塞后ALD-A水平显著下降。提示ALD-A对肝癌患者诊断及疗效判断具有一定的临床意义。

(2)ALD-A升高还可见于胃肠恶性肿瘤、肺癌、白血病、乳腺癌及转移性肝癌等恶性肿瘤患者。

(3)在急性心肌梗死、肝硬化、慢性活动性肝炎、消化性溃疡及巨幼细胞性贫血等非肿瘤疾病亦可见血清AD增高，但测定值较低。

第二节　激素类肿瘤标志物检验

肿瘤发生时，患者血清激素异常增高，包括：

(1)内分泌腺发生恶性肿瘤时，组织所分泌的激素反应性地异常增高，这些过高的正位分泌的激素具有高度的腺体特异性，有助于该内分泌腺肿瘤的诊断。

(2)正常时不分泌激素的组织恶变后产生其他组织的基因表达产物，最常见的是异位激素，如小细胞肺癌分泌促肾上腺皮质激素(ACTH)。这些大都是多肽类激素，具有和天然激素相同或相似的结构，或者是激素的前体、亚基、片段或大分子聚合物。和天然激素有相同的免疫原性，可用天然激素的抗体检测出来。

作为肿瘤标志物的激素有如下特点：①除良性肿瘤外，恶性肿瘤异位激素分泌量少且不恒定。②除少数外，大部分肿瘤和激素关系并不固定，有时同一种肿瘤可分泌多种激素，有时几种肿瘤分泌同一种激素，分泌激素种类最多的是肺癌。③有些肿瘤发生时，激素本身并不改变，但激素的受体改变，如乳腺癌患者雌激素和黄体酮水平不增加或增加很少，但其受体数量明显改变。

下面介绍几种常见的作为肿瘤标志物的激素。

一、降钙素

(一)生理与生物化学

降钙素(CT)是由甲状腺滤泡旁细胞或称C型细胞分泌的一种含有32个氨基酸的单链多肽,分子量约为3.5 kD,半衰期4～12 min。此外,胸腺也有分泌降钙素的功能。在人类,C细胞主要存在于甲状腺,在甲状旁腺、肺、肠及垂体等部位亦有少量分布。CT的合成和分泌受血钙水平的调节,在血钙浓度升高时分泌,抑制钙从骨中释放,增加尿磷,从而降低血钙和血磷。胃泌素、胰高血糖素也可促进其分泌。降钙素的主要作用是降低血钙,其主要靶器官是骨组织,可使破骨细胞活动减弱,成骨细胞活动增强,从而抑制骨的重吸收,增强成骨过程,使骨组织释放的钙盐减少,而钙盐沉积增加,因而血钙下降。这一效应在儿童有特殊意义。降钙素还作用于肾脏,抑制肾小管对钙、磷的重吸收。CT与甲状旁腺素(PTH)互为拮抗,使血钙维持在稳定的正常水平。

(二)标本采集

取静脉血3 mL,不抗凝或EDTA抗凝,分离血清或血浆进行测定。由于降钙素的半衰期短,因此标本收集后应尽快进行检测。当小于1 h不能检测应在−20 ℃存放。

(三)检测方法

常用的分析方法有放射免疫分析法(RIA)、酶联免疫吸附法(ELISA)和化学发光法(CLIA)。

(四)参考区间

血清降钙素＜100 ng/L。在所有的检测方法中,女性的CT检测值均较男性低,胃泌素刺激后女性CT增加值同样比男性低。由于产品不同及实验方法差异,各实验室应建立自己的正常参考值范围。

(五)临床意义

(1)CT常用于筛查甲状腺髓样癌患者的无症状家族成员。此种肿瘤起源于甲状腺C细胞,可产生多种生物活性物质,其中以降钙素为主。患者血清降钙素水平高于正常数十至数百倍。如经手术治疗,则降钙素水平在数h内下降,直至恢复正常。如果手术后CT值长期持续增高,提示肿瘤的切除不完全或有可能转移。由于CT和肿瘤大小、浸润、转移有关,临床上常把CT用于监测甲状腺髓样癌的治疗。此外,由于C细胞数目减少引起的甲状腺发育不良或者甲状腺部位手术,其CT可明显降低。

(2)肺小细胞癌可产生多种激素,其中包括降钙素,其水平与肺小细胞癌病变活动程度明显相关。病变广泛的患者降钙素的水平明显升高,缓解时降低至正常水平,复发后再升高。此外乳腺癌、消化道癌等肿瘤也可异位分泌CT,其血清中CT升高。

(3)新生儿、儿童和孕妇因骨骼更新快,血清中CT水平也可升高。成年女性CT水平一般较男性低,且随年龄增长而下降,绝经期妇女降低更明显,CT下降也可能与妇女骨质疏松有关。

(4)肾衰竭患者CT也常升高,甲状旁腺功能亢进,高胃泌素血症,胰腺炎等CT也可升高。

二、人绒毛膜促性腺激素

(一)生理与生物化学

人绒毛膜促性腺激素(HCG)是在妊娠期由胎盘合体滋养层细胞分泌的一种糖蛋白激素,含28～30个氨基酸,分子量45 kD,半衰期12～20 h,由两个独立的氨基酸肽链α和β亚单位组成。α亚单位与垂体激素促卵泡生成素(FSH)、黄体生成素(LH)和促甲状腺素(TSH)的组成成分相同,β亚单位为特异性链,仅存在于HCG。当胎盘绒毛膜细胞恶变后,HCG的糖链异常,分泌的HCG多为β亚单位,因此β-HCG是更好的肿瘤诊断指标。

(二)标本采集

取静脉血3 mL,凝固后分离血清。溶血标本或脂血标本应避免使用。标本置于－20 ℃存放,避免反复冻融。

(三)检测方法

HCG测定通常采用放射免疫分析法(RIA)与化学发光法(CLIA),也可用时间分辨荧光免疫分析法(TRFIA)和酶联免疫吸附法(ELISA)等。

1.ELISA

采用双抗体夹心法。实验时用抗β-HCG单克隆抗体包被微孔板,分别将待测样本、标准品及阳性、阴性对照加至包被孔中,反应后加入酶标抗体,使特异性地形成固相抗体-HCG-酶标抗HCG抗体复合物,再加入酶底物、色原呈色。呈色程度与测定范围内的样本中HCG浓度成正比。

2.CLIA法

采用夹心法。避免TSH、LH与FSH的交叉干扰。样本中待测的HCG以其β链与mAb、ALP-gAb结合,形成双抗体夹心大分子免疫复合物mAb-HCG-ALP-gAb,反应平衡后加入连接有羊抗鼠IgG抗体的磁性颗粒,捕获抗原抗体复合物,并在磁场作用下沉淀磁性颗粒,分离并吸弃上清后,加入发光底物AMPPD,在ALP的作用下迅速发出稳定的光量子,与检样中HCG的量成正比。

(四)参考区间

正常人血清HCG<10 μg/L,尿<20 μg/L。由于产品不同及实验方法差异,各实验室应建立自己的正常参考值范围。

(五)临床意义

(1)β-HCG常用于早期妊娠诊断,在月经延期3 d左右即可测出,孕期9～12周血中浓度达高峰,以后逐渐下降,18周时降至最低水平,直至分娩后4 d达正常。因此可用于诊断早孕及宫外孕,进行先兆流产的动态观察和预后判断,还可作为孕期的监护观察指标。

(2)β-HCG异常增高常见于滋养层细胞恶性肿瘤,如恶性葡萄胎和绒毛膜上皮细胞癌,血清β-HCG异常升高,且对其早期诊断、治疗评估及随访具有重要意义。卵巢癌患者血清中β-HCG水平明显高于正常人群及良性卵巢疾病,并与临床分期正相关,在治疗有效时明显下降,复发时又再次升高。

(3)β-HCG的升高亦见于精原细胞睾丸癌、乳腺癌、胃肠道癌和肺癌等恶性肿瘤,在良性疾病如肝硬化、十二指肠溃疡、炎症也可见β-HCG轻度异常。由于β-HCG无法穿过血脑屏障，所以脑脊液中出现β-HCG并且和血清中的β-HCG比例超过1∶60，说明肿瘤脑转移。

三、儿茶酚胺类物质

（一）生理与生物化学

儿茶酚胺类物质（CA）是一类结构中都含有儿茶酚胺的物质总称，包括肾上腺素、去甲肾上腺素和多巴胺。去甲肾上腺素主要由交感神经末梢释放，小部分由肾上腺髓质释放，作用于α受体，有强烈的收缩血管作用。肾上腺素主要由肾上腺髓质合成和分泌，作用于α和β受体，对全身器官系统都有一定的作用。和儿茶酚胺类有关的物质还包括促肾上腺皮质激素（ACTH），ACTH含39个氨基酸，分子量4.5 kD，是垂体前叶促皮质素细胞分泌的，促进肾上腺皮质增生，合成和分泌皮质类固醇，同时可促进肾上腺素的合成和生长激素的分泌。儿茶酚胺的分泌主要受交感神经、ACTH和糖皮质激素的调节，对心血管、平滑肌和神经内分泌系统起广泛的生理作用。

（二）检测方法

测定24 h尿3-甲氧基-4羟基苦杏仁酸（VMA）的方法可分为两种，一种是采用分光亮度法，另一种是采用层析法。由于比色法特异性差，转而采用层析法，从干扰物中提取VMA，再用重氮化的对硝基苯胺显色进行测定。最近提出采用高效液相色谱技术，在固定相和流动相之间，根据差别分配原理，从其他化合物中分离VMA，用不同的检测器测定VMA的峰值，方法特异、干扰少。24 h尿液中有大量的化合物，如苯酚类、酸性酚和芳香环化合物的代谢物，均干扰比色法或层析法，故在分析前均采取提取步骤来部分纯化分析物。

目前，采用ELISA测定24 h尿中的儿茶酚胺代谢产物甲氧基肾上腺素（MN）和甲氧基去甲肾上腺素（NMN），比传统的VMA检测方法准确性高和临床敏感性更高。将标本乙酰化后与包被板上的MN和NMN竞争性地与抗血清结合位点结合，用标记过氧化物酶的抗兔IgG检测固相复合物，加入底物TMB显色后于450 nm比色进行定量测定。

（三）标本收集

为排除干扰，一般收集24 h尿，加入6 mol/L HCl 10 mL作为防腐剂，并记录尿液总体积。如进食巧克力、咖啡，服用阿司匹林和一些降压药物，由于含有酚氧酸类可使结果呈假性升高，故应限制食物和药物。

（四）参考区间

不同的测定方法其对应的参考范围均不相同。实验室应根据所使用的方法和实验室条件，建立自己的参考范围。

（五）临床意义

（1）嗜铬细胞瘤是起源于肾上腺髓质、交感神经节或其他部位的嗜铬组织的肿瘤，瘤体组织分泌过量去甲肾上腺素和肾上腺素，以及微量的多巴胺，因此患者血和尿中儿茶酚胺明显升高，发作后，其24 h尿中3-甲氧基-4羟基苦杏仁酸（VMA）测定阳性率高，常在正常高限的2倍以上，约70%的神经母细胞瘤VMA升高；24 h尿儿茶酚胺也可显著增高。测定24 h尿甲氧基肾上腺素和甲氧基去甲肾上腺素也可辅助诊断。

（2）剧烈运动、低血糖等各种应激状态均可刺激交感神经，引起儿茶酚胺合成和分泌增多。原发性肾上腺皮质功能减退症可由于肾上腺皮质及激素分泌不足，引起垂体分泌ACTH增加。增生型皮质醇增多症(库欣病)患者由于遗传性的羟化酶缺乏,导致皮质醇合成减少,引起ACTH负反馈性增多。

(3)肺癌、胰腺癌和乳腺癌等非肾上腺部位的肿瘤组织均可分泌大分子量的ACTH。早在1928年就有学者描述了小细胞肺癌患者有皮质醇过多症,现在已经知道,大约70%的肺癌患者ACTH增加,大部分为无生物活性的分子量为2～3.6 kD的大分子ACTH,但它和小分子量的ACTH一样,可生成黑色素细胞刺激素,故肺癌患者很少患有库欣综合征,但常伴皮肤色素沉着。

四、激素受体

(一)生理与生物化学

黄体酮受体(PR)和雌二醇受体(ER)是位于细胞内的一种特殊的蛋白,与激素结合后可以转向核内,引起基因的转录,刺激DNA形成,促进蛋白的合成和细胞增殖。ER、PR分布于多种组织,如乳腺、肝、口腔、附睾等组织,调节正常乳腺细胞的生长和分化。正常参考范围为＞10 fmol/mg蛋白质。

(二)标本收集

待检测的组织标本,甲醛固定后石蜡包埋,做成组织切片。

(三)检测方法

随着生物技术的演进和发展,建立了多种激素受体的检测方法,主要有葡聚糖包裹活性炭吸附法、葡萄糖密度沉淀分析法,DEAE纤维纸片法、高效液相色谱法等生化方法,以及免疫组织化学法和免疫细胞化学法、流式细胞计数法等形态学方法。目前测定ER和CR以免疫化学法为主,滴定法、酶联免疫法和免疫细胞化学法(ERICA和ICC)测组织提取液。ASCO推荐免疫细胞化学法,并认为这是统一标准最佳的方法。

(四)临床意义

在乳腺癌患者,黄体酮和雌二醇水平并无变化,但部分患者黄体酮受体(PR)和雌二醇受体(ER)增加。ER和PR的表达率与肿瘤分化程度成正相关,分化越好阳性率越高,ER和PR阳性患者发生淋巴结转移的机会明显低于阴性者。乳腺癌组织中ER和PR含量越高,对激素的依赖性越高,内分泌治疗的效果越好。根据ASCO建议,乳腺组织细胞质中的雌激素受体和黄体酮受体已为乳腺癌诊治的常规项目,60%阳性患者内分泌治疗较有效,95%的阴性患者治疗无效,1/3乳腺癌转移患者雌激素受体较低。临床上发现在用化疗时有一些假阳性的患者,内分泌治疗无效。由于黄体酮受体的合成依赖雌激素,黄体酮受体检测是雌激素受体测定的补充,乳腺癌转移患者如果两种受体均阳性,内分泌治疗有效率为75%;雌激素受体阳性、黄体酮受体阴性者,有效率为40%;雌激素受体阴性、黄体酮受体阳性者,有效率为25%。临床根据受体测定结果制订相应的治疗方案,内分泌治疗有效者生存期较长,预后较好。

第三节　胚胎抗原类肿瘤标志物检验

胚胎抗原是在胚胎发育阶段由胚胎组织产生的正常成分，在胚胎后期减少，出生逐渐消失，或仅存微量。当细胞癌变发生返祖现象时，此类抗原可重新合成，这些胚胎抗原重新出现可能和恶性细胞转化时激活了某些在成年后已关闭了的基因有关，重新表达于肿瘤细胞表面，分泌入血。在癌肿患者，胚胎抗原类肿瘤标志物不多，但都是临床常用的重要标志物。1964年在肝癌患者的血清中找到了甲胎蛋白(AFP)并用于临床。1965年发现了癌胚抗原(CEA)。AFP和CEA都属胚胎抗原类物质，至今仍是常用的肿瘤标志物。

一、甲胎蛋白

甲胎蛋白(AFP)是人类认识较早的比较有价值的肝癌和生殖细胞瘤肿瘤标志物，也是目前最特异的肿瘤标志物。

(一)生理与生物化学

AFP是由590个氨基酸组成的一种单肽链的糖蛋白，分子量68～70 kD，含糖4%，是连于232位天冬酰胺上的N-糖链，半衰期5天。AFP的编码基因定位于第4号染色体4q11～4q21区域，和人血清清蛋白有高度同源性，且二者的基因位于同一条DNA链上。AFP主要由胚胎时期的肝脏和卵黄囊产生，胃肠道黏膜上皮也可产生少量。AFP可细分为卵黄囊型和肝型，它们含糖类的比例不同。AFP常和乳酸类物质如刀豆素A(ConA)结合，卵黄囊型AFP中结合了50%～70%的ConA，远高于肝型。AFP在妊娠6周开始合成，12～14周达到高峰，以后逐渐下降，出生1年后血清AFP降至正常成人水平。

(二)标本采集

抽取静脉血2 mL，凝固后离心分离血清。测定标本严重溶血影响结果。标本应置于−20 ℃存放，避免反复冻融。胸膜渗出液、腹水和脑脊液也可用于测定。此外，在经干细胞抽提或新鲜细胞治疗后，可因合成直接针对外来抗原的抗体而出现交叉反应，从而产生AFP假性升高。

(三)检测方法

检测AFP的常用方法有放射免疫分析法(RIA)、酶联免疫吸附法(ELISA)、金标记免疫渗透法、化学发光法(CLIA)和电化学发光法(ECLIA)等。临床上最常使用ELISA法和CLIA法，以下是对这两种检测方法的介绍。

1.ELISA法

采用双抗体夹心法。用抗AFP抗体包被微孔板，分别将待测样本、标准品及阳性、阴性对照加至包被孔中，反应后加入酶结合物，使特异性地形成固相抗AFP抗体-AFP-酶标抗AFP抗体复合物，再加入酶底物、色原呈色。呈色程度与测定范围内的样本中AFP浓度成正比。

2.CLIA法

采用竞争法。待测抗原AFP和ALP-AFP竞争性与抗体结合，当反应平衡时，加入连接羊抗鼠IgG抗体的磁性颗粒，即与ALP-AFP-Ab结合形成大的抗原抗体复合物，在磁场的作用下自行沉淀并将上清液中游离的 ALP-AFP、AFP 分离吸弃，加入 AMPPD 后迅速发出稳定的光量子，与 ALP-AFP-Ab 的产出量成正比，与样品中 AFP 的量成反比。

（四）参考区间

一般的参考值：出生时 60 000～120 000 μg/L，0～2 个月 25～1 000 μg/L，6 个月 20 μg/L，成人<20 μg/L，妊娠 3 个月 18～113 μg/L，妊娠 4～6 个月 160～550 μg/L，妊娠 7～9 个月 100～400 μg/L。不同实验室应根据使用不同的方法和不同的试剂盒确定本室的参考值范围。

（五）临床意义

1.AFP 和肝癌

肝癌患者血清中 AFP 水平明显增高，是目前最好的早期诊断标准。但是被诊断为肝癌的患者中仅有 60%（临床特异性 75%）会有 AFP 浓度异常。在原发性肝细胞癌肿，有 5%～10% 的病例 AFP 正常。在少见的肝细胞胚胎瘤中，AFP 可正常或升高，而胆管细胞癌时 AFP 正常。在良性肝脏疾病如肝炎、肝硬化患者血清中 AFP 也升高，但 95%小于 200 μg/L，如 AFP 超过 500 μg/L，意味着存在肝癌。肿瘤内的 AFP 浓度和肝癌的大小、生长速度、分期或恶性程度有关，结合超声常常能发现早期肝癌（直径<5 cm）。AFP 还用于治疗监测和预后判断，AFP 是否降至正常已成为判断是否为根治性手术的指标之一。AFP 增高还见于转移性肝癌；手术后 AFP 大于 200 μg/L，意味着肝癌组织未完全切除或有转移。

2.AFP 和胚胎细胞肿瘤

AFP 和 HCG 结合还用于胚胎细胞肿瘤分型和分期，胚胎细胞肿瘤可分为精原细胞型、卵黄囊型、绒毛膜上皮细胞癌和畸胎瘤。精原细胞型肿瘤 AFP 正常，HCG 升高；卵黄囊瘤 AFP 升高，绒毛膜上皮细胞癌的患者 HCG 升高，而畸胎瘤两者均正常；90%非精原细胞性睾丸癌至少有一项升高。其中小于 20%的Ⅰ期患者、50%～80%的Ⅱ期患者、90%～100%的Ⅲ期患者两项同时升高。这两个标志物的浓度高低也和病情轻重、是否转移有关。

3.AFP 与良性肝病

在 10%～62%的肝硬化患者 AFP 浓度升高，既有肝硬化又有 AFP 浓度异常的患者发展为原发性肝细胞癌的风险更高。在 31%～52%急性病毒性肝炎、15%～58%慢性活动性肝炎患者 AFP 升高，与肝细胞坏死和再生程度有关。一般来说，良性肝病患者 AFP 上升是暂时的，大多在 2～3 周后下降或处于波动状态。

二、癌胚抗原

癌胚抗原（CEA）是 1965 年在大肠癌的提取物中发现的。此提取物的抗原也出现在胚胎细胞上，故称为癌胚抗原。

（一）生理与生物化学

CEA 是一种具有人胚胎抗原决定簇的酸性糖蛋白，含 45%～55%糖类，分子量 150～300 kD，由641 个氨基酸组成，是免疫球蛋白超家族中的一部分，与免疫球蛋白 IgG 的重链结构极相似。CEA 编码基因位于 19 号染色体，由 10 个基因组成，可分泌 36 种不同的糖蛋白，其中最主要的一种即 CEA。电子显微镜免疫组化技术证实这种蛋白确实存在于正常结肠柱状细胞和杯状细胞。1989 年已发现 CEA 有5 种互相不重叠的抗原决定簇，分别命名为 Gold 1～5，其中 1～3 有很高的特异性，而 4、5 有交叉反应。早期胎儿中，由内胚层衍生而来的胃肠道及肝、脾都可合成CEA，出生后消失。正常组织分泌CEA的有：支气管、唾液腺、小肠、胆管、胰管、尿道和前列腺。在成人CEA主要是由结肠黏膜细胞分泌到粪便中，一天约70 mg，少量重吸收至血液。胃肠道肿瘤细胞因极性消失，CEA反流入淋巴或血液，导致血清CEA增高。抽烟者、少数肺和支气管疾病、肠道炎症和慢性肝病患者血清CEA轻度升高。

（二）标本采集

标本类型包括血清、唾液、胸腔积液、腹水、脑脊液等。抽取静脉血2 mL，凝固后离心分离血清。测定标本应避免严重溶血。标本应置于−20 ℃存放，避免反复冻融。样本中的蛋白组成可能会影响某些分析方法。此外，在接受鼠免疫球蛋白治疗或诊断的患者血清中可能存在抗鼠Ig抗体，可干扰以鼠单克隆抗体为基础的检测。

（三）检测方法

检测CEA的常用方法有放射免疫分析法（RIA）、酶联免疫吸附法（ELISA）、金标记免疫渗滤法、化学发光法（CLIA）和电化学发光法（ECLIA）等。

1.ELISA法

采用双抗体夹心法。用抗CEA单克隆抗体包被微孔板，分别将待测样本（包括血清、唾液、胸腔积液、腹水、脑脊液等）、标准品及阳性、阴性对照加至包被孔中，反应后加入酶结合物，使特异性地形成固相抗CEA抗体-CEA-酶标抗CEA抗体复合物，充分洗涤后再加入酶底物、色原呈色。呈色程度与测定范围内的样本中CEA浓度成正比。

2.CLIA法

采用竞争法。待测抗原CEA和ALP-CEA竞争性与抗体结合，当反应平衡时，加入连接羊抗鼠IgG抗体的磁性颗粒，即与ALP-CEA-Ab结合形成大的抗原抗体复合物，在磁场的作用下自行沉淀并将上清液中游离的ALP-CEA、CEA分离吸弃，加入AMPPD后迅速发出稳定的光量子，与ALP-CEA-Ab的产出量成正比，与样品中CEA的量成反比。

（四）参考区间

正常人血清CEA ＜5.0 μg/L。每个实验室应通过对本地区各类人群的调查，并根据使用不同的方法和不同的试剂盒，建立自己的参考值范围。

（五）临床意义

(1)吸烟人群血清中CEA浓度稍高于不吸烟人群。在肝硬化、肺气肿、直肠息肉、良性乳腺痛、溃疡性结肠炎患者血清CEA也可有增高。目前认为CEA有较高的假阳性和假阴性，故其不是恶性肿瘤的特异性指标，在诊断上只有辅助价值。

(2)血清CEA浓度＞20 μg/L常提示有恶性肿瘤。大约70%的直肠癌、55%的胰腺癌、50%的胃癌、40%的尿道癌和25%的卵巢癌患者CEA升高。当CEA比正常持续升高5～10倍，强烈提示恶性肿瘤特别是肠癌的存在。在直肠癌，CEA浓度和Duke分期有关，28%的A期和45%的B期CEA都异常。高水平的CEA（＞80 μg/L），可作为肿瘤已有转移的标志，因为CEA是一种细胞黏附分子，极易浸润和转移。在整个直肠癌治疗期间，CEA是一个有效的监视指标，是发现复发的理想指标，其敏感性高于X线和直肠镜。

(3)约有40%的乳腺癌患者CEA升高。在早期和局部的乳腺癌，CEA常在正常参考范围，一旦CEA升高，往往意味有转移。肿瘤治疗有效，CEA即行下降，如CEA水平又升高往往意味肿瘤的复发。一般说来，从 CEA 开始升高到临床有明显复发症状约 5 个月，这在 90% 的再手术的患者身上得到了证实。早期局限的乳腺癌患者 CEA 应该是正常的，一旦升高表明有骨或肺转移。

(4)有 65% 的小细胞肺癌患者 CEA 升高，所以 CEA 也是诊断和监视小细胞肺癌的有效工具。CEA 还常用于监测胰腺癌、胃癌、肺癌、乳腺癌的治疗。

第四节　特殊蛋白质类肿瘤标志物检验

大多数实体瘤是由上皮细胞衍生而来，当肿瘤细胞快速分化、增殖时，一些在正常组织中不表现的细胞类型或组分大量出现，成为肿瘤标志。这一类标志物的分子组成往往是不含糖或脂的多肽链，由于其体现了肿瘤共有的增殖特性，因而器官特异性差，是和多种肿瘤标志有关的广谱肿瘤标志。

一、角蛋白

(一)生理与生物化学

细胞角蛋白(CK)是一类分子量为 40～70 kD 的细胞结构蛋白，在正常及恶性的上皮细胞中起支架作用，支撑细胞及细胞核。已知的角蛋白有 20 多种，肿瘤细胞中最丰富的是 CK18 和 CK19。CK19 是一种酸性多肽，分子量为 40 kD，主要分布在单层上皮上，如肠上皮、胰管、胆囊、子宫内膜和肺泡上皮，这些细胞癌变时，可释放 CK19 片段进入血液循环，此可溶性片段即为 Cyfra21-1，其试剂是从 MCF-7 癌细胞株制备出来的抗 CK19 单克隆抗体 KS19-1 和 BM19-21。

(二)标本采集

(1)抽取静脉血 2 mL，凝固后离心分离血清。

(2)血清在 2～8 ℃只能存放 48 h，否则应于－20 ℃存放并应避免反复冻融。

(3)唾液污染的标本可导致结果假性升高。溶血、黄疸和高脂血症并不干扰 Cyfra21-1 测定。

(4)气管插管和长期的正压通气，严重外伤累及富含细胞胶原蛋白组织时可能会引起 Cyfra21-1浓度升高。

(三)检测方法

检测 Cyfra21-1 的常用方法有酶联免疫吸附法(ELISA)、免疫放射分析法(IRMA)、电化学发光法(ECLIA)和化学发光法(CLIA)等。

1.ELISA 法

使用针对 Cyfra21-1 分子上两个不同抗原决定簇的 2 株单克隆抗体，分别作为包被抗体和酶标抗体，建立双抗体夹心法。

2.IRMA 法

使用针对 Cyfra21-1 分子上两个不同抗原决定簇的 2 株单克隆抗体，一株单抗固化于试管壁上，另一株以放射性核素标记。当待测血清加入试管后，血清中 Cyfra21-1 与试管壁上的单抗结合，再加入放射性核素标记的单抗结合，形成固相单抗-Cyfra21-1-放射性核素标记单抗免疫复合物。洗去过量放射性核素标志物，即可用γ计数仪测定，放射性强度与标本中一定范围的 Cyfra21-1 浓度成正比。

3.ECLIA 法

采用双抗体夹心法原理，20 μL 标本、生物素化的抗细胞角蛋白 19 单克隆抗体和钌标记的抗细胞角蛋白 19 单克隆抗体混匀，形成夹心复合物。加入链霉亲和素包被的微粒，让上述形成的复合物通过生物素与链霉亲和素间的反应结合到微粒上。反应混合液吸到测量池中，微粒通过磁铁吸附到电极上，未结合的物质被清洗液洗去，电极加电压后产生化学发光，通过光电倍增管进行测定，并与检样中一定范围的Cyfra21-1浓度成正比。

（四）参考区间

正常人血清＜3.6 ng/mL。

由于各厂商的产品不同以及各地区的实验室差异，各实验室应建立自己的参考区间。

（五）临床意义

(1)Cyfra21-1 是一个近年来引起高度关注的肿瘤标志物，对肺癌特别是非小细胞肺癌(NSCLC)有较高诊断价值，敏感性达 80％，对 NSCLC 的早期诊断、疗效监测和预后判断均有重要意义。诊断鳞状细胞癌、腺癌、大细胞癌的阳性率分别为 67％、46％、67％，优于 CEA 和 SCC，而且 Cyfra21-1 水平和肿瘤的恶化程度、转移相一致。

(2)Cyfra21-1 对于宫颈癌、膀胱癌、乳腺癌及消化道肿瘤也具有一定的阳性率。

(3)33％的慢性肾衰患者血中 Cyfra21-1 升高，可能是肾小囊壁层为单层上皮，含有细胞角蛋白 19 片段的原因。

二、组织多肽抗原和特异性组织多肽抗原

（一）生理与生物化学

组织多肽抗原(TPA)和特异性组织多肽抗原(TPS)是一种非特异性肿瘤标志物，见于增殖旺盛的组织，正常组织中含量甚微。1957 年从癌细胞培养液中发现了 TPA，是比 CEA 和 AFP 出现更早的肿瘤标志物，但由于缺乏特异性限制了应用。它可以通过抗体抗原反应识别角蛋白 8、18 和 19。角蛋白家族按分子量分有 20 种，TPA 是低分子量角蛋白的混合物，属于细胞骨架蛋白类，TPS 是 TPA 在血中的特异部分。血液中的 TPA 水平与细胞分裂增殖程度密切相关，恶性肿瘤细胞分裂时，增殖活跃，血清中 TPA 水平增高，临床上常用于迅速增殖在恶性肿瘤的辅助诊断，特别是已知肿瘤的疗效监测。

（二）标本采集

(1)抽取静脉血 2 mL，凝固后离心分离血清。

(2)血清在 2～8 ℃只能存放 48 h，否则应于－20 ℃存放并应避免反复冻融。

(3)标本严重溶血影响结果，不能测定。

(4)婴幼儿和妊娠 15 周后血清 TPS 水平要较成年人稍高。

（三）检测方法

检测组织多肽抗原常用酶联免疫法(ELISA)和化学发光免疫分析法(CLIA)。ELISA 影响因素较多，结果不稳定。而 CLIA 法具有极高的灵敏度、特异度和稳定性，现正被临床广泛应用。

1.ELISA 法

采用双抗体夹心法，血清中 TPA 与 TPA 酶标抗体、多克隆 TPA 抗体包被的小球进行免疫反应，生成了抗原抗体复合物，底物和酶形成可溶性稳定的有色产物，颜色的深浅与 TPA 浓度成正比。

2.CLIA 法

固相载体(角蛋白 19 单克隆抗体包被的磁微粒)先与标本中的 TPA 反应，洗涤后加标记抗体(异鲁米诺衍生物标记的 TPA 多克隆抗体)再与磁微粒表面上抗体结合的 TPA 反应，形成包被抗体-TPA-标记抗体复合物。加入启动试剂后检测其荧光强度。

(四)参考区间

正常人血清＜60 U/L，由于各厂商的产品不同以及各地区的实验室差异，各实验室应建立自己的参考区间。

(五)临床意义

(1)肺癌和膀胱癌患者血清 TPA 水平明显增高，TPA 水平与临床分期及淋巴结转移成正相关，手术后显著下降，复发早期即有明显上升，提示检测血清 TPA 对肺癌、膀胱癌的病情检测及复发的早期诊断具有一定的临床意义。

(2)血清 TPA 增高还可见于胃癌、乳腺癌、前列腺癌、卵巢癌及胆管癌等恶性肿瘤，如配合其他肿瘤标志物检查，可早期发现上述肿瘤的复发和有无转移。

(3)TPA 可用于胆管癌和肝细胞癌的鉴别，在胆管癌时 TPA 为阳性，而肝细胞癌时则为阴性。

(4)在某些非肿瘤性疾病如肺气肿、支气管炎、良性肝病、消化性溃疡、胰腺炎以及妊娠时，血清 TPA 可增高，但其增高幅度不如恶性肿瘤。

(5)TPS 与 CA15-3、CA125、CA19-9、CEA、PSA 等联用，可以反映肿瘤大小，同时在乳腺癌、卵巢癌、肺癌、前列腺癌、膀胱癌、肝癌和胃肠道肿瘤均可增高。TPS 与 CA15-3 联合检查是监测转移性乳腺癌(尤其是骨转移)的最佳组合。

TPA 和 TPS 是一早期出现的敏感的广谱肿瘤标志物，但特异性较低，因而对诊断肿瘤的作用有限。

三、鳞状细胞癌抗原

(一)生理与生物化学

鳞状细胞癌抗原(SCCA)是一种糖蛋白，是 1977 年从子宫颈鳞状细胞癌组织中分离的抗原 TA-4 的亚组分，分子量范围 44～48 kD，具有较强的抗原表达能力。通过等电聚焦电泳可把 SCCA 分为中性和酸性两个亚组分，恶性和正常的鳞状上皮细胞均含中性组分，而酸性组分仅见于恶性细胞。其不但对子宫颈癌的诊断、监测疗效和复发有较高的临床价值，而且对多种鳞癌均有不同的特异度和敏感度。少数良性疾病也能见 SCCA 升高，如肺部感染、皮肤炎、肾衰和肝病。

(二)标本采集

(1)抽取静脉血 3 mL，凝固后离心分离血清。

(2)SCC 在皮肤、头皮、汗液以及唾液中广泛存在，且容易通过空气传播，应尽量避免操作过程的污染，以免造成假阳性结果。

（三）检测方法

目前广泛用于 SCCA 的检测方法有酶联免疫法（ELISA）、化学发光免疫分析法（CLIA）和放射免疫分析法（RIA），而 CLIA 最为常用。CLIA 具有极高的灵敏度、特异度和稳定性，现正被临床广泛应用。

1.ELISA 法

已知 SCCA 浓度的标准品、未知浓度的样品加入微孔酶标板内进行检测。先将 SCCAg 和生物素标记的抗体同时温育。洗涤后，加入亲和素标记过的辣根过氧化物。再经过温育和洗涤，去除未结合的酶结合物，然后加入底物和酶结合物同时作用，产生颜色。颜色的深浅和样品中 SCCA 的浓度成比例关系。

2.CLIA 法

标本中被检物质与微粒上包被的抗体进行一定时间的反应，利用磁场分离，吸去未反应的被检物质与其他的无关成分，加入标记抗体吖啶类（N-磺酰基）羧基氨基化合物反应，冲洗；加入基质液（预激发液 H_2O_2），将吖啶酯从反应复合物中脱离下来，采用 NaOH 作为激发液，吖啶酯在过氧化物和碱性溶液中发生氧化反应，引起化学发光反应的发生，光路系统通过预先确定好的时间读取化学发光发射的量，可计算分析物的浓度。

（四）参考区间

正常人血清＜1.5 μg/L。

由于各厂商的产品不同以及各地区的实验室差异，各实验室应建立自己的参考区间。

（五）临床意义

（1）SCCA 是最早用于诊断鳞癌的肿瘤标志物，子宫颈癌、肺癌、头颈部癌患者，血清中 SCCA 升高，升高程度和肿瘤的恶性程度密切相关，SCCA 一旦升高往往预示病情恶化，伴发转移，所以常用于治疗监测和预后判断。其浓度随病情的加重而增高。

（2）肺鳞癌患者血清 SCCA 可明显增高，SCCA 水平与肺癌病期成正相关，随肿瘤扩散和转移而增高，且术后 SCCA 水平显著下降，复发时再次升高。因此，血清 SCCA 检测可作为肺鳞癌检测疾病进展和判断预后的指标。

（3）肝炎、肝硬化、肺炎、肾功能衰竭、结核等疾病患者，SCCA 也有一定程度的升高。

四、铁蛋白

（一）生理与生物化学

铁蛋白是体内含铁最丰富的蛋白，主要由肝脏合成，对体内铁的转运、储存以及铁代谢调节具有重要作用，是铁的主要储存形式。铁蛋白是由脱铁蛋白组成的具有大分子结构的糖蛋白，分子量为 450 kD，由 24 个亚单位聚集而成，每个铁蛋白分子可储存 4 500 个铁原子，亚基分为心脏型（H 型）和肝脏型（L 型）2 种，前者偏酸性\分子量 21 kD，后者偏碱性\分子量 19 kD，胎儿组织和癌组织中以 H 型为主。铁蛋白是反映机体铁储存的敏感指标，铁蛋白量的多少是判断体内缺铁还是铁负荷过量的指标。也被建议作为许多肿瘤恶性程度的非特异性诊断指标，很多肿瘤如霍奇金病、白血病、肝癌、胰腺癌、乳腺癌患者铁蛋白也可升高，因癌细胞具有较强合成铁蛋白的能力。

(二)标本采集

(1)抽取静脉血 3 mL,凝固后离心分离血清。

(2)轻度血管内溶血对结果没有影响,标本溶血会导致测定结果偏高。

(三)检测方法

目前广泛用于铁蛋白的检测方法有酶联免疫法(ELISA)、放射免疫分析法(RIA)和酶联免疫荧光法。

1.ELISA 法

吸附于聚苯乙烯上的铁蛋白抗体与样品中的铁蛋白结合,形成铁蛋白-抗铁蛋白抗体复合物,再与酶标记铁蛋白抗体结合形成铁蛋白-铁蛋白抗体-酶铁蛋白抗体复合物,其复合物中对辣根过氧化物酶作用于邻苯二胺-H_2O_2 底物产生有色物质,与标准铁蛋白比较求得血清中铁蛋白含量。

2.RIA 法

常采用固相放射免疫法,先用兔抗人脾铁蛋白与铁蛋白相结合,再用^{125}I 标记兔抗人脾铁蛋白与固相上结合的铁蛋白相结合,除去未结合的过多的放免标志物,洗脱结合放免标记的铁蛋白,用 γ 计数器与标准曲线比较,计算出铁蛋白值。

3.酶联免疫荧光法

该分析原理结合了一步免疫夹心方法和最后荧光检测。样品被运输到含有用碱性磷酸酶(共轭物)标记的抗 HCG 抗体的孔中。抗原结合到固定在固相包被针 SPR 内壁的抗体上,并结合到共轭物上,以形成"夹心"。没有结合的组分在冲洗步骤中消除,将底物(磷酸 4-甲基伞形酮酯)循环进出固相包被针 SPR,共轭物酶催化本底物水解成荧光物质(4-甲基伞形酮)。该产物的荧光在 450 nm 被测量,荧光的强度和样本中出现的抗原的浓度成正比。

(四)参考区间

成年男性:15～200 μg/L,成年女性:12～150 μg/L。

由于各厂商的产品不同以及各地区的实验室差异,各实验室应建立自己的参考区间。

(五)临床意义

(1)白血病患者、肺癌患者铁蛋白含量明显升高,治疗有效时(包括完全缓解及部分缓解)铁蛋白明显下降,复发时再次升高。提示铁蛋白测定可作为对白血病患者病情监测及疗效评价的有用指标。

(2)铁蛋白增高还可见于多种恶性肿瘤患者,包括肝癌、肺癌、乳腺癌、卵巢癌、食管癌、大肠癌、淋巴瘤及胰腺癌等。当肿瘤发生转移时,铁蛋白含量明显增高;治疗有效时患者铁蛋白有下降趋势,反之则持续上升。表明铁蛋白检测可作为前述肿瘤患者病情及治疗效果的监测指标。

(3)铁蛋白增高也可见于某些造血系统疾病(如铁粒幼细胞性贫血、慢性溶血性贫血、海洋性贫血、特发性血色素沉着症)、各种炎症感染、急性心肌梗死、肝硬化及消化性溃疡等非肿瘤性疾病。

(4)当铁蛋白<12 μg/L 时即可肯定诊断为缺铁性贫血。营养不良时铁蛋白减少,因此,血清铁蛋白可作为儿童营养不良流行病学调查指标。

五、α_1-酸性糖蛋白

(一)生理与生物化学

酸性糖蛋白是一类低分子量的糖蛋白，包括 α_1-酸性糖蛋白(约占 70%)、α_1-巯基糖蛋白(约占 12%)、触珠蛋白(约占 0.2%)以及少数未知糖蛋白。α_1-酸性糖蛋白(α_1-AG)是一种分子量约为 40 kD 的糖蛋白，含糖量约 45%，主要由肝脏合成，也可由白细胞合成，是主要的急性时相反应蛋白之一。α_1-AG 在多种疾病鉴别上为非特异性诊断指标，而对特定患者的连续监测被用作判断疗效的指标，有监测意义。

(二)标本采集

(1)抽取静脉血 3 mL，凝固后离心分离血清。

(2)血清在 2～8 ℃只能存放 48 h，否则应于－20 ℃存放并应避免反复冻融。

(3)血清不能含有染后颗粒或微粒纤维蛋白。脂血标本或冷冻标本如果在融化后已变得混浊不清，必须高速离心后取澄清血清检测。

(三)检测方法

检测方法有酶联免疫法(ELISA)和散射比浊法，现常采用散射比浊法，灵敏度高，特异性强。

1.ELISA 法

已知 α_1-AG 浓度的标准品、未知浓度的样品加入微孔酶标板内进行检测。先将 α_1-AG 和生物素标记的抗体同时温育。洗涤后，加入亲和素标记过的辣根过氧化物。再经过温育和洗涤，去除未结合的酶结合物，然后加入底物和酶结合物同时作用，产生颜色，颜色的深浅和样品中 α_1-AG 的浓度成比例关系。

2.散射比浊法

在免疫化学反应中，人体液标本中包含的蛋白会与特异性抗体形成免疫复合物会使穿过标本的光束发生散射，散射光的强度与标本中相关蛋白的浓度成正比。

(四)参考区间

血清参考值为 470～1250 mg/L。

由于各厂商的产品不同以及各地区的实验室差异，各实验室应建立自己的参考区间。

(五)临床意义

(1)急性炎症反应、心肌梗死、组织损伤、妊娠、类风湿关节炎等疾病，血清 α_1-AG 可增高。

(2)在风湿热急性发作早期，α_1-AG 增高明显，是急性活动期的炎症指标。RA 活动期血清 α_1-AG 明显增高，在其他自身免疫性疾病(如 SLE、DM)的非活动期 α_1-AG 常正常，疾病活动或合并感染时 α_1-AG 可增高。因此，α_1-AG 作为免疫性疾病活动的监测指标已开始用于临床。可作为 RA 活动期的指标，并对疗效判断有意义。

(3)恶性肿瘤如肝癌、骨髓瘤等，α_1-AG 大多增高；重症肝炎、肝硬化等，α_1-AG 大多下降，若 α_1-AG 下降或正常，则可有效排除肝细胞癌。因此，α_1-AG 与 AFP 联合检测，可提高对肝细胞癌、肝硬化、肝炎的鉴别能力。

(4)营养不良、肾病综合征等疾病，血清 α_1-AG 下降。

六、高尔基体蛋白73

（一）生理与生物化学

高尔基蛋白体73(GP73)是相对分子量为73 kD的跨膜糖蛋白，又称为Ⅱ型高尔基体膜蛋白(GolphⅡ)和高尔基体膜蛋白Ⅰ(GolmⅠ)，编码GP73蛋白的基因位于第9号染色体，全长共3080个核苷酸，编码区位于199～1404nt，共编码402个氨基酸。GP73在正常人体的多个器官组织中均有表达，但含量很低或无，在病毒性和非病毒性肝病患者肝组织中的表达水平高于正常人，进展性的组织重建和纤维生成是触发GP73表达的主要因素。肝癌患者血清GP73显著高于非肝癌患者和正常人。

（二）标本采集

(1)抽取静脉血3 mL，凝固后离心分离血清或血浆。

(2)标本在4 ℃储存时间不得超过1周，否则应置－20 ℃存放，并避免反复冻融。

(3)严重溶血、脂血标本不得用于检测。

（三）检测方法

检测GP73最常用的方法是酶联免疫吸附法(ELISA)，采用双抗体夹心法，检测原理为酶标板上预包被抗GP73单抗，可与样品中GP73反应结合，配合加入HRP标记GP73多抗，然后用TMB底物作用显色，显色强度与样品中GP73的浓度成正比。

（四）参考区间

正常人血清＜65 μg/L，当血清GP73含量≤150 μg/L时罹患肝癌风险率低，≥150 μg/L时已罹患肝癌或罹患肝癌风险率高。

由于各厂商的产品不同以及各地区的实验室差异，各实验室应建立自己的参考区间。

（五）临床意义

GP73是肝癌早期诊断的一种新标志物，在急性及慢性肝脏疾病中都可以体现出高表达，GP73检测肝癌的灵敏度为69%，特异性为75%，它的应用能够大大提高对AFP阴性的肝癌患者的检出率。在前列腺癌组织中也存在GP73的表达上调，且在患者的尿液中也能检测出GP73蛋白。

七、人附睾蛋白4

（一）生理与生物化学

人附睾蛋白4(HE4)基因位于染色体20q12～13.1上，全长为12 kb左右，由两个乳清酸性蛋白域和一个4-二硫化中心组成，从蛋白结构上讲是一种由乳清酸性蛋白基因编码的相对分子量为13 kDa的分泌型糖蛋白，是具有保护性免疫作用的蛋白酶抑制剂家族中的一员，该基因由5个外显子和4个内含子组成，存在多种剪切方式，编码分泌小分子蛋白。最早于1991年由Kirchhoff等从人附睾远端上皮细胞中发现，是附睾特异性生育相关蛋白。1999年通过微阵列研究发现与卵巢癌相关。HE4的临界参考值为150 pmol/L。

（二）标本采集

(1)抽取静脉血3 mL，凝固后离心分离血清。

(2)标本在4 ℃可保存3 d，否则应置－20 ℃存放，并避免反复冻融。

(3)严重溶血、脂血标本不得用于检测。

（三）检测方法

检测 HE4 的方法常采用酶联免疫吸附法（ELISA）。

（四）临床意义

（1）HE4 在恶性肿瘤中的高表达多见于卵巢癌、子宫内膜癌，少见于肺腺癌及间皮瘤。

（2）HE4 在早期（Ⅰ期）的卵巢癌中的敏感性高于 CA125，是卵巢癌敏感及特异的标志物，可用于对卵巢癌的早期诊断。手术后的卵巢癌患者血清 HE4 水平较手术前显著降低，可以作为卵巢癌病情监测及疗效观察的重要肿瘤标志物。

第九章　传染性疾病检验

第一节　艾滋病

获得性免疫缺陷综合征(AIDS)简称艾滋病，是由人类免疫缺陷病毒(HIV)引起人体细胞免疫功能严重缺陷而导致一系列感染和肿瘤发生的致命性综合征。主要经输血和性接触传播。

一、疾病概述

(一)流行病学和病因

1981 年发现首例 AIDS，80 年代初，从 AIDS 患者血清中分离出病毒。1986 年国际病毒分类委员会将其命名为 HIV。已经确定的 HIV 有 1、2 两型。HIV 源自黑猩猩的恒河猴免疫缺陷病毒，而 HIV-2 在基因上与白眉猴病毒相近，它们的核酸序列在开放读码框几乎一致。

HIV 对热敏感，在 56 ℃下经 30 min 可灭活，60 ℃以上可以迅速将其杀灭，50%乙醇或乙醚、0.2%次氯酸钠溶液、家用漂白粉、0.3%过氧化氢、0.5%来苏处理 5 min 即可灭活，但对紫外线不敏感。

自从发现第 1 例以后，AIDS 的发患者数呈逐年直线上升。1992 年 7 月底发生 AIDS 的国家有164 个，约 50 万人以上。2004 年全球 AIDS 感染人数约为 3940 万人。2005 年全球已有 310 万人死于此症。在我国，1986 年首次发现 AIDS。此后在我国陆续发现新病例。进入 90 年代我国的 HIV 发病情况更加迅猛，1990 年 HIV 带毒者为 492 人，AIDS 仅为 5 名；1995 年 HIV 感染者为 3 341 人，AIDS 为 117 名。现有病毒感染者约 84 万人，其中 AIDS 患者 8 万人。中国 AIDS 病毒感染者在亚洲居第二位，在全世界范围内居第十四位。

AIDS 的传染源为 AIDS 患者及 HIV 携带者。HIV 携带者的血液、精液、阴道分泌物、唾液、眼泪、骨髓液、尿、母乳等体液，以及脑、皮肤、淋巴腺、骨髓等组织内均存在着 HIV。有明确传染性的是血液、精液、阴道分泌物、母乳等。

(二)传播途径

1.性接触感染

包括同性、异性之间的性接触。男性同性恋者经“肛交”途径感染率最高。由于肛交直肠黏膜易受损出血，所以肛交感染 HIV 较多。

2.经血及血制品传播

输入被 HIV 污染的血或血液制品，产褥期感染，接受器官移植，与静脉吸毒者共用注射器或被 HIV 污染的针头刺伤皮肤等。

3.母婴传染

携带有 HIV 的母亲可以经胎盘、产道及经母乳等途径传播给新生儿。

4.职业危险因素

医务工作者可因被 HIV 污染的针头刺伤或黏膜溅污了 HIV 阳性血液而接触病毒感染。

(三)临床分期

1.体内播散期

病毒进入体内在 2 d 内到达局部淋巴结，5 d 内入血液循环，导致全身性播散。从暴露于 HIV 到出现症状一般是 2～4 周。

2.急性感染期

感染 HIV 后 1～2 周左右，因 HIV 的大量复制及免疫系统对 HIV 做出的反应，一部分人可出现流感样症状：发热、皮疹、淋巴结肿大，可伴有乏力、出汗、恶心、呕吐、腹泻、咽炎等。部分患者还出现急性无菌性脑膜炎，表现为头痛、神经性症状和脑膜刺激症。末梢血白细胞总数正常，可有淋巴细胞减少或 $CD4^+/CD8^+$ 细胞的下降，单核细胞增加。

3.血清转换期

通常 2～4 周发生 HIV 抗体阳转。从 HIV 感染到产生抗体(或血清抗体阳转)称为“窗口期”，回顾性的调查发现非典型的症状如发热、疲乏、咽炎、头痛、腹泻，口腔、食管或生殖器黏膜溃疡和关节痛等。由于淋巴结内被激活的淋巴细胞中出现高水平病毒复制，几天内出现 P24 抗原血症和高滴度病毒血症，$CD8^+$ 细胞计数上升，并伴有短暂的 $CD4^+$ T 细胞计数下降。免疫应答出现后，血浆中 HIV RNA 的滴度下降，急性 HIV 感染的症状消失。

4.无症状感染期

此期患者少数可查到“持续性全身性淋巴腺病”(至少两处)，胞外病毒被滤泡树突状细胞(FDC)捕捉而进入生发中心，细胞内的病毒大部分处于潜伏状态。淋巴结是病毒的主要藏身处，外周血中的病毒载量相对不高，随着淋巴结结构被破坏，更多的病毒释放出来。此期相当于临床病程的潜伏期，上述不典型症状很快消失。无症状期又称为潜伏期，时间短至数月，长至 20 年，平均 5～10 年。潜伏期的长短和感染病毒的数量、强弱、类型、免疫系统的个体差异及营养状况等有关。在这段时间内，除了部分患者可以出现淋巴结肿大外，通常没有临床症状。当机体抵抗力下降或机体遭到疾病侵袭或创伤时，患者发展为 AIDS 相关综合症或 AIDS。

5.艾滋病前期(“ARC”期)

此期也即临床的艾滋病相关综合征期，常见并发症包括视神经萎缩、鹅口疮、口腔毛状黏膜白斑病、末梢神经紊乱、恶性肿瘤如 Kaposi 肉瘤、子宫颈上皮肿瘤、全身性症状(发热、体重减轻)、复发性口腔溃疡、带状疱疹、特发性血小板减少性紫癜，以及细菌、病毒和寄生虫感染。部分患者出现腹股沟淋巴结以外的两处以上原因不明的淋巴结肿大，并出现全身症状，如发热、疲劳、食欲不振、消瘦、体重减轻、持续性腹泻、夜间盗汗等。一部分人停留在这种状态，而另一部分则发展为 AIDS。

6.艾滋病期

当患者出现典型症状时，$CD4^+$ 细胞计数通常降至 200 个/μL 以下，血和淋巴结中的病毒载量又升高。突出表现为感染特别是机会感染，包括真菌、病毒、原虫、细菌感染。

(1)感染和机会性感染。此类感染包括：①原虫。卡氏肺孢子虫、痢疾阿米巴、蓝氏贾第鞭毛虫、鼠弓形体、白氏贾第虫等；②细菌：结核分枝杆菌、龟分枝杆菌、鸟型分枝杆菌、福氏志贺菌、产单核李斯特菌等；③真菌。白色念珠菌、曲霉菌、新型隐球菌、癣菌、球孢子菌等；④病毒。单纯疱疹病毒、巨细胞病毒、淋巴瘤病毒、EB病毒、乳头瘤病毒、带状疱疹病毒等。

卡氏肺囊虫性肺炎(PCP)：肺囊虫也称肺孢子虫，它是人体内正常生物群，当宿主免疫功能减退时繁殖并显现病原性。初发AIDS中60%并发此症，全病程中本症的发病率约为80%～85%。初起常有肺炎症状，如发热、畏寒、咳嗽、胸闷、胸痛等，持续数周或是数月。低氧血症和进行性呼吸障碍为主要临床特征。常表现为呼吸急促、口唇发绀、呼吸困难甚至急性呼吸衰竭。胸片多为非特异性浸润阴影。确诊需检出卡氏肺囊虫。

弓形体病：弓形体病的感染率较高。正常人常是无症状感染，只有在免疫功能低下时才出现临床症状。在AIDS患者中，弓形体可引起多种临床症状如多发性肌炎、脑膜炎、肝炎、肠炎、视网膜炎、肺炎及心肌炎等，但最常见的是脑炎。患者常出现头痛、眩晕、抽搐及昏迷，并出现高热及昏睡。类似脑部占位性病变，严重并急剧恶化。各种检查可以出现异常，但均无特异性，确诊需活检。

结核病：AIDS患者常常发生结核病，它是AIDS的一个典型临床症状，也是一个极有价值的辅助诊断性指征。病程发展较非AIDS者更快，预后更差。肺外感染多见如肠结核、脑膜结核、骨结核等。结核菌素反应多为阴性。在组织活检标本和患者血液、排泄物的涂片，培养均可发现结核菌的存在，在诊断上意义较大。耐药菌株多，抗结核治疗反应差。

白色念珠菌病：AIDS患者的白色念珠菌感染除了皮肤、口咽部外，还可发生于整个消化道黏膜，出现舌表面、口咽部黏膜充血水肿，白色苔，苔易剥脱，伴灼痛、流涎，累及食管时常引起吞咽困难、胸骨后疼痛，波及肠道引起腹泻，大便多呈绿色稀便或黏液便。可出现体重减轻，倦怠感。白色念珠菌镜检或培养可明确诊断。

巨细胞病毒：大多数人接触过巨细胞病毒，它是一种常见的、在空气中滋生的病毒。巨细胞病毒传染可产生各种各样的临床结果。在多数儿童及成年人感染后是无症状的，少数可发展为白细胞增多症或肝炎。60%～80%的成年人对其产生抗体。因此，对正常免疫状态个体来说巨细胞病毒感染是一种少见病。但在AIDS患者中近90%有明显的症状，是AIDS患者致死的一个重要的并发症。皮肤表现可为多形性红斑、血小板减少性紫癜。感染可累及肺、消化道、肝及中枢神经系统和视网膜等多个脏器，临床症状为发烧、发绀、呼吸困难等，胸部X线多表现为间质性肺炎的改变，双肺野可见弥漫性的毛玻璃或网状小颗粒阴影；消化道常见有结肠炎、直肠炎和肛门持续性疱疹样溃疡，是AIDS引起腹泻的又一常见因素。

疱疹病毒感染：多数成年人都接触过并在体内潜伏着疱疹病毒。疱疹病毒感染症状和CD4细胞数有关。AIDS患者的单纯疱疹病毒感染可引起唇部、外生殖器及肛周的溃疡病变性损害或广泛性疱疹性表现(Kaposi水痘样疹)，并可并发病毒性脑炎、肺炎和消化道炎症。带状疱疹病毒感染常沿三叉神经、肋间神经分布，除了出现成簇或片状的疱疹，局部灼热、剧痛外，常可出现泛发和坏死，发病年龄年轻化。单纯疱疹病毒还可与巨细胞病毒混合感染。

(2)恶性病变：细胞免疫障碍的另一个结果是免疫监视功能的减弱或缺失，机体容易发生恶性肿瘤。AIDS患者的免疫缺陷,常继发其他病毒感染,也使得肿瘤的发生率大大提高。在AIDS患者中高发的恶性肿瘤有Kaposi肉瘤、霍奇金病、非霍奇金淋巴瘤、鳞状细胞癌、浆细胞癌和儿童的平滑肌肉瘤。其中以Kaposi肉瘤和非霍奇金淋巴瘤为最常见。

Kaposi肉瘤:目前认为和Ⅷ型人疱疹病毒有关。约35%AIDS患者发生Kaposi肉瘤,其中以同性恋男性为多。30%的AIDS患者是以Kaposi肉瘤为最早的皮肤表现。其特点为皮肤多发性血管性结节。根据皮损形态和累及的范围不同,临床分为结节型:表面平滑,突出皮肤表面,境界清楚,质较硬,好发于下肢,呈紫红色或紫蓝色片状斑丘疹,结节状斑块;浸润型:皮损互相融合,可出现溃疡或疣状增生,肿瘤可浸润到皮下组织和骨骼;泛发型:是指除皮损外病变广泛侵及内脏器官组织,是预后最差的一型。病理特点:肿瘤结节是由梭形细胞和小血管组成,血管高度扩张,管壁变薄,内皮细胞大而异型,突入管腔,细胞增殖与梭形内皮细胞浸润,可见到出血及含铁血黄素沉着。

淋巴瘤:抗逆转录酶病毒的药物已经大幅度降低了条件感染和恶性肿瘤的发生率,但随着患者生命的延长,恶性淋巴瘤的发生率则明显升高。在和AIDS相关的淋巴瘤中,50%的患者可以发现γ疱疹病毒、EBV或人类疱疹病毒8型(HHV-8)。

HIV感染出现非霍奇金淋巴瘤(NHL)是诊断AIDS的一个指标。在AIDS患者中NHL的发生率为5%～10%,其中包括脑的原发性细胞淋巴瘤,是HIV阴性者的200倍。和HIV阴性者不同,AIDS患者发生的NHL常和EB病毒相关。大部分患者为分化不良型的淋巴瘤,并常侵犯骨髓、中枢神经系统和胃肠道、肝等部位。大多数患者表现淋巴结迅速肿大,淋巴结外肿块,严重的发热、盗汗、体重减轻,以及原发器官的相应症状和体征。发生于骨髓表现为贫血、出血倾向。肝脏淋巴瘤表现为肝大、腹胀、黄疸及恶液质。原发于脑的淋巴瘤为颅内占位病变的一系列症状。胃肠道的淋巴瘤临床表现为腹疼、腹胀、腹部肿块、消化道出血及排便异常等。

其他并发症:AIDS晚期大多数会出现明显的消瘦和严重的营养不良。长期腹泻引起水电解质紊乱,神经、心血管系统、肾功能、内分泌系统、肌肉骨髓系统的损伤,引起相应的症状,虽症状轻重不等,但很多是致命的。

7.艾滋病晚期

这个时期指$CD4^+$ T细胞计数<50个/μL的患者,若不经治疗平均存活12～18个月,此期一系列的指征性疾病会在不同的患者身上出现,包括:宫颈癌,食管、气管、支气管或皮肤黏膜的真菌感染,HIV相关痴呆症、伯基特淋巴瘤、极度消瘦,等等,患者多死于并发症。

HIV感染的临床结局:①典型进展者:在8～10年免疫控制能力逐渐下降,最后发展成为艾滋病;②快速进展者:这个群体的$CD4^+$细胞计数在2～5年迅速下降,抗HIV的抗体水平很低,显著特征是HIV感染后一直维持较高病毒载量;③长期存活者。

(四)诊断和鉴别诊断

1.诊断依据

在发达国家HIV感染的诊断方法主要包括分离HIV病毒、抗病毒抗体检测、$CD4^+$ T细胞的数目和功能检测等。我国HIV感染的临床诊断除了依据病史外,主要依据HIV抗体检测以及必要时进行HIV核心抗原(P24)的检测结果诊断。

2.AIDS 诊断标准

美国的 AIDS 诊断标准比较详尽，中国的标准比较简单易记。以下是中国 AIDS 诊断标准。

(1)AIDS 病毒抗体阳性，又具有下述任何一项者，可确诊 AIDS 患者。①近期内(3～6 个月)体重减轻 10%以上，且持续发热达 38 ℃1 个月以上。②近期内(3～6 个月)体重减轻 10%以上，且持续腹泻(每日达 3～5 次)1 个月以上。③卡氏肺囊虫、结核分枝杆菌、弓形虫、巨细胞病毒、疱疹病毒感染等。④Kaposi肉瘤。⑥明显的新型隐球菌或其他条件致病菌感染。

(2)若抗体阳性者体重减轻、发热、腹泻症状接近上述第 1 项，并且有以下任何一项时，可确诊 AIDS 患者。①CD4/CD8 淋巴细胞计数比值<1，CD4 细胞计数下降至 200/μL，甚至 50/μL。②全身淋巴结肿大。③明显的中枢神经系统占位性病变的症状和体征，出现痴呆、辨别能力丧失，或运动神经功能障碍。

3.鉴别诊断

(1)原发性免疫缺陷病常有家族史。除了感染性疾病外，有其相应的临床特征。外周血中的 T 和/或 B 细胞数量可有异常，但常不出现选择性 T 细胞亚群的异常。HIV 抗原和抗体检测均阴性。

(2)继发性免疫缺陷病，应用皮质激素、化疗、放疗后引起或恶性肿瘤等继发免疫疾病。相关的病史、用药史及实验室检查可以鉴别。

(3)特发性 $CD4^+$ T 淋巴细胞减少症多为幼儿，酷似 AIDS，但无 HIV 感染证据。

(4)结缔组织病特别是系统性红斑狼疮、皮肌炎等，常有发热、消瘦及系统性病变，需要与 AIDS 鉴别。结缔组织疾病特殊的皮损，相对特异性的临床表现，常无严重条件致病菌感染以及特异性实验室检查可以将它们区别。

(5)肿瘤如 Kaposi 肉瘤、淋巴瘤，除临床特点外，HIV 的检测可以鉴别。

二、检验诊断

艾滋病是 HIV 病毒感染后导致机体免疫功能受损而出现一系列综合征，具有潜伏期长、病死率高的特点，及早诊断，不仅可给予患者及时的医疗护理，而且对于防止 HIV 传播，减少传染性都具有非常重要的意义。实验室检查是诊断 HIV 感染及艾滋病的重要依据，主要包括病原学检查、抗体检查和机体免疫功能检查等几方面。

(一)免疫学检测

人体感染 HIV 后，血液中最先出现 HIV 抗原，然后很快消失直到疾病后期才重新出现。感染几周后出现 IgM 抗体并很快消失。此后，IgG 抗体出现并一直存在。因此，HIV 感染的实验室诊断以抗体检测为主，其他方法一般作为抗体检测方法的验证和补充。HIV 抗体可存在于 HIV 感染患者的血液、唾液和尿液标本中，但唾液中的 HIV 抗体来自口腔黏膜分泌物，水平较低。尿液中的 HIV 抗体浓度也明显低于血液含量，且个体差异较大。因此以尿液或唾液为标本测定 HIV 抗体的正确性明显低于以血液为标本的方法，不能正式应用于临床。故已注册批准的 HIV 抗体检测试剂只能用于血液标本检测。HIV 抗体检测方法分初筛试验和确认试验两类，初筛试验结果阳性者再做确证试验以明确诊断。

1.HIV 抗原检测

HIV 抗原通常检测的是 HIV-1P24 抗原。P24 抗原是 HIV 核心结构抗原，检测 P24 抗原是诊断早期 HIV 感染的一种方法。

(1)标本采集和处理：用一次性注射器(或真空采血管)抽取一定量静脉血，室温下自然放置 1～2 h，待血液凝固、血块收缩后再用 3 000 r/min 离心 15 min，吸出血清备用。用于抗原检测的标本应冻存于－20 ℃以下。

(2)检测方法：检测 P24 抗原通常采用的方法为双抗体夹心酶免疫法(ELISA)。基本过程为：将纯化的特异性抗 P24 抗体包被在固相反应板孔底，当加入待测标本后，若标本中含有 P24 抗原则与包被抗体形成抗原-抗体复合物，再加入酶标记的抗 P24 抗体，在抗原上又结合了酶标记的抗体，加底物显色后，在酶标仪上判读结果。为了提高检测血清中 P24 抗原的敏感性，需先将血清中免疫复合物解离后再进行测定。目前已发展了 ICD P24 抗原(免疫复合物解离，ICD)测定试剂，用于 HIV-1P24 抗原测定。

P24 抗原检测结果阳性，必须经中和试验确认，若阳性标本的 OD 值比中和反应前减小 50%以上，才确定为 HIVP24 抗原结果阳性。

(3)诊断意义及评价：P24 抗原是 HIV 感染后血清中首先被检测到的病毒标志，HIV 感染机体至抗体出现之前的这个时期称为“感染后窗口期”。目前用于 HIV 抗体检测的第三代 ELISA 试剂窗口期为3～4 周，在窗口期，血液等体液中检测不到 HIV 抗体。P24 抗原的检测大约可以使抗体窗口期缩短 1 周。但由于不是所有新近感染的人都可以检出 P24 抗原，如 P24 抗原检测阴性，只表示在本次试验中无反应，不能排除 HIV 感染。加上该项检测费用较高，所以 P24 抗原检测一般不作为 HIV 感染的常规诊断项目。P24 抗原测定比抗体检测时间提前约 1 周可作为初期感染窗口期的早期诊断、母婴传播 HIV 的早期诊断、献血员筛选、监测疗效和疾病预后的评估。一般采用双抗体夹心法的酶免疫技术。

P24 抗原检测适用于以下几种情况：①急性感染者血清 HIV 抗体阳转之前的诊断。②HIV抗体不确定的辅助诊断。③HIV 抗体阳性母亲所生婴儿早期的辅助鉴别诊断，在新生儿血清中检出该抗原，可证明新生儿感染。④监测病程进展和抗病毒治疗效果。⑤用于献血员筛选，提高输血安全性。⑥脑脊液中检出该抗原，有助于艾滋病脑病的诊断。

2.HIV 抗体初筛试验

根据检测原理不同分为酶联免疫吸附法、凝集法和免疫层析法等，可对患者标本进行常规或快速检测。在实际工作中常用的有酶联免疫吸附试验、明胶凝集试验和各种快速诊断试验等。

(1)检测方法具体如下。

酶联免疫吸附试验(ELISA)：ELISA 是最早也是使用最广泛的检测方法。其基本原理是免疫反应物通过化学或免疫学的方法形成酶结合物，酶结合物能与待检样品中相应的抗原或抗体结合成为免疫复合物，然后加入酶底物，经酶的催化或水解作用，无色底物产生颜色，用肉眼、酶标仪判读结果。初筛用的 HIV ELISA 试剂目前已经发展到第四代。第一、第二代试剂以间接法检测抗体，第一代试剂主要以病毒裂解物或部分纯化的病毒抗原包被反应板，由于包被的抗原不很纯，假阳性率较高，目前已不用。第二代试剂使用基因工程方法得到的重组抗原和合成肽包被反应板，由于纯化抗原的使用，特异性有了提高，目前还有少量使用。第三代试剂使用双抗原夹心法检测抗体，进一步提高了敏感性，目前国内外主要使用第三代试剂。第四代 ELISA 试剂是最近发展起来的 HIV 抗原抗体联合测定试剂，可同时检测 P24 抗原和抗 HIV-1/2 抗体。与第三代抗 HIV-1/2 试剂相比，检出时间提前了 4～9.1 d。其优点在于能同时检测抗原抗体，降低血源筛查的残余危险度。国际上有些国家和地区已将第四代 ELISA 试剂用于血源筛查。

明胶颗粒凝集试验(PA)：PA 是 HIV 血清抗体检测的一种简便方法。其基本过程是将 HIV 抗原致敏明胶颗粒作为载体，与待检样品作用，混匀后保温(一般为室温)。当待检样品含有 HIV 抗体时，经抗原致敏的明胶颗粒与抗体发生抗原-抗体反应，根据明胶颗粒在孔中的凝集情况判读结果。PA 操作简便，无需特殊仪器设备，适合对少量标本的检测。PA 试剂有两种，一种为 HIV-1 和 HIV-2 抗原共同致敏的 PA 试剂(AFDHIV-1/2PA)，另一种为HIV-1、HIV-2 抗原分别致敏的 PA 试剂(SERODIA-HIV-1/2)，可初步区分 HIV-1 型和HIV-2 型，AFDHIV-1/2PA 已经我国 SFDA 注册批准。

抗-HIV 金标准快速诊断：适用于应急检测、门诊急诊个体检测或追踪意外暴露的传染源等。它采用双抗原夹心法测定原理，选择经纯化的基因工程制备的 gp36、gp41、p24 抗原作为包被抗原和 gp36、gp41 基因工程抗原和 P24 合成肽作为胶体金结合抗原。当待测标本中含有 HIV 抗体时，先与金标记抗原结合，由于层析作用反应复合物沿硝酸纤维膜向前移动，当遇到包被抗原时，形成 Ag-Ab-Ag-Au 复合物而富集在包被线上，形成红色沉淀线(或红色斑点)。该试验不需任何设备，迅速、简便、特异性较好，且试剂稳定，可室温长期保存。目前已有在国内被 SFDA 批准注册的国外进口试剂和国内产品，一般可在 10～30 min 判读结果。

艾滋病唾液检测卡：原理为酶免疫间接法。主要检测唾液中的 HIV IgA 与 IgG 抗体。具体过程为在硝酸纤维膜上包被人工合成的 HIV gp41/gp36 蛋白抗原，可同时检测含在唾液中的 HIV-1/HIV-2 抗体，可避免静脉穿刺。但样品预处理时间长且售价较高。ELISA 艾滋病唾液检测试剂已经美国 FDA 批准。

尿液 HIV 抗体检测：1996 年美国 FDA 首次批准 HIV-1 尿液 ELISA 试剂，我国尿液 HIV 抗体检测试剂正在研制。主要适用于静脉注射毒品人群和其他高危人群的大面积流行病学调查、监测。筛查阳性者仍需采血做确认试验才能确定。

(2)诊断意义及评价具体如下。

初筛试剂的敏感性必须较高，初筛试验要求能发现所有的阳性者，不漏检。

初筛试剂在某些情况下可出现假阳性，如自身免疫病、肾衰、肝病、输血、透析和接种疫苗等。假阳性的滴度往往不高。

HIV 初筛试剂阴性反应的样品，可由检测的实验室出具 HIV 抗体阴性报告；对初筛呈阳性反应的样品用原有试剂和另外一种不同原理或不同厂家的筛查试剂重复检测。如两种试剂复测均呈阴性反应，则报告 HIV 抗体阴性；如均呈阳性反应，或一阴一阳，需送艾滋病确诊实验室确认。

3.HIV 抗体确认试验

HIV 抗体筛查呈阳性反应的标本由于存在假阳性的可能，必须做确认试验。确认试验方法包括免疫印迹试验、放射免疫沉淀试验及免疫荧光试验。国内常用的确认试验方法是免疫印迹试验。

(1)检测方法具体如下。

免疫印迹试验(WB):是我国卫生部(现卫健委)颁布的《全国艾滋病检测技术规范》中规定的唯一的 HIV-1 确认方法。WB 的基本原理是 HIV 全病毒抗原经过十二烷基硫酸钠-聚丙烯酰胺凝胶电泳(SDS-PAGE 电泳),将分子量大小不等的蛋白带分离开来,然后再把这些已经分离的不同蛋白带电转移到硝酸纤维素膜上。将膜切割成条状,每一条硝酸纤维素膜上均含有经电泳分离过的 HIV 病毒抗原。将待检血清样品用稀释液 1∶100 稀释,再把它直接加到硝酸纤维素膜上,恒温振荡,使其充分接触反应,血清中若含有抗 HIV 抗体,就会与膜条上的抗原带相结合。加入抗人 IgG 酶结合物和底物后,即可使有反应的抗原-抗体结合带呈现紫褐色,根据出现条带情况判定结果。

HIV 抗体不确定的原因:①HIV 感染早期。②非特异反应,其他病原体的交叉反应。

处理方法:①随访 3～6 个月;②检测 HIV 的其他指标,如 P24、HIV-RNA 等。

免疫荧光试验(IFA):基本原理为用 HIV 感染细胞,该细胞内就会含有 HIV 抗原,将 HIV 感染的淋巴细胞涂于玻片上,固定,制备为抗原片,加入待检血清,待检血清中的抗 HIV 抗体与抗原结合后,再与荧光素标记的抗人 IgG 结合,在荧光显微镜下可见到细胞内有黄绿色荧光。该方法可更早地检出 IgM 及 IgG 抗体,快速且费用较低,但有假阴性。

放射免疫沉淀法(RIP):应用竞争性结合的原理,标记抗原和非标记抗原对特异性抗体的竞争结合反应。通过测定抗原抗体结合物的放射活性判断结果。本方法可进行超微量分析,敏感性高,可检测出 HIV 中的各种基因产物。

(2)诊断意义及评价具体如下。

确认试验用于确定真正的 HIV 抗体阳性者。确认试剂必须具有高度的特异性。

WB 检测的对象是 HIV 特异蛋白抗体。一般认为 WB 的灵敏度和特异性均比 ELISA 强,其假阳性率低于 1/2 万,假阴性率约为 1/25 万。

人体从感染 HIV 到能够检测到相应抗体的时期,称“窗口期”。窗口期是 HIV 检测过程中涉及的一个重要概念,窗口期的长短依据个体免疫状态和检测试剂的不同而异。HIV 感染后数周或数日内常不能检出抗体,95%的受染者在 5 个月内可测出抗体。但也有感染后 3～4 年仍不能检出抗体者,此时有必要检测 HIV 病毒。

4.免疫功能检查

一般在对 HIV 抗体确认为阳性者进行临床分期或治疗时,需要对患者进行免疫功能检查,如白细胞和淋巴细胞相应功能的检测。

(1)外周血白细胞(WBC)、血红蛋白(Hb)检测:大多采用血液分析仪测定,血液用 EDTA-K_2抗凝,混匀后上机,仪器自动测定 WBC、Hb 的值,AIDS 患者 WBC、Hb 均下降。

(2)周围血淋巴细胞计数采用血液分析仪或流式细胞仪检测。AIDS 患者淋巴细胞数常低于 1×10^9/L,正常人为 1.5×10^9/L。

(3)辅助性 T 细胞(CD4 T 细胞)、杀伤性 T 细胞(CD8 T 细胞)检测:HIV 主要侵犯人 CD4 T 淋巴细胞,导致其数量上的减少和功能缺陷,还包括 NK 细胞和 T 淋巴细胞的变化。

NK 细胞在抗 HIV 过程中，不仅能直接攻击 HIV，还能提高 CD8 细胞应答。CD4 值对于评价 HIV 感染的病期及预后极为重要，特别是病程后期更为重要。流式细胞仪是检测 CD4 T 淋巴细胞计数的标准方法，可以得出 CD4 T 细胞占淋巴细胞的比值及绝对值。AIDS 患者 CD4＜200/μL 或为 200～500/μL，CD4/CD8 比值＜1（正常时，CD4/CD8比值＞1.75～2.7）。

(4)β_2 微球蛋白测定：HIV 感染后，单核细胞被激活或破坏，使血清 β_2 微球蛋白水平升高。常用放射免疫法或酶免疫法检测。AIDS 患者血清 β_2 微球蛋白＞3 mg/L，若＞5 mg/L 提示有新的机会感染。

(5)病原体检查：包括卡氏肺囊虫、白色念珠菌、新型隐球菌、弓浆虫等条件致病菌的检查。AIDS 患者体内可找到上述各种合并感染的病原学或肿瘤的病理依据。

(二)微生物学检测

HIV 病毒培养与分离：从 HIV 感染者的细胞、组织和体液中分离培养 HIV 病毒是诊断 HIV 感染的最可靠的依据。

1.标本采集和处理

一般采用 K_3EDTA 或枸橼酸钠抗凝血，用一次性注射器（或真空采血管）抽取一定量静脉血，置适当抗凝剂中混匀，再离心分离淋巴细胞备用。

2.检测方法

HIV 仅能在人或猩猩的几种细胞亚群中增殖，常规采用外周血淋巴细胞进行病毒培养。取新鲜的健康人抗凝血用淋巴细胞分离液分离出淋巴细胞，加入受检者淋巴细胞或经处理的其他标本共同培养，经适当周期培养后测定培养液中 HIV P24 抗原或逆转录酶活性，进而判断患者的淋巴细胞是否受到 HIV 感染。

3.诊断意义及评价

细胞培养方法检测 HIV 病毒特异性很强，一般不会出现假阳性。因为必须有一定数量的感染细胞存在才能培养出病毒来，分离率一般为 30%～60%，其敏感性不如血清学或 PCR。培养法要求严格，且特别要防止病毒播散，实验室必须具备严格的防护措施，因此，分离 HIV 需要在特定的 P3 实验室进行，目前主要用于 HIV 株的保存和由 HIV 变异株引起的感染的诊断与研究，故仅限于 HIV 中心实验室。

(三)分子生物学检测

1.HIV 核酸定性检测

标本中是否存在 HIV 病毒核酸，可在 HIV 抗体出现之前检测到 HIV 感染，是 HIV 感染早期诊断的手段之一。

(1)标本采集和处理：HIV 核酸定性检测可选用 K_3EDTA 或枸橼酸钠抗凝血，采集的抗凝全血应在4～8 h 分离外周血单核细胞（PBMC）和血浆，否则应在 24～48 h 分离血浆和血细胞，标本应冻存于－20 ℃以下。检测 HIVRNA 的样品如需保存 3 个月以上应置于－80 ℃。

(2)检测方法：通常使用聚合酶链反应（PCR）技术检测外周血淋巴细胞中 HIV 的前病毒 DNA 序列，或用逆转录-PCR（RT-PCR）法检测血浆中游离 HIV 的 RNA。

(3)诊断意义及评价：PCR 或 RT-PCR 是检测特定的 DNA 和 RNA 片段，是非常敏感的方法。其灵敏度高达 100%，但由此也产生特异性的问题。它不能作为 HIV 感染的常规诊断方法，只能用于特殊情况下的早期 HIV 感染、判断婴儿 HIV 感染，以及血清学不确定结果的验证和补充。

HIV 核酸定性检测适用于以下几种情况：①早期诊断围产期感染。HIV 血清阳性母亲所生的婴儿在出生后最初的 6～9 个月期间，他们的血液中存在母体的抗体，用 PCR 可判定婴儿是否真正被 HIV 感染，如在新生儿血清中检出 HIV 核酸，可证明新生儿感染；②对 HIV 抗体确证试验的可疑结果进一步做出诊断；③在 HIV 抗体产生之前（窗口期）辅助诊断急性感染。有些发达国家已将 HIV-RNA 检测纳入血源检测项目，以有效阻断窗口期 HIV 经血传播。

HIV 核酸定性检测结果评价时应注意以下几方面：①HIV 核酸检测阴性，只可报告本次实验结果阴性，不可排除 HIV 感染；②HIV 核酸检测阳性，只能作为 HIV 感染的辅助诊断指标，不能单独用于 HIV 感染的诊断；③报告核酸定性检测结果时应注明反应条件和所使用的引物序列。

2.病毒载量（Viral Load）

检测 HIV 核酸定性检测只能检测标本中是否存在病毒核酸，病毒载量检测是定量检测标本中病毒复制水平。结果以每毫升人体标本中检测出病毒核酸拷贝数来表示。

（1）标本采集和处理：一般采用 K_3EDTA 或枸橼酸钠抗凝血，根据检测方法要求处理标本。

（2）检测方法：病毒载量的主要检测方法有以下几种。

逆转录多聚酶链反应（RT-PCR）：标本抗凝后，要求 6 h 之内分离血浆，运输前在 −20 ℃或 −70 ℃冷冻。采用该法可定量检测标本中 HIV-RNA，利用逆转录反应将 RNA 转录为 cDNA，再以 cDNA 为模板进行 PCR 扩增。扩增产物鉴定同普通 PCR。

分枝 DNA 信号扩大系统（bDNA）：标本抗凝后，要求 4 h 之内分离血浆，运输前在 −20 ℃或 −70 ℃冷冻。该法用于定量检测标本中 HIV RNA。

核酸序列扩增系统（NASBA）：即等温 RNA 扩增系统。

实时荧光定量 PCR 检测技术：标本采集和处理同普通 PCR，在 PCR 反应体系中加入荧光基团，利用荧光信号实时监测整个 PCR 进程，最后通过标准曲线对未知模板进行定量分析。

（3）HIV 病毒载量检测结果报告时应注意以下几方面。

1）按照仪器读数报告结果，应注明使用的试验方法、标本种类和标本量。

2）测定结果小于最低检测限时，应注明最低检测限水平。

3）低于最低检测限的结果不能排除 HIV 感染。

4）检测结果报告中应附上仪器打印的数据。

（4）诊断意义及评价如下。

1）用于预测疾病病程和监测抗病毒治疗的疗效与病毒水平：高病毒载量预示病程快速发展。

2）监测疗效有效的抗病毒治疗应该能够显著降低病毒载量。

3）早期辅助诊断：可在其他血清学和病毒学标志出现前检出病毒核酸，也可判定无症状，而血清阴性患者潜在的 HIV 传染性。

4）发现病毒耐药性产生，进一步对耐药基因序列分析，指导临床选择治疗药物。检测

HIV 载量有上述用途,但只能在有条件的实验室进行检测且实验费用昂贵,不适于常规使用。

3.基因检测

主要采用逆转录多聚酶链反应(RT-PCR)、分支 DNA 信号扩大系统(bDNA)、核酸序列扩增系统(NASBA)等技术扩增 HIV 基因。再通过测定基因序列,判断病毒变异情况。

4.HIV 不同亚型的测定

主要采用分子杂交试验和序列分析技术对 HIV-1 毒株不同亚型而进行的测定。目前我国已发现至少有 A、B、C、D、E、F 6 个亚型。

5.抗病毒治疗的耐药监测

HIV 耐药性的产生是导致艾滋病抗病毒治疗失败的重要原因,HIV 耐药分为原发性和继发性两种,前者指那些直接影响抗病毒药物作用靶点的变异,具有药物特异性,可降低抗病毒药物敏感性;继发性变异又称为补偿变异,常出现于原发性变异已存在的病毒基因组中。HIV 耐药性的监测对指导临床用药及预防耐药株的播散起着非常重要的作用。耐药性检测有两种方法,即表型检测及基因型检测。

(1)表型检测具体如下。

检测方法:首先从患者体内分离病毒,与待检药物共同培养,然后测定不同药物浓度下外周血单个核细胞(PBMC)所产生的 P24 抗原量,根据其剂量,反应曲线得到 50% 抑制浓度(IC50),与标准参比毒株的 IC50 相比以确定对药物的敏感性。

检测意义及评价:①从患者体内直接分离病毒制得高滴度的毒株进行药敏试验,能够比较直观地反映病毒株对药物的敏感情况;②操作步骤复杂,技术要求高,费用昂贵,耗时,整个过程至少需 6 周时间;③病毒分离培养过程还有可能发生变异。

(2)基因型检测具体如下。

检测方法:先经 RT-PCR 技术扩增 HIV 的蛋白酶和逆转录酶基因序列,然后用分子杂交或核酸测序证实所扩增片段中是否存在耐药突变。以分子杂交为基础的基因型分析法所扩增产物较少,敏感性较高,但只能检测有限的突变位点。直接对 RT-PCR 产物进行基因测序能提供较为全面的耐药突变信息。

检测意义及评价:①基因型检测的费用较低,技术相对容易;②可在样品收集后 1~2 周得到结果;③分析基因型耐药检测时,需要掌握大量相关知识,才能对结果进行正确的分析。

第二节　流行性出血热

1982 年 WHO 建议将具有发热、出血和肾损害为特征的病毒性感染,统称为肾综合征出血热(HFRS)。在我国称为流行性出血热(EHF)。流行性出血热是由汉坦病毒引起的以鼠为主要传染源的自然疫源性疾病。

一、疾病概况

（一）病原学

引起流行性出血热的病毒是属布尼亚病毒科的汉坦病毒，为负股单链 RNA 病毒。病毒的核蛋白有较强的免疫原性和稳定的抗原决定簇。宿主感染后核蛋白抗体出现最早，病程第2～3 d 即能检出，有利于早期诊断。膜蛋白中含中和抗原和血凝抗原，能诱导宿主产生具有保护作用的中和抗体。而膜蛋白中具有的凝血活性，能产生低 pH 依赖性细胞融合，有利于病毒颗粒黏附于宿主的细胞表面，对病毒脱衣壳进入胞质起重要作用。汉坦病毒至少可分为 16 个血清型，我国所流行的主要是汉滩病毒（Ⅰ型）和汉城病毒（Ⅱ型）。由汉滩型汉坦病毒引起的症状较重，而汉城型汉坦病毒的症状较轻。

（二）流行病学

主要流行于亚洲，我国疫情最重。四季均能发病，但黑线姬鼠传播者以 11 月和来年的 1 月为高峰，5～7 月为小高峰；家鼠传播者以 3～5 月为高峰，林区黑线姬鼠传播者以夏季为流行高峰。

1.传染源

估计世界上有 170 余种脊椎动物自然感染汉坦病毒。我国发现 53 种动物携带本病毒。鼠等啮齿类动物是该病毒的宿主动物和传染源。黑线姬鼠、褐家鼠为我国 EHF 主要宿主动物和传染源，林区则是大林姬鼠。尽管 EHF 患者早期的血和尿中携带 EHF 病毒，但不是主要传染源。

2.传播途径

鼠类含病毒的排泄物污染环境形成气溶胶或污染食物等经呼吸道传播和消化道传播，亦可通过破损的黏膜或皮肤接触传播；孕妇感染本病可发生母婴传播；不排除虫媒传播的可能。

3.易感性

人群普遍易感，但以青壮年男性发病率为高。

（三）发病机制

EHF 病毒侵入人体后随血流到达全身，首先与血小板、内皮细胞和单核细胞表面特定的受体（β_3 整合素）相结合，进入内皮细胞内以及单核-巨噬细胞内，大量增殖后进入血循环引起病毒血症。EHF 病毒的致病机制包括病毒直接作用、免疫病理作用及各种细胞因子和介质的作用。通过直接损伤小血管内皮细胞和在其后引发免疫病理机制间接影响小血管内皮细胞功能，引发皮肤和内脏的出血倾向及程度不一的休克甚至 DIC。免疫复合物的大量形成可激活补体系统而引起小血管的通透性增高，细胞免疫则在清除病毒和致病过程中起双重作用。其病理生理变化主要表现为全身小血管和毛细血管的损害、血管壁通透性增加，血管扩张，导致血浆大量渗出，组织广泛水肿、出血，引起多个重要器官的功能障碍与病理改变。

（四）临床表现

潜伏期 4～46 d，一般为 7～14 d。典型病例病程中有发热期、低血压休克期、少尿期、多尿期和恢复期。

1.发热期

主要表现有：①发热：起病多急骤，有畏寒、发热，体温在 39～40 ℃，以稽留热和弛张热多见,热程多数为 3～7 d。②全身中毒症状:典型者有头痛、腰痛、眼眶痛("三痛"症状);还可伴随有胃肠症状;部分患者可出现不同程度的意识障碍。③毛细血管损害征:主要表现为皮肤黏膜充血、出血和渗出水肿。有颜面、颈、胸等部潮红(呈酒醉貌);眼结膜、口腔的软腭和咽部充血或出血。比较有特征性的皮疹是搔抓样或条索点状皮肤瘀点,多见于腋下及胸背部;少数患者可有内脏出血;④肾损害:主要表现为尿蛋白,镜检可发现红细胞和管型等。

2.低血压休克期

一般发生于病程的 4～6 天。多数表现为发热消退后病情反而加重。本期持续时间数小时至 6 d 以上,一般为 1～3 d。患者出现低血压,甚至休克;重者可出现烦躁、谵妄、神志恍惚;病情恶化可出现 DIC、脑水肿、呼吸衰竭和急性肾衰竭。

3.少尿期

是本病的极期,常与低血压休克期重叠或发热期直接进入本期。一般发生于病程的 5～8 d,持续时间 1～20 d,一般为 2～10 d。临床表现为尿毒症、代谢性酸中毒和水、电解质紊乱(水肿、低血钠、高血钾等),严重患者可出现水中毒。患者出血现象加重。

4.多尿期

多数患者少尿期后进入此期,一般出现在病程第 9～14 d,持续时间 1 d 至数月。一般每日尿量可达 4 000～8 000 mL,少数可达 15 000 mL 以上。此期虽尿量增加但氮质血症未见改善,症状仍重,若水和电解质补充不足或继发感染,可发生继发性休克或血电解质紊乱(低血钠、低血钾等)。多尿后期,随着尿量显著增加,氮质血症逐步好转。

5.恢复期

经多尿期后,尿量恢复正常,症状体征消失,一般需 1～3 个月。少数患者可遗留高血压、慢性肾功能障碍、心肌损伤和垂体功能减退等症状。

二、检验诊断

(一)一般检查

1.血液检查

各项指标与病程及病情轻重有关。早期外周血白细胞总数低或正常,3～4 d 后明显升高可达(15～30)$\times 10^9$/L,少数患者甚至更高;初期中性白细胞增多,可出现幼稚白细胞呈类白血病反应;4～5 d 后,淋巴细胞增多并出现较多的异形淋巴细胞;血小板明显减少,功能降低。肝功能异常。出现急性肾衰竭时血液肌酐、尿素氮增高。可出现水、电解质紊乱和酸碱平衡失调。

2.尿液检查

尿蛋白阳性,第 4～6 d 常为(+++)～(++++),伴显微血尿、管型尿,尿沉渣中可发现巨大的融合细胞。

3.凝血功能检查

一般血小板均减少。若有 DIC,开始为高凝阶段,凝血时间缩短,但持续时间较短,不易观察,很快转为低凝血阶段和继发性纤溶亢进。在低凝阶段,凝血因子大量消耗,血小板进一步降低,凝血酶原和部分凝血活酶时间延长、纤维蛋白原降低。继发性纤溶亢进表现为凝血酶时间延长,纤维蛋白降解物增加及优球蛋白溶解时间缩短。D-二聚体检测阳性、血浆鱼精蛋白副凝试验(3P试验)阳性表明有纤维蛋白单体存在,证明有较多凝血酶及纤溶存在。

4.免疫功能检查

急性期患者细胞免疫功能普遍低下,尤以休克期为甚,其降低幅度与病情严重程度相平行,至多尿期逐渐回升。在EHF患者病程中存在着调节性T淋巴细胞数量和功能失常,病程初期自发性抑制性T淋巴细胞(STs)活性即明显低下,$CD8^+$细胞百分数增加,$CD4^+/CD8^+$比值倒置,增加的$CD8^+$细胞属于细胞毒性T细胞。

血清免疫球蛋白测定可见IgM和IgA增高,早期IgM显著增高。急性期血清总补体及补体C_3、C_4含量,在发热期即开始下降,低血压及少尿期尤著,病情危重者明显降低。早期即出现循环免疫复合物,免疫复合物检出率增高。电镜或免疫荧光检查肾小球基底膜,见有免疫复合物沉积。

(二)病原学检查

采集患者血液,或疫区鼠肺标本,接种人肺癌传代细胞、绿猴肾传代细胞及大白鼠肺原代细胞,人胚肺二倍体细胞株进行病毒分离。连续传代3～5代后将细胞制成涂片,再用免疫荧光等方法进行鉴定。也可用电镜观察分离的病毒颗粒。

(三)免疫学检查

1.细胞中EHF病毒抗原检查

免疫荧光法:EHF患者发病早期不仅有短期的病毒血症,在其循环血白细胞中也携带有EHF病毒抗原,应用特异性单克隆抗体免疫荧光结合物的直接免疫荧光法检查患者白细胞特异性抗原,有利于本病的早期诊断。

在白细胞中查见EHF抗原,可确诊为此病。在病程5 d内阳性率可达80%以上,可同时检查同份血标本特异性IgM。如用EHF病毒分型单克隆抗体荧光素结合物检查白细胞抗原片,可同时区分感染EHF病毒的型别。

2.血清学检查

(1)ELISA检测IgM和IgG:血清特异性IgM阳性表示患者新近感染EHF病毒。本法具有高度敏感性和特异性,特别适用于EHF早期特异性诊断。恢复期血清特异性IgG滴度增高≥4倍,可确诊感染。单份血清检测一般表明其曾受过出血热病毒感染,但抗体滴度≥1∶320时,结合临床表现及流行病学史,亦可确定为新近病毒感染。

(2)反向被动血凝抑制试验(RPHI)检测EHF总抗体:本法可作血清流行病学调查、疫苗免疫后血清抗体检测。单份血清检测到反向被动血凝抑制抗体阳性,表明该个体曾受过EHF病毒感染。一般恢复期抗体滴度增高≥4倍,方可确定诊断。

(3)血凝抑制试验(HI)检测EHF血凝抑制抗体:EHF病毒有血凝抗原(血凝素),能选择性地与多种动物红细胞的受体作用,附着其表面,引起红细胞发生凝集反应,称为红细胞凝集现象,简称血凝(HA)。在血凝素中加入特异性抗体可抑制这种血凝反应,叫血凝抑制(HI),可用于血凝抑制抗体的测定。

EHF病毒的血凝试验常用鹅或鸽的红细胞,用汉滩型病毒制备野鼠型血凝抗原,用汉城型病毒制备家鼠型血凝抗原。汉滩型免疫血清、汉城型免疫血清为参考血清。不同型的病毒的血凝素及相应的血凝抑制抗体有差异,据此可推测何种型别病毒感染。血清型别的判定依据同份血清与两种血凝抗原的反应滴度不同来区分。如果单份血清与汉城型血凝抗原反应滴度高于与汉滩型血凝抗原反应滴度≥4 倍,即判为汉城型。

(4)免疫荧光试验(IFAT)检测双份血清 IgG:直接免疫荧光法可用于检查感染细胞内的特异性病毒抗原,间接法可检查待检血清中的特异性抗体。此法具高度敏感性和特异性,是目前应用最广的一种血清学方法。血清荧光抗体阳性,表明既往感染过 EHF 病毒。单份血清阳性不能对现症患者做出确诊,回顾性诊断要求恢复期血清抗体滴度升高≥4 倍。本法多用于回顾性诊断及血清流行病学的调查。

(四)核酸检测

1.病毒核酸杂交探针法

用特异性核酸探针可以检测到血液白细胞中 EHF 病毒 RNA。国内外先后获得了病毒的 M、S 片段的多个 cDNA 克隆,可用于制备检测 EHF 病毒核酸的探针。汉城病毒 R_{22} 株 R_3 cDNA 克隆(在 PUC18 载体 EcoR Ⅰ切点插入)或汉坦病毒 S 片段 cDNA 克隆或 M 片段 cDNA 克隆(在 Cla Ⅰ酶切位点插入),用地高辛标记 cDNA 探针。制备白细胞抗原片进行杂交。以正常人白细胞标本为对照,可在白细胞胞质中观察到明显的着色信号,即为杂交阳性。白细胞杂交检测阳性的可以确诊为 EHF 病毒感染。检测 EHF 患者血液、尿液和外周血淋巴细胞中的 EHF 病毒核酸,具有较好的特异性和较高的敏感性。

2.RT-PCR 技术检测 EHF 病毒基因及进行基因分型

设计不同型病毒的引物对,可以分别准确扩增出不同的基因型病毒的基因产物,用于 EHF 病毒基因的鉴定及分型,分型的结果与血清学的分型结果一致,具有更高的敏感性及特异性。如同时用两型引物扩增,均不能扩增时应考虑其他基因型的存在。

第三节 中东呼吸综合征

2012 年起在阿拉伯半岛区域开始出现一系列关于严重呼吸系统疾病的报道,2013 年春天进入了大规模的暴发期。此次暴发以家庭或医院为单位,患者症状表现为高热、以低氧血症为主的急性呼吸功能障碍以及合并机体其他脏器功能不全。病程进展迅速,通常在短时间内即可出现急性呼吸窘迫综合征(ARDS),随即进入休克、多脏器功能衰竭阶段,故具有相当高的病死率。流行病学调查显示所有患者都集中在阿拉伯半岛或是发病前曾经到访过阿拉伯半岛,因此世界卫生组织(WHO)将该疾病命名为中东呼吸综合征(MERS)。

MERS 的出现让人不禁联想到 2002 年首先出现在我国而后蔓延至东南亚乃至全世界的严重急性呼吸综合征(SARS)。目前已证实 MERS 的致病元凶与 SARS 冠状病毒(SARS-CoV)一样同属于冠状病毒,以侵犯呼吸道为主,可迅速发展至重症呼吸衰竭,具有相当高的病死率。两种疾病在病原学、流行病学和临床特点等方面都有一定的类似之处。因此本节在介绍 MERS 时会与 SARS 相比较,这样有助于更好地理解 MERS。

一、病原学

第一例 MERS 的报道出现在 2012 年 9 月。在当年 6 月,位于沙特阿拉伯的城市吉达市内的一家医院，一名 60 岁男性患者因 7 d 的高热、咳嗽和气促症状就诊。入院后当天即进入 ICU 接受有创机械通气治疗。患者的胸部影像学进展迅速，对各种治疗无反应，低氧血症无改善，且于入院的第 3 天开始出现肾脏功能进行性恶化。最终在入院第 11 天死于呼吸衰竭和肾衰竭。

研究者在留取的肺泡灌洗液样本内，通过培养患者的呼吸道上皮细胞，分离出了一种从未见过的冠状病毒，与之前引起 SARS 大流行的冠状病毒相类似。通过后期的动物实验以及流行病学研究，确定了该种病毒是引起 MERS 的致病病原体，因此 WHO 将该种病毒命名为中东呼吸综合征冠状病毒（MERS-CoV）。

冠状病毒属于单股正链 RNA 病毒，分子量在 28～32 kb 之间，平均直径是 80～120 nm。目前已发现的冠状病毒可分为四个。MERS-CoV 与 SARS-CoV 都属于 β 冠状病毒属。两种病毒的基因结构存在较多相似处，如病毒复制的信息都位于基因的 5′端，而编码结构蛋白的位点都在 3′端。MERS-CoV 的基因由 30 119 个核苷酸组成，包含了 11 个开放阅读框（ORFs）。在 5′端有两个 ORFs：1a 和 1b，分别编码两个多聚蛋白 1a（pp1a）和 1ab（pp1ab）。pp1a 和 pp1ab 在酶的作用下裂解成 16 个非结构蛋白，这个过程是病毒复制的必需步骤。此外，这两个 ORFs 还可编码其他非结构蛋白，以此增加一系列 RNA 酶的活性。其他编码结构蛋白的基因都位于 ORF 1ab 的下游，包括 S 蛋白、M 蛋白、E 蛋白、N 蛋白以及一些辅助蛋白。辅助蛋白并非是病毒维持活力的必需结构，但却可以和宿主的自身免疫应答相互作用，如抑制 Ⅰ 型干扰素的合成。MERS-CoV 有 5 个辅助蛋白，SARS-CoV 有 8 个，这也许可以解释为 FHa 相比于 SARS-CoV，MERS-CoV 对 Ⅰ 型干扰素治疗更敏感。而在临床实践中，Ⅰ 型干扰素已被用来治疗 SARS-CoV 与 MERS-CoV 感染。

为了进入宿主细胞，MERS-CoV 必须与特定的受体相结合。研究者发现该受体是二肽基肽酶（DPP4），也被称为 CD26。MERS-CoV 与 DPP4 结合后，可诱导包膜上的 S 蛋白裂解，暴露跨膜结构，介导病毒与宿主细胞融合。病毒 RNA 的转录和复制发生在宿主细胞内质网的囊泡和质膜结构上。当病毒进入细胞后，直接释放病毒基因组 RNA 至细胞质，并以病毒基因组 RNA 为翻译模板，表达出病毒 RNA 聚合酶，利用该酶进行 7 个负链亚基因组 RNA 的转录合成、各结构蛋白 mRNA 的合成以及病毒基因组 RNA 的复制。最后在宿主细胞内质网处装配生成新的病毒颗粒，经由高尔基体分泌至细胞外。

冠状病毒变异率很高，适应新环境能力强，且存在很大的跨物种传播概率。如 SARS-CoV 由蝙蝠传染至人类继而导致了 2002 年的疫情暴发。而对于 MERS-CoV，暂时没有发现类似的跨物种变异导致病毒毒力和传染能力大幅度的提升。对世界各地得到的病毒样本进行测序，并没有发现存在新的变异会引起传染能力的增强。

SARS-CoV 与 MERS-CoV 都需要结合大分子的受体（SARS-CoV 的受体：血管紧张素转换酶 2；MERS-CoV 的受体：DPP4）才能进入宿主细胞，缺少受体的时候病毒无法感染宿主，如蝙蝠仅是携带 SARS-CoV，只有和人类的血管紧张素转换酶 2（ACE2）结合才会致病。MERS-CoV 的可结合受体不单单存在于人类和骆驼，其他灵长类动物以及兔子、山羊、绵羊和马等，都含有 DPP4 受体，也因此都对病毒易感。这有利于研究者以这些动物作为模型，对病毒开展进一步的研究。

二、流行病学

(一)流行特征

第一例正式报道的MERS实际发生于2012年6月。回顾性调查发现2012年4月在约旦的城市扎尔卡(Zarqa)已发生过一次疫情暴发,共13名患者。自那以后,世界各地不断有新发病例报道,包括阿拉伯半岛、东亚、欧洲、非洲以及美国。至2016年9月2日WHO接到世界各地上报的实验室确诊MERS病例共1800例,其中死亡患者640例,共27个国家发现了确诊的MERS患者。沙特阿拉伯是报道病例最多的国家。阿拉伯半岛是疾病集中暴发区域。中东地区以外报道的病例都有近期去过阿拉伯半岛或者与患者有过密切接触的病史。

虽然MERS病例报道贯穿整年,但仔细观察可以发现MERS的发生具有季节性的特点。第一批病例确诊是在2012年4月至6月,接下来在2013年4月至5月以及2014年4月至5月都有类似的发作高峰。2015年的5月开始因为韩国疫情的暴发,迎来了另一个高峰。根据近4年的疫情数据统计,初步认为病毒流行高峰期是每年的3到6月期间。进入2016年后,新发感染患者的数量较前两年明显下降。

(二)传染源

MERS-CoV的来源尚不明确。有研究认为MERS-CoV来源于蝙蝠,因为在一些种类的蝙蝠中发现与MERS-CoV相关的序列,同时发现扁颅蝠属的冠状病毒HKU4与MERS-CoV都可以与人或者蝙蝠的DPP4相结合。但是,到目前为止,尚没有从蝙蝠中分离出MERS-CoV病毒,因此,无法证明病毒是直接或者间接来源于蝙蝠。

现有的证据表明MERS-CoV由单峰骆驼传染给人类的可能性最大。对首例报道的MERS患者进行回顾性流行病学调查,发现其在发病前1周有给出现呼吸道感染症状的骆驼喂过食物与药物。在MERS暴发之后,病毒学家发现阿拉伯半岛的骆驼存在很大比例的血清学抗MERS-CoV抗体阳性,而牛、山羊和绵羊都是阴性的。对首例患者所在沙特阿拉伯地理区域内的研究显示,感染骆驼与患者身上分离出了相同或近似相同的病毒株。回顾性研究分析了沙特当地志愿者和屠宰场工作者2012年的血清库存样本,并没有发现抗MERS-CoV抗体血清阳性的证据。然而在一批1993年沙特单峰骆驼以及2003年阿联酋单峰骆驼的样本中,却发现了抗MERS-CoV抗体。沙特的骆驼多由非洲进口而来,进一步的分析显示1992年东非、西非以及北非的骆驼血液样本中的抗MERS-CoV抗体均阳性,提示MERS-CoV在骆驼的种群中已经流行了较长时间。

(三)传播途径

1.由骆驼至人的传播

MERS-CoV由骆驼至人传播可能是通过人与携带病毒的骆驼近距离接触或是人饮用了未经消毒的骆驼奶、进食了未煮熟的骆驼肉等途径完成的。普通人群中抗MERS-CoV血清阳性率远远低于骆驼畜牧人群与屠宰场工作人群证实了这一观点。但是否在骆驼与人之间还存在一个中间宿主尚不得而知。目前许多关于骆驼向人类传播病毒的细节与机制尚不清楚,但这是唯一确认的人畜共患感染源。

2.由人至人的传播

MERS-CoV具有有限的人传染人能力。流行病学与基因分析的研究证明了人至人的传播与医院和家庭内的 MERS 暴发有密切关系。目前认为密切接触和飞沫传播是人与人之间传播的主要方式,但是其他传播途径如污染物传播的可能并没有完全被排除。2015 年在韩国境内暴发的 MERS 疫情可以较好地说明 MERS-CoV 具有人传染人的能力。首例韩国确诊患者有明确的中东地区旅游史,在医院就诊时因与其他患者、医护人员以及访客共处一室或是近距离接触后,共感染了 28 例患者,引起了之后的疫情。自当年 5 月 20 日首例病例报告后的一个月内(6 月 20 日),韩国当地共累计确诊 166 人。大多数被感染者都是因为与已知病毒携带者存在接触而得病,证明了 MERS-CoV 具有通过人感染人的能力。其中,与患者在同一个房间或是区域里共处,是感染病毒最重要的危险因素。同时,在对韩国疫情的分析中,发现存在一些超级传播者,这是引起病毒大规模暴发的主要原因。当韩国当局对疫情足够重视,加强了感染控制和预防措施后,病毒的播散明显得到了控制。自当年 7 月开始至 12 月疫情结束的半年内,只增加了 20 名确诊病例。

目前没有流行病学证据证明无症状的病毒感染者具有传播病毒的能力。但是尚不能完全排除这种可能。因此,感染人群的确切数量可能远高于目前实验室确诊的患者数量。

三、致病机制

MERS-CoV 致病机制尚不明确。目前认为病毒直接损伤肺组织可能大,因为其进入机体后可以抑制干扰素合成,借此逃避固有免疫,同时下调免疫应答的水平。受限于文化以及宗教的原因,科学家暂时无法取得足够的感染肺组织进行进一步分析。因此只能通过动物实验来验证。自然界可表达 DPP4 的动物包括猕猴、狨猴以及骆驼等。狨猴感染 MERS-CoV 后会发展成为严重的间质性肺炎。损伤的肺组织中可见肺水肿以及中性粒细胞和巨噬细胞浸润。骆驼感染 MERS-CoV 后会发生轻中度的鼻炎,并不会出现系统性疾病。但是病毒在几天时间内会不断地向外界释放,提示骆驼至骆驼以及骆驼至人的病毒传染可能是 MERS 暴发的主要原因。

DPP4 在气道中主要表达在支气管的无纤毛上皮细胞,因此下呼吸道分泌物如痰液、支气管肺泡灌洗液中的病毒含量较高。而上呼吸道分泌物,如鼻拭子和咽拭子内虽然可检测到病毒存在,但其含量要远远低于下呼吸道分泌物样本。这与其他冠状病毒的特点不一致,也说明了为什么 MERS-CoV 仅具有有限的人传染人的能力。

肾功能不全或肾衰竭在 MERS 患者中很常见。这可能是缺氧导致的肾损伤,也可能是病毒造成的直接感染。因为 MERS-CoV 的结合受体 DPP4 在肾脏高表达,因此病毒可以进入肾脏细胞,造成对肾脏的直接损伤。但由于无法取得感染组织样本,因此确切机制仍不得而知。

病毒感染患者康复的免疫机制尚不清楚。不过基于其他冠状病毒的研究,包括 SARS-CoV,可能是固有免疫与适应性免疫共同协作的结果。细胞以及体内实验显示 MERS-CoV 可以引起固有免疫应答衰减,主要表现为促炎因子延迟表达,由此下调免疫应答的水平。SARS 患者身上发现了类似的结果:严重 SARS 患者其细胞因子表达延长,B 细胞与 T 细胞有效性下降;而恢复的 SARS 患者其固有免疫应答更迅速,同时会产生抗 SARS-CoV 抗体。SARS 患者痊愈 6 年后抗 SARS-CoV 抗体反应才会衰弱,然而同时 T 细胞应答可能还在继续。因此,推测至 MERS-CoV,可以认为能诱导产生抗体的疫苗在短期内是有作用的,但是不能提供长期的抗 MERS-CoV 效果。而疾病发生 1 个月后仍可以从下呼吸道分泌物中分离出 MERS-

CoV RNA,提示这种持续的释放可能会成为病毒暴发的源头。

四、临床表现

MERS 患者临床表现的个体差异很大,从无症状到重症肺炎引起 ARDS 及多脏器功能衰竭都有可能。但是其核心的临床表现是类似流感的呼吸系统表现。中东地区的流行病学调查显示病毒的中位潜伏期是 5.5 d,韩国的数据显示是 7 d。患者合并基础疾病如糖尿病、心脏病、慢性肾功能不全或是慢性肺病时,感染 MERS 后发展为重症的概率要远远大于没有并发症的患者。Meta 分析显示高龄、免疫抑制、合并其他感染以及入住 ICU 治疗是 MERS 患者死亡的高危因素。

(一)呼吸系统症状

MERS 最典型的临床表现是发热,约 98%的患者都有发热的症状。其次是咳嗽、寒战、咽痛、肌肉关节疼痛等类似流感表现,后出现呼吸困难和快速进展的肺炎,常常需要呼吸机支持,而这些症状变化通常在 1 周内就会发生。需要注意的是,免疫抑制的患者会以发热寒战起病,合并腹泻,而肺炎症状的出现会相对延迟。

(二)其他系统症状

与 SARS 类似的是,约 1/3 的 MERS 患者会出现胃肠道症状,如呕吐和腹泻。部分危重患者在起病时除了重症肺炎和 ARDS 的表现外,可合并脓毒症休克以及多脏器功能衰竭,常常需要脏器功能支持治疗。

五、检验诊断

(一)实验室检查

常见的实验室检查异常包括白细胞减少,特别是淋巴细胞。有些患者存在消耗性凝血病和肌酐、乳酸以及肝酶的升高。部分患者会出现进行性呼吸衰竭,因此血气分析可表现为氧分压的下降。MERS 患者可合并其他呼吸系统病毒感染,如甲流病毒、乙流病毒、副流感病毒、鼻病毒以及单纯疱疹病毒等,这些患者的血液或呼吸道分泌物标本中可以检测到这些病毒的相关抗体。对于重症 MERS 患者,进入 ICU 进行有创机械通气时,常常会合并细菌感染,如肺炎克雷伯菌、肺炎链球菌、金黄色葡萄球菌、不动杆菌属以及念珠菌等,因此在这些患者的痰液、支气管肺泡灌洗液以及血液标本中可以发现上述细菌存在的证据。

(二)病毒相关检测

对怀疑存在 MERS-CoV 感染的患者,需要进行 MERS-CoV 的相关病毒检测。目前 WHO 推荐的病毒检测方法主要包括聚合酶链反应法和血清学检测两种。

1.聚合酶链反应法

对中东呼吸综合征冠状病毒病例的常规确诊是以用实时逆转录-聚合酶链反应法(RT-PCR)发现病毒核糖核酸的独特序列为基础的,必要时用核酸测序确诊。PCR 的样本最好是患者的下呼吸道分泌物,如痰、支气管肺泡灌洗液等。无法取得下呼吸道分泌物的患者,如受当地医疗条件限制或无症状而未接受机械通气的患者,仅需要采集上呼吸道分泌物,如鼻咽和口咽拭子或是血液样本即可。WHO 推荐 PCR 的检测流程:首先对被调查样本进行初筛检测,如阳性则进行验证试验,如仍为阳性就可认为是确诊病例。初筛检测阴性的患者仍怀疑存在病毒感染时,可重新采集样本反复检测。对于初筛阳性但验证检测阴性的样本,可重新采集样本反复检测，也可以进行病毒基因测序。测序结果阳性时，也可直接诊断为确诊病例。初筛检测针对的是E蛋白基因上游，其敏感度较高，推荐用于筛查。验证试验针对ORF 1a以及ORF 1b的位点。其中1a检测的敏感性要高于1b。对于需要进行基因组测序的情况，目前已确定两个适合测序的靶位点是RNA依赖性RNA聚合酶和N蛋白编码基因。

2.血清学检测

包括酶联免疫吸附试验(ELISA)和免疫荧光法。WHO推荐血清学检测用于确定病例是否属于需要根据《国际卫生条例》报告的MERS-CoV以及用于回顾并评估疫情范围。血清学检测结果提示滴度上升4倍以上才认为该样本结果阳性。对有症状患者，血清学检测阳性，且间隔14 d的样本显示中和试验阳性，则无论RT-PCR结果如何，都认为其属于确诊病例。对无症状患者，如血清学检测阳性且该样本中和试验阳性，则认为其属于可能病例。对接触者，如血清学检测阳性且该样本中和试验阳性，则认为其曾感染过病毒。

六、诊断标准

WHO基于临床表现和实验室检测结果，确定了MERS诊断标准，并将MERS患者区分为确诊病例与可能病例两种。

(一)确诊病例

实验室确诊感染MERS-CoV的人，不论其临床体征和症状如何。

(二)可能病例

可能病例分为以下三种。

1.存在肺实质病

如肺炎或ARDS的临床、放射学或组织病理学证据的发热性急性呼吸系统疾病；并且与确诊中东呼吸综合征冠状病毒病例存在直接流行病学联系；并且中东呼吸综合征冠状病毒检验无法获得、单一不合格标本阴性或检测结果不确定。

2.存在肺实质病

如肺炎或ARDS的临床、放射学或组织病理学证据的发热性急性呼吸系统疾病；并且该人在中东或已知中东呼吸综合征冠状病毒在单峰骆驼中流行或最近发生过人感染的国家居住或最近旅行到过；并且中东呼吸综合征冠状病毒检测结果不确定。

3.存在发热性急性呼吸系统疾病

不论严重程度；并且与确诊中东呼吸综合征冠状病毒病例存在直接流行病学联系；并且中东呼吸综合征冠状病毒检测结果不确定。

WHO对诊断标准中的一些定义给出了明确的解释。

(1)确诊感染MERS-CoV是指病例需通过实验室发现病毒核酸或血清学检查，如果至少两个特定基因组标靶的RT-PCR检测结果为阳性，或者一个阳性标靶带有另外一个标靶的序列，则可确定存在病毒核酸。通过血清学检查确诊病例则需要通过筛查(酶联免疫吸附试验、免疫荧光)及中和试验显示最好至少间隔14 d取得的两份样本出现血清抗体阳性。

(2)与确诊中东呼吸综合征冠状病毒病例存在直接流行病学联系可包括以下情况：卫生保健相关暴露：包括向中东呼吸综合征患者提供直接护理，与感染了中东呼吸综合征冠状病毒的卫生保健工作者共事，探访患者或是与感染了中东呼吸综合征冠状病毒的人员曾经处于同一个封闭空间;与感染中东呼吸综合征冠状病毒的人近距离共事或使用同一间房间;与感染中东呼吸综合征冠状病毒的人乘坐同一交通工具;与感染中东呼吸综合征冠状病毒的人生活在同一家庭;该流行病学联系发生在相关病例发病之前或之后 14 d 内。

(3)不合格标本是指未伴有下呼吸道标本的鼻咽拭子、处理不当的标本、检测实验室认为质量差的或者在病程中采集太晚的标本。

(4)结果不确定的检测如下。

单一标靶实时逆转录-聚合酶链反应筛查检验结果为阳性,但没有进一步确认。

对最好是暴露后至少 14 d 采集的单一康复期血清样本进行(酶联免疫吸附试验、免疫荧光)筛查检验及中和试验获得血清反应性证据,但没有来自呼吸道标本的分子确认。

检测不确定:最初检验结果不确定的患者应再进行一次病毒学和血清学检测,以确定能否将患者归类为中东呼吸综合征冠状病毒确诊病例。强烈建议尽可能采集并检测多种下呼吸道标本,如痰、气管内吸出物或支气管肺泡灌洗液。如患者并无下呼吸道疾病的体征或症状而且无法获得下呼吸道标本或无相关临床表现,则应采集鼻咽和口咽拭子标本。

如被强烈怀疑感染中东呼吸综合征冠状病毒患者的鼻咽拭子初步检测结果为阴性,应使用下呼吸道标本进行重新检测;如果不能获得下呼吸道标本,则可使用重复鼻咽标本和更多口咽标本以及适当时间的急性期和恢复期双份血清进行重新检测。

如有必要,也可考虑对其他类型的临床标本进行分子检测,包括血液、血清、尿和粪便。这些标本的病毒滴度一般低于呼吸道标本,但在其他标本不适当或不可获得时也被用于确诊病例。聚合酶链反应检测结果不一致且检测中东呼吸综合征冠状病毒经验有限的实验室应考虑将标本转至更有经验的实验室进行确认。

第四节　新型冠状病毒肺炎

新型冠状病毒肺炎是由 2019-新型冠状病毒(2019-nCoV)引起的肺部炎性疾病,该病具有较严重的传染性,严重者可累及多个脏器和系统,具有传染性强、人群普遍易感等特点。2020 年 1 月 20 日,世界卫生组织将从患者体内分离出的新毒株命名为“2019 新型冠状病毒(2019-nCoV)”,2 月 7 日,世界卫生组织总干事谭德塞宣布,新型冠状病毒感染的肺炎正式被命名为“2019 新型冠状病毒病(COVID-19)”。本节内容是根据国家卫生健康委员会、国务院应对新型冠状病毒肺炎疫情联防联控机制综合组、疾病预防控制中心等有关部门下发的相关文件进行解读的。

一、病原学

(一)形态结构

根据冠状病毒的基因组特点,可将冠状病毒分为 α、β、γ、δ 共 4 个属。目前发现,β 属冠状病毒有 8 种,包括冠状病毒 1、人冠状病毒 HKU1、鼠冠状病毒、家蝠冠状病毒 HKU5、果蝠冠状病毒 HKU9、SARS-nCoV、MERS-nCoV 及 2019-nCoV。此前,已知可以感染人类的冠状病毒主要有以下 6 种,分别为 α 属的普通冠状病毒 HCoV-29 和 HCoV-NL63,β 属中的普通冠状病毒 HCoV-OC43 和 CoV-HKU1，严重急性呼吸窘迫综合征相关冠状病毒(SARS-CoV)，中东呼吸综合征相关冠状病毒(MERS-CoV)。经电镜观察(图 10-1)、分离培养及基因测序，研究人员发现，2019-nCoV 与 SARS-nCoV、MERS-nCoV 同属于冠状病毒 β 属。在以上病毒中，CoV-HKU1、SARS-CoV、MERS-CoV 和 2019-nCoV 均可以引起人类肺部炎症。

2019-nCoV 有包膜，颗粒呈圆形或椭圆形，直径为 60～140 nm。2019-nCoV 具有 5 个必需基因，分别针对核蛋白(N)、病毒包膜(E)、基质蛋白(M)和刺突蛋白(S)4 种结构蛋白及 RNA 依赖性的 RNA 聚合酶。

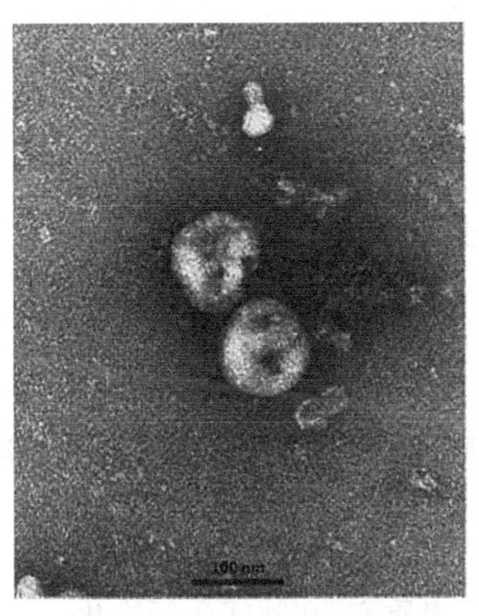

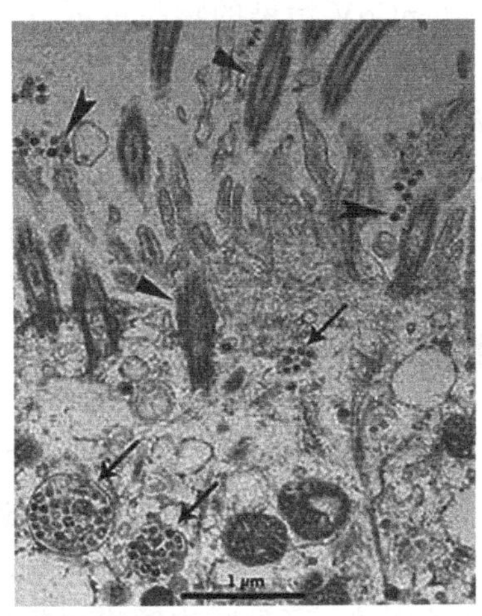

图 10-1　2019-nCoV 在透射电子显微镜下图

负染的 2019-nCoV 颗粒见 A，人气道上皮细胞超薄切片中的 2019-nCoV 颗粒见 B。箭头指向细胞外病毒颗粒，箭形指向病毒成分形成的包涵体，三角形指向纤毛

(二)生物学特性

2019-nCoV 对紫外线和热敏感，56 ℃ 30 min、乙醚、75%乙醇、含氯消毒剂、过氧乙酸和氯仿等脂溶剂均可有效灭活病毒。

二、致病机制

SARS-CoV 与呼吸道黏膜上皮细胞的 ACE2 受体结合后进入细胞，并在其内进行复制，进一步引起病毒血症，其中肺脏是 SARS-CoV 作用的主要靶器官之一，感染后可表现为肺间质内有巨噬细胞和淋巴细胞渗出，激活的巨噬细胞和淋巴细胞可释放细胞因子和自由基，可导致肺泡毛细血管的通透性增加和诱发成纤维细胞增生，最终导致呼吸系统、免疫系统等其他器官系统均有不同程度的病变。2019-nCoV 与 SARS-CoV 同属 β 属冠状病毒，由于是新发现的病毒，我们对其生物学、理化性质、致病机制等方面缺乏足够的了解，故参考 SARS-CoV。2019-nCoV 与 SARS-CoV 具有某些氨基酸同源性，都能以血管紧张素转化酶 2(ACE2)作为受体感染细胞，人体呼吸道、口腔、结膜等黏膜细胞中广泛存在 ACE2 蛋白。根据目前研究发现，2019-nCoV 的 S 蛋白可以结合宿主的受体蛋白。与 SARS-CoV 相比，尽管 2019-nCoV 的 S 蛋白受体结合域中 5 个关键氨基酸 4 个都不相同，但仍然能与 ACE2 完美结合，进入人体细胞。

三、传播途径

(一)传染源

新型冠状病毒感染的患者和无症状感染者,在潜伏期即有传染性,发病后 5 d 内传染性较强。

(二)传播途径

(1)可以人传人。

(2)经呼吸道飞沫和接触传播是主要的传播途径。

(3)接触 2019-nCoV 污染的物品也可造成感染。

(4)存在气溶胶传播的可能。

(三)易感人群

(1)人群普遍易感。

(2)高危人群多为老年人,有基础病者,并且感染后病情往往较为严重。

(3)儿童及婴幼儿也有发病。

四、病理改变

(一)肺脏

(1)肺脏呈不同程度的实变。实变区主要呈现弥漫性肺泡损伤和渗出性肺泡炎。

(2)肺泡腔内见浆液、纤维蛋白渗出物及透明膜形成。

(3)小支气管和细支气管易见黏液栓形成。

(4)病程较长的病例,可见肺泡腔渗出物机化(肉质变)和肺间质纤维化。

(二)脾脏、肺门淋巴结和骨髓

(1)脾脏白髓萎缩,淋巴细胞数量减少、部分细胞坏死。红髓充血、灶性出血,巨噬细胞增生,脾脏可见贫血性梗死。

(2)淋巴结淋巴细胞数量较少。可见坏死。

(3)骨髓造血细胞或增生或数量减少,粒红比例增高,偶见噬血现象。

(三)心脏和血管

(1)部分心肌细胞可见变性、坏死,间质充血、水肿,可见少数单核细胞、淋巴细胞和(或)中性粒细胞浸润。

(2)全身主要部位小血管可见内皮细胞脱落、内膜或全层炎症。可见血管内混合血栓形成、栓塞及相应部位的梗死。主要脏器微血管可见透明血栓形成。

(四)肝脏和胆囊

(1)肝细胞变性、灶性坏死,伴中性粒细胞浸润,肝血窦充血。汇管区见淋巴细胞和单核细胞浸润,微血栓形成。

(2)胆囊高度充盈。

(五)肾脏

(1)肾小球毛细血管充血,偶见节段性纤维素样坏死,球囊腔内见蛋白性渗出物。

(2)近端小管上皮变性,部分坏死、脱落,远端小管易见管型。

(3)肾间质充血,可见微血栓形成。

(六)其他器官

(1)脑组织充血、水肿,部分神经元变性、缺血性改变和脱失,偶见噬节现象,可见血管周围间隙单核细胞和淋巴细胞浸润。

(2)食管、胃和肠黏膜上皮不同程度变性、坏死、脱落，固有层和黏膜下单核细胞、淋巴细胞浸润。

(3)肾上腺可见皮质细胞变性、灶性出血和坏死。

(4)睾丸见不同程度的生精细胞数量减少，Sertoli 细胞和 Leydig 细胞变性。

五、临床表现

(1)潜伏期 1～14 d，多为 3～7 d。

(2)发热、干咳、乏力为主要表现，部分患者以嗅觉、味觉减退或丧失等为首发症状，少数患者伴有鼻塞、流涕、咽痛、结膜炎、肌痛和腹泻等症状。

(3)重症患者多在发病 1 周后出现呼吸困难和(或)低氧血症，严重者可快速进展为急性呼吸窘迫综合征、脓毒症休克、难以纠正的代谢性酸中毒和出凝血障碍及多器官功能衰竭等。

(4)极少数患者还可有中枢神经系统受累及肢端缺血性坏死等表现。

(5)轻型患者表现为低热、轻微乏力、嗅觉及味觉障碍等，无肺炎表现，重型、危重症患者病程中可为中低热，甚至无明显发热。

(6)儿童症状相对较轻，部分儿童及新生儿病例可不典型，表现为呕吐、腹泻等消化道症状或仅表现为反应差、呼吸急促。极少数儿童可有多系统炎症综合征(MIS-C)，出现类似川崎病或不典型川崎病表现、中毒性休克综合征或巨噬细胞活化综合征等，多发生于恢复期。主要表现为发热伴皮疹、非化脓性结膜炎、黏膜炎症、低血压或休克、凝血障碍、急性消化道症状等。

六、实验室检查

(一)一般检查

(1)早期外周血细胞总数正常或减少。

(2)淋巴细胞计数减少。

(3)其他一些非特异的生化检查异常：①多数患者 C 反应蛋白(CRP)和血沉水平升高，降钙素原水平正常；②部分患者肝酶、乳酸脱氢酶、肌酶、肌红蛋白、肌钙蛋白和铁蛋白含量增高；③重型、危重型患者可见 D-二聚体升高、炎症因子升高、外周血淋巴细胞进行性减少，炎症因子升高。

(二)病原学检查

采集鼻咽拭子、痰、下呼吸道分泌物、血液、粪便、尿液等标本，采用逆转录聚合酶链反应(RT-PCR)方法和(或)下一代测序(NGS)方法，若目标片段扩增阳性或测序序列高度同源，则为阳性。

(三)血清学检查

采集 COVID-19 患者的血清进行检测，新冠病毒特异性 IgM 抗体、IgG 抗体阳性，发病 1 周内阳性率较低。

需要注意的是，核酸检测会受到病程、标本采集、检测过程等因素的影响，为提高检测阳性率，应规范采集标准，标本采集后尽快送检。抗体检测出现假阳性的原因：①试剂本身阳性值；②体内存在干扰物质；③标本原因。因此，一般不单独以血清学检测作为诊断依据，需结合流行病学史、临床表现和基础疾病等情况进行综合判断。

第十章 临床常用检验技术

第一节 电解质检测技术

一、电解质检测技术的发展概况

临床实验室电解质检测范围主要是钾、钠、氯、钙、磷、镁等离子，个别时候也需要检测铜、锌等微量元素。更多人接受的说法是，电解质就是指钾、钠、氯和碳酸氢根这些在体液中含量大且对电解质紊乱及酸碱平衡失调起决定作用的离子。

最早是化学法:钾钠比浊法、钠比色法。除钾、钠外，常规检测多采用化学法，如测氯的硫氰酸汞比色法，测钙的 MTB、OCPC、偶氮胂等。化学法也在发展，如冠醚化合物比色测定钾、钠。

原子吸收分光光度法是 20 世纪 50 年代发展起来的技术，在临床实验室曾被广泛应用于金属阳离子的检测。其原理是被测物质在火焰原子化器中热解离为原子蒸气，即基态原子蒸气，由该物质阴极灯发射的特征光谱线被基态原子蒸气吸收，光吸收量与该物质的浓度成正比。本方法准确度、精密度极高，常作为 K、Na、Ca、Mg、Cu、Zn 等的决定性方法或参考方法。但因仪器复杂，技术要求高，做常规试验有困难。

同位素稀释质谱法在 20 世纪 60 年代以后才开始在临床上应用，它是在样品中加入已知量被测物质的同位素，分离后通过质谱仪检测这两种物质的比率计算出其浓度。由于仪器复杂，技术要求更高，一般只用于某些参考实验室，作为检测 Cl、Ca、Mg 等物质的决定性方法。

火焰原子发射光谱法(FAES)，简称火焰光度法，自 20 世纪 60 年代出现以来，至今仍在普遍应用。这是钾、钠测定的参考方法，其原理是溶液经汽化后在火焰中获得电子生成基态原子 K、Na，基态原子在火焰中继续吸收能量生成激发态原子 K^+ 和 Na^+。激发态原子瞬间衰变成基态原子，同时发射出特征性光谱，其光谱强度与 K、Na 浓度成正比。钾发射光谱在 766 nm，钠在 589 nm。火焰光度法又分非内标法和内标法两种。后者是以锂或铯作为内标，类似于分光光度法的双波长比色，由于被测物质与参比物质的比例不变，故可避免因空气压力和燃料压力发生变化时引起的检测误差。锂的发射光谱为 671 nm，而铯为 852 nm。

电量分析法，即恒电流库仑法，用于氯的测定。本法是在恒定电流下，以银丝为阳极产生的 Ag^+，与标本中的 Cl^- 生成不溶性 AgCl 沉淀，当达到滴定终点时，溶液中出现游离的 Ag^+ 而使电流增大。根据电化学原理，每消耗 96 487 C 的电量，从阳极放出 1 mol 的 Ag^+，因此在恒定电流下，电极通电时间与产生 Ag^+ 的摩尔数成正比，亦即与标本中 Cl^- 浓度成正比。实际测定无须测量电流大小，只需与标准液比较即可换算出标本的 Cl^- 浓度。此法高度精密、准确而又不受光学干扰，是美国国家标准与技术研究院指定的参考方法。

离子选择电极(ISE)是 20 世纪 70 年代发展起来的技术，至今仍在发展，新的电极不断出现。这是一类化学传感器，其电位与溶液中给定的离子活度的对数呈线性关系。核心在于其敏感膜，如缬氨霉素中性载体膜对 K^+ 有专一性，对 K^+ 的响应速度比 Na^+ 快 1 000 倍；而硅酸锂铝玻璃膜对 Na^+ 的响应速度比 K^+ 快 300 倍，具有高度的选择性。现可检测大部分电解质的离子，如 K^+、Na^+、Cl^-、Ca^{2+} 等。离子选择电极法又分直接法和间接法。前者是指血清不经稀释直接由电极测量，后者是血清经一定离子强度缓冲液稀释后由电极测量。但两者测定的都是溶液中的离子活度。间接 ISE 法测定的结果与 FAES 相同。

酶法是 20 世纪 80 年代末发展起来的新技术，它是精心设计的一个酶联反应系统，被测离子作为其中的激活剂或成分，反应速度与被测离子浓度成正比。如 Cl^- 的酶学方法测定原理，是无活性 α-淀粉酶（加入高浓度的 EDTA 络合 Ca^{2+} 使酶失活）在 Cl^- 作用下恢复活性，酶活力大小与 Cl^- 浓度在一定范围内成正比，通过测定淀粉酶活力而计算出 Cl^- 浓度。使用酶法测定离子，特异性、精密度、准确度均好，可以在自动生化分析仪上进行，但因对技术要求较高、成本高、试剂有效期短等因素，使其推广应用有一定困难。

二、电解质分析仪的主要型号

无机磷、镁一般采用化学法在全自动生化分析仪上检测，不在本文叙述范围，通常我们所说的电解质分析仪检测的离子为 K^+、Na^+、Cl^-，部分还可检测 Ca^{2+}。

目前检测电解质的仪器很多，主要分为以下几种。

（一）火焰光度计

火焰光度计通常由雾化燃烧系统、气路系统、光学系统、信号处理系统、点火装置、光控装置等部分组成。工作原理如下：雾化器将样品变成雾状，然后经混合器、燃烧嘴送入火焰中。样品中的碱金属元素受火焰能量激发，便发出自身特有的光谱。利用光学系统将待测元素的光谱分离出来，由光电检测器转换成电信号，经放大、处理后在显示装置上显示出测量结果。早期的仪器采用直接测定法；20 世纪 80 年代以后生产的机型多采用内标准法，即以锂或铯作为内标准。

现在国内主要应用的机型有：国产的 HG3、HG4、6400 型等；美国康宁公司的 480 型；日本分光医疗的 FLAME-30C 型；丹麦的 FLM3 型等。这些仪器都具有结构紧凑、操作简单、灵敏度高、样品耗量少等优点，一般都有电子打火装置、火焰监视装置和先进的信号处理系统，技术上比较成熟。更先进的型号具备自动进样、自动稀释、微机控制和处理等功能。

（二）离子选择电极

离子选择电极可自成体系组成电解质分析仪，或作为血气分析仪、自动生化分析仪的配套组件，其中前者又称离子计。两者都是利用离子选择电极测定样品溶液中的离子含量。与其他方法相比，它具有设备简单、操作方便、灵敏度和选择性高、成本低，以及快速、准确、重复性好等优点，特别是它可以做到微量测定，并且可以连续自动测定，因而在现代临床实验室中，基本取代火焰光度计等成为电解质检测的主要仪器。不过，离子计取代火焰光度计，并不是因为后者方法落后，更重要的是出于实验室的安全性考虑，而且离子选择电极还可以安装在大型生化分析仪上进行联合检测。离子计的关键部件是检测电极，当今生产检测电极的厂家为数不多，如 CIBA-CORNING、AVL 等，各种仪器多使用电极制造。前面提到离子选择电极法有两种，即直接法和间接法，但工作原理都是一样的。

直接法:常与血气分析仪配套,或组成专用电解质分析仪。典型的有 AVL995 型、NOVA SP12 型等。

间接法:多数装备在大、中型自动生化分析仪上。典型的有 BECKMAN-COULTER 的 CX7、ABBOT 的 AEROSET。部分生化分析仪如 HITACHI 的 7170A 则作为选件,由用户决定是否安装。

(三)自动生化分析仪

20 世纪 80 年代以来,任选分立式自动生化分析仪日趋成熟,精密度、准确度相当高,形成几大系列,如 HITACHI 的 717 系列、BECKMAN-COULTER 的 CX 系列、OLYMPUS 的 U 系列等。而近几年推出的产品速度更高、功能更强,如 HITACHI 的 7600 系列、BECKMAN-COULTER 的 LX、ABBOT 的 AEROSET、BAYER 的 ADVIA1650 等。此外,还有许多小型自动生化分析仪,如法国的猎豹等,功能很强,性能也不俗。而酶法、冠醚比色法等方法的发展,使没有配备离子选择电极的自动生化分析仪检测电解质成为现实。

三、电解质分析技术的临床应用

体液平衡是内环境稳定的重要因素,主要是由水、电解质、酸碱平衡决定的。水和电解质的代谢不是独立的,往往继发于其他生理过程紊乱,即水和电解质的正常调节机制被疾病过程打乱,或在疾病过程中水和电解质的丢失或增加超过了调节机制的限度。值得注意的是,临床观察电解质紊乱,还得分别从影响其代谢及其平衡失调后代谢变化的多方面进行检查,如肾功能指标、血浆醛固酮及肾素水平、酸碱平衡指标以及尿酸碱度和电解质浓度,以便综合分析紊乱的原因及对机体代谢失调的影响程度。

(一)钠异常的临床意义

1.低钠血症

(1)胃肠道失钠幽门梗阻,呕吐,腹泻,胃肠道、胆道、胰腺手术后造瘘、引流等都可因丢失大量消化液而发生缺钠。

(2)尿钠排出增多见于严重肾盂肾炎、肾小管严重损害、肾上腺皮质功能不全、糖尿病、应用利尿剂治疗等。

(3)皮肤失钠大量出汗时,如只补充水分而不补充钠;大面积烧伤、创伤,体液及钠从创口大量丢失,亦可引起低血钠。

2.高钠血症

(1)肾上腺皮质功能亢进如库欣综合征、原发性醛固酮增多症,由于皮质激素的排钾保钠作用,使肾小管对钠的重吸收增加,出现高血钠。

(2)严重脱水体内水分丢失比钠丢失多时发生高渗性脱水。

(3)中枢性尿崩症 ADH 分泌量减少,尿量大增,如供水不足,血钠升高。

(二)钾异常的临床意义

(1)血清钾增高:肾上腺皮质功能减退症、急性或慢性肾衰竭、休克、组织挤压伤、重度溶血、口服或注射含钾液过多等。

(2)血清钾降低:严重腹泻、呕吐、肾上腺皮质功能亢进、服用利尿剂、应用胰岛素、钡盐与棉籽油中毒。家族性周期性麻痹发作时血清钾下降,可低至 2.5 mmol/L 左右,但在发作间歇期血清钾正常。大剂量注射青霉素钠盐时，肾小管会大量失钾。

（三）氯异常的临床意义

（1）血清氯化物增高：常见于高钠血症、失水大于失盐、氯化物相对浓度增高；高氯性代谢性酸中毒；过量注射生理盐水等。

（2）血清氯化物减低：临床上低氯血症常见。原因有氯化钠的异常丢失或摄入减少，如严重呕吐、腹泻，胃液、胰液或胆汁大量丢失，长期限制氯化钠的摄入，艾迪生病，抗利尿激素分泌增多的稀释性低钠、低氯血症。

四、电解质分析技术的应用展望

最近 10 年电解质检测技术日趋成熟，但研究基本集中在 ISE 法和酶法。从目前的趋势看，ISE 法仍是各专业厂商的重点发展对象，不断有新电极问世，其技术特点如下。

（一）传统电极的改良及微型化

传统电极指的是玻璃膜电极、离子交换液膜电极、中性载体（液膜）电极、晶膜电极等。经过20 多年的改进，产品已非常成熟，特别是 K^+、Na^+、Cl^- 电极，一般寿命可达半年以上，测试样品1.5 万以上，并且对样品的需求量很小，仅需数十微升，有些间接 ISE 法仅需 15 μL 就能同时检测 K^+、Na^+、Cl^- 三种离子。于传统电极而言，最重要的是延长使用寿命，减少保养步骤甚至做到“免保养”。有的电极，将各电极封装在一起，如 ABBOT 的 zeroset 采用的复合式电解质电极晶片技术（ICT）。

（二）非传统电极的发展

非传统电极与传统电极的区别在于其原理、结构或者电极本身不同，主要有离子敏感场效应管（ISFET）、生物敏感场效应管（BSFET）、涂丝电极（CWE）、涂膜电极（CME）、聚合物基质电极（PVC 膜电极）、微电极、薄膜电极（TFE）等。这些电极各有特性，如敏感场效应管具有完全固态、结构小型化、仿生等特点；聚合物基质电极简单易制、寿命长；微电极尽管与传统电极作用机制相同，但高度微型化，其敏感元件部分直径可小至0.5 μm，能很容易插入生物体甚至细胞膜测定其中的离子浓度；而薄膜电极则是由多层电极材料叠合成的薄膜式电极，全固态，干式操作、干式保存。

目前已有部分产品推向市场，以美国 i-STAT 公司的手掌式血气＋电解质分析仪为例，大致能够了解电解质检测技术的最新进展及发展趋势。该仪器使用微流体和生物传感器芯片技术设计的微型传感器，与定标液一起封装在一次性试剂片中，在测试过程中，分析仪自动按试剂片的前方，使一个倒钩插入定标袋中，定标液就流入测量传感器阵列；当定标完成后，分析仪再按一下试剂片的气囊，将定标液推入贮液池，然后将血液样本送入测量传感器阵列。测试完成后，所有的血液和定标液都贮存在试剂片里，可做安全的生物处理。这种独特的技术使仪器做到手掌式大小，真正实现自动定标、免维护、便携，可以通过红外（IR）传输装置将结果传送至打印机或中心数据处理器中保存。这种一次性试剂片有不同规格，每种规格测试的项目不同，可以根据需要选择。标本需要量少，仅需全血 2～3 滴，非常适合各种监护室（尤其是新生儿监护室）手术室及急诊室的床边测试，很有发展前景。

其他检测方法也在继续发展，如化学方法的采取冠醚结合后比色测定、酶法测定等，并有相应的产品问世。

第二节　血气酸碱分析技术

一、血气酸碱分析技术发展概况

该技术最早可追溯到 Henderson(1908 年)和 Hassel Balch(1916 年)关于碳酸离解的研究。有人在临床上应用化学方法对血气酸碱进行分析，即 Van Slyke-Neill 法、Scholander-Roughton 法、Riley 法，但这些化学分析方法操作麻烦，测定时间长，准确性差，已基本被淘汰。

20 世纪 50 年代中期，丹麦哥本哈根传染病院检验科主任 Astrup 与 Radiometer 公司的工程师合作研制出酸碱平衡仪，其后血气分析仪发展非常迅速，其发展过程大致分三个阶段。

第一阶段：血液 pH 平衡仪。采用毛细管 pH 电极，分别测量样品及样品与两种含不同浓度 CO_2 气体平衡后的 pH，通过计算或查诺模图得到 PCO_2、SB、BE、BB 等四个参数。代表性产品为：Radiometer 公司的 AME-1 型酸碱平衡仪。

第二阶段：酸碱血气分析仪。1956 年 Clark 发明覆膜极谱电极，1957 年 Siggard Anderson 等改进毛细管 pH 电极，1967 年 Severinghous 研制出测量 PCO_2 的气敏电极，奠定了目前所有血气分析仪传感器的基础。随后，采用电极直接测定血液中 pH、PCO_2、PO_2 的仪器大量涌现，经查表或用特殊计算尺除可获得 SB、BE、BB 外，还可换算出 AB、TCO_2、SBE、Sat、O_2 等。

第三阶段：全自动酸碱血气分析仪。20 世纪 70 年代以来计算机技术的发展，微机和集成电路制造技术的提高，使血气分析仪向自动化和智能化方向迈进，仪器可自动校正、自动进样、自动清洗、自动计算并发报告、自动检测故障和报警，甚至可提供临床诊断参考意见。

由于近年来电极没有突破性进展，虽然出现了点状电极和溶液标定等新技术，但因其寿命短、稳定性欠佳而影响了应用，不过血气分析仪产品在系列化、功能提高、增加电解质测量等方面还是取得很大进步。

值得一提的是，在过去的几年里，“接近患者”或“床边检测”观念激发了临床医疗服务机构的极大兴趣，相应的血气电解质分析仪应运而生。这些设备快速提供符合检验标准的结果，有效、可靠和精确，卓有成效地促进了临床医疗服务工作。

二、血气酸碱分析仪的工作原理、基本结构与主要机型

(一)血气酸碱分析仪的工作原理与基本结构

测量管的管壁上开有 4 个孔，孔里面插有 pH、PCO_2 和 PO_2 三支测量电极和一支参比电极。待测样品在管路系统的抽吸下，入样品室的测量管，同时被四个电极所感测。电极产生对应于 pH、PCO_2 和 PO_2 的电信号。这些电信号分别经放大、处理后送到微处理机，微处理机再进行显示和打印。测量系统的所有部件包括温度控制、管道系统动作等均由微机或计算机芯片控制。

血气分析仪虽然种类、型号很多，但基本结构可分电极、管路和电路三大部分。实际上，血气分析仪的发展与分析电极的发展进步息息相关，新的生物传感器技术的发明和改进带动了血气分析仪的发展。因此，了解分析电极的原理和基本结构对更好地使用血气分析仪有帮助。

下面简单介绍 pH 电极、PCO_2 电极、PO_2 电极的基本结构。

1.电极的基本结构

(1)pH 电极与 pH 计类似,但精度较高,由玻璃电极和参比电极组成。参比电极为甘汞电极或Ag/AgCl电极。玻璃电极的毛细管由钠玻璃或锂玻璃吹制而成,与内电极 Ag/AgCl 一起被封装在充满磷酸盐氯化钾缓冲液的铅玻璃电极支持管中。整个电极与测量室均保持恒温 37 ℃。当样品进入测量室时,玻璃电极和参比电极形成一个原电池,其电极电位仅随样品 pH 值的变化而变化。

(2)PCO_2 电极是一种气敏电极。玻璃电极和参比电极被封装在充满碳酸氢钠、蒸馏水和氯化钠的外电极壳里。前端为半透膜(CO_2 膜),多用聚四氟乙烯、硅橡胶或聚乙烯等材料。远端具有一薄层对 pH 敏感的玻璃膜,电极内溶液是含有 KCl 的磷酸盐缓冲液,其中浸有 Ag/AgCl 电极。参比电极也是 Ag/AgCl 电极,通常为环状,位于玻璃电极管的近侧端。玻璃电极膜与其有机玻璃外端的 CO_2 膜之间放一片尼龙网,使两者之间保证有一层碳酸氢钠溶液间隔。CO_2 膜将测量室的血液与玻璃电极及外面的碳酸氢钠溶液分隔开,它可以让血中的 CO_2 和 O_2 通过,但不让 H^+ 和其他离子进入膜内。测量室体积可小至50~70 μL,现代仪器中与 PO_2 电极共用。整个电极与测量室均控制恒温 37 ℃。当血液中的 CO_2 透过 CO_2 膜引起玻璃电极外碳酸氢钠溶液的 pH 改变时,根据 Henderson-Hassebalch 方程式,可知 pH 改变为 PCO_2 的负对数函数。所以,测得 pH 后,只要接一反对数放大电路,便可求出样品的 PCO_2。

(3)PO_2 电极是一种 Clark 极化电极,O_2 半透膜为聚丙烯、聚乙烯或聚四氟乙烯。由铂阴极与Ag/AgCl阳极组成,铂丝封装在玻璃柱中,暴露的一端为阴极,Ag/AgCl 电极围绕玻璃柱近侧端,将此玻璃柱装在一有机玻璃套内,套的远端覆盖着 O_2 膜,套内充满磷酸盐氯化钾缓冲液。玻璃柱远端磨砂,使铂阴极与 O_2 膜间保持一薄层缓冲液。膜外为测量室。电极与测量室保持恒温 37 ℃。血液中的 O_2 借膜内外的 PO_2 梯度而进入电极,铂阴极和 Ag/AgCl 阳极间加有稳定的极化电压(0.6~0.8 V,一般选0.65 V),使 O_2 在阴极表面被还原,产生电流。其电流大小取决于渗透到阴极表面的 O_2 的多少,后者又取决于膜外的 PO_2。

无论是哪种电极,它们对温度都非常敏感。为了保证电极的转换精度,温度的变化应控制在±0.1℃。各种血气分析仪的恒温器结构不尽相同,恒温介质和恒温精度也不一样。恒温介质有水、空气、金属块等,其中水介质以循环泵、空气、风扇、金属块、加热片来保证各处温度均衡,以热敏电阻做感温元件,通过控制电路精细调节温度。

2.体表 PO_2 与 PCO_2 测定原理

(1)经皮 PO_2(PtO_2)测定用极谱法的 Clark 电极测量。通过皮肤加温装置,使皮肤组织的毛细血管充分动脉化,变化角质与颗粒层的气体通透性,在皮肤表面测定推算动脉血的气体分压。结果比动脉 O_2 低,原因是皮肤组织和电极本身需要消耗 O_2。

(2)经皮 PCO_2($PiCO_2$)测定电极是 Stowe-Severinghaus 型传感元件。同样也是通过皮肤加温装置来测定向皮肤表面弥散的 CO_2 分压。结果一般比动脉 CO_2 高,原因是皮肤组织产生 CO_2、循环有障碍组织内有 CO_2 蓄积、CO_2 解离曲线因温度上升而向下方移位等因素比因温度升高造成测量结果偏低的作用更大。

(3)结膜电极(PcO_2,$PcjCO_2$)微小的 Clark 电极装在眼睑结膜进行监测,毛细血管在眼睑结膜数层细胞的表浅结膜上皮下走行，不用加温就能测定上皮表面气体。PcO_2 能反映脑的 O_2 分压状况。

当前，绝大多数仪器可自动吸样，从而减小手工加样造成的误差，也不必过于考虑样品体积。现在大家的注意力集中在怎样才能不再需要采集血标本的技术上，如使用无损伤仪器测 PO_2 和 PCO_2。经皮测定血气，在低血压、灌注问题（如在休克、水肿、感染、烧伤及药物）不理想的电极放置、血气标本吸取方面问题（如患者焦虑），以及出生不足 24 h 的婴儿等情况下可能与离体仪器测定的相关性不够理想。但不管怎样，减少患者痛苦、能获得连续的动态信息还是相当吸引人的。

为了把局部血流对测定的影响减至最小，血管扩张是必要的。由于每个人对血管扩张药物如尼古丁和咖啡因等的反应不同，很难将其作为常规方法使用，因此加热扩散几乎是目前唯一使用的方法。通常加热的温度为 42～45 ℃，高于 45 ℃的温度偶尔可能造成Ⅱ度烫伤。实际测定时，每 4 h 应将电极移开一次，一方面可以避免烫伤，另一方面仪器存在一定的漂移，需要校正以减小误差扩大。

（二）血气酸碱分析仪应用的主要机型

1.ABL 系列

丹麦 Radiometer 公司制造的血气分析仪，在 20 世纪 70 年代独领风骚，随后才有其他厂家的产品。该系列血气分析仪在国内使用广泛，其中 ABL3 是国内使用较多的型号，可认为是代表性产品。近年该公司推出的 ABL4 和 ABL500 系列带有电解质（钾、钠、氯、钙）测定功能。

2.AVL 系列

瑞士 AVL 公司从 20 世纪 60 年代起就开始研制生产血气分析仪，多年来形成自己的系列产品，其中有 939 型、995 型等，以及 90 年代初推出 COMPACT 型。代表性产品为 995 型，有以下特点。

（1）样品用量少，仅需 25～40 μL。

（2）试剂消耗量少，电极、试剂等消耗品均可互换，电极寿命长。

（3）管路系统较简单，进样口和转换盘系统可与测量室分开，维修、保养方便。

3.CIBA-CORNING 系列

美国汽巴-康宁公司在 1973 年推出第一台自动血气分析仪。早期产品有 165、168、170、175、178 等型号。近年来生产的 200 系列，包括 238、278、280、288 等型号。该公司现被 BAYER 公司收购，最新的型号是 800 系列血气分析系统。

4.IL 系列

美国实验仪器公司（Instrumentation Laboratory）是世界上生产血气分析仪的主要厂家，早期产品有 413、613、813 等手工操作仪器。20 世纪 70 年代末开始研制的 IL-1300 系列血气分析仪，因设计灵活，性能良好、可靠而广受欢迎。BG3 实际上也属于 IL-1300 系列。该公司推出的新型血气分析仪有 BGE145、BGE1400 等，性能上的改进主要是增加了电解质测定，这是大多数血气分析仪的发展趋势。

IL-1300 系列血气分析仪特点如下。

（1）固体恒温装置。IL-1300 系列以金属块为电极的恒温介质，没有运动部件（空气恒温需风扇循环，水恒温需搅拌或循环)，结构紧凑，升温快。同时片式加热器和比例积分(PI)温控电路确保较好的恒温精度(0.1 ℃)。

(2)微型切换阀。特殊设计的微型切换阀在测量管道的中间，在校正时将 pH 测量电极(pH、Ref)和气体电极(PCO_2、PO_2)分成两个通道，同时用 pH 标准缓冲液(7.384、6.840)和标准气体(Cal1、Cal2)分别校正。这使管路系统大大简化，减少了许多泵阀等控制部件，易于维护检修。

(3)测量结果可溯源至国家标准。IL-1300 系列采用的两种 pH 缓冲液和两种标准混合气均符合标准法规定，可逐级由上一级计量部门检定。经此校正，pH 电极和气体电极的结果具有溯源性，即测定结果符合标准传递。

(4)血代质控液。IL 公司生产的血代质控液在理化和生物特性上与血液样品非常接近，通过三种水平(偏酸、中性、偏碱)的血代质控液可以更好地检测仪器的测量系统，甚至可反映出样品污染、冲洗效果对测量的影响。

5.NOVA 系列

NOVA 系列血气分析仪是美国 NOVA BIOMEDICAL 公司的产品，该公司 1981 年在中国登记注册为美中互利公司。从 20 世纪 70 年代以来该公司积极开发急诊分析仪系列产品，就血气分析仪而论，有 SPPI-12 等型号，多数型号还能随机组合葡萄糖、乳酸、尿素氮、钾、钠、氯、钙等项目，可在一台仪器上利用全血测定所有急诊生化项目。

其代表产品为 NOVA SP-5，仪器特点如下。

(1)管道系统以一个旋转泵提供动力，可同时完成正反两个方向的吸液和充液动作；用止流阀和试剂分隔器代替传统的液体电磁阀；所有管路暴露在外，等等。不仅大大降低了故障率，还容易查明故障原因和维修。

(2)测量单元采用微型离子选择电极，各种电极均应用表面接触技术，拆卸方便，节约样品，并且这些电极安装在特制的有机玻璃流动槽上，可直接观察整个测试过程中的气体-液体交替的流动过程；采用特殊设计的自动恒温测量单元。

(3)血细胞比容(HCT)测定电极在 S 形通道内设有两个电极作为 HCT 的测定电极，同时还可作为空气探测器电极。它是根据红细胞和离子都能阻碍电流通过，其阻值大小与红细胞的百分比减去由离子浓度所得到的阻值成正比，从而达到测定 HCT 的目的。电极内有温度调节热敏电阻，使样品通过该电极时，能迅速达到 37 ℃并恒定，以减小测定误差。

(4)仪器校正由仪器本身根据运行状态自动进行校正间隔时间可设置。

6.DH 系列

DH 系列由南京分析仪器厂研制。其技术性能基本与 ABL 系列相近。该厂的最新型号为 DH-1332 型，具有强大的数据处理功能，可将指定患者的多次报告进行动态图分析；尤其是其特有的专家诊断系统，可在每次测定后的测试报告上标出测量结果的酸碱平衡区域图，并根据国际通用的临床应用分析得到参考诊断意见。这样，临床医生可不用再对测量数据进行分析，从而可以迅速、有效地进行治疗。

7.医疗点检测用的仪器

医疗点检测(Point-of-care Testing，POCT)或床边检测用的仪器，以便携、小型化为特点。

这类仪器分两类：一为手提式、便携的单一用途电极仪器，提供各种检测用途的便携式电极，包括 I-STAT 型(I-STAT公司)和 IRMA 型(Diametric 公司，St.Paul，MN)仪器。二为手提式、含有所有必需电极的液体试剂包的仪器，包括 GEM 系列分析仪(Amallinckrodt Medical 公司)和 NOVA 系列分析仪(NOVA Biomedical公司)。这类利用便携式微电极的仪器能检测电解质、PCO_2、PO_2、pH、葡萄糖、尿素氮和 HCT，仅用少量的未稀释全血样品即可，能为临床提供有效、可靠、精密、准确的结果。其最明显的优点是能快速地从少量的全血中提供生化试验结果。

三、血气酸碱分析技术的临床应用

血液酸碱度的相对恒定是机体进行正常生理活动的基本条件之一。正常人血液中的 pH 极为稳定，其变化范围很小，即使在疾病过程中，pH 也始终维持在 7.35～7.45。这是因为机体有一整套调节酸碱平衡的机制，通过体液中的缓冲体系及肺、肾等脏器的调节作用来保证体内酸碱度保持相对平衡。疾病严重时，机体内产生或丢失的酸碱超过机体调节能力，或机体酸碱调节机制出现障碍时，容易发生酸碱平衡失调。酸碱平衡紊乱是临床常见的一种症状，各种疾患均有可能出现。

(一)低氧血症

可分为动脉低氧血症与静脉低氧血症，这里只讨论前者。

(1)呼吸中枢功能减退。特发性肺泡通气不足综合征、脑炎、脑出血、脑外伤、甲状腺功能减退、CO_2 麻醉、麻醉和镇静药过量或中毒。

(2)神经肌肉疾患。颈椎损伤、急性感染性多发性神经根综合征、多发性硬化症、脊髓灰质炎、重症肌无力、肌萎缩、药物及毒物中毒。

(3)胸廓及横膈疾患。

(4)通气血流比例失调。

(5)肺内分流。

(6)弥散障碍。

(二)低二氧化碳血症

(1)中枢神经系统疾患。

(2)某些肺部疾患。间质性肺纤维化或肺炎、肺梗死，以及呼吸困难综合征、哮喘、左心衰竭时肺部瘀血、肺水肿等。

(3)代谢性酸中毒。

(4)特发性过度通气综合征。

(5)高热。

(6)机械过度通气。

(7)其他，如甲亢、严重贫血、肝昏迷、水杨酸盐中毒、缺氧、疼痛刺激等。

(三)高二氧化碳血症

(1)上呼吸道阻塞。气管异物、喉头痉挛或水肿、溺水窒息通气受阻、羊水或其他分泌物堵塞气管、肿瘤压迫等。

(2)肺部疾患。慢性阻塞性肺疾病、广泛肺结核、大面积肺不张、严重哮喘发作、肺泡肺水肿等。

(3)胸廓、胸膜疾患。严重胸部畸形、胸廓成形术、张力性气胸、大量液气胸等。

(4)神经肌肉疾病。脊髓灰质炎、感染性多发性神经根炎、重症肌无力、进行性肌萎缩等。

(5)呼吸中枢抑制。应用呼吸抑制剂如麻醉剂、止痛剂,中枢神经系统缺血、损伤,特别是脑干伤等病变。

(6)原因不明的高 CO_2 血症。心肺性肥厚综合征、原发性肺泡通气不足等。

(7)代谢性碱中毒。

(8)呼吸机使用不当。

(四)代谢性酸中毒

(1)分解性代谢亢进(高热、感染、休克等)、酮症酸中毒、乳酸性酸中毒。

(2)急慢性肾衰竭、肾小管性酸中毒、高钾饮食。

(3)服用氯化氨、水杨酸盐、磷酸盐等酸性药物过多。

(4)重度腹泻、肠吸引术、肠胆胰瘘、大面积灼伤、大量血浆渗出。

(五)代谢性碱中毒

(1)易引起 Cl^- 反应的代谢性碱中毒(尿 $Cl^- < 10$ mmol/L),包括挛缩性代谢性碱中毒,如长期呕吐或鼻胃吸引、幽门或上十二指肠梗阻、长期或滥用利尿剂及绒毛腺瘤等所引起 Posthypercapnic 状态、囊性纤维化(系统性 Cl^- 重吸收无效)。

(2)Cl^- 恒定性的代谢性碱中毒,包括盐皮质醇过量,如原发性高醛固酮血症(肾上腺瘤或罕见的肾上腺癌)、双侧肾上腺增生、继发性高醛固酮血症、高血压性蛋白原酶性高醛固酮血症、先天性肾上腺增生等;糖皮质醇过量,如原发性肾上腺瘤(Cushing 综合征)、垂体瘤分泌 ACTH(Cushing 综合征)、外源性可的松治疗等;Bartter 综合征。

(3)外源性代谢性碱中毒,包括医源性的,如含碳酸盐性的静脉补液,大量输血(枸橼酸钠过量),透析患者使用抗酸剂和阳离子交换树脂,用大剂量的青霉素等,乳碱综合征。

四、血气酸碱分析技术应用展望

经过 50 年的发展,血气分析仪已经非常成熟,能满足精确、快速、微量的要求,并且已达到较高的自动化程度。从发展趋势来看,大体上有以下几方面。

(1)发展系列产品,满足不同级别医疗单位的要求。大量采用通用部件,如电极、测量室、电路板、控制软件,生产厂家只需对某一部件或某项功能进行小的改进就可以推出新的型号。如 IL 的 1300 系列。也有的厂家采用积木式结构,将不同的部件组合起来成为不同型号。如 NOVA SP 系列。同一系列的产品功能不同,价格有时相去甚远。因此,用户应根据本单位的实际情况选择合适的型号,不能盲目追求新的型号,造成不必要的浪费。

(2)功能不断增强。这些功能的拓展是与计算机技术的发展分不开的,主要体现在两个方面。①自动化程度越来越高,向智能化方向发展。当今的血气分析仪都能自动校正、自动测量、自动清洗、自动计算并输出打印,有的可以自动进样。多数具备自动监测功能(包括电极监测、故障报警等)。有些仪器在设定时间内无标本测定时会自动转入节省方式运行。②数据处理功能加强。除存储大量的检查报告外,还可将某一患者的多次结果做出动态图进行连续监测。专家诊断系统已在部分仪器上采用,避免了误诊,特别是对于血气分析技术不熟悉的临床医生。通过数据发送,使联网的计算机迅速获取检查报告。

(3)增加检验项目,形成"急诊室系统"。具备电解质检测功能的血气分析仪是今后发展的主流,临床医生可以通过一次检查掌握全面的数据。此外,葡萄糖、尿素氮、肌酐、乳酸、HCT、血氧含量测定也在发展,有的已装备仪器。

(4)免保养技术的广泛使用。目前的血气分析仪基本上采用敏感玻璃膜电极,由于测量室结构复杂,电极需要大量日常维护工作。据估计,电检故障约占仪器总故障的80%。采用块状电极,在寿命期内基本不用维护,成为"免维护"或准确说来是"少维护"电极,这是今后血气电极发展的主流。更新的技术是点状电极,即在一块印刷电路板上的一个个金属点上,滴上电极液并覆盖不同的电极膜而形成电极,由沟槽状测量管通道相连,插入仪器后与仪器的管道、电路相接成为完整的检测系统。这是真正意义上的"免维护"电极,有广阔的发展前景。

(5)为实现小型化、便携式的目的,有几种发展趋势:①密闭含气标准液将被广泛使用,从而摆脱笨重的钢瓶,仪器可以真正做到小型化,能随时在床边、手术室进行检查。②把测量室、管路系统高度集成,构成一次性使用的测量块,测量后,测量块即作废,免除了排液、清洗等烦琐的工作,简化了机械结构,减小了仪器体积。③彻底抛弃电极法测量原理,采用光电法测量,使其成为真正免维护保养、操作简便可靠的仪器。即发光二极管发出的光经透镜和激发滤光片后,照射到半透半反镜上,反射光再经一个透镜照射到测量小室的传感片上,根据测量参数不同(如 pH 大小不同),激发出来的光强度也不同,发射光经透镜及发射滤光片,到达光电二极管,完成光信号到电信号的转换。由于这一改革采用了光电法测量,无须外部试剂(只需测量块即可),大大降低了对外部工作环境的要求,同时也使操作变得简单易行。如 AVL 公司生产的 AVL OPTI,采用后两种技术,总重量仅为 5 kg,可以在任何情况和环境下运送,提高了仪器的便携性,使其成为面向医生、护士,而不是面向工程技术人员和实验技术人员的免维护仪器。该仪器十分适于在各种紧急情况下快速、准确地对患者进行检查,指导医生进行治疗。

(6)非损伤性检查。血气分析仪已经做到经皮测定血液 PO_2、PCO_2,尽管结果与动脉血的结果有一定差异,但基本能满足病情监测的需要。从理论上说,测定 pH 实行非损伤性检查是不可能的。现在研究的方向是如何在微小损伤的情况下,用毛细管电极插入血管来测定血液 pH,甚至进行连续监测。由于不会造成出血,患者没有什么痛苦,适合危重患者特别是血气酸碱平衡紊乱患者的诊断抢救。

第三节　自动化酶免疫分析技术

抗原抗体特异性反应的特性引入临床实验诊断技术上,已有很长的历史并发挥了重要的作用。除了利用抗原抗体特异性反应的原理进行某种未知物质的定性了解(定性方法)外,应用这一原理进行物质的定量分析在临床应用上已越来越广泛和深入。标记免疫化学分析技术就是一类很重要的免疫定量分析技术,酶联免疫吸附剂测定(enzyme linked immuno sorbent assay,ELISA)技术的问世是免疫学定量分析方法的重要标志之一。从 ELISA 引申出来的一系列标记酶免疫化学分析(简称酶免疫分析,EIA)技术,使标记免疫化学分析技术得以丰富和完善,并得到广泛应用。本章着重介绍 ELISA 技术的自动化及应用。

一、免疫分析技术的发展

酶免疫分析(enzyme immunoassay,EIA)是利用酶催化反应的特性来进行检测和定量分析免疫反应的。在实践上,首先要让酶标记的抗体或抗原与相应的配体(抗原或抗体)发生反应,然后再加入酶底物。酶催化反应发生后,可通过检测下降的酶底物浓度或升高的酶催化产物浓度来达到检测或定量分析抗原抗体反应的目的。

1971 年 Engvall 和 Perlman 发表了酶联免疫吸附剂测定用于 IgG 定量测定的文章,从此开始普遍应用这种方法。在标记酶的研究上学者们做了大量工作,包括酶的种类开发、酶催化底物的应用、酶促反应的扩大效应研究,以及底物检测手段等。

(一)酶联免疫吸附剂分析

这是一项广泛应用于临床分析的 EIA 技术。在这一方法中,一种反应组分非特异性地吸附或以共价键形式结合于固体物的表面,像微量反应板孔的表面、磁颗粒表面或塑料球珠表面。吸附的组分有利于分离结合和游离的标记反应物。ELISA 技术可分为双抗体夹心法、间接法和竞争法三类。双抗体夹心法多用于检测抗原,是最广泛应用的 ELISA 技术,但此法检测的抗原,应至少有两个结合位点,故不能用于检测半抗原物质。间接法是检测抗体最常用的方法,只要更换不同的固相抗原,用一种酶标抗体就可检测出各种相应的抗体。竞争法可用于检测抗原和抗体。

(二)酶扩大免疫分析技术

酶扩大免疫分析技术(enzyme multiplied immunoassay technique,EMIT),也是一种广泛应用于临床分析的 EIA 技术。由于 EMIT 不需“分离”这一步骤,易于操作,现用于分析各种药物、激素及代谢产物。EMIT 易于实现自动化操作。在这一技术中,抗体药物、激素或代谢产物的抗体与底物一起加入被检患者的标本中,让抗原抗体发生结合反应,再加入一定量的酶标记的相应药物、激素或代谢产物作为第二试剂;酶标志物与相应的过量抗体结合,形成抗原抗体复合物,这一结合封闭了酶触底物的活性位点或改变酶的分子构象,从而影响酶的活性。抗原抗体复合物形成引起的酶活性的相应改变与患者标本中待测成分的浓度成比例关系。从校准品曲线上即可算出待测成分的浓度。

(三)克隆酶供体免疫分析

克隆酶供体免疫分析技术是一项利用基因工程技术设计和发展起来的 EIA 技术。通过巧妙地操作大肠杆菌(E.Coli)的 lac 操纵子的 Z 基因,制备出 β-岩藻糖苷酶的无活性片段(酶供体和受体)。这两种片段可自然地装配重组形成有活性的酶,即使是供体片段结合到抗原上也不受影响。但是,当抗体结合到酶供体-抗原胶连体时,则会抑制这种装配重组,使有活性的酶不能形成。因此,在酶受体存在的情况下,被检抗原与酶供体-抗原胶连体对相应一定量的抗体的竞争便决定了有活性的酶的多少,被检抗原浓度高时,有活性酶形成的抑制便减少,反之便增多。测定酶活性可反映出被检抗原的量。

EIA 所用的酶主要有碱性磷酸酶、辣根过氧化物酶、葡萄糖-6-磷酸脱氢酶及 β-岩藻糖苷酶。抗体的酶标记和抗原的酶胶连是通过双功能制剂的共价键联合技术来制备的,重组的胶连物是利用基因融合技术来制备的。

EIA 技术中,有各种各样的酶促反应检测体系。光学比色测定就是一种很普遍的检测。

目前使用的比色计，像酶标仪，结构紧密，性能较高，且以多用途、可靠、易于操作及价廉等特点得到用户的青睐。然而，用荧光剂或化学发光剂标记底物或产物的EIA相比用光学比色的在灵敏度上更具优势。磷酸伞形花酮是一种不发荧光的底物，在碱性磷酸酶的催化下可转变成强荧光性的伞形花酮，这一酶促反应可用于以碱性磷酸酶做标记酶的EIA定量分析。用碱性磷酸酶做标记酶做化学发光免疫分析时，选择一种名叫Adamantyl1，2-dioxetanearyl phosphate的化学发光剂作为底物可获得很好的灵敏度效果。在酶的浓度为10～21 Umol时也可检出。酶级联反应也已用于EIA技术，其优点是结合了两种酶——标记酶碱性磷酸酶和试剂酶乙酰脱氢酶的放大效应，使检测的灵敏度大大提高。

化学发光ELISA技术作为常用的EIA技术，其自动化的发展已在临床应用上受到重视。目前，国外已有许多公司发展了从样品加样、洗板到最终比色过程全自动化的仪器，以满足临床检验的各种需要。国内已用的仪器主要型号有：意大利STB公司生产的AMP型及BRIO型全自动酶免分析系统、Grifola公司的TRITURUS型（变色龙）全自动酶免分析系统、Bio-Rad公司的Coda型全自动酶免分析系统。另外，还有将加样和酶免分析分开处理的系统，如瑞士的AT型全自动标本处理系统和FAME型酶免分析系统。

二、ELISA技术的理论基础与自动化

（一）ELISA技术的基本原理

1.双抗体夹心法

双抗体夹心法是检测抗原最常用的方法，可检测患者体液中各种微量抗原物质以及病原体有关的抗原，应用较广。其操作步骤是将特异性抗体包被载体，使形成固相抗体，洗去未结合的抗体和杂质后，加入待测样品，使其中相应抗原与固相抗体呈特异性结合，形成固相抗原抗体复合物，再洗涤除去未结合的物质，继加酶标记抗体，使与固相上的抗原呈特异性结合，经充分洗涤除去未结合的游离酶标记抗体，最后加入相应酶的底物化，固相的酶催化底物变成有色产物，颜色反应的程度与固相上抗原的量有关。

用此法检测的抗原应至少有两个结合位点，故不能用以检测半抗原物质。

2.间接法

间接法是检测抗体最常用的方法。其操作步骤是将特异性抗原包被载体，形成固相抗原，洗涤去除未结合的物质后，加待测样品，使其中待测的特异性抗体与固相抗原结合形成固相抗原抗体复合物，再经洗涤后，固相上仅留下特异性抗体，继加酶标记的抗人球蛋白（酶标记抗体），使与固相复合物中的抗体结合，从而使待测抗体间接地标记上酶。洗涤去除多余的酶标记抗体后，固相上结合的酶量就代表待测抗体的量。最后加底物显色，其颜色深度可代表待测定抗体量。

本法只要更换不同的固相抗原，用一种酶标记抗体就可检测出各种相应的抗体。

3.竞争法

竞争法也可用以测定抗原和抗体。以测定抗原为例，受检抗原和酶标记抗原共同竞争结合固相抗体，因此与固相结合的酶标记抗原量与受检抗原量成反比，其操作步骤是将特异性抗体包被载体，形成固相抗体，洗涤去除杂质后，待测孔中同时加待测标本和酶标记抗原，使之与固相抗体反应。如待测标本中含有抗原，则与酶标记抗原共同竞争结合固相抗体。凡待测标

本中抗原量较多，酶标记抗原结合的量就越少，洗涤去除游离酶标志物后，加底物显色。结果是不含受检抗原的对照孔，其结合的酶标记抗原最多，颜色最深。对照孔与待测颜色深度之差，代表受检标本中的抗原量。待测孔越淡，标本中抗原量越多。

（二）自动化 ELISA 技术的理论基础与实践

ELISA 技术的理论基础与实践在一般的概念里，ELISA 技术的可操作性强，不需复杂设备，甚至完全手工加样、洗板和肉眼判读结果，便可完成技术操作。近年来，人们的质量控制意识不断加强，要求尽可能做到最低限度地减小系统误差，降低劳动强度，这就需要解决 ELISA 技术中加样、温育、洗板及判读结果过程的系统误差问题及高效率运作问题，自动化技术应运而生。将 ELISA 技术的加样、温育、洗板及判读结果过程科学地、有机地、系统地结合，尽可能地减少各环节人为因素的影响，便成为自动化 ELISA 技术的理论基础。

在自动化 ELISA 技术中，可以将整个体系分成加样系统、温育系统、洗板系统、判读系统、机械臂系统、液路动力系统及软件控制系统等几种结构，这些系统既相互独立又紧密联系。加样系统包括加样针、条码阅读器、样品盘、试剂架及加样台等构件。加样针有两种，一为有 Teflon 涂层的金属针，另一为可更换的一次性加样头（Tip）。有些仪器的加样针只配金属针，无一次性加样头，有些是两种针都配备。加样针的功能主要是加样品及试剂，它靠液路动力系统提供动力，通过注射器样的分配器进行精确加样。加样针的数量在各型号仪器上是不同的，有一根的、两根的或多根的。条码阅读器是帮助识别标本的重要装置，目前的仪器均配有此装置。样品盘除了放置标本外，还能放置稀释标本用的稀释管，供不同检测目的使用。试剂架是供放置酶标记试剂、显色液、终止液等试剂用的，有些型号的仪器这一部分是独立的，有些是并在样品盘上。加样台是酶标板放置的平台，有些仪器在台上设置温育装置，让温育在台上进行。整个加样系统由控制软件进行“按部就班”的协调操作。

温育系统主要由加温器及易导热的金属材料板架构成。有些是盒式的，有些是台式的。一般控制温度可在室温至 50 ℃之间。温育时间及温度设置是由控制软件精确调控的。

洗板系统是整个体系的重要组成部分，主要由支持板架、洗液注入针及液体进出管路等组成。洗液注入针一般是 8 头的。每项洗板的洗板残留量一般控制在 5 μL 以内，最好的设备可控制在2 μL内。洗板次数可通过软件控制实现并可更改。

读板系统由光源、激光片、光导纤维、镜片和光电倍增管组成，是对酶促反应最终结果做客观判读的设备。各型号仪器的比色探头配置不一样，有单头的，也有 8 头的。控制软件通过机械臂和输送轨道将酶标板送入读板器进行自动比色，再将光信号转变成数据信号并回送到软件系统进行分析，最终得出结果。

酶标板的移动靠机械臂或轨道运输系统来完成。机械臂的另一重要功能是移动加样针。机械系统的运动受控于控制软件，其运动非常精确和到位。

为了更易于理解自动化 ELISA 技术的操作，在此列举 AMP 型全自动酶免分析系统的操作过程。

（三）主要型号的全自动酶免分析仪的性能及特点

1.AMP 型全自动酶免分析仪

该型仪器适用于各样项目的 ELISA 检测。可随机设置检测模式，每块上可同时检测相关条件的8个项目。加标本的速度为700个/h;标本加样体积为7～300 μL,进度为1 μL可调;加样精度为10 μL时CV<2.5%,100 μL时CV<1%。试剂加样速度为1 400孔/h;加样体积为10～300 μL;进度为1μL可调,加样精度为100 μL时CV<2%。有液面感应装置。样品架为6个可移动模块,一次可放置180个标本和稀释管,有标本识别的条码阅读器。温育系统中有可检温度在20～45℃的平式加热器,温度设置误差在±0.5 ℃内,真正工作时需预热5 min;孵育架有8个板位,每个板位温度设置是一样的,不能独立。洗板机配有8头洗液注入头,无交叉吸液,每洗液残留体积<5 μL。读板器光源为20 W钨光灯,检测器有8个硅管,滤光片架可同时装8个滤光片,一般配装405 nm、450 nm、492 nm、550 nm、620 nm波长的滤光片。吸光度范围为0～3.000 OD,分辨率为0.001 OD,精度在OD=0.15时,CV<2.5%;OD=0.8时,CV<1.5%;OD=1.5时,CV<1.5%。

2.Triturus型全自动酶免分析仪

该型仪器适用于各种项目的ELISA检测。随机安排项目检测,每板上可同时做8个相同条件的项目检测。可用加样针或Tip头加样;加样速度为>700个/h;加样体积为:用针时2～300 μL,用Tip头时10～300 μL,进度均为1 μL可调;加样精度为:用针时CV<1%,用Tip头时CV<2%。试剂加样速度为2 760孔/h;加样体积2～300 μL,进度为1 μL可调;加样精度为100μL时,CV<2%。有液面感应装置。标本架为一圆形可移动架,可同时放置92管标本和96个稀释管。标本架中心为12个可移动的试剂架,并有8个稀释液架。有标本识别的条码阅读器,温育系统有可控温在20～40 ℃的平台加热器,温度设置误差在±0.5 ℃内,工作时需预热10 min;有4个加热孵育板位,轨道式振荡,每个板位独立控温,互不干扰。洗板机配有8头洗液注入头,液残量控制在2 μL以内。读板器有重复性读的单光纤光度计,光源为20 W钨光灯,检测器有1个硅光管,滤光片架可同时装7个滤光片,一般配装405 nm、450 nm、492 nm、550 nm、600 nm、620 nm波长的滤光片,吸光度范围为0～3.000 OD,分辨率为0.001 OD,精度为CV<1%。软件平台为Windows95/98。

3.CODA型全自动开放式酶免系统

在本系统上配用开放的ELISA药盖。整个酶免分析过程都在一个组合式的系统内完成:加样、孵育、洗板、结果判读、打印报告。但也可以自动操作酶免反应过程中个别的功能。一次操作中最高可设置5种分析项目。可同时做3块酶标板的分析,测试量可大可小。可以贮存标准曲线,并为下次的测试做校正调节。能将测出的资料进行曲线拟合的积分计算。在大量筛选样品时,可用阈值测定的方法,筛查大批定性分析的样品。酶标板的孔底为平底或"U""V"形底;样品管5 mL或1.5 mL均可放置。温育温度可控制在35～47 ℃。检测光谱的波长范围为400～700 nm。载板架有振板功能。软件平台为Windows 95。

4.FAME型酶免分析处理系统

该系统为除标本加样外的温育、加试剂、洗板、读板的自动化酶免分析装置。每项可同时处理9块酶标板。加样针为一次性,为回头加样探头,加样速度较快。酶试剂的混合须在机外进行。每板只能同时检测一个项目,但对于大样品、项目一致性强的工作,该系统应为上佳选择的机型。一般配上AT型标本处理系统,其全自动化的概念更可体现出来。

三、自动化 ELISA 技术的临床应用

由于 ELISA 技术具有无污染性、操作简便、项目易于开发等优点，加上已实现自动化，已受到临床实验室的重视。在骨代谢状况、糖尿病、药物浓度监测、内分泌学、生殖内分泌学、免疫血液学、肿瘤、感染性疾病、自身免疫病的诊断或监测上，ELISA 技术已占据了较优势的地位。但其与发光免疫技术比较起来，灵敏度上稍逊色了些，重点介绍以下内容。

(1)骨代谢中骨重吸收的指标(Crosslaps)：Crosslaps 是Ⅰ型胶原交联 C 末端肽的商品名，是最近发展起来的一项反映骨形成和骨重吸收的重要指标。已有报道，在骨质疏松、Paget's 病、代谢性骨病等的患者中，尿中的 Crasslaps 升高。抑制骨重吸收的药物可导致 Crosslaps 水平降低。停经后妇女或骨质疏松患者雌激素等治疗可引起这一标志物降低。停经前妇女尿中 Crosslaps 的浓度一般在5～65 nmol BCE/mmol Cr之间，正常男性为86 nmol BCE/mmol Cr。

(2)与糖尿病有关的自身抗体：主要有抗谷氨酸脱羧酶抗体(抗 GAD 抗体)、IAA、ICA。

(3)细胞因子的检测：干扰素(IFN-α、γ、β)、白介素 1～10(IL-1～10)、TGF-β_1、TGF-β_2、TNF-α 等。

(4)肝炎标志物及其他感染指标：甲、乙、丙、丁、戊型肝炎的血清学标志物，艾滋病病毒抗体，EB 病毒，巨细胞病毒，风疹病毒，弓形体等。

(5)自身免疫抗体：ENA、TGAb、TPOAb 等。

四、自动化 ELISA 技术应用展望

ELISA 技术在临床实验室里已是一项重要的应用技术，在病毒性肝炎血清学标志物的检测方面应用最广泛，在肿瘤标志物的检测上也经常用到该技术。但大多数的实验室仍停留在手工操作上，甚至连最基本的酶标仪都没有配备，势必影响到该技术的质量保证。

有人认为 ELISA 技术已逐步走向退化，可能会逐步退出临床实验室。笔者认为，这是一种不全面的看法。ELISA 技术除其自身的优点外，自动化的发展更应当为临床实验室提供可靠的质量保障，以及提高工作效率和减轻工作强度等。自动化的发展是 ELISA 技术更有生命力的象征。

应当提倡和推广自动化的 ELISA 技术。笔者在这些年的应用中体会到，很重要的一点是，自动化技术大大减少了手工操作中造成的系统误差。比如，有些标本，尤其是低浓度的，反复手工测定时经常出现忽阴忽阳的情况，受很多主观因素的影响。当然，应用自动化设备会增加测试的成本，但这种成本的增加带来的是检测质量的保证。另外，应当看到，随着用户和产品的增加，设备的成本价格会逐渐下调。

第四节　特殊蛋白免疫分析技术

随着实验技术的发展，血浆蛋白分析技术由最初的试管沉淀反应、琼脂凝胶的扩散试验，发展到现代免疫分析技术。特种蛋白免疫分析技术方法逐步完善，其灵敏度逐步提高，检测水平由微克(μg)发展到纳克(ng)甚至皮克(pg)水平。

一、概述

免疫技术是利用抗原-抗体反应进行的检测法，即应用制备好的特异性抗原或抗体作为试剂，以检测标本中的相应抗体或抗原，它的特点是具有高度的特异性和敏感性。特种蛋白免疫分析技术随着自动化程度的不断提高，其检测方法主要为透射比浊法和散射比浊法。1959 年 Schultze 和 Schick 提出用抗原抗体结合后形成复合物使溶液浊度改变，用普通比浊计测定免疫球蛋白的含量，由于其敏感性太差未引起人们广泛注意。

1965 年 Mancini 提出利用单向辐射免疫扩散(single radial immunodiffusion，SRID)原理使可溶性抗原和相应的抗体在凝胶中扩散，形成浓度梯度，在抗原、抗体浓度比例恰当的位置形成肉眼可见的沉淀线或沉淀环，即可确定该抗原的浓度。1966 年，德国 Behringwerke 公司根据此法生产出 Pangen®平板，可测定 40 多种血清蛋白。这种系统被认为是现代实验室的一种革新。但此法适用于大分子抗原，反应时间长，不能满足临床快速诊断的需要。

1967 年 Ritchie 提出，分别利用补体 C_3 和结合珠蛋白与相应的抗体形成抗原抗体复合物，定量测定悬浮的免疫复合物颗粒与射入光束成一定角度时产生光散射的强度来评估补体 C_3 和结合球蛋白的含量，并称为激光散射比浊法(Nephelometry)，这使经典的凝胶内沉淀法的测定由数十小时一下子缩短为数小时，给蛋白免疫分析开创了一个新纪录。1970 年 Technicon 公司根据此原理很快制造出蛋白免疫分析的自动检测系统，称之为 AIP(Automated Immuno Preciptin)。

1977 年，Behring 公司制造出了一种新的测定特种蛋白分析的激光浊度分析仪(Behring Laser Nephelometer，BLN)，使这种新的检测技术付诸实际应用。其后，随着计算机技术的高速发展，该公司又相继推出 BNA(Behring Nephelometer Analyzers，1985 年)、TTS(Turbi Time System，1987 年)和BN-100(Behring Nephelometer 100，1988 年)激光散射比浊分析仪。最近该公司又推出更先进的 BN-Ⅱ(Behring Nephelometer Ⅱ)激光散射比浊分析仪。

然而，激光散射比浊法是终点比浊，即抗原抗体复合物完全形成后才能检测，其间必须温育 2～3 h(或 1～2 h)，这仍不能满足临床快速诊断的需要。1970 年 Hellsing Harrington 等提出，在抗原抗体反应中加入聚合物，可使反应时间明显缩短。另外，用激光作为光源，其波长固定(氦氖激光 633 nm，氦镉激光 442 nm)，散射夹角小，也降低了蛋白免疫检测的敏感度。1977 年 Sternberg 提出了更快速的测定方法，即测定抗原与抗体反应的最高峰时其复合物形成的量，称之为速率散射比浊法(Rate nephelometry)，由此可使抗原结合的反应在几十秒钟之内得出检测结果。美国 Beckman 公司根据上述原理大批量制成了免疫化学分析系统(Immunochemistry systems，ICS)，用计算机程序分析处理抗原抗体反应的动态数据，直接显示受检抗原的浓度电位。此种仪器已发展为自动控制的仪器，最近又推出了带条码的全自动特种蛋白免疫分析系统 ARRAY 360CE。

二、免疫比浊法的特点

由于自动化免疫浊度分析克服了以前免疫测定法操作烦琐、敏感度低(10～100 ng/L)、时间长和不能自动化等四个缺点，使得自动化免疫分析一出现就受到普遍重视。其主要优势在于以下几点。

(1)自动化免疫分析稳定性好，敏感性高(达 ng/L 水平)，精确度高(CV＜5%)，干扰因素少，结果判断更加客观、准确，也便于进行室内及室间质量控制。

(2)自动化免疫分析快速、简便，标本回报时间短，便于及时将各种信息向临床反馈，又可节约大量人力、物力，利于大批量样品的处理。

(3)自动化免疫分析能更好地避免标本之间的污染及标本对人的污染。

(4)自动化免疫分析可利用多道计数器、测光仪，同一份样品同时测定几十种和临床有关的分析物，血清用量少，具有明显的应用优势。

三、特种蛋白免疫浊度分析测定法

免疫测定(immunoassay，IA)是利用抗原抗体反应检测标本中微量物质的分析方法。这种方法最大的特点是特异性好，即某一特定抗原只与其相应的抗体反应。蛋白质具有抗原性，将血浆中的某一特定抗原性的蛋白质进行定量或者定性测定，故称特定蛋白检测。以此抗体作为试剂，可以在不需分离的条件下，定量检测存在于复杂蛋白质混合物中的此种特定蛋白质。因此免疫测定将血浆蛋白质的测定大大推进了一步，使血清中数十种具有临床意义的微量蛋白质可以简便地进行单个定量测定。免疫测定的另一特点是敏感性高，可测出纳克(ng)水平的量。将反应物进行标记而做的免疫测定，如放射免疫测定和酶免疫测定，其敏感度可达皮克(pg)水平。但具有临床意义的多种血浆蛋白质，其含量一般均高于纳克(ng)水平，用简便、快速的浊度法已可达到检测目的。

特种蛋白自动化免疫浊度测定仪根据检测角度的不同，可分为免疫透射浊度分析仪和免疫散射浊度分析仪。

(一)免疫透射浊度测定

免疫透射浊度测定(turbidimetry)可分为沉淀反应免疫透射浊度测定法和免疫胶乳浊度测定法。

1.沉淀反应免疫透射浊度测定法

沉淀反应免疫比浊测定法的基本原理是：抗原抗体在特殊缓冲液中快速形成抗原抗体复合物，使反应液出现浊度。当反应液中保持抗体过剩时，形成的复合物随抗原增加而增加，反应液的浊度亦随之增加，与一系列的标准品对照，即可计算出未知蛋白质的含量。

免疫复合物的形成有时限变化，即当抗原抗体相遇后立即结合成小复合物(＜19 s)，几分钟到数小时才形成可见的复合物(＞19 s)。作为快速比浊，这种速度太慢，加入聚合剂(或促聚剂)则大的免疫复合物会立即形成。目前促聚剂用得最多的是聚乙二醇(MW6000～8000)，浓度约为4%。

浊度测定亦有其弱点：其一是抗原或抗体量大大过剩，出现可溶性复合物，造成误差。对于单克隆蛋白的测定，这种误差更易出现。其二是应维持反应管中抗体蛋白量始终过剩，这个值要预先测定，使仪器的测定范围在低于生理正常值到高于正常范围之间。其三是受到血脂浓度的影响，尤其是在低稀释时，脂蛋白的小颗粒可形成浊度，造成假性升高。

2.免疫胶乳浊度测定法

免疫胶乳浊度测定法为一种带载体的免疫比浊法，其敏感度大大高于比浊法，操作也极为简便。少量小抗原抗体复合物极难形成浊度，除非放置较长时间。如需要形成较大的复合物，抗原和抗体量应较大，这显然不符合微量化的要求。鉴于这点，发展了免疫胶乳浊度测定。

免疫胶乳浊度的基本原理是：选择一种大小适中、均匀一致的胶乳颗粒，吸附抗体后，当遇到相应抗原时，则发生凝集。单个胶乳颗粒在入射光波长之内，光线可透过。当两个胶乳颗粒凝集时，则使透过光减少，这种减少的程度与胶乳凝聚成正比，当然也与抗原量成正比。

该技术的关键在于两个方面：其一是选择适用的胶乳，其大小(直径)要稍小于波长。经研究：用500 nm波长者，选择 0.1 μm 胶乳较适合；用 585 nm 波长者，选择 0.1～0.2 μm 胶乳为好。目前多用0.2 μm胶乳。其二是胶乳与抗体结合，用化学交联虽好，但失活也较大。目前一般应用吸附法。

(二)激光散射浊度测定

激光散射浊度测定(nephelometry)按测试的方式不同分两种比浊法：即终点散射比浊法(end point nephelometry)和速率散射比浊法(rate nephelometry)。

激光散射浊度的基本原理是：激光散射光沿水平轴照射，通过溶液时碰到小颗粒的抗原-抗体免疫复合物时，光线被折射，发生偏转。偏转角度可以为 0°～9°，这种偏转的角度可因光线波长和离子大小不同而有所区别。散射光的强度与抗原-抗体复合物的含量成正比，同时也和散射夹角成正比，和波长成反比。

1.终点散射比浊法

在抗原-抗体反应达到平衡时，即复合物形成后作用一定时间，通常为 30～60 min，复合物浊度不再受时间的影响，但又必须在聚合产生絮状沉淀之前进行浊度测定。因此，散射比浊法是在抗原与抗体结合完成后测定其复合物的量。

2.速率散射比浊法

速率法是一种先进的动力学测定法。所谓速率是指抗原-抗体结合反应过程中，在单位时间内两者结合的速度。因此，速率散射比浊法是在抗原与抗体反应的最高峰(在 1 min 内)测定其复合物形成的量。该法具有快速、准确的特点。

四、免疫浊度测定法

在清澈的水中添加各种不溶性的粉末如面粉或泥沙等便呈混浊状，而且混浊程度与加入粉末的粗细及量相关；澄明的液体经化学、生物学或免疫学等反应变为混浊等。这些现象早已为人们所认识，并发展出相关的分析手段。浊度测试方法也早已用于医学检验中，并占有一席之地。近年来的发展更为迅速，原因在于混浊或浊度这种自然现象蕴有深刻的科学基础，即胶体化学、免疫化学和光学等领域的理论和分析技术，更得益于仪器制造、计算机和自动化领域的技术进步，以及对许多具有临床意义物质的标准品、抗血清的产生和标准化等研究所取得的成果。因此浊度分析，尤其是免疫浊度分析已从长期的探索进入广泛应用的阶段。在医学领域浊度法几乎已成为免疫浊度法的代名词。

(一)浊度分析的科学基础——胶体化学及其特性

1.胶体溶液

各种分析最常用的样品是溶液。即便是固体标本，也常需溶解后才可作为样品进行分析，医学检验中也是如此。溶液是各式各样的，据其性状大致可分为真溶液和胶体溶液或悬浮液，俗称溶胶。胶体溶液也是多样的，外观上可表现为无色或色彩纷呈的各种澄明液体到浊度不等的各种悬浮液。但它们的基本特征都是由粒径不同的溶质均匀地分散或悬浮于溶剂构成的。由于溶质粒径和性质的差别，这种分散状态的均匀性和稳定性不尽相同，溶胶微粒的表面电荷也与这些性质密切相关。

2.胶体溶液的分类和性质

从溶质与溶剂的关系上可把溶胶分为疏液溶胶和亲液溶胶两类，前者为不溶性固体物质在液体中高度分散的一种多相态的不均匀体，常需靠稳定剂维持单分散性；后者是大分子物质溶解后形成的溶液，依其与溶剂的极强亲和力而保持胶体的稳定性或分散性。因此亲液溶胶又表现为真溶液，即单相态，如各种蛋白质溶液。但疏液与亲液溶胶间并无绝对的界限。任何胶体溶液的本质是粒子在溶剂中形成的单分散体系，这是它们的共性。但粒子大小或直径的不同可使这种单分散体系显示不同的特性，并对溶胶分类。直径大于 100 nm 的粒子分散体系构成的溶胶，肉眼便隐约可见其所显示的浊度，一般不能通过滤纸，为第一类，如红细胞和细菌等；第二类为直径在 1～100 nm 的分散粒子，在普通显微镜下看不见，能通过滤纸，但不能通过半透膜，如胶体金、微小合成胶乳、免疫球蛋白等生物大分子、病毒颗粒和脂肪微粒等；第三类为粒径在 0.1～1.0 nm 的胶体溶液，可透过半透膜，如溶于水的氧分子等。胶体的高度分散和不均匀态(多相性)使之具有独特的光学性质，这是由于分散粒子对光的反射、折射、散射(衍射)和吸收等作用所致。此外还有布朗运动、电泳和电渗，在超离心力作用下沉降等特性，均可作为分析胶体的手段，但基于光学特性的浊度分析最为简便和实用。

3.朗伯-比尔(Lambert-Beer)光透射理论

带有微小粒子的悬浮液和胶体溶液都具有散射入射光的性质。一束光线通过此种溶液时受到光散射和光吸收两个因素的影响，可使光的强度减弱。

平行光线通过带有微小粒子的悬浮液和胶体溶液后，由于光吸收和光散射，使入射光强度减弱。根据朗伯-比尔(Lambert-Beer)定律，该现象可用以下公式表示：

$A=\mathrm{Lg}(1/T)=kbc$

式中：A——吸光度；T——透光度；c——吸光物质的浓度；K——常数；b 为吸收层的厚度。

4.雷莱(Rayleigh)光散射理论

粒子被光照射后而发光。这一现象主要取决于粒子的大小，即当粒子直径大于入射光波波长的一半(半波长)时就发生散射现象。散射作用是入射光作用于粒子后向各个方向发射的光，即可绕过粒子发射光线，故称散射或衍射光。因入射光不一定是单色的，即便为单色光也不很纯，因此当光照射到胶体溶液后，粒子发生的光学现象是复杂的，包含高深的光学理论。但当阳光通过孔隙射入黑暗的房内，在光束中可看到飞舞的尘埃粒子则是常见的现象，这是它们对入射光的反射作用所致，即各个粒子起着微型反光镜的作用，科学上称为丁达尔(Tyndall)效应。浊度法中检测的光信号成分虽主要为散射光或透射光，但在原理和理论上是和这种现象相通的。

雷莱对小粒子溶胶系统进行研究后，于 1871 年总结出反映粒子对入射光散射作用的有关因素相关的公式，即 $I=\frac{24\pi^3 \upsilon V^2}{\lambda^4}(\frac{n_1^2-n2_1}{n_2^2+2n_2^2})^2 I_0$。

式中：λ——入射光的波长；I_0——入射光强度；I_0——与入射光束成 θ 角度处散射光的强

度；γ——单位容积内粒子的数目；υ——单个粒子的容积或大小；n_1——粒子的折射率；n_2——溶剂的折射率；θ——光信号检测器与入射光之间的夹角。从该公式可做出如下推论。

(1)I_θ与λ成反比，即入射光波长越短，粒子对它产生的散射光越强。

(2)I_θ与$(\frac{n_1^2-n2_1}{n_2^2+2n_2^2})$成正比，即粒子溶剂的折射率相差越大，散射光越强。

(3)I_θ与粒子容积的2次方成正比，但这一规律只适用于粒子直径在5～100 nm的范围。当粒子大于100 nm时，散射光渐弱，主要是反射和折射等现象。

(4)I_θ和检测器与入射光夹角之间的关系是在90°处最小，在0°处最强。

因雷莱研究的是小粒子系统，只有当粒子直径小于可见光波长(如500 nm)的1/10时，散射光强度在各个方向上才是一致的，即对称的或各向同性的，此时公式中散射光强度与入射光波长间的上述关系才能成立。当粒径与入射光波长比例大于该比值时，各方向上散射光的强度不尽相同，即变为不对称或各向异性的了，正向散射光强度趋于增强。这种情况实际上偏离了雷莱原来提出的公式(即公式中括号项及其前边部分)，为此Mie及Debye先后对雷莱公式加以修正，即公式后面小括号中所示的部分，表示检测器的位置与被测光信号的性质及强度之间的关系。这些修正反映了散射光的不对称性与粒子大小及入射光波长之间的相关性变化，即Debye所做的修正适合于粒径略小于入射光波长的情况，Mie所做的修正更适合于粒径等于或大于入射光波长的场合。在免疫化学反应过程中，可溶性抗体(Ab)与可溶性抗原(Ag)反应，形成免疫复合物(immune complex，IC)粒子，混合物系统中的粒子由小变大，并不恪守某一固定公式，实际上随反应的进行，由雷莱公式的关系逐渐向Mie和Debye的修正公式过渡和转移。

根据检测器的位置及其接收光信号的性质，浊度分析可分为透射比浊法和散射比浊法两大类，前者可用分光光度计及比色计进行测定，后者则需专用的浊度计。透射浊度法测定的信号主要是溶液的光吸收及其变化，即溶液的光吸收因散射作用造成的总损失之和。因此本方法测定的光信号中包含了透射、散射甚至折射光等因素，是难以区别的。散射浊度法检测的是与入射光成某一角度的散射光强度。因此有人认为透射浊度法测定的信号成分较杂，其灵敏度和特异性不如散射浊度法好。但长期以来的实践经验表明，情况并非如此。

上述公式所示信号测定的光路，构成了浊度分析方法学、试剂制备和检测仪器研究及设计的基础，各项因素达到最佳标准时，方法的灵敏度也最佳。在其他条件都相同时，散射光强度与粒子大小及数量的关系可写为：

$I=k\gamma\upsilon 2$

式中：k——常数。

(二)免疫浊度测定

胶体溶液中存在的粒子及其大小和数量，经比浊测定便可达到目的。但临床医学中更重要的是鉴别样品中粒子的性质，这样才能对疾病做出诊断。抗原与抗体的反应具有很高的特异性，且随反应的进行形成的免疫复合物分子和大小不断发生变化，反应系统的浊度也相应变化。此外，随抗体制备技术的进步，对小分子物质，即称为半抗原的甾体激素、治疗药物及毒物等也可产生特异的抗体，对它们也可用浊度法检测。因此免疫浊度分析在医学检验中占有独特的地位。以下叙述免疫浊度分析的基本方法和试剂。

1.免疫化学反应的基本特点

抗原(Ag)与抗体(Ab)反应形成免疫复合物(IC)是个可逆的过程,但反应的可逆程度主要取决于抗体的亲和力及反应条件。当抗体的亲和力很高,尤其是亲和力及反应条件都很强时,Ag 和 Ab 的比例又较适当,形成的 IC 实际上并不解离,即反应为不可逆的。若在定量的抗体中加入一定量(未过量)的抗原,经一定时间后,便基本全部形成 IC,此时反应达到了平稳或“终点”,一般为 10～30 min。这一过程并非以匀速进行的。Ag 与 Ab 混合的瞬间便引发反应,开始至少有数秒钟的滞后时间,随后反应速度加速,即单位时间内形成较多的 IC,被测信号变化也相应较大。在此动态变化过程中选取反应速率相对最大,而且与被测物浓度呈线性关系的瞬间(一般在反应开始后 5～15 min),对信号进行监测的方法,即为速率测定法(rate measurement);检测反应终点与起始点之间信号变化的方法为终点测定法(endpoint measurement)。当反应接近终点时,信号不一定为最大,因为形成的 IC 粒子间相互碰撞而形成较大的凝聚物,发生沉淀,悬浮的粒子数开始减少,被测信号也减弱。这两种方法都可通过手工和自动化操作进行。

速率法的灵敏度和特异性都比终点法好,前者的灵敏度可比后者高 3 个数量级之大。自动化速率法的精密度也较好,但这与仪器的质量和性能关系密切。首先对定时精确性及混匀速度要求很高。浊度法与离心式自动生化分析仪通用,虽可达到快速混匀目的,但 IC 很可能在离心力作用下沉淀,引起误差。速率法的校正结果也较稳定,故可贮存使用一定时间。

在定量抗体中加入的抗原量达到与之成当量关系时,形成的 IC 量最大,反应速度最快。若继续加抗原,形成 IC 的量不但不再增加,反而减少,这是 Heideberger 在 1929 年的重大研究发现。反之,在定量抗原中加抗体,在抗体过量时也会产生同样的现象。分别称为后带(postzone)和前带现象(prozone),统称钩状效应(hook effect),表示同一信号也许表现为两个决然不同的分析物浓度。钩状效应可产生假象的弱阳性或假阴性结果,是免疫学测定的一个缺陷。若在被测抗原或抗体中添加抗原或抗体,反应信号不再增加甚至减小,揭示存在钩状效应。在方法学研究及试剂制备时,往往只能照顾一般,不能顾及全面,钩状效应是难免的。

2.免疫浊度法的试剂

(1)抗血清的基本要求:免疫浊度法最重要的试剂是抗体或抗血清,抗血清的要求是其特异性、亲和力、亲和力及效价都尽可能地高。虽然单克隆抗体在一定条件下也可使用,但最常用的是由兔产生的多抗血清(R 型)。

(2)高分子物质加强剂:有些高分子物质尤其是聚乙二醇(PEG)可促进 IC 的形成,提高方法的灵敏度。其作用较复杂,与它的分子量及浓度等关系密切。PEG 的作用机制不详,也许因它们对水分子的空间排斥作用,可以有效地提高 Ag 和 Ab 的浓度;也许促使 IC 分子疏水区的暴露,利于水不溶性粒子的形成。以前多用 PEG6000,现多用 PEG8000。PEG 浓度过低,不能达到促进 IC 粒子形成的目的;浓度过高则促使非特异性蛋白质大分子的凝聚。终浓度为 10%的 PEG6000 可使反应系统散射光强度增加 2～3 倍,使反应时间缩短 1/15～1/10。应对 PEG 的浓度和质量加以严格选择,以便达到最佳效果(常在 4%左右)。

(3)电解质(稀释缓冲液):电解质的性质和强度影响 IC 的形成和稳定性,以下阴离子按促进 IC 形成的递增次序排列：SCN^-、ClO_4^-、NO_3^-、Br^-、Cl^-、I^-、SO_4^{2-}、HPO_3^{2-}、PO_4^{3-}，阳离子中钠离子有利于 IC 的形成和稳定。

(4)校正品(calibrator)：应参照世界卫生组织等权威机构认定的原始标准品校正第二标准品，以此制备校准品。

(5)混浊样品澄清剂：消除因脂肪微粒及蛋白质等凝聚产生的样品伪浊度。为防止试剂中粒子伪浊度的影响，以上试剂都需经 0.22 μm 滤膜过滤。

(三)免疫浊度法的应用

免疫浊度法的原理和传统的凝胶沉淀试验、血凝试验及胶乳凝集试验一样，均基于可溶性抗原-抗体反应，形成不溶性 IC 的过程。因此后三类方法可做的检测均可用免疫浊度法替代进行，但灵敏度有突破，可与放射免疫测定法(RIA)媲美。二是从定性及半定量的分析，进入了精确的定量分析。这些技术进步对于肿瘤标志和病毒等的定量分析及疗效监测和预后分析等极有帮助。

(四)免疫浊度法测定中应注意的问题

免疫浊度分析作为一种非放射性同位素和非酶标记的均相免疫测定技术，因其独特的优点在实践中不断发展、提高和推广应用，并具广阔的发展前景。但任何技术都不可能是完美无瑕的，即便很好的方法也只有在正确使用时才可取得最佳效果。因此，对以下问题应予注意。

1.伪浊度的影响

产生伪浊度的因素很复杂，主要是：①抗血清的质量：含有非特异的交叉反应性抗体成分及污染和变质等；②增浊剂浓度和反应时间等掌握不当；③样品本身浊度及处理不当；④试剂污染和变质；⑤器材(包括比色杯)清洁度等。

2.钩状效应的影响

现在许多仪器虽已具有检查钩状效应的功能，一经发现便可对样品稀释后复测，但对它还应保持警惕为好。当患者症状与检验结果明显不符时，应怀疑其存在。

3.结果报告中的计量问题

自推行国际计量制(SI)以来，常有可否把现常用的国际单位(IU 或 U)换算成 ng 或 mol 的问题。回答是在理论上可以，但一般不提倡做这种换算。所用校正品用何计量单位，患者报告便用相同主量为妥。医学检验中针对的许多物质是生物大分子，其 IU 计量与其纯度及活性等因素间的关系极为复杂，仍是免疫学测定标准化中的一个重要研究课题。

因此对免疫浊度测定实施严密的实验室内部质控极为重要，可参照现行的质控措施进行。至少对器材需予严格的清洗并遵守对测试系统的校正措施。

五、特种蛋白分析系统

(一)ARRAY 特种蛋白分析测定系统

1.仪器组成

ARRAY 系统是美国贝克曼(Beckman)仪器公司出品的速率散射法免疫浊度测定系统，有 360 和 360CE 两种类型。这是由微电脑控制的，可以定量检测体液中各种物质的全自动组合仪器，由分析仪、计算机(主机、CRT、显示屏和键盘，用于数据输入和程序运行的操作，并可在显示屏上显示出来)和打印机(21.6～28 cm高速打印机，可将测定结果及有关信息打印出来)三部分组成。分析仪是该系统的主要部分,包括散射测浊仪、加液系统、20孔试剂转盘、40孔样品转盘、卡片阅读器、软盘驱动器等。

(1)散射测浊仪:光源采用双光源碘化硅晶灯泡(400～620 nm)。自动温度控制装置可将仪器温度恒定在(26±1)℃。化学反应在一次性流式塑料杯中进行,由固体硅探头监测反应过程。

(2)加液系统:包括自动稀释加液器,具有稀释标本,将标本和试剂加到流动式反应杯中的功能。另外,还有标本、抗体智能探针,具有液体感知装置,控制加液体积的准确性。在运行过程中,探针如果发现标本量不足,即可中止该标本的检测,并报告"标本体积不足"的结果。如果抗体或标记结合物量不足,即可取消需要该试剂进行检测的所有项目,并鸣铃提示,结果报告为"抗体体积不足"或"标记结合物体积不足"。

(3)试剂和样品:转盘20孔试剂转盘可放置20种不同的化学试剂,或20种不同的抗体(包括抗原过剩试剂)。40孔样品转盘可放置待测标本和质控液。

(4)阅读器:可读取卡片内贮存的对某一测定项目有用的参数,包括检测项目的名称、批号、标准曲线信息和所需的稀释倍数等。这些参数值随检测项目和批号的不同而不同。因此每批抗体试剂和标准血清都会附有新的卡片。软盘驱动器阅读软盘中的操作指令,如数据输入、仪器功能运行等。

2.测定方法

ARRAY360系统用于检测悬浮于缓冲液中的抗原-抗体免疫复合物颗粒。在抗体过量的前提下,通过光束时,悬浮颗粒所产生的散射光速率变化强弱与抗原浓度成正比。速率峰值经微电脑处理转换成抗原浓度。测定方法具有敏感、精确、快速和简便的特点。全自动操作,一次可对40份标本进行20种免疫特定蛋白项目的检测。数分钟内可出结果并打印报告。现将该系统测定方法的一些特点概述如下。

(1)速率信号的获取:应用散射测浊法检测标本时,散射光信号的变化,第一部分的散射光信号是由反应缓冲液产生的。加入适当稀释的抗原后,出现第二部分略微增强的信号,其强弱程度取决于标本的性质和稀释液的成分。最后加入抗体,出现第三部分的信号变化,逐渐增强,直至抗原抗体反应到达终点。在ARRY 360系统中,上述由反应缓冲液、标本和抗体产生的散射信号(本底)不会影响检测结果。因为仪器在抗体加入反应混合液后,已在抗体卡片规定的时限内将这些本底信号调成速率值等于0。然后,随着抗原-抗体结合反应的进行,速率信号的增强逐渐加快,最后到峰值。仪器将此速率峰值获取并确证后,即由电脑转换成相应的抗原浓度单位。

在测定过程中,如果仪器在反应开始前检测出超过规定阈值的速率峰值,抗体智能探针将推迟加入抗体这一步骤,待速率信号回到基线并保持平稳状态后,抗体智能探针重新开始加抗体。如果干扰速率峰持续存在,机器将给出"标本不稳定"的信号,需调换标本。如果加入抗体后,仪器检测到强的瞬时信号改变,或给出"反应不稳定"的信号,需调换标本。

一旦测到所需的速率峰值,仪器还通过峰值鉴定程序再对此峰值进行确证,以排除因污染颗粒、气泡及非特异性沉淀物引起的干扰性散射光信号。

(2)抗原过剩的监测:ARRAY 360系统备有鉴别抗原过剩自检功能,这是根据抗原-抗体沉淀反应的动力学变化规律设计的。在抗体量一定的情况下,免疫复合物生成量随着抗原量的增加而增多,但抗原量超过一定阈值后,免疫复合物的量却随之减少。速率散射浊度法是利用免疫复合物产生的散射光变化信号达到检测抗原的目的,因此受此变化规律的影响,即在抗体量一定的前提下,速率峰值随抗原量增加而增大,直到抗原量过剩后速率峰值又随之减小。因此,两份抗原含量显著不同的标本,测定的结果可能相同。为了避免发生这种错误,ARRAY 360 系统设置有检查抗原过剩的程序。其工作原理如下:如果混合反应液中有游离抗体存在,再次加入抗原可出现新的速率峰值信号。如果没有游离的抗体存在,也即抗原过剩时,就不会有或者只有很小的速率信号出现。在抗体过剩的情况下,仪器将确认第一次出现的速率峰有效,并将结果打印出来。在抗原过剩的情况下,仪器重新对标本进行更高稀释,然后测定结果。ARRAY 360 系统可对标本进行 1∶6、1∶36、1∶216 及 1∶1 296 等稀释度的稀释。也可根据测定需要临时设置稀释度。

(3)抗体、标准血清、抗体卡片和校正卡片的使用:为了使抗体浓度与待测标本中抗原的浓度比例相适合,ARRAY 360 蛋白质测定系统提供的抗体,其浓度都已经做过调整,以取得最佳检测范围。每一种抗体卡片均提供最高检测限、最低检测限的信息。如果标本测出的速率值高于或低于上述极限值,仪器将自动更换合适的标本稀释度,然后重新进行检测。校正卡片储存有标准曲线信息,是一条浓度对速率峰值的曲线。根据此曲线,仪器可将速率峰值单位转移成浓度单位。标准血清用于对仪器进行单点校准,以保证测定结果的准确性和精密度。仪器校正后稳定时间达 14 d。

3.分析范围

ARKAY 360 系统提供 20 余种试剂,主要是抗血清及标准血清。抗血清大多是多克隆抗体,含有0.1%叠氮钠作为防腐剂。标准血清为校准过的人血清,含有 0.1%叠氮钠作为防腐剂,其含量已贮存在校正卡片中。

(1)免疫功能监测:免疫球蛋白 A、免疫球蛋白 G、免疫球蛋白 M、免疫球蛋白轻链 κ、免疫球蛋白轻链 λ、补体 C_3、补体 C_4、C-反应蛋白等。

(2)心血管疾病检测:载脂蛋白 A1、载脂蛋白 B、脂蛋白 α、C-反应蛋白等。

(3)炎症状况监测:C-反应蛋白、α_1-酸性糖蛋白、触珠蛋白、铜蓝蛋白等。

(4)类风湿性关节炎的检测:类风湿因子、C-反应蛋白、抗链 O 等。

(5)肾脏功能监测:微量清蛋白、α_1-微球蛋白、β_2-微球蛋白、转铁蛋白、免疫球蛋白 G 等。

(6)营养状态监测:清蛋白、前清蛋白、转铁蛋白等。

(7)新生儿体检:C-反应蛋白、免疫球蛋白 A、前清蛋白、免疫球蛋白 G 等。

(8)凝血及出血性疾病的检测:抗凝血酶Ⅲ、转铁蛋白、触珠蛋白等。

(9)贫血监测:触珠蛋白、转铁蛋白等。

(10)血脑屏障监测:脑脊液清蛋白、免疫球蛋白 A、免疫球蛋白 G、免疫球蛋白 M。

(二)BN100 特种蛋白分析测定系统

1.仪器组成

BN100 特种蛋白分析测定系统(Behring Nephelometer 100)是德国 Behring 公司生产的特种蛋白免疫浊度分析仪,由分析仪、计算机(主机、CRT、显示屏和键盘,用于数据输入和程序运行的操作,并可在显示屏上显示出来)、打印机、条码读取器四部分组成。分析仪是该系统的主要部分,包括散射测浊仪、自动加液系统、支架运输装置和比色杯装置。

(1)散射测浊仪:光源采用发光二极管[(840±25)nm],化学反应在塑料杯中进行,由固体硅探头监测反应过程,在前向角 13°～24°由硅化光电二极管接收散射光信号。

(2)加液系统:包括自动稀释加液器,具有稀释标本,将标本和试剂加到反应杯中的功能。另外,还有标本、抗体智能探针,具有液体感知装置,控制加液体积的准确性。如果缺少任何一种试剂,仪器则停止工作。

(3)支架运输装置:支架运输装置包括可放 30 个标准血清试剂架,可放 75 个待测血清试剂架,双排75 孔用于血清标本稀释的支架和可放 14 个抗血清试剂架。在测试过程中,必须盖好支架运输装置,以避免试剂蒸发。支架运输装置的运动由光感器进行监测。

(4)比色杯装置比色杯装置由 9 组类圆形比色杯(每组为 5 个比色杯)组成。这种奇数的比色杯装置,在连续两次旋转后回到原始位置,保证转动比色杯的连续充液、测定和吸出废液。这种装置由光感器监测、计算机控制整个运动过程。在分析器开机之后,仪器自动对比色杯本底透光度进行检测,如果比色杯有 5 个超过规定的范围,则应清洗比色杯或更换新的比色杯。

2.测定方法

BN100 特种蛋白分析测定系统应用的测定方法实质上是透射比浊的一种改良,利用发光二极管(840 nm)作为光源,检测在前向角 13°～24°的散射光,由硅化光电二极管接收散射光信号,这种散射光的强度与免疫复合物浓度成正比。散射光电信号与贮存在计算机内的标准曲线进行比较,然后转换成检测物的浓度单位。

(1)固定时间测定法:BN100 分析仪可以通过固定时间来检测血清特种蛋白浓度。固定时间法是利用两个时间光散射检测之间的差异,首先在免疫反应混合物预备 10 s 测定第一次光散射的值(t_1),然后在反应 6 min 后测定第二次光散射的值(t_2)。在这两点光散射强度的差异通过贮存在计算机内的校准曲线进行比较,即可得出该物质的浓度。

此种分析仪通过 4～8 个标准浓度对校准曲线进行校正。校准曲线可以贮存在计算机终端记忆器中 7 d,超过 7 d 可通过直接激活或单点校准来进行激活。

BN100 分析仪不需要抗原过量检测,制造商使用了较宽的检测范围,以保证检测血清最大的可行性范围。

(2)终点检测法:BN100 分析仪通过终点法来检测用胶乳反应的血清特种蛋白浓度,终点法是检测预温 30 min 后光散射的值(t_1)。因为胶乳颗粒具有较高的试剂空白值,所以测定空白值没有必要。通过终点光散射强度与贮存在计算机内的校准曲线进行比较,即可得出该物质的浓度。

免疫胶乳浊度测定法为一种带载体的免疫比浊法,其敏感度大大高于比浊法,操作也极为简便。选择一种大小适中、均匀一致的胶乳颗粒,吸附抗体(IgG)后,当遇到相应抗原时则发生凝集。单个胶乳颗粒在入射光波长之内,光线可透过。当两个胶乳颗粒凝集时,则使透过光减少,这种减少的程度与胶乳凝聚成正比,当然也与抗原量成正比。利用此类检测的特种蛋白有 CRF、RF、ASO 和 CIC。

3.分析范围

BN100 分析仪分析范围与 ARRAY360 系统相比，除不能进行血清药物检测外，增加了 IgE、IgG、IgM 亚型和循环免疫复合物(CIC)测定功能。

(三)Keysys 特种蛋白分析仪

Keysys 特种蛋白分析仪是德国宝灵曼公司生产的最新产品，集全自动生化、免疫、药物浓度监测为一体的多通道、多功能免疫透射分析系统。该分析仪采用卤素钨丝灯作为光源，有 8 种选择滤光片(340 nm、415 nm、450 nm、505 nm、540 nm、570 nm、666 nm 和 750 nm)，可用单波长、双波长直接检测反应杯吸光度。测量方式完全无须校正或相对的校准方式，多达 47 种试剂位置并且冷藏保存(8～15 ℃)，具有双试剂加样探针(避免交叉污染)和智能液面感应器，处理标本自动化程度高(120 测试/h)。

(四)IMMAGE 免疫分析测定系统

IMMAGE 免疫分析测定仪是美国贝克曼-库尔特(Beckman-Coulter)公司继 ARRAY 360CE 特种蛋白分析测定系统之后，推出的新一代全自动集特种蛋白分析、药物浓度监测为一体的免疫分析系统。

IMMAGE 免疫分析测定仪使用 760 nm 和近红外 940 nm 波长作为光源，采用速率散射比浊法(rate nephelometry)、速率抑制散射比浊法(rate inhibition nephelometry)、速率近红外颗粒透射法(rate near infrared particle immunoassay)、速率抑制近红外颗粒透射法(rate inhibition near infrared particle immunoassay)四种检测技术，并采用不同的散射角度测量发散的散射光强度，90°角度的散射法测定小颗粒(直接反应产物)，0°角度的透射度检测大颗粒(抗体颗粒结合物)，扩大了免疫项目的检测范围，增强了检测敏感度和精度，减少了非特异性颗粒的干扰。

IMMAGE 免疫分析测定仪加大抗原过量检测范围以区分非特异性反应使检测结果更加准确可靠，添加了试剂冷藏系统，增加了试剂的稳定性，采用全方位的条形码系统可以自动检测试剂及试剂的批号、校正的状态、试剂过期的日期、试剂的体积及质控、标准和样品标本，具有双试剂加样探针(避免交叉污染)和智能液面感应器，处理标本自动化程度高(75～180 测试/h)。

(五)BN ProSpec 特种蛋白免疫分析仪

BN ProSpec 特种蛋白免疫分析仪是 2000 年美国德灵(Dade Behring)公司继 BN100 特种蛋白分析测定系统之后推出的新一代全自动特种蛋白免疫分析系统，仪器由主机、计算机、显示器和打印机组成。

BN ProSpec 特种蛋白免疫分析仪使用远红外发光二极管作为光源，采用固定时间散射比浊(fixed time nephelometry)、终点散射比浊(endpoint nephelometry)和 vlin－integral 散射比浊法三种检测技术，部分试剂采用了乳胶增强剂，提高了反应灵敏度，大大增加了检测范围，检测项目多达 60 多项。

BN ProSpec 特种蛋白免疫分析仪主机由样品盘、冷藏试剂盘、稀释盘、反应盘、探针和注射器组成。

1.样品盘(sample tray)

同时可放置45个样品,样品杯可采用不同样式的试管。如果采用条码识别系统,可自动读取患者资料,减少人为误差。

2.冷藏试剂盘(refrigerated reagent rotor)

冷藏试剂盘冷藏温度为10 ℃,保证试剂在仪器内稳定6周;同时可放置30种不同试剂;采用条码识别系统,可自动识别试剂资料,减少人为放置错位而引起的误差;所有试剂采用独特的防蒸发盖,在测定过程自动开盖,减少试剂的蒸发。

3.稀释盘(dilution tray)

使用一次性稀释杯90个,具有较宽的稀释范围,可达1∶(1～32 000)倍。

4.反应盘(reaction disc)

使用一次性反应杯90个,自动检测反应杯的空白值。

5.探针(probe)

具有试剂恒温、取样、振荡搅拌、超声波探测液面和防碰撞功能。

6.缓冲池/冲洗装置(buffer reservoir/washing device)和注射器(syringe)

该分析仪由于测定范围宽,优化了反应过程,因而无须抗原过量检测。

六、特种蛋白仪器检测参数的临床意义

(一)清蛋白测定

清蛋白(albumin,Alb)由肝实质细胞合成,在血浆中的半衰期约为15～19 d,是血浆中含量最多的蛋白质,占血浆总蛋白的40%～60%。其合成率虽然受食物中蛋白质含量的影响,但主要受血浆中清蛋白的水平调节,在肝细胞中没有储存。在所有细胞外液中都含有微量的清蛋白。关于清蛋白在肾小球中的滤过情况,一般认为在正常情况下其量甚微,约为血浆中清蛋白浓度的0.04%,按此计算每天从肾小球滤过液中排出的清蛋白即可达3.6 g,为终尿中蛋白质排出量的30～40倍,可见滤过液中多数的清蛋白是可被肾小管重新回吸收的。有实验证实清蛋白在近曲小管中吸收,在小管细胞中被溶酶体中的水解酶降解为小分子片段而进入血循环。清蛋白可以在不同组织中被细胞内吞噬而摄取,其氨基酸可被用于组织修补。

清蛋白的分子结构已于1975年被阐明,为含585个氨基酸残基的单链多肽,分子量为66 458 Da,分子中含17个二硫键,不含有糖的组分。在体液pH 7.4的环境中,清蛋白带负电荷。

1.人血清蛋白的临床意义

(1)人血清蛋白浓度可以受饮食中蛋白质摄入量的影响,在一定程度上可以作为个体营养状态的评价指标。

(2)在血清蛋白浓度明显下降的情况下,可以影响许多配体在血循环中的存在形式——包括内源性的代谢物(Ca^{2+}、脂肪酸)、激素和外源性的药物。在同样血浓度下,由于清蛋白的含量降低,其结合形式减少,而相对游离形式增加,这些游离状态的配体一方面更易作用于细胞受体而发挥其活性作用,一方面也更易被代谢分解,或由于其分子小而经肾排泄。

(3)人血清蛋白的增高较少见,在严重失水时,对监测血浓缩有诊断意义。

(4)低清蛋白症在不少疾病中常见,可有以下几方面的原因:①清蛋白的合成降低:常见于急性或慢性肝疾病,但由于清蛋白的半衰期较长,因此,在部分急性肝病患者,血清蛋白的浓度

降低可以表现不明显。②营养不良或吸收不良:如蛋白质营养不良患者,可出现血清蛋白水平降低,重症者血清蛋白浓度可低于 25 g/L。③遗传性缺陷:无清蛋白血症是极少见的一种代谢性缺损,血清蛋白含量常低于1 g/L。但可以没有症状(如水肿),可能是因为血液中球蛋白含量代偿性升高。④组织损伤(外科手术或创伤)或炎症(感染性疾病)引起的清蛋白分解代谢增加。⑤清蛋白的异常丢失:由于肾病综合征、慢性肾小球肾炎、糖尿病、系统性红斑狼疮等而有清蛋白由尿中损失,有时每天可以由尿中排出蛋白达 5 g 以上,超过肝的代偿能力。溃疡性结肠炎等其他肠道炎症或肿瘤患者也可由肠道损失一定量的蛋白质。烧伤及渗出性皮炎患者可从皮肤丧失大量蛋白质。⑥清蛋白的分布异常:如门静脉高压引起的腹水中有大量蛋白质可以从血管内漏入腹腔。

(5)已发现有 20 种以上清蛋白的遗传性变异。这些个体可以不表现病症,在电泳分析时血清蛋白质的清蛋白区带可以出现两条带或一条宽带,有人称之为双清蛋白血症。当某些药物大量应用(如青霉素大剂量注射使血药浓度增高)而与清蛋白结合时,也可使清蛋白出现异常区带。

2.尿中清蛋白的临床意义

尿清蛋白测定是近年来发展较快的项目之一,根据应用评价,其敏感性明显优于尿总蛋白测定,可用于早期肾损伤的监测。在 1982 年以尿微量清蛋白(microalbumin)作为胰岛素依赖型糖尿病肾病并发症的预测和观察指征,提出微量清蛋白尿(microalbuminuria)的概念并沿用至今。微量清蛋白尿是指尿中清蛋白含量超过健康人参考范围,但常规尿蛋白试验为阴性的低浓度清蛋白(尿清蛋白排泄率为20～200 μg/min)。测定结果报告方式根据标本留取方法不同也不尽相同:①晨尿法:可用“mg/L”报告方式表示;②随机留尿法:可用“mg/gCr”或“mg/mmolCr”报告方式表示;③定时留尿法:可用“μg/min”或“mg/24 h”报告方式表示。由于晨尿和随机尿受饮水量的影响,结果波动大,所以结果多以“mg/gCr”或“mg/mmolCr”方式进行报告,但尿肌酐浓度也受肉类食物的影响,故常采用“μg/min”的方式进行报告。

正常健康人尿清蛋白的参考值为晨尿:(6.5±5.1)mg/L;随机尿:(4.8±2.6)mg/gCr;12 h 排泌量:男 0～11.6 μg/min,女 0～15.9 μg/min。为了标准化和临床实践的需要,国际上一致以尿清蛋白排泄率＞20 μg/min或 24 h 尿总清蛋白＞30 mg 作为微量清蛋白的临界值。

尿微量清蛋白测定的临床意义:①区分肾小球和肾小管损伤:肾小管损伤时,尿中清蛋白仅轻度升高并同时伴有 β_2-微球蛋白的明显增加;肾小球损伤时,尿中清蛋白排出量明显升高,其升高程度与肾小球损伤的程度相关。②可对糖尿病性肾病、重金属及药物中毒等肾病的早期发现、诊断和疗效观察提供参考依据:控制不良的糖尿病,常发生肾脏损害,尿中清蛋白排出量增加是最早出现的指标之一。还可通过检测尿清蛋白浓度对糖尿病性肾病分期及预后做出判断。

(二)免疫球蛋白及轻链免疫球蛋白(immunoglobin,Ig)

是指具有抗体活性或化学结构上与抗体相似的球蛋白,这类蛋白质过去曾被称为 γ 球蛋白。免疫球蛋白普遍存在于血液、组织液及外分泌液中,它具有蛋白质的通性,不耐热,在60～70 ℃即被破坏,能被多种蛋白水解酶破坏,凡是使蛋白质凝固变性之物也均破坏抗体活性。正常健康人,血清中免疫球蛋白及轻链的参考值为:IgA 0.69～3.82 g/L,IgG 7.23～16.85 g/L,

IgM 0.63～2.77 g/L，IgE 0～150 IU/mL，IgD 0～100 IU/mL，轻链 KAP 5.98～13.90 g/L，轻链 LAM 2.80～6.65 g/L；尿液中免疫球蛋白及轻链的参考值为：IgA(0.7±0.3)mg/L，IgG(0.3±0.2) mg/L，IgM(0.03±0.01)mg/L，轻链 KAP<5 mg/L，轻链 LAM<5 mg/L；正常脑脊液中免疫球蛋白各实验室稍有差异，一般情况下能够测定到的是 IgG 和 IgA，IgG(31.0±12.0)mg/L，IgA(4.30±5.50)mg/L，其余三种含量甚微。

1.血、尿液中的免疫球蛋白

血清免疫球蛋白不正常可分成三类：①几种不同的免疫球蛋白水平增加，可见于感染、自身免疫病(SLE)、慢性活动性肝炎等。②单一的免疫球蛋白水平增加，又称 M 蛋白血症。可见于多发性骨髓瘤、自发的冷球蛋白血症、重链病、轻链病。③一种或多种免疫球蛋白水平下降，有原发性或继发性的。前者属于遗传性，如性联丙种球蛋白缺乏症，选择性 IgM、IgA 缺乏症等。继发性缺损与网状淋巴系统的恶性疾病如免疫抑制性药物射线、蛋白质丢失或营养不良有关。

B 细胞克隆过度增生性疾病，如多发性骨髓瘤、Waldenstrom 巨球蛋白血症、淋巴瘤、慢性淋巴细胞增生性疾病或所谓良性单克隆 γ 球蛋白病合并肾小球疾病或肾病综合征时，血清单克隆免疫球蛋白浓度升高。这种单克隆或“M”成分可以是 IgM、IgG、IgA、IgD 或 IgE，或是免疫球蛋白片段，重链或轻链。淀粉样变(伴或不伴多发性骨髓瘤)轻链性肾小球肾病及其他淋巴系新生物，尿中可排出超过正常量的单克隆轻链，λ 或 κ 轻链。大量蛋白尿尤其伴肾小管功能损伤者尿中可检测到多克隆轻链。狼疮性肾炎患者尿中多克隆轻链增多。

肾小球疾病时，由于 B 淋巴细胞及辅助性 T 淋巴细胞功能失常，可有免疫球蛋白浓度改变。大部分原发性肾小球肾炎血 IgG 浓度变化不显著。原发性肾病综合征患者，无论病理类型如何，血 IgG 浓度往往低于正常。半数左右 IgA 肾病患者，血清 IgA 浓度显著高于正常。血清总 IgA 浓度(包括单体及多体)正常者，多聚 IgA 浓度也显著高出正常。IgM 升高可见于 IgM 肾病，少数肾病综合征患者血 IgM 也高于正常。

轻链病患者尿中可测得本周蛋白，但由于其分子量较小，易迅速自肾脏排出，故血中可呈正常或轻度增加，检测时应加以注意。另外尿中本周蛋白也可在多发性骨髓瘤或其他疾病中出现：①轻链病与多发性骨髓瘤的关系最密切。约 20%的骨髓瘤患者只分泌游离轻链，约 50%的骨髓瘤患者既有单克隆血清免疫球蛋白，又有单克隆尿轻链，前者预后较差。轻链以 λ 型为多，其预后比 κ 链型差。血和尿中轻链浓度与产生轻链的单克隆细胞数、合成率和肾功能状况有关。但对同一患者，分泌轻链细胞的蛋白质合成率通常不变。在肾功能正常的情况下，尿轻链的定量对骨髓瘤的诊断、分期、预后判断无参考价值。②慢性淋巴细胞白血病、巨球蛋白血症、淀粉样变性、恶性肿瘤和少数潜伏疾病患者尿中也可查到轻链。③大量免疫轻链从尿中排出可引起肾中毒，因此该蛋白质的存在增加了肾功能障碍的风险，预后不良。④尿中存在轻链不一定表明患恶性疾病，有少数病例是良性轻链病。但轻链的出现是浆细胞肿瘤化的一种表现，应做长期追踪观察。

M 蛋白 Ig 类型的鉴别，以及尿轻链的检测，对单克隆丙球蛋白病的诊断、分类和预后都有一定参考价值。例如 IgG 型骨髓瘤常较 IgA 型或轻链型预后好。IgD 型骨髓瘤的预后最差，其发病年龄往往较其他类型为轻，且以 λ 型占多数(约占 90%，而 IgG、IgA 骨髓瘤中 λ 型仅占

30%)，其M蛋白含量一般不太高，但病情复杂、严重，血及尿中常有游离轻链，患者的平均存活期约为14个月(一般骨髓瘤患者平均存活期大于30个月)。

2.脑脊液中的免疫球蛋白

脑脊液中的免疫球蛋白来源主要有两种：①血中免疫球蛋白进入脑脊液：血脑屏障改变，脑毛细管通透性增加，使血中免疫球蛋白以极高的浓度进入脑脊液中；②局部合成免疫球蛋白：中枢神经系统感染时激活免疫细胞，产生免疫球蛋白。

脑脊液免疫球蛋白检测的临床意义：正常人脑脊液中未见IgM，若脑脊液中出现IgM，常提示有中枢神经系统感染，此外在多发性硬化症、肿瘤、血管通透性改变时，脑脊液中亦可出现IgM。锥虫病患者脑脊液IgM也增高。IgG正常少于100 mg/L，而增至110～160 mg/L为轻度增高，超过170 mg/L为显著增高。IgG显著增高，见于亚急性硬化性全脑炎、多发性硬化症等。IgG增高还见于种痘后脑炎、麻疹脑炎、神经梅毒、急性病毒性脑膜炎、脊髓腔梗阻、系统性红斑狼疮、巨人症、Arnold-Chiari畸形。IgG减少见于癫痫、X线照射、服类固醇药物。IgA增高见于脑血管病、变性疾患、Jacob-Greutzfeldt病。IgA减少见于支原体脊髓膜炎、小脑性共济失调、癫痫。

脑脊液免疫球蛋白增高的数量可用来鉴别脑膜炎的性质：①IgM浓度明显增高是急性化脓性脑膜炎的特点，可达(43.0±58.0)mg/L。②IgM仅轻度增高是急性病毒性脑膜炎的特征。IgM一般为(5.0±5.8)mg/L，若IgM超过30 mg/L，可排除病毒感染的可能。③化脓性脑膜炎时IgM增高比病毒性脑膜炎明显。④各种类型的急性脑膜炎IgA和IgG水平均增高，而病毒性脑膜炎不如细菌性脑膜炎增高明显。⑤IgG的增高，结核性脑膜炎较化脓性脑膜炎显著。⑥细菌性脑膜炎在开始化学治疗后14 d内IgA一直下降。

(三)补体

补体(complement，C)是新鲜血清中正常蛋白质的一部分，它包括9种成分(C_1～C_9)，11种蛋白质组分连同衍生物等补体系统共含20多种蛋白组分，其总含量占血清总蛋白的3%～4%。补体和其他体液因子或免疫细胞共同完成机体的免疫反应。当机体受到病原微生物侵袭时，在抗体存在的情况下，它参与灭活病毒或杀死细菌的活动，故补体对抗感染也具有重要意义。但当机体自稳机制失调产生免疫反应时，补体也能参与破坏自身组织或细胞而造成免疫病理性损害。血清中补体活性特别是C_3、C_4、C_9含量的变化对疾病的诊断和疗效观察都有重要意义。血清中补体参考值为C_3 0.850～1.93 g/L；C_4 0.12～0.36 g/L。

补体异常分先天性和获得性两类。先天性补体异常包括补体成分缺陷与遗传性血管性水肿(HANE)。获得性补体异常有两种：一种是补体含量升高，见于急性炎症和组织损伤，如风湿热急性期、结节性动脉周围炎、皮肌炎、心肌梗死、伤寒、痛风、Reiter's综合征和各种类型的多关节炎。另一种是补体含量减低，见于：①肝脏严重疾患，使补体合成减少；②循环内抗原-抗体复合物形成，使补体活化，如膜增生性慢性肾小球肾炎(MPGN)、急性链球菌感染后肾小球肾炎(AGN)、狼疮性肾炎、分流性肾炎等。偶尔溶血性尿毒症综合征及动脉栓塞性肾病也可出现C_3血浓度下降。

肾小球疾病中，补体以白细胞依赖性及膜攻击性补体(MAC)的直接攻击作用两种途径引起肾组织破坏。与此同时，血清中补体组成成分发生相应改变。测定补体成分可帮助确定肾小球疾病的性质、病理类型、损伤严重程度及疾病的活动性。临床常检测 C_3、C_4、CH50、C1q、B 因子等，近来也测定 C_3 肾炎因子（C_3NeF）、血及尿中 C_9 新抗原。

测定血清补体水平对膜性增生性肾炎（MPGN）在诊断与鉴别诊断方面有一定意义。Ⅰ型 MPGN 发病时 30%～50%患者血 C_3、CH50 低于正常，随病情进展发生率渐增，血 C1q、C_4 也同时下降，发生率下降程度与 C_3 大致相同。Ⅱ型 MPGN，血 C_3、CH50 水平持续低于正常，一般不足正常值的 20%；而血 C1q、C_4 水平大多数正常，只有个别病例下降。MPGNⅡ型可出现 C_3NeF 阳性。C_3 肾炎因子（C_3 nephritic factor，C_3NeF）是 1969 年 Spitzer 从 MPGN 患者血清中分离出来的，属 7S 的 IgG，分子量为 170 000Da，是旁路途径激活中 C_3 转换酶 C_3bBb 的自身抗体，能与 C_3bBb 反应，增强 C_3bBb 的活性，促进补体激活。C_3NeF 阳性见于低补体性肾炎，主要是 MPGN。有作者报告，在检测到 C_3NeF 的同时也可检测到 C_4NeF。C_4NeF 是传统途径激活中 C_3 转换酶 C_4b2a 的自身抗体，与 C_4b2a 结合后使其活性增强。

狼疮性肾炎患者，50%～70%有血 C_3 水平下降。血 C_3 水平下降与狼疮性肾炎的病理学类型及免疫复合物沉积的范围有关。WHO 肾组病理学分型Ⅰ型及Ⅱ型狼疮性肾炎，血清 C_3 水平往往正常，增生性狼疮性肾炎则血 C_3 水平明显下降。Ⅳ型狼疮性肾炎，无论伴或不伴新月体形成，血清 C_3 水平都显著低于正常，血 C_3 水平高低与有无新月体形成无关。无肾脏病临床改变，组织学显示增生性改变者，血 C_3 水平也低于正常。膜性狼疮性肾炎可有正常水平的 C_3，尤其是以肾病综合征为首发症状而无肾外表现的膜性狼疮性肾炎，血 C_3 往往正常。但若伴增生性改变时，血 C_3 水平往往低于正常。狼疮性肾炎，血 C_3 下降的同时可伴血 C_4、C_9 及 CH50 下降，下降程度也与组织学类型有关。CH50 表示造成 50%兔致敏的绵羊红细胞裂解时所需的血清稀释度，它反映了终末期补体依次激活的程度。

90%的链球菌感染后肾炎患者在疾病发生初期血 C_3、CH50 水平下降；8～12 周恢复正常。血 C_3 水平持续低于正常是疾病预后不良的象征，往往预示疾病呈慢性持续性进展过程。个别病例血 C_3 水平正常，但疾病呈慢性进展过程。

分流性肾病者约 85%血 C_3 水平低于正常，同时伴血 C_4 下降。大部分患者可检测到循环免疫复合物（CIC）及血清冷球蛋白。随着 CIC 水平降至正常，冷球蛋白消失后，血 C_3、C_4 水平亦可恢复到正常。感染性心内膜炎肾损害，也有血 C_3、C_4 水平下降；其血清水平也与 CIC 相关，当 CIC 为峰值时，血 C_3、CH50 则为峰值水平。血 C_3、C_4 下降与临床及病理学表现有关，临床为血尿、蛋白尿，病理学为局灶性改变者，只有 40%的患者血清 C_3 低于正常。肾病综合征，病理学为弥漫增生性改变者，则 80%以上患者出现血清 C_3 下降。有效控制感染性心内膜炎后，CIC、C_3、C_4 水平可恢复正常。持续性低补体、高 CIC 表明疾病难以控制，有进展性肾脏疾病。

尿中补体测定对肾病的诊断、鉴别诊断颇有意义。各种原发性肾小球肾病及大多数急性肾炎，尿中补体 C_3 往往呈阴性；而膜性增生性肾小球肾炎、膜性肾病、狼疮性肾炎活动期等慢性肾病，尿中补体 C_3 大多为阳性。因此，测定尿中 C_3 可对此类肾病做鉴别诊断。

尿中补体测定可用于估计激素疗效和预后。尿中补体 C_3 的排泄主要与肾小球基底膜通透性有关。尿 C_3 阳性的肾小球疾病患者较阴性患者病情重，含量越高病情越重。如肾病综合征患者尿中 C_3 测定为阴性，对激素治疗则敏感。尿 C_3 测定在肾小球疾病的预后上也有一定参考价值,它与尿内溶菌酶测定的关系相当密切,C_3 阳性者溶菌酶基本为阳性。肾小球疾患溶菌酶增加,表明间质已有损害,是预后不良的表现。临床上所见 C_3 阳性的肾小球疾患,其病理变化也多较重。

(四)C-反应蛋白(C-reactive protein,CRP)

首先是由 Rillet 和 Francis 于 1930 年用肺炎球菌的各种提取物进行血清学反应时发现的。他们发现有一种非特异的菌体多糖成分可与急性肺炎患者血清发生沉淀反应,该细菌成分被称为 C 成分,因此与C 成分反应的患者血清物质自然被称为 CRP。

CRP 是由 5~6 个分子量 20 000~25 000Da 的多肽链亚单位组成的,沉淀系数 6.5~7.5 S,分子量118 000~144 000Da。CRP 主要在肝脏合成,不耐热,65 ℃ 30 min 即被破坏。它可激活补体和促进粒细胞及巨噬细胞的吞噬作用。在急性创伤和感染时,血液中 CRP 浓度会急剧升高,可达正常水平的 2 000 倍,是目前临床上最有用的急性时相反应指标。

1.CRP 对疾病的早期诊断和鉴别诊断

组织的物理或化学损伤、感染、肿瘤和一系列急慢性炎症性疾病,均有 CRP 明显升高。妊娠时血清 CRP 也会升高。CRP 连续升高比单次升高有意义,尤其对慢性炎症患者。某些炎症性疾病,包括系统性红斑狼疮、多肌炎、混合结缔组织病和溃疡性结肠炎等,CRP 仅轻度升高或不升高,这在鉴别诊断方面有重要价值。另外,急性白血病患者死亡的常见原因是感染,其早期诊断很困难,因易被中性白细胞减少所掩盖,但血清 CRP 浓度大于 100 mg/L 时,可以作为白血病患者的感染指征。

2.CRP 对手术患者并发症的预测

各种手术后患者 CRP 升高,术后 7~10 d CRP 水平下降。CRP 不降低或再次升高,提示可能并发感染或血栓栓塞等并发症。

3.CRP 对冠心病和心肌梗死危险性的预测

虽然 CRP 是一种急性相反应蛋白,但是现代研究发现用超敏 CRP 水平监测冠心病和心肌梗死患者,是一个良好的预后诊断标志物。1994 年,Liuzzo 首先报道了用入院前测定 CRP 3 mg/L 为区分低危患者(无急性心梗征兆,无死亡可能性)和高危患者(急需进行血管再通/成形术的比率很高,25%患急性心梗,10%在医院治疗过程中死亡)的最佳临界值。

(五)类风湿因子(rheumatoid factor,RF)

首先由 Rose(1948 年)在类风湿关节炎(RA)患者血清中发现,证实该血清能被兔抗羊红细胞抗体致敏的羊红细胞凝集,故称这种血清所含的抗体为 RF。RF 是一种巨球蛋白的自身抗体,可与变性或凝集 IgG 分子的 Fc 片段抗原决定簇反应。RF 常见于类风湿性关节炎患者的血清和滑液中,在其他结缔组织病中,如系统性红斑狼疮、非结缔组织病、病毒性肝炎患者,甚至健康人,尤其是老年人血液中也可存在。现知类风湿性关节炎患者其关节腔的滑膜可能因受病毒或支原体的感染而变性,使自身组织具有抗原性,从而产生自身抗体。B 细胞又以此变性的 IgG 为抗原,产生抗 IgG 抗体即 IgG-RF。此外,RF 也产生于肝、脾、骨髓和淋巴结。外周血的淋巴细胞很少自发产生 RF。RF 有 IgG、IgA、IgM、IgD 和 IgE 五类,用凝集法检测 80%为 IgM,20%为 IgG。IgM 型 RF 在血中通常是五聚体。80%的 IgM-RF 与血清中 IgG 结合成复合物。IgM-RF 能固定补体并与各种吞噬细胞的 Fc 受体结合,促进吞噬功能溶酶体的释放，造成炎症。

(1)正常人血清中 RF＜30 IU/mL，随年龄增长而阳性率增高，老年人阳性率可达 5%。因此在类风湿性关节炎的诊断上，一般认为 RF 只有参考价值而无特异性诊断价值。

(2)IgM-RF 出现于 60%～85%的类风湿性关节炎病例，一般在得病半年后才出现 RF 阳性。因此早期患者 RF 可以阴性。

(3)IgM-RF 阳性，尤其是高滴度的类风湿性关节炎患者，其关节肿痛、关节活动受限的平均人数明显增加，预后较差，常有血管炎、类风湿结节等关节外病变。

(4)各种细菌、病毒和寄生虫感染，以及部分支原体感染的患者皆可出现 RF 阳性。干燥综合征者，RF 阳性率可达 90%～100%。

(5)在类风湿性关节炎药物疗效评价上，RF 是否阴转或降低，被作为评价药物是否为缓解性药物的一个指标。

(六)β_2-微球蛋白测定

β_2-微球蛋白(β_2-microglobulin，β_2-M)是一种低分子量(11 800Da)蛋白质，含 100 个氨基酸和一个二硫键，因电泳时位于 β_2 区带而得名。β_2-M 为细胞膜上完整组织相容性抗原(HIA)的一部分，除成熟的红细胞和胎盘滋养层细胞外，其他细胞均含有 β_2-M，存在于有核细胞的表面。由于代谢和 HLA 的降解，β_2-M 分离后，以游离形式存在于细胞外液，包括血清、尿、唾液、脑脊液和胸、腹腔积液中。正常人血清内 β_2-M 浓度相当恒定，为 0.8～2.0 mg/L(平均为 1.8 mg/L)，临界范围是 2.0～2.4 mg/L，2.5 mg/L以上为异常。β_2-M 容易通过肾小球滤过膜，但几乎全部由近曲小管以胞饮形式摄取，在局部被代谢降解为氨基酸。正常人每天从肾小球滤过的 β_2-M 约为 340 mg，但尿中每天最大排泄量只有370 μg，仅占滤过总量的0.1%。尿中正常健康人 β_2-M 的浓度为 0.03～0.37 mg/L(或＜0.30 mg/L 或＜0.20 mg/gCr)。

尿液中的 β_2-M 不很稳定，酸性尿，尤其是 pH 5.2 以下时极易分解。测定尿液 β_2-M 的标本，取得后及时测定或调节 pH 达 6.5～7.0，放冰箱保存。β_2-M 测定的临床意义如下。

1.评价肾小球疾病

(1)对肾小球滤过功能，其敏感度显著高于目前常规应用的血肌酐测定，部分患者的肾小球功能虽已受损，当血肌酐还不能反映异常时，血 β_2-M 已显示肾功能的异常。因此，对血肌酐测定处于盲区而肾小球滤过功能已受损害的患者，测定其尿中 β_2-M 有利于早期发现肾小球滤过功能异常。

(2)对 IgA 肾病，尤其是肾小球硬化者，即使肾功能正常，β_2-M 也增高，可能由于该类疾病的患者体内免疫反应较强，淋巴细胞被激活，从 T 和 B 淋巴细胞中释放的 β_2-M 增加之故。

2.评价肾小管疾病

(1)可早期识别氨基糖苷类抗生素或镉等重金属的肾中毒。药物主要集中在近端小管，当局部浓度高出血清 50 倍时，往往在血肌酐升高前 4～6 d 尿中 β_2-M 即可增加 2 倍以上。对于重金属中毒肾损害的流行病学调查，尿 β_2-M 可作为筛选试验。

(2)β_2-M 水平为小管间质性疾病的灵敏指标，如 Bartter 综合征、Fanconi 综合征、Willson 病以及原发性间质性肾炎等，尿中 β_2-M 均升高。

3.鉴别上尿路与下尿路感染

上尿路感染时累及肾小管,而下尿路感染则无肾小管损伤。因此,测定尿中 β_2-M 可确定感染部位。动态观察有助于疗效观察及早期发现复发者。

4.监测肾移植后排异反应

肾移植刚完成时,血清 β_2-M 有时比肌酐下降得更早。因为肾移植后存活的肾小管细胞分解了从原尿或肾小管周围毛细血管重吸收的 β_2-M。发生排斥反应时,由于肾功能下降,加上排斥引起的炎症刺激宿主的淋巴细胞而使 β_2-M 合成增加,血清 β_2-M 升高往往比血肌酐升高要早几天。因此,血、尿 β_2-M 的变化对早期识别排斥反应提供了一项有价值的辅助诊断指标。无排斥或偶有轻度排斥反应的肾移植患者尿 β_2-M 不高;有排斥反应者,在排斥期前 1～7 d 就可以见到尿 β_2-M 明显升高。在没有肾功衰竭时,尿 β_2-M 增高一般表示移植后免疫损伤引起的肾小管功能障碍。由于免疫抑制剂可影响 β_2-M 的合成,在采用此类制剂控制急性排斥反应时,对 β_2-M 变化的意义就难以评价了。

5.某些恶性疾病和免疫性疾病

β_2-M 合成加快,导致血 β_2-M 升高,但尿液 β_2-M 并不随之升高。如多发性骨髓瘤、系统性红斑狼疮、类风湿性关节炎、霍奇金病、干燥综合征、淋巴瘤、白血病、艾滋病、肝炎等,在无肾功能损害的情况下,血 β_2-M 也升高。判断这些疾病患者 β_2-M 增高的意义时,必须除去肾外因素。

血 β_2-M 水平升高,由于 GFR 降低者,主要见于肾衰竭。长期血液透析患者,血清 β_2-M 浓度明显升高,其水平与血液透析的疗程长短呈正相关。长期血液透析,可出现淀粉样变,其原纤维(fibrils)的主要构成部分为 β_2-M,腹膜透析不出现上述情况。

(七)转铁蛋白(transferrin,TRF)

转铁蛋白是血浆中主要的含铁蛋白质,负责运载由消化管吸收的铁和由红细胞降解释放的铁。以 TRF-Fe^{3+} 的复合物形式进入骨髓中,供成熟红细胞生成。转铁蛋白分子量约为 77 000Da,为单链糖蛋白,含糖量约 6%。转铁蛋白可逆地结合多价离子,包括铁、铜、锌、钴等。每一分子转铁蛋白可结合两个三价铁原子。转铁蛋白主要在肝细胞合成,半衰期为 7 d。健康人血浆中转铁蛋白参考值范围为:1.87～3.12 g/L(20.8～34.7 μmol/L)。血浆中转铁蛋白的浓度受铁供应的调节,在缺铁状态时,血浆转铁蛋白浓度上升,经铁有效治疗后恢复到正常水平。

血浆中转铁蛋白水平可用于贫血的诊断和对治疗的监测。在缺铁性低血色素贫血中转铁蛋白的水平增高(由于合成增加),但铁的饱和度很低(正常值在 30%～38%)。相反,如果贫血是由于红细胞对铁利用障碍(如再生障碍性贫血)引起的,则血浆中转铁蛋白正常或低下,但铁的饱和度增高;在铁负荷过量时,转铁蛋白水平正常,但饱和度可超过 50%,甚至达 90%。

转铁蛋白在急性时相反应中往往降低,因此在炎症、恶性病变时常随着清蛋白、前清蛋白同时下降。在慢性肝病及营养不良时亦下降,因此可以作为判断营养状态的一项指标。

蛋白质丢失增加的疾病,如肾病综合征、慢性肾衰竭、严重烧伤和蛋白质丢失性胃肠病时,血浆中转铁蛋白降低。妊娠及口服避孕药或雌激素注射,可使血浆转铁蛋白升高。

尿中转铁蛋白检测有助于肾小球病变的分析,由于转铁蛋白的分子量为 77 000Da,当尿中发现转铁蛋白而未检出大量大分子蛋白时，显示选择性蛋白尿的可能。

（八）α_1-微球蛋白

α_1-微球蛋白（α_1-microglobulin，α_1-M）属糖蛋白，分子量 27 000Da，由 167 个氨基酸组成，与人类白细胞抗原 HLA-A11、HLA-B20 和 HLA-BM51 等抗原决定簇有交叉反应。α_1-微球蛋白主要在淋巴细胞和肝脏中生成，广泛分布于体液及淋巴细胞膜表面。在血液中，α_1-微球蛋白有游离和与 IgA 结合两种形式。正常情况下，血液中游离 α_1-微球蛋白可自由通过肾小球滤过膜，并在近曲小管被重吸收和代谢，与 IgA 结合的 α_1-微球蛋白不能通过滤过膜。健康人 α_1-微球蛋白参考值范围为血清：10～30 mg/L，尿＜6 mg/d。男性比女性高，小儿及老人比成年人高，妊娠末期比妊娠初期高。

1.血清 α_1-微球蛋白升高

主要由于肾小球滤过率（GFR）下降所致，可见于原发性肾小球肾炎、糖尿病性肾病、狼疮性肾病、间质性肾炎、急慢性肾衰竭、IgA 型多发性骨髓瘤及肝癌等。

2.血清 α_1-微球蛋白降低

见于肝炎或肝硬化等肝实质性病变。

3.尿 α_1-微球蛋白升高

肾小球、肾小管发生病变时，尿 α_1-微球蛋白水平升高，与判断肾功能的另外两项指标 β_2-微球蛋白（β_2-M）和肌酐（Cr）呈密切相关。肌酐清除率（Ccr）在 100 mL/min 以下时，α_1-微球蛋白升高；Ccr 为80 mL/min以下时，β_2-M 开始升高。可见 α_1-微球蛋白比 β_2-M 敏感，而且患恶性肿瘤时不升高。因此，与 β_2-M 相比，α_1-微球蛋白在早期鉴别诊断肾功能方面更具有临床价值。

一般认为血清或尿液标本在 pH 4～8，4 ℃保存 1 周，α_1-微球蛋白仍可保持稳定。

（九）α_1-抗胰蛋白酶（α_1-antitrypsin，α_1-AT 或 AAT）

α_1-AT 是具有蛋白酶抑制作用的一种急性时相反应蛋白，分子量为 55 000Da，pH 为 4.8，含有10%～12%糖。在醋酸纤维薄膜或琼脂糖电泳中泳动于 α_1 区带，是这一区带的主要组分。区带中的另两个主要组分 α_1-酸性糖蛋白含糖量及 α_1-脂蛋白含脂类特别高，因此蛋白质的染色都很浅。作为蛋白酶的抑制物，它不仅作用于胰蛋白酶，同时也作用于糜蛋白酶、尿激酶、肾素、胶原酶、弹性蛋白酶、纤溶酶和凝血酶等。AAT 占血清中抑制蛋白酶活力的 90%左右。AAT 的抑制作用有明显的 pH 依赖性，最大活力处于中性和弱碱性，当 pH 4.5 时活性基本丧失，这一特点具有重要的生理意义。

低血浆 AAT 可见于胎儿呼吸窘迫症。AAT 缺陷（ZZ 型、SS 型甚至 MS 表现型）常伴有早年（20～30 岁）出现肺气肿，由于吸入尘埃和细菌引起肺部多形核白细胞的吞噬活跃，引起溶酶体弹性蛋白酶释放。当 AAT 型蛋白缺乏时，蛋白水解酶过分地作用于肺泡壁的弹力纤维而导致肺气肿。AAT 的缺陷，特别是 ZZ 表现型可引起肝细胞的损害而致肝硬化，机制未明。对原因不明的肝硬化和无肝炎病毒感染证据的慢性活动性肝炎患者，检测 AAT，对诊断及处理有一定价值。另外，妊娠、雌激素治疗以及炎症、肿瘤等疾病时，AAT 会成倍增加。当肾小球病变较轻，尿中未出现大分子量蛋白，而有 α_1-抗胰蛋白酶时，意味着此时的蛋白尿可能为选择性蛋白尿。

(十)循环免疫复合物

测定各种病原体所致的传染病及自身免疫疾病患者常存在免疫复合物,它是机体内抗体与其抗原相结合的产物。免疫复合物有三种形式:一是大的免疫复合物(>19 S),可被吞噬细胞吞噬去除;二是中等的免疫复合物(约等于 19 S),存在于局部,如肾脏基膜、肝脏间质、血管内膜和关节滑膜等,此种复合物激活补体引起炎性细胞浸润和组织损伤;三是小的复合物(<9 S),游离于血液、体液中,为一种可溶性的复合物,又称循环免疫复合物(circulating immune complex,CIC),循环免疫复合物的测定对免疫复合物疾病的诊断、疗效观察均有重要意义。

循环免疫复合物与肾小球疾病有关,测定 CIC 可帮助明确疾病的性质及活动性。临床测定 CIC 已有几十年的历史,有不同的测定方法。这些方法各有优点,也都有一定的局限性,故临床使用时应根据疾病性质选用不同的测定方法。

C_{1q}结合法是最常用的方法,以放射标记的 C_{1q}为指示剂。液相 C_{1q}结合法($FC_{1a}BA$)及固相 C_{1q}结合法($sC_{1a}BA$)常用以检测含 IgG 的 CIC,对含 IgM、IgA 的 CIC 不敏感。血清被灭活时会干扰此试验,使用肝素抗凝可出现假阳性结果。此种方法测定时 CIC 的低限浓度相当于 5 μg 结合的 IgG。胶固素结合试验是利用小牛血清蛋白胶固素与以非共价键方式连接到免疫复合物上的非激活 C_{3b}(C_{3bi})相结合的性质,通过测定 C_{3bi}测定 CIC,因此只有 CIC 含 C_{3bi}时才能使用此方法。用此法测定时的敏感程度相当于每毫升 5~10 μg 聚合 IgG。第二种方法为抗免疫球蛋白法。这些抗体通常源于 IgM,是从多克隆或单克隆类风湿因子(MRF)中提取出来的,也可从实验动物中提取。这种方法的原理是用竞争性抑制的机制,通过测定 RF 对 IgG-Sephorox 结合的抑制,或是 MRF 抑制乳胶包被颗粒的聚积以测定免疫复合物的含量。这种方法的优点是敏感性强,不需要补体系统参与。被测标本中含高浓度类风湿因子,或高浓度的 IgA、IgG 可干扰此试验。第三种测定方法则需借助于血小板、巨噬细胞或淋巴细胞膜上的 Fc 受体或 C_{3b}测定血清中免疫复合物浓度。当 Fc 受体与免疫复合物反应时,则可发生血小板聚集。另一种可使用的细胞是从 Burkitt 淋巴瘤分离出的 Ragi 细胞株。Ragi 细胞上有大量 C_{1q}、C_{3b}及 C_{3d}受体,只有少数 IgG、Fc 受体。用此法测定时大部分免疫复合物先黏附于 Ragi 细胞上,然后再用免疫标记的抗 IgG、IgA 抗体测定 Ragi 细胞上黏附的 IC 中的 IgG、IgA 含量,从而确定 IC 浓度。该方法敏感(相当于6~12 μg/mL聚合 IgG),缺点为可出现假阳性结果,尤其是 SLE 者假阳性较多。

CIC 阳性见于多种疾病,如细菌或病毒感染、肿瘤等。肾脏疾病时,尤其是原发性肾小球疾病其阳性率并不高。原发性肾小球肾病(MCNS)及原发性肾小球肾炎时 CIC 常呈阴性。这可能与测定方法及 CIC 存在时间较短有关。膜性增生性肾炎 CIC 存在时间较长,50%~70%患者在病程中可检测到 CIC,Ⅰ型患者阳性率高于Ⅱ型。较长时间观察发现 CIC 阳性与 C_3 下降及疾病严重程度无关。半数左右的 IgA 肾病患者可检测到含 IgA 的 CIC。

继发性肾脏病,如全身性血管炎及结缔组织病合并肾脏损害时,CIC 阳性率远高于原发性肾小球肾炎患者。以 C_{1q}结合法测定紫癜性肾炎患者阳性率为 50%,主要是含 IgA 的 CIC。狼疮性肾炎,CIC 阳性率与疾病活动性无关,但与肾脏病理类型有关。膜性、局灶增生及弥漫性增生性狼疮性肾炎,CIC 往往呈阳性。测定方法对阳性率有影响,以 C_{1q}结合法测定阳性率最高,长期持续阳性者为 50%。干燥综合征合并膜性及膜增生性肾炎时,CIC 水平常显著升高。混合性结缔组织病时，若发生膜性或膜增生性肾炎，CIC 阳性率与狼疮性肾炎大体相当。类风湿性关节炎者 CIC 水平常显著升高，但肾炎发生较少，CIC 升高并不预示会发生肾脏损害。

链球菌感染后肾炎 CIC 阳性率较高，以 C_{1q} 结合法测定阳性率达 70%～80%。感染性心内膜炎及分流性肾病 CIC 阳性率为 60%～90%。

（十一）血清淀粉样物质-A

血清淀粉样物质-A（SAA）来源于肝脏，主要由 IL-1、IL-6T 和 TNF 诱导产生，最高时可达肝脏合成蛋白量的 20%。SAA 由 104 个氨基酸组成，它是一种小分子的载脂蛋白，与 HDL 有关，主要是 HDL-3，并可替代 ApiA1 降低 HDL-3 与肝实质细胞的结合能力。SAA 在正常人血清中含量很低，一般＜6.4 mg/L，当受到激发，反应极快，8～12 h 即可达到高峰，超过正常值的 2000 倍；半衰期也极短，只有 50 min。SAA 和 CRP 同时检测可用于老年人感染的检查，两者皆高时预示着有潜在的感染且预后不良。

另外，SAA 作为排异反应的监测指标也非常敏感，比之 CRP、肌酐等更早期、更可靠。肝移植 SAA ＞170 mg/L活检排异者占 67%，＜170 mg/L 而排异者 33%，无排异者 96%。

因此 SAA 可作为炎症性疾病的早期诊断、排异的早期监测和作为自身免疫性疾病的诊断参考。

（十二）γ-痕迹蛋白

γ-痕迹蛋白，又称 Cystatin C，分子量为 13 kD，是胱氨酸蛋白酶抑制剂这一蛋白质大家族的成员之一。所有的有核细胞都能稳定地产生 Cystatin C，它存在于所有的体液中，脑脊液中的浓度最高，尿中的浓度最低。Cystatin C 几乎完全被肾小球滤过，然后被肾小管吸收，紧接着被降解。因此，血浆或血清中的 Cystatin C 的浓度就由肾小球滤过率决定，Cystatin C 也就成为反映肾小球滤过率的一个非常好的标志物。肾衰会引起 Cystatin C 在血浆中的浓度升高 10 倍；近端肾小管功能失常会阻碍 Cystatin C 从肾小球超滤后的重吸收，同时尿中的 Cystatin C 浓度增加 100 多倍。Cystatin C 的浓度不受炎症反应、恶性肿瘤、肌肉、性别影响，但血清浓度随年龄变化，同时伴随肾小球滤过率（GFR）的变化。而肾小球滤过率都会受以上这些因素的影响。

目前，临床上常规用肌酐清除率的方法来估计肾小球滤过率。然而，这一方法有几个缺点。首先，测定肌酐清除率需要在很长的一段时间内连续地收集尿样，通常为 24 h。这一工作给护理人员带来很大的工作量，而且经常由于尿样收集不全而造成分析上的偏差。另外，肌酐的产生在很大程度上与肌肉有关，也就是说与性别和年龄有关。加之，除由肾小球滤过外，肾小管也会分泌产生肌酐，这在个体之间的差异是很大的。当肾衰竭时，其他途径清除的肌酐增加了，这样由肌酐清除率得到的肾小球滤过率就会偏高。另外，有一些物质会干扰肌酐清除率的测定，如葡萄糖、尿酸、酮类、抗坏血酸和头孢类抗生素等。

另外的测定肾小球滤过率的方法是测某种放射性同位素标记，例如 Cr-ETDA 或 I-碘酞酸盐（iothalamate）。这些都是测肾小球滤过率的可靠方法，但是价格昂贵，还需要特殊的标本处理和放射显影。

用血清 Cystatirt C 测定肾小球滤过率比用肌酐清除率的方法得到的结果更接近放射性

同位素标记这一参考方法。Cystatin C 的分子量较低，生成稳定，由肾小球滤过而被清除并且不会重新进入循环。这些特点使得它成为精确测定肾小球滤过率的理想标志物。

(十三)血浆蛋白的正常参考值范围

血浆蛋白的正常参考值范围是相对的，检测选用的方法和蛋白质标准品有差异。使得各个实验室之间的参考值范围不易取得一致。因此，各家文献中列出的参考值有较大的变异。此点在建立方法学与质量控制中应予以妥善处理。不同年龄、性别与个体间的参考范围亦存在差异。在分析实验结果时应注意以下几点。

1.年龄组的变异

(1)以新生儿血浆蛋白浓度与成人血浆蛋白浓度相对比值来看，甲胎蛋白、α_2-巨球蛋白、α_1-抗胰蛋白酶浓度在新生儿期显著高于成人，清蛋白、纤维蛋白原、免疫球蛋白 IgG 与正常成人接近，其他各成分特别是免疫球蛋白 IgM、IgA 及补体 C_3、C_4 成分均有偏低。

(2)对 8～95 岁年龄组分布的调查发现以下几点特征：①清蛋白，在 50 岁前保持稳定，50 岁以后有下降趋势；②α_1-酸性糖蛋白，男 30 岁、女 40 岁后有下降趋势；③α_1-脂蛋白、α_1-抗胰蛋白酶，40 岁后有上升趋势；④触珠蛋白，随年龄增加而增加；⑤α_2-巨球蛋白，在 40 岁前随年龄增加而下降，到老年时又略有上升；⑥转铁蛋白，男性在 40 岁有随年龄增加而逐步下降的趋势，女性则在 30 岁左右达高峰，以后亦逐步下降；⑦免疫球蛋白 IgA，在出生前逐步上升，中年期达高峰；⑧β_2-微球蛋白，随年龄增加有逐步上升的趋势。

2.性别的差异

(1)清蛋白、α_1-酸性糖蛋白、免疫球蛋白 IgA 等，成年男性略高于女性。

(2)α_1-脂蛋白、铜蓝蛋白、α_2-巨球蛋白，女性略高于男性。在妊娠期铜蓝蛋白、转铁蛋白等明显增高。

3.不同时期个体的差异及个体间的差异

个人不同时期的变异大大地小于人群间不同个体间的变异，因此用正常健康状态下本身的血浆蛋白值作为正常参考值更有效和合理。

第五节 发光免疫分析技术

一、发光免疫分析技术发展概况

提供可靠的检测技术和快捷的服务是临床实验室提供高质量服务的关键。这种需求促使临床检验技术不断更新发展。就激素、多种特定蛋白及药物的定量检测而言，因被检物质分子量小，体液中含量极微，其检验方法必须具有高度的特异性及灵敏度。20 世纪 60 年代开始发展起来的放射免疫技术在一定程度上解决了上述技术性问题，但因标志物放射性污染、半衰期短影响试剂稳定性以及分离技术需时较长、无法实现全自动化等缺点，已渐被淘汰。随着单克隆抗体的成功应用和多种标志物和标记技术的发展，现代化免疫检测技术的灵敏度及特异性又有了一个飞跃。上述两种技术的日趋完善及临床对分析技术准确性及速度的要求，又促进了自动化免疫测定仪器的诞生。全自动发光免疫技术集经典方法学和先进技术于一身，问世于20世纪90年代初，近年来已被国内外的临床实验室及科研单位广泛应用于激素、多种特定蛋白及药物监测的分析。

发光免疫技术依其示踪物检测的不同而分为荧光免疫测定、化学发光免疫测定及电化学发光免疫测定三大类。荧光免疫测定又可分为两种：时间分辨荧光免疫测定（time resolved fluorescence immunoassay，TR-FIA）及荧光偏振免疫测定（fluorescence polarization immunoassay，FPIA）。利用TR-FIA者，以EG&G公司的Auto Delfia型为代表，FPIA则以Abbott公司的AxSYM型、i2000为代表。化学发光免疫测定分为化学发光酶免疫测定和化学发光标记免疫测定，前者以Beckman-Coulter公司的Access型及DPC公司的Immulite型为代表，后者以Bayer公司的ACS：180SE为代表。电化学发光免疫测定以Roche公司的Elecsys1010型、Elecsys2010型及Elecsys601型为代表。

发光免疫技术具有明显的优越性：①敏感度高，超过放射免疫分析法（RIA）；②精密度和准确性均可与RIA相媲美；③试剂稳定，无毒害；④测定耗时短；⑤自动化程度高。

目前该类技术已能为临床提供许多项目检测。试剂随机配置，至今尚未有开放型的先例。各厂家在检测项目的技术和试剂开发上花尽心思。一般是先发展临床常用、样本量大的检测项目，推出仪器后，再根据市场需要及本身技术特点，逐渐开发技术难度较高的新检测项目。有发展前途的仪器，每年都有新的检测项目推出。归纳起来，目前市面上的仪器所能检测的项目包括以下内容。

（1）甲状腺功能及相关疾病的检测项目：总T_3（TT_3）、总T_4（TT_4）、游离T_3（FT_3）、游离T_4（FT_4）、促甲状腺素（TSH）、甲状腺球蛋白抗体（TG-Ab）、甲状腺过氧化物酶抗体（TPO-Ab）。

（2）生殖内分泌激素：促卵泡生成激素（FSH）、促黄体生成素（LH）、孕激素（Prog）、催乳素（PRL）、睾酮（Test）、雌激素（E_2）及胎盘激素，包括滋养叶细胞分泌的人绒毛膜促性腺激素（β-HCG）和胎儿-胎盘单位共同生成的激素（uE_3）等。

（3）心肌缺血或梗死的标志物：肌钙蛋白I（cTnI）、肌钙蛋白T（cTnT）、肌红蛋白、CK-MB。

（4）肿瘤标志物：癌胚抗原（CEA）、甲胎蛋白（AFP）、CA19-9、CA125、CA15-3、角蛋白-18、前列腺特异抗原（PSA）、β-HCG、$β_2$微球蛋白（$β_2$-MG）、铁蛋白等。

（5）糖尿病指标胰岛素、C肽。

（6）贫血指标：叶酸盐、维生素B_{12}、铁蛋白。

（7）肾上腺激素、皮质醇。

（8）感染性疾病的血清学标志物：HIV抗体、病毒相关抗原及抗体（如HBsAg、抗-HBs、HBeAg、抗-HBe、抗-HBc、抗-HAV-IgM、CMV-IgG、CMV-IgM、Rubella-IgG、Rubella-IgM、Toco-IgG、Toco-IgM等）。

（9）药物浓度监测：地高辛、庆大霉素、cAMP、苯妥类、甲氨蝶呤、三硝基苯酚（TNP）。

二、发光免疫分析技术

发光免疫分析技术（Luminescence Immunoassay，LIA）离不开经典免疫分析法的基本手段，后者包括三大要素：①抗原（Ag）-抗体（Ab）反应及其复合物（Ag-Ab）的形成；②结合物和游离物的分离;③示踪物的定量检测。

(一)发光免疫分析的种类

发光免疫分析是一种利用物质的发光特征,即辐射光波长、发光的光子数与产生辐射的物质分子的结构常数、构型、所处的环境、数量等密切相关,通过受激分子发射的光谱、发光衰减常数、发光方向等来判断该分子的属性以及通过发光强度来判断物质的量的免疫分析技术。

(1)根据标志物的不同,发光免疫分析有下列5种分析方法。①化学发光免疫分析其标志物为氨基酰肼类及其衍生物,如3-氨基邻苯二甲酰肼(鲁米诺)等。②化学发光酶免疫分析先用辣根过氧化物酶标记抗原或抗体,在反应终点再用鲁米诺测定发光强度。③微粒子化学发光免疫分析其标志物为二氧乙烷磷酸酯等。④生物发光免疫分析荧光素标记抗原或抗体,使其直接或间接参加发光反应。⑤电化学发光免疫分析所采用的发光试剂标志物为三氯联吡啶钌$[Ru(bpy)_3]^{2+}$+N羟基琥珀酰胺酯。此种分类方法较常用。

(2)根据发光反应检测方式的不同,发光免疫分析可分为下列3种主要的测定方法。①液相法。免疫反应在液相中进行,反应后经离心或分离措施后,再测定发光强度。所用分离方法包括葡聚糖包被的活性炭末、Sephadex G-25层析柱、第二抗体等。②固相法。将抗原抗体复合物结定在固相载体(如聚苯乙烯管)或分离介质上(如磁性微粒球、纤维素、聚丙烯酰胺微球等),再测定发光强度,此法较常用。试验原理与固相RIA和ELISA方法基本相同。③均相法。如均相酶免疫测定一样,在免疫反应后,不需要经过离心或分离步骤,即可直接进行发光强度检测。其原理是某些化学发光标志物(如甾体类激素的发光标志物)与抗体或蛋白结合后,就能增强发光反应的发光强度。在免疫反应系中,标记的抗原越多,光强度增加越大,因而免除了抗原抗体复合物与游离抗原、抗体分离的步骤。

(二)化学发光标志物

在发光免疫分析中所使用的标志物可分为三类,即发光反应中消耗掉的标志物、发光反应中起催化作用的标志物以及酶标志物。这种分类方法在发光免疫分析的应用中,对标志物的选择、检测方案和测定条件的确定以及分析数据的评价等都有实际意义。

1.直接参与发光反应的标志物

这类标志物在发光免疫分析过程中直接参与发光反应,它们在化学结构上有产生发光的特有基团。一般这类物质没有本底发光,有可能精确地测定低水平的标志物,并且制备标志物的偶联方法对发光的影响不大,因此,这类标志物非常类似于放射性核素标志物。

(1)氨基邻苯二甲酰肼类:主要是鲁米诺和异鲁米诺衍生物。鲁米诺是最早合成的发光物质,也是一种发光标志物。但鲁米诺偶联于配体形成结合物后,其发光效率降低。而异鲁米诺及其衍生物[如N-(4-氨基丁基)-N-乙基异鲁米诺、N-(6-氨基己基)-N-乙基异鲁米诺等]克服了这一缺点,是比较成功的标志物。

(2)吖啶酯类:吖啶酯是一类发光效率很高的发光剂,可用于半抗原和蛋白质的标记。用于标记抗体时,可获得高的比活性,有利于双位点免疫化学发光分析的建立,可用于多抗或单抗的标记。

(3)三氯联吡啶钌$[Ru(bpy)_3]^{2+}$:此标志物是用于电化学发光的新型标志物,经电化学激发而发射电子,但一定在与抗体或抗原结合成复合物以后才有特异性反应,在标记抗体或抗原之前，需要化学修饰为活化的衍生物三氯联吡啶钌$[Ru(bpy)_3]^{2+}$ + N-羟基琥珀酰胺酯(NHS)，其为水溶性，可与各种生物分子结合成稳定标志物，分子量很小，不影响免疫活性。

2.不参与发光反应的标志物

这类标志物作为反应的催化剂或者作为一种能量传递过程中的受体，不直接参与化学发光反应。在这类发光体系中，标志物不影响总的光输出，而是加入后起反应的发光物质越多，体系产生的光越强。

(1)过氧化物酶：这类标记酶主要是辣根过氧化物酶(HRP)。它在碱性条件下，对鲁米诺和过氧化氢的反应起催化作用。以 HRP 标记的结合物的量可用过量的 H_2O_2 和鲁米诺来测量，如对皮质醇的测定可达 20 pg。以过氧化物酶作为标志物而建立起来的免疫分析法属于酶免疫分析技术，但是发光酶免疫分析不同于其他酶免疫分析技术。此外，这种催化反应是在较高碱性条件下进行的，所以酶的活性较低，主要是酶结构中的铁卟啉部分起催化作用，蛋白质部分仅提供与其他分子结合的功能基团。

(2)荧光素酶：它是催化荧光素与腺苷三磷酸(ATP)的酶。它也是作为一种标记酶使用，如用于甲氨蝶呤和肌钙蛋白 T(cTnT)的测定，其中对 cTnT 的检测灵敏度可达 10 fmol/L。

(3)荧光素：在 TCPO 发光反应体系中，荧光素作为反应体系中一种能量传递的受体，它在反应中不消耗。在这类发光反应中，体系所发出的光与荧光物质的浓度成正比，所以它可作为标志物用于化学发光免疫测定。

(4)三丙胺：三丙胺(TPA)类似酶免疫测定(EIA)中的底物，是电化学发光(ECL)中的电子供体，氧化后生成的中间产物是形成激发态三氯联吡啶钌$[Ru(bpy)_3]^{2+}$的化学能来源。

3.酶标志物

利用某些酶作为标志物，然后通过标志物催化生成的产物，再作用于发光物质，以产生化学发光或生物发光。这种方法对分析物的检测极限有赖于形成产物的量。

(1)葡萄糖氧化酶：葡萄糖氧化酶能催化葡萄糖氧化为葡萄糖酸并形成过氧化氢，所形成的过氧化氢可以通过加入鲁米诺和适当的催化剂而加以检测。应用葡萄糖氧化酶做标志物对被标志物进行检测，其检测极限量可达 10～17 mol/L，如对 17α-羟基黄体酮的测定，检测灵敏度可达 0.5 pg/管，对甲状腺素(T_4)的测定可达 6.4 fmol/L。

(2)葡萄糖-6-磷酸脱氢酶：葡萄糖-6-磷酸脱氢酶(G-6-PDH)能够催化 NAD 形成 NADH，然后利用生物发光反应体系检测 NADH。以 G-6-PDH 作为标志物，运用生物发光体系检测肌钙蛋白 T(cTnT)，其检测灵敏度可达 10～17mol/L。

(3)碱性磷酸酶：以碱性磷酸酶为标志物、ATP 为底物，运用荧光素酶-ATP 发光体系进行检测，可以建立多种高灵敏度的发光免疫分析方法。

(4)丙酮酸激酶：用丙酮酸激酶做标志物，催化形成 ATP，用荧光素酶-ATP 发光体系进行检测，也可建立多种发光免疫分析方法。

三、发光免疫分析原理

(一)化学发光免疫分析

化学发光的发光原理是在一个反应体系中 A、B 两种物质通过化学反应生成一种激发态的产物(C·)，在回到基态的过程中，释放出的能量转变成光子(能量 hν)从而产生发光现象，其反应式为：

A+B→C·

C·+D→C+C·

C·→D+hν

式中：h——普朗克常数；ν——发射光子的频率。

化学发光反应可在气相、液相或固相反应体系中发生，其中液相发光对生物学和医学研究最为重要。溶液中的化学发光从机制上讲包括三个步骤：反应生成中间体；化学能转化为电子激发态；激发分子辐射跃迁回到基态。

在化学发光免疫测定中，主要存在两个部分即免疫反应系统和化学系统，其反应为：

竞争性结合分析法：Ag+Ag－L+Ab→Ag－Ab+Ag－Ab－L（L：发光物质）

非竞争性结合分析法：Sp－Ab+Ag↔Sp－Ab－Ag（Sp：固定物质）

Sp－Ab－Ag+Ab－L↔Sp－Ab－Ag－Ab－L

（二）化学发光酶免疫分析

从标记免疫测定来看，化学发光酶免疫测定应属酶免疫测定。测定中两次抗原抗体反应步骤均与酶免疫测定相同，仅最后一步骤反应所用底物为发光剂，通过化学发光反应发出的光在特定的仪器上进行测定。常用的发光物为鲁米诺及其衍生物。

（三）生物发光免疫分析

生物发光是化学发光的一个特殊类型，它是由生命活性生物体所产生的发光现象，发光所需的激光来自生物体内的酶催化反应，催化此类反应的酶称为荧光素酶。生物发光包括萤火虫生物和细菌生物发光，前者发光反应需 ATP 的参与，故萤火虫生物发光又称 ATP 依赖性生物发光。ATP 依赖生物发光反应中，萤火虫荧光素和荧光素酶在 ATP、Mg^{2+} 和 O_2 存在下可发光，反应式为：

ATP+荧光素+荧光素酶、Mg^{2+}、腺苷酰荧光素

腺苷酰荧光素+O_2、腺苷酰氧化荧光素+光（λ_{max}=562 nm）

整个反应过程中，发出的总光量和荧光素、荧光素酶、O_2 和 ATP 的浓度有关，在所有其他反应产物过量时，发出的总光量和最大光强度与 ATP 的量成正比。最大光强度在测试条件下可立即获取，故实际工作中多以发光光度计所测得的最大光强度作为 ATP 浓度的换算依据。发光细菌具有两种酶，细菌荧光素酶和 NAD(P)H：FMN 氧化还原酶，前者在有 O_2 存在下催化 $FMNH_2$ 和长链脂肪醛氧化，生成黄素单核苷酸（FMN）和长链脂肪酸并发光；后者能使 FMN 还原成 $FMNH_2$，$FMNH_2$ 再参与上述反应。生物发光免疫分析比较典型的体系有萤火虫荧光素-荧光素酶发光体系和细菌荧光素-荧光素酶发光体系。

（四）微粒子化学发光免疫分析

微粒子化学发光免疫分析是采用顺磁性微粒子作为固相载体，以碱性磷酸酶标记抗原或抗体，以 AMPPD(Dioxetanes)作为化学发光剂的一种发光免疫分析技术。

作为微粒子化学技术标志物的二氧乙烷磷酸酯是一种超灵敏的碱性磷酸酶底物（AMPPD），AMPPD 在碱性磷酸酶的作用下，迅速去磷酸化生成不稳定的中介体 AMPD。AMPD 产生单线激发态产物，发生化学荧光，在这种二级动力学反应的一定时间内，就产生持续稳定

的发光，此时动力反应从高能量级的激发态回到低能量级的稳定态，每次稳定的发光可持续数日，发射光所释放的能量以光强度形式被检测。

微粒化学发光是以磁性微珠作为载体包被抗体，因其表面积增大，可迅速捕捉抗原，所需标本量极少，反应时间缩短。测定时间减少，同时因其选择性吸附抗原，可减少污染，降低交叉污染概率。

（五）电化学发光免疫分析

电化学发光免疫分析（eletrochemi luminescence immunoassay，ECLIA）是继酶免疫、放射免疫、化学发光免疫测定之后的新一代标记免疫测定技术，是电化学发光和免疫测定相结合的产物。

电化学发光与一般化学发光技术的主要区别在于标志物的不同：一般化学发光是标记催化酶（辣根过氧化物酶等）或化学发光分子（鲁米诺等），这样的化学反应一般发光不稳定，为间断的、闪烁性发光，而且在反应过程中易发生裂变，导致反应结果不稳定；此外检测时需对结合相与游离相进行分离，操作步骤多。而电化学发光则不同，为电促发光，采用的发光试剂标记分子是三氯联吡啶钌$[Ru(bpy)_3]^{2+}$，$[Ru(bpy)_3]^{2+}$在三丙胺（TPA）阳离子自由基（TPA^+ ·）的催化及三角形脉冲电压激发下，可产生高效、稳定的连续发光，同时由于$[Ru(bpy)_3]^{2+}$在发光反应中的再循环利用使发光得以增强、稳定，而且检测采用均相免疫测定技术，不需将游离相与结合相分开，从而使检测步骤大大简化，也更易于自动化。

电化学发光分析是一种在电极表面引发的特异性化学发光反应，参与反应的发光试剂标志物为三氯联吡啶钌$[Ru(bpy)_3]^{2+}$，另一种试剂是三丙胺（TPA）。在阳极表面，以上两种电化学活性物质可同时失去电子发生氧化反应，$[Ru(bpy)_3]^{2+}$标志物被氧化成3价的$[Ru(bpy)_3]^{3+}$标志物，TPA被氧化成阳离子自由基TPA^+ ·，TPA^+ ·很不稳定，可自发地释放一个质子而变成自由基TPA·，其为强还原剂，可将一个电子给$[Ru(bpy)_3]^{3+}$ ·，使其形成激发态的$[Ru(bpy)_3]^{2+}$ ·，而TPA自身被氧化成氧化产物。激发态的$[Ru(bpy)_3]^{2+}$ ·衰减的同时发射一个波长为620 nm的光子，重新形成基态的$[Ru(bpy)_3]^{2+}$。以上发光反应在电极表面周而复始地不断循环进行，产生许多光子，使光信号增强。

电化学发光分析技术和其他免疫技术相比具有十分明显的优点：①由于三氯联吡啶钌可与蛋白质、半抗原激素、核酸等各种化合物结合，因此检测项目很广泛。②由于磁性微珠包被采用“链霉亲和素-生物素”新型固相包被技术，使检测的灵敏度更高，线性范围更宽，反应时间更短。

四、发光免疫分析仪器

（一）ACS:180SE 全自动化学发光免疫分析系统

ACS全自动化学发光免疫分析系统由拜耳公司生产，采用化学发光技术和磁性微粒子分离技术相结合的免疫分析系统。在20世纪90年代初首次推出全自动化学发光免疫分析系统ACS:180，90年代中期推出第二代产品为ACS:180SE分析系统，最近该公司又推出了ACS:Centaur。第二代产品将微机与主机分开，软件程序加以改进，使操作更灵活，结果准确可靠，试剂贮存时间长，自动化程度高。

1.仪器测定原理

该免疫分析技术有两种方法：一是小分子抗原物质的测定采用竞争法。二是大分子的抗原物质测定采用夹心法。该仪器所用固相磁粉颗粒极微小，其直径仅 1.0 μm。这样大大增加了包被表面积，也增加了抗原或抗体的吸附量，使反应速度加快，也使清洗和分离更简便。其反应基本过程如下。

(1)竞争反应：用过量包被磁颗粒的抗体，与待测的抗原和定量的标记吖啶酯抗原同时加入反应杯温育。其免疫反应的结合形式有两种：一是标记抗原与抗体结合成复合物；二是测定抗原与抗体的结合形式。

(2)夹心法：标记抗体与被测抗原同时与包被抗体结合成一种反应形式，即包被抗体-测定抗原-发光抗体的复合物。上述无论哪种反应，所结合的免疫复合物被磁铁吸附于反应杯底部，上清液吸出后，再加入碱性试剂；其免疫复合物被氧化激发，发射出 430 nm 波长的光子，再由光电倍增管将光能转变为电能，以数字形式反应光量度，计算测定物的浓度。竞争法是负相关反应。夹心法是正相关反应。

2.仪器组成及特点

该仪器由主机和微机两部分组成。主机部分主要是由仪器的运行反应测定部分组成，它包括原材料配备部分、液路部分、机械传动部分及光路检测部分。微机系统是该仪器的核心部分，是指挥控制中心。该机设置的功能有程控操作、自动监测、指示判断、数据处理、故障诊断等，并配有光盘。主机还配有预留接口，可通过外部贮存器自动处理其他数据并遥控操作，以备实验室自动化延伸发展。

ACS:180SE 分析仪为台式，其主要特点为：①测定速度：每小时完成 180 个测试，从样品放入第一个测试结果仅需要 15 min，以后每隔 20 s 报一个结果。②样品盘：可放置 60 个标本，标本管可直接放于标本盘中，急诊标本可随到随做，无须中断正在进行的测试。③试剂盘：可容纳 13 种不同的试剂，因此每个标本可同时测定 13 个项目。④全自动条码识别系统：仪器能自动识别试剂瓶和标本管，加快了实验速度。⑤灵敏度：达到放射免疫分析的水平。

3.测定项目

现有检测项目 47 项，更多的项目还在开发之中。①甲状腺系统：总、游离 T_3，总、游离 T_4，促甲状腺素，超敏促甲状腺素，T_3 摄取量。②性腺系统：绒毛膜促性腺激素，泌乳素，雌二醇，雌三醇，促卵泡成熟素，促黄体生成素，黄体酮，睾酮。③血液系统：维生素 B_{12}，叶酸，铁蛋白。④肿瘤标志物：AFP，CEA，CA15-3，CA125，CA19-9，β_2-微球蛋白，PSA。⑤心血管系统：肌红蛋白，肌钙蛋白 T，肌酸激酶-MB。⑥血药浓度：地高辛，苯巴比妥，茶碱，万古霉素，庆大霉素，洋地黄，马可西平。⑦其他：免疫球蛋白 E，血清皮质醇，尿皮质醇，尿游离脱氧吡啶。

(二)ACCESS 全自动微粒子化学发光免疫分析系统

ACCESS 全自动微粒子化学发光免疫分析系统是美国贝克曼-库尔特公司(Beckman Coulter)生产的，它采用微粒子化学发光技术对人体内的微量成分以及药物浓度进行定量测定。该系统具有高度的特异性、高度的敏感性和高度的稳定性等特点。全自动操作，一次可以对 60 份标本进行 24 种项目的测定，只需 10～30 min 就可完成第一个测定并打印出结果。

1.分析方法及过程

ACCESS系统采用磁性微粒作为固相载体，以碱性磷酸酶作为发光剂，固相载体的应用扩大了测定的范围。以竞争法、夹心法和抗体检测等免疫测定方法为基础。试剂包装采用特殊的设计，每个试剂包有5个小室，分别把不同的试剂分开，减少了交叉污染，保证了检测质量。

(1)抗原抗体结合。将包被单克隆抗体的顺磁性微粒和待测标本加入反应管中，标本中的抗原与微粒子表面的抗体结合，再加入碱性磷酸酶标记的抗体，经温育后形成固相包被抗体-抗原-酶标记抗体复合物。

(2)洗涤、分离。在电磁场中进行2～3次洗涤，很快将未结合的多余抗原和酶标记抗体洗去。

(3)加入底物AMPPD发光剂。AMPPD被结合在磁性粒子表面的碱性磷酸酶的催化下迅速去磷酸基因，生成不稳定的中介体AMPD。AMPD很快分解，从高能激发态回到低能量的稳定态，同时发射出光子，这种化学发光持续而稳定，可达数小时之久。通过光量子阅读系统记录发光强度，并从标准曲线上计算出待测抗原的浓度。

2.仪器组成及特点

ACCESS是由微电脑控制的，由样品处理系统、实验运行系统、中心供给系统和中心控制系统四部分组成，其仪器特点为：①测定速度：每小时完成100个测试，从样品放入第一个测试结果需要15～30 min。②样品盘：可放置60个标本，标本管可直接上机，急诊优先，标本可随到随做，无须中断运行。③试剂盘：可容纳24种试剂，因此每个标本可同时测定24个项目，试剂可随意添加。④全自动条码识别系统：仪器能自动识别试剂盒和标本管条码，加快了实验速度。⑤灵敏度：通过酶放大和化学发光放大，灵敏度达到甚至超过放射免疫分析的水平。

3.分析范围

该系统主要对人体内的微量成分以及药物浓度进行定量：①甲状腺功能：游离、总 T_3，游离、总 T_4，TSH，甲状腺素摄取率。②血液系统：铁蛋白，叶酸盐，维生素 B_{12}。③超敏反应：总IgE。④内分泌激素：β-HCG，LH，FSH，E_2，PT，PRL，皮质醇(Cortisol)。⑤药物检测：茶碱，地高辛。⑥肿瘤因子：CEA，AFP，PSA。⑦心血管系统检查：肌钙蛋白Ⅰ，肌红蛋白。⑧糖尿病检查：胰岛素。

(三)Elecsys 全自动电化学发光免疫分析仪

电化学发光免疫分析技术在新一代实验室免疫检测技术中很有特点，它在20世纪90年代一问世就引起广泛的关注。德国Roche公司在链霉亲和素-生物素包被技术的基础上，引用电化学发光免疫分析技术并开发出相应的检测系统。Elecsys型号的仪器功能上完全一致，操作也有相同(都是触摸屏操作)之处；细节有差异，有完善的使用说明。

1.测定原理及过程

Elecsys分析仪集多种技术于一身，应用了免疫学、链霉亲和素生物包被技术及电化学发光标记技术。

(1)将待测标本与包被抗体的顺磁性微粒和发光剂标记的抗体加在反应杯中共同温育，形成磁性微珠包被抗体-抗原-发光剂标记抗体复合物。

(2)将上述复合物吸入流动室,同时用 TPA 缓冲液冲洗。当磁性微粒流经电极表面时,被安装在电极下的磁铁吸引住,而游离的发光剂标记抗体被冲洗走。同时在电极加电压,启动电化学发光反应,使发光试剂标志物三氯联吡啶钌$[Ru(bpy)_3]^{2+}$和 TPA 在电极表面进行电子转移,产生电化学发光。光的强度与待测抗原的浓度成正比。

2.仪器组成及特点

Elecsys 分析仪为台式一次进样(Elecsys 1010)或随机进样(Elecsys 2010)自动化分析仪,主要由样品盘、试剂盒、温育反应盘、电化学检测系统及计算机控制系统组成。仪器特点为:①测定速度,每小时完成 90 个测试,从样品放入到出第一个测试结果需要 9 min 或 18 min,根据测试的项目而定。②样品盘:可放置 75 个或 30 个标本,标本管可直接上机。由于采用急诊通道,急诊标本可随到随做,无须中断运行。③试剂盘:可容纳 6 种或 18 种试剂,并带有内置恒温装置,以利于试剂保存。④全自动二维条码识别系统:仪器能自动识别试剂盒、标准品、质控品和标本管条码,并读入测定参数等,减少人工输入的误差。⑤灵敏度:由于采用链霉亲和素-生物素技术和电化学发光技术,灵敏度达到甚至超过放射免疫分析的水平。

3.应用的免疫学方法原理

有三种抗原抗体反应方法被应用:抑制免疫法(competitive principle),用于小分子量蛋白抗原检测;夹心免疫法(sandwich principle),用于大分子量物质检测;桥联免疫法(bridging principle),用于抗体如 IgG、IgM 检测。还有钌标记用于 DNA/RNA 探针分析。

4.检测项目该仪器

可应用项目很多,已提供试剂盒的项目如下。①肿瘤标志物:AFP,CEA,PSA,CA15-3,CA19-9,CA72-4,CA125Ⅱ,CYFRA21-1,β-HCG,NSE。②甲状腺功能:TSH,FT_3,FT_4,FBG,TG,Anti-TG。③内分泌:FSH,LH,PT,HCG;β-HCG,肾上腺皮质醇,胰岛素,前列腺素,PRL。④感染性疾病:Anti-HAV,Anti-HAV-IgM,HBsAg,Anti-HBc,Anti-HBs,Anti-HBe,HBeAg,Anti-HCV,HIV-Ag。⑤心肌标志物:cTnT,CK-MB,肌红蛋白,地高辛,洋地黄。⑥维生素类:维生素 B_{12},叶酸,铁蛋白。

五、发光免疫分析技术的临床应用

(一)甲状腺疾病相关免疫检测与临床应用

常规甲状腺功能血清学检查主要包括甲状腺激素、垂体激素和自身免疫指标的检查。前者包括总 T_3(TT_3)、总 T_4(TT_4)、游离 T_3(FT_3)、游离 T_4(FT_4)及其相关垂体促甲状腺素(TSH)、甲状腺摄取率(TU)及游离甲状腺素指数(FT_4I);后者包括甲状腺球蛋白抗体(gAb)、甲状腺过氧化酶抗体(TPO)或甲状腺微粒体抗体(mAb)、促甲状腺受体抗体(TRAb)等。mAb 和 TRAb 目前仍未采用化学发光法。

(二)生殖内分泌激素检测与临床应用

化学发光免疫分析技术提供传统的生殖内分泌激素检测项目,主要有促卵泡生成激素(FSH)、促黄体生成激素(LH)、孕激素(Prog)、催乳素(Prol)、睾酮(Test),以及胎盘激素,包括滋养叶细胞分泌的人绒毛膜促性腺激素(β-HCG)、胎儿-胎盘单位共同生成的激素游离雌三醇(uE_3)。现代化检测技术不但提高了这些检测项目的灵敏度、特异性,还从速度上提供了急诊服务的条件,迎合了临床急诊检测的需要,在妇产科临床方面开拓了前所未有的应用前景。

（三）心肌蛋白检测与临床应用

典型心绞痛和心肌梗死（AMI）患者，心肌供血不足，细胞受损破坏，细胞内容物渗出，进入血循环。血清（浆）肌酸激酶（CK）及其同工酶（CK-MB）作为上述病理改变的标志物已被临床应用多年。心肌酶活性的测定需时不长，又较便宜，一般情况下尚能满足临床确诊 AMI、监测疗效和估计梗死范围等的需要。

然而，在某种特殊情况下上述标志物尚有明显不足之处：伴有肌肉组织损伤的病例，心肌酶因组织特异性不高而失去其应有的诊断价值；另一方面，酶活性检测法的精确度不足，临床正常参考范围较宽，诊断敏感性不足以辅助确诊微小心肌梗死（micro-infarct）或轻微心肌细胞损伤。目前，化学发光法除提供心肌酶检测技术外，还提供临床应用价值更高的肌钙蛋白 T（cTnT）肌钙蛋白 I（cTnI）和肌红蛋白（MYO）检测。

（四）胰岛素和 C 肽测定与临床应用

1.胰岛素

胰岛素由胰岛 β 细胞分泌，主要控制糖代谢，也参与控制蛋白质合成和三酰甘油的储存。血循环中胰岛素包括真胰岛素及其前身胰岛素原，包括完整胰岛素原和裂环胰岛素原。传统放射免疫法测定免疫活性胰岛素，即笼统测定所有胰岛素原分子及真胰岛素，其临床应用的推广正随着高特异性真胰岛素与胰岛素原的检测技术的发展而受到冲击。真胰岛素测定对糖尿病的诊断、分型及疗效随访有重要的临床应用意义。目前，个别化学发光免疫分析系统推出真胰岛素检测技术，如美国贝克曼 Access 免疫分析系统的超敏感胰岛素检测仪测定真胰岛素（与胰岛素原无交叉反应）。该检测项目在临床及科研方面的应用，将使人们对 2 型糖尿病的发病机制有更进一步的认识。

胰岛素检测的重要意义之一在于了解糖尿病高危人群和糖尿病患者的胰岛 β 细胞分泌功能，并依此协助临床对患者进行临床分型和选择治疗方案。1 型糖尿病患者胰岛 β 细胞分泌功能不足，表现为空腹和餐后血真胰岛素水平降低，释放曲线呈低水平状。根据胰岛 β 细胞分泌功能，2 型糖尿病患者可分为两个人群组：A 组胰岛素释放试验的结果一般表现为空腹胰岛素值比正常人高，餐后30 min、1 h 值低于正常人，整个反应过程中虽峰值高于正常，但峰时延迟至 2 h 或 3 h，呈延迟增高型；B 组表现为空腹胰岛素值比正常人低，餐后释放反应低，呈无反应或低反应型。对 2 型糖尿病更进一步的分型，将随着真胰岛素检测技术的问世而实现。详细的分型有利于更合理地选择治疗方案。除此之外，真胰岛素检测还被用于评价不同胰岛素制剂在不同个体血中的有效作用期，以便及时调整治疗方案。

胰岛 β 细胞肿瘤可导致高胰岛素血症，并继发低血糖症。重复数次空腹血胰岛素水平测定，可协助诊断胰岛细胞瘤。

2.C 肽

胰岛 β 细胞所分泌的胰岛素原，经一系列的转化酶作用后，一个胰岛素原分子裂解为一个真胰岛素和一个 C 肽，两者呈等分子释放入血循环。但因 C 肽降解部位在肾脏而胰岛素在肝脏，且其生物半衰期是胰岛素的 2 倍，故外周血循环中 C 肽的克分子浓度比胰岛素高，两者比值约为 6∶1。C 肽与胰岛素抗体无交叉反应，也不与细胞膜上的受体结合。如此种种，C 肽测定被认为更能反映胰岛 β 细胞的功能。

C 肽测定在协助糖尿病分型和疗效的观察、分析方面与胰岛素相同，但在评价机体胰岛 β 细胞分泌功能方面有其特有的优点。对长期使用外源性胰岛素患者测定胰岛素，既受外源性胰岛素影响（方法学上不能区分内源性或外源性），也受机体产生的胰岛素抗体和胰岛素结合的影响。外源性胰岛素中不含 C 肽，且 C 肽不和胰岛素抗体发生免疫交叉反应，因此，即使在有特异真胰岛素测定技术的情况下，技术性可靠的 C 肽测定仍颇受临床欢迎。

（五）贫血指标检测与临床应用

多年来，贫血的鉴别诊断主要依靠血液学的特殊染色及骨髓穿刺等复杂的实验室手段。随着免疫学技术的发展，某些血液疾病可以依赖简单的免疫分析进行鉴别诊断及治疗随访。目前所有的化学发光免疫分析系统都提供铁蛋白、维生素 B_{12}、血清及红细胞叶酸盐等鉴别贫血原因的免疫检测项目。铁蛋白是缺铁性贫血的敏感指标，临床上除用以作为诊断依据外，还应用于补铁治疗的随访。维生素 B_{12} 及铁蛋白检测，在协助诊断白血病方面也有一定的临床应用价值。

1.叶酸盐

叶酸盐是一种维生素，由小肠吸收后储存于肝脏。其生物化学功能是辅酶 A，与细胞生长及 DNA 合成密切相关。叶酸缺乏将导致巨幼红细胞/巨红细胞性贫血，并导致神经病理学方面的疾病。

叶酸缺乏常见于摄入不足、吸收不良或体内需求增加。后者常见于怀孕期间，可导致神经管脊髓漏等胎儿先天性疾病，或见于酗酒、肝炎或其他引起肝功能不全的疾病。

2.维生素 B_{12}

维生素 B_{12} 经口摄入后，与胃液中的“内因子”蛋白结合后，在回肠中吸收后储存于肝脏。其生物化学功能与叶酸类似。维生素 B_{12} 缺乏同样将导致巨幼细胞性贫血及神经病理学方面的疾病。

维生素 B_{12} 缺乏常见于原发内因子分泌不足、继发维生素 B_{12} 吸收减少，这种现象称“恶性贫血”，常见于 50 岁以上人群组。因为维生素 B_{12} 吸收量与功能小肠的长度成正比，胃、肠切除术后可导致维生素 B_{12} 缺乏。不同细菌或炎症引起的小肠疾病同样影响维生素 B_{12} 吸收。维生素 B_{12} 摄入不足也见于长期吃素者。

3.铁蛋白

铁蛋白是一种铁储存蛋白。血清铁蛋白浓度与体内总铁储存量成正比。铁蛋白是一种最常用的诊断有关铁代谢疾病的指标。

缺铁性贫血者血清铁蛋白浓度仅为正常人的 1/10；而铁摄入过量者，其血清铁蛋白浓度明显高于正常人。有报道认为铁蛋白是早期发现缺铁性贫血的敏感指标。铁蛋白测定也常被应用于补铁治疗的疗效随访。临床上还应用铁蛋白辅助诊断血色素沉着病。血色素沉着病分遗传性和继发性，两者的共同发病机制是铁储存异常增高，导致组织毒性作用。遗传性血色素沉着病患者的小肠吸收铁的功能异常增高；继发性血色素沉着病患者多见于反复接收输血治疗的患者。临床上发现铁蛋白是反映血中铁储存量最好的指标，血清铁测定不如铁蛋白敏感。

白血病、骨髓瘤、胃癌、肠癌、肺癌、乳腺癌、胰腺癌黑素瘤等均可有铁蛋白异常增高，临床上也用铁蛋白作为肿瘤标志物辅助诊断肿瘤及疗效随访。

(六)肿瘤标志物检测与临床应用

肿瘤标志物是指肿瘤组织和细胞由于癌基因及其产物的异常表达所产生的抗原和生物活性物质,但健康组织有时也能产生类似的赘生物,其中包括与之相关的各类激素、酶、特异性或非特异性蛋白质、肿瘤代谢产物等。尽管肿瘤标志物的研究不断取得进展,目前仍没有任何一种标志物能对肿瘤完全特异。原因:①绝大多数肿瘤标志物既不是器官特异又不是疾病特异,肿瘤组织本身可产生,非恶性病变组织也可产生,因此一些良性疾病也可出现不同程度的阳性反应;②肿瘤可因多种因素而呈现一过性或阶段性阴性;③受科技水平的限制而未揭示出高特异性的肿瘤标志物。为了克服上述缺点,临床工作者通过大量的实践,推荐追踪观察和联合检测,以便及时发现一些常规检测难以发现的恶性肿瘤。

六、发光免疫分析技术的前景展望

我国的临床免疫检测与国外比较,发展起步较晚。目前,在常规的实验室免疫学检测中,还是以凝集、沉淀试验及手工操作的酶标、放免试验为主。这些检测方法在实际应用中,操作烦琐,投入人力多,质量控制难以保证,环境污染等问题多多。发光免疫技术的引进使我国临床免疫学检验工作达到了一个新的水平。

发光免疫技术基本原理与放免分析技术相同,标志物可稳定贮存,敏感性与放免技术相近或更高,检测速度较放免技术快 3～8 倍,可进行全自动化的检测,而且无辐射防护、环境污染及标志物衰变等问题。以发光免疫技术为代表的非放射分析技术最终将取代同位素分析技术已成为众多学者的共识,这是一种技术发展的趋势。

发光免疫技术能够做到像全自动生化分析仪一样,自动化程度高,标本处理能力强,随机性好,灵活性高,使临床检验工作者从烦琐的手工操作中解放出来,减少了人力,减少了人为误差;急诊及加急服务工作得以真正实现;质量控制易于做到,将分析误差进一步减小。这些是传统的非自动化免疫分析技术所无法达到的。应当说这项技术已适合于现代临床检验技术的发展需要,它将广泛地应用于我国的临床检验医学领域。

发光免疫技术的问世,将扩大医学工作者们对人体许多微量物质的认识,并加以应用到临床诊断、治疗及预后评估中。利用发光免疫技术开发更多的、更全面的检验项目已成为这类技术的重要任务之一。拥有这类技术的厂商均投入巨资进行研究和开发新的项目,并积极推广应用,而且每年都有一两项或多项新项目问世。这对推广和加速发光免疫技术的应用起到了积极的作用。

当然,目前我们要面对的一个现实问题是应用这类技术的费用比传统的技术要高,而与政府控制医疗费用的政策相矛盾。加速这类技术的国产化,将是降低成本的直接有效手段,但困难是很大的。在国产化技术问世前,引进并广泛推广国外这一先进技术是医疗市场的需要。目前,国外厂商面对我国潜在的市场,面对众多同行的竞争,已逐渐改变其市场策略,并有调低仪器及试剂价格的趋势。另外,应积极宣传这一技术的及时、快速、准确等优点,减少患者因等候而造成的浪费,这也许是间接节约成本的有效手段。

第六节　分子细胞遗传学检测技术

一、荧光原位杂交

（一）荧光原位杂交技术的基本原理

荧光原位杂交（FISH）技术是一种应用非放射性荧光物质依靠核酸探针杂交原理在核中或染色体上显示DNA序列位置的方法。FISH技术是利用一小段（通常15～30个bp）用荧光物质标记过的DNA或RNA序列作为探针，穿透经过甲醛固定的微生物样品的细胞壁，与细胞内特定的靶序列进行杂交，探针与细胞内互补的DNA或RNA序列相结合，当用表面荧光显微镜激发时，含有与探针互补序列的微生物就会发光。

（二）FISH技术的操作步骤

FISH技术主要包括以下几个步骤：①样品的固定与预处理。待测样品在处理后的载玻片上进行固定，有时需要进行一些特殊的预处理。②杂交。加入探针进行杂交，一般用一种或多种探针同时进行杂交。③洗脱。去除未杂交或非特异性杂交的探针。④观察与分析。将样品置于荧光显微镜下观察，记录结果并对结果进行分析。可用图11-1简示。

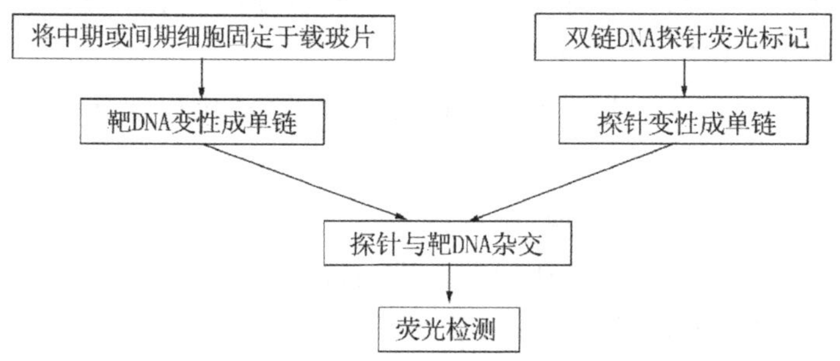

图11-1　FISH技术的操作步骤

（三）FISH技术的应用

荧光原位杂交技术广泛用于分析复杂环境的微生物群落构成，可以在自然生境中监测和鉴定微生物，并能对未被培养的微生物进行检测。根据不同种属16S rRNA序列差异设计的探针则可以对不同的微生物种类进行特异性鉴定。近几年，应用FISH技术研究自然环境微生物群落的报道较多，如海水沉积物的群落，海水、河水和高山湖雪水的浮游菌体、土壤和根系表面的寄居群落。FISH技术不仅能提供某一时刻的微生物景象信息，还能监测生态环境中的微生物群落和种群动态。此外，应用FISH技术检测和鉴定未被培养的种属或新种属，如巨大硫酸盐细菌、全噬菌属和酸杆菌属等。FISH技术对探明自然菌群的生态学和组成，以及群落对自然和人为因素动态变化的应答研究均是最有力的技术手段。

二、原位PCR

原位PCR（IS-PCR）将PCR技术的高效扩增与原位杂交的细胞定位结合起来，从而在组织细胞原位检测单拷贝或低拷贝的特定DNA或RNA序列。

（一）原理和方法

1.基本原理

（1）原位杂交技术是将分子杂交与组织化学技术结合起来，用标记的 DNA 或 RNA 为探针，在原位检测组织细胞内特定的 DNA 或 RNA 序列。因此，在显示阳性杂交信号时，不仅能判别含有靶序列的细胞类型，还能显示组织细胞的形态结构特征与病理变化。但是，原位杂交对拷贝数较少的序列检出有一定的困难。

（2）PCR 技术是在 DNA 聚合酶的作用下，经过模板的变性、退火和引物延伸三种循环，将引物引导下的特异靶序列迅速地进行扩增，经过扩增的靶序列在凝胶电泳中显示出来。因此，PCR 技术具有灵敏度高、特异性强的优势。但是，PCR 技术是在液相中进行的，在扩增前，需将细胞破坏，从中提取核酸作为模板。因此，很难将 PCR 的结果与组织细胞的形态结构联系起来，也很难判断含特异性靶序列的细胞类型。

原位 PCR 技术成功地将 PCR 技术和原位杂交技术结合起来，保持了两项技术的优势又弥补了各自的不足。

2.原位 PCR 分类方法

（1）直接法原位 PCR：直接法原位 PCR 的特点是使扩增产物直接携带标记分子。在反应体系中使用标记的三磷核苷酸或引物。放射性核素、生物素和地高辛是 3 种最常见的标志物。当 PCR 扩增时，标记分子就掺入扩增产物中。根据标志物的性质，用放射自显影、免疫组织化学或亲和组织化学等技术对扩增产物进行检测。直接法原位 PCR 的优点是具有高度敏感性，可检测出单拷贝，操作简便、省时省力。缺点是特异性较差、容易出现假阳性，扩增效率较低。

（2）间接法原位 PCR：间接法原位 PCR 是目前应用最广泛的靶核酸序列原位扩增技术。用经固定的细胞悬液做 PCR 扩增，然后将细胞离心沉淀在玻片上，再对扩增产物进行原位检测。

间接法原位 PCR 的反应体系与常规 PCR 相同，所用的引物和三磷核苷酸都不带任何标志物。当 PCR 原位扩增结束后，再用原位杂交技术检测特异性扩增产物。与直接法原位 PCR 相比，间接法虽然复杂些，多了原位杂交检测步骤。但其扩增效率较高，更重要的是特异性比直接法强。这是因为原位杂交所用的探针可特异性地检出扩增产物中的靶序列。这样，即使扩增产物中有非靶序列成分，它们也不会呈现阳性反应，因而提高了原位 PCR 的特异性。

（3）原位反转录 PCR（ISt-PCR）：是结合反转录反应和 PCR 扩增检测细胞内低拷贝 mRNA 的方法。整个反应分两步进行。第一步以 mRNA 为模板，在逆转录酶的催化下合成 cDNA；第二步则以cDNA为模板，用 PCR 对靶序列进行扩增。与液相反转录 PCR 不同的是，原位反转录 PCR 反应过程在固定的组织细胞标本上进行。进行原位反转录 PCR 的标本先要用 DNA 酶处理，以破坏组织细胞中的 DNA。这样可保证 PCR 扩增的模板是从 mRNA 反转录合成的 cDNA，而不是细胞中原有的 DNA。

（4）原位再生式序列复制反应：再生式序列复制反应（3SR）是随着 PCR 技术发展而出现的一项直接进行 RNA 扩增的新技术。再生式序列复制反应特点：①需 3 种工具酶，即 AMV 反转录酶、Escherichia coli RNA 酶 H 和 T7 RNA 聚合酶。②引物的 5′端含 T7 RNA 启动子。③扩增反应在 42 ℃下进行 2 h，不需要热循环。

再生式序列复制反应为检测细胞内低拷贝数的 mRNA 开辟了一个新途径。因其扩增反应在较低的温度下进行，组织抗原性不会被破坏，特别有利于与免疫组织化学相结合。

（二）实验程序

1.标本的制备

组织细胞固定，以 10%的缓冲甲醛溶液或 4%的多聚甲醛固定后，进行原位 PCR。固定的时间一般不宜过长，视组织的大小而定，一般以 4 ℃ 4～6 h 为宜。在进行 PCR 前，组织标本需经蛋白酶处理，增加其通透性，充分允许反应系统中的各成分进入细胞内，并能很好地暴露靶序列以利于扩增。

2.原位扩增 PCR

在组织标本中进行 PCR 扩增，其基本原理与液相 PCR 完全相同。PCR 所用的引物长度一般以15～30 bp为宜，扩增片段的长度为 100～1 000 bp。原位 PCR 宜用较短的引物，从石蜡切片中提取的 DNA 很少超过 400 bp，RNA 很少超过 200 bp，较长序列的扩增易导致引物与模板的错配，产生非特异性扩增产物。

3.洗涤

原位扩增结束后，标本应清洗，以除去弥散到细胞外的扩增产物。洗涤不充分，会导致非扩增产物在检测中显现，造成背景过深或假阳性结果。洗涤过度，造成细胞内扩增产物脱落，使阳性信号减弱或丢失。

4.原位检测

原位 PCR 扩增产物的检测方法，取决于原位 PCR 的设计方案。直接法则根据标记分子的性质对扩增产物进行原位检测，间接法则需用原位杂交的方法检测。

三、在血细胞诊断和研究中的应用

（一）FISH 在生物医学领域中的主要应用

1.在基因制图和基因诊断方面的应用

基因制图或基因定位是人类基因组计划的主要任务之一。FISH 能将克隆的 DNA 或 cDNA 顺序在染色体上进行精确定位，并能同时对多个 DNA 片段在染色体上的排列加以显示。基因定位可为遗传连锁分析提供更多 DNA 标记，反过来也为更多基因的克隆提供信息。某些遗传病，如威廉姆斯综合征多由染色体的微小缺失所致，当采用 FISH 时，可以对缺失加以检测（图 11-2）。

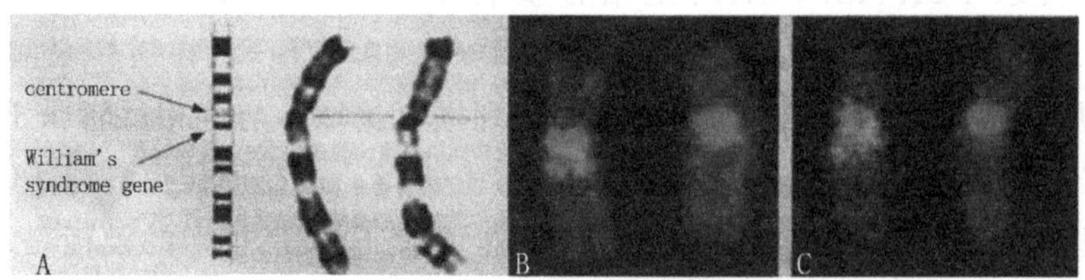

图 11-2　威廉姆斯综合征中的染色体微小缺失

威廉姆斯综合征基因用荧光标记（红）。威廉姆斯综合征患者染色体（B 右，C 右）与正常人（B 左，C 左）比较表现为威廉姆斯综合征基因缺失

2.在产前诊断和肿瘤细胞遗传学方面的应用

先天性染色体数目异常常导致疾病如肿瘤的发生。利用染色体特异的探针（如着丝粒的

α卫星)可以对染色体数目进行FISH显示。绝大多数肿瘤伴有染色体结构的改变,如染色体断裂、重排等,使用染色体描绘的方法,可以很直观地了解染色体结构改变的情况。

3.在感染性疾病的诊断和研究中的应用

有些感染性疾病,主要是病毒,如EB、HPV、SV40、HBV、HCV等感染不仅可导致急性病症,而且其特异的基因组可以整合到人基因组中去,导致肿瘤发生。利用FISH可对机体的感染情况进行分析,并能对感染后的预后进行判断。

4.在细胞和染色体分选方面的应用

FISH不仅应用于染色体,还可以应用于间期细胞;不仅可以在玻片上进行,也可以在悬液中操作。如FISH与流式细胞技术联用,即可对特异的细胞和染色体加以分选。

5.在生物进化方面的应用

利用FISH可以在染色体水平上对生物的进化情况进行研究,并能确定物种之间的亲缘关系。

(二)原位PCR在生物医学领域的主要应用

1.感染性疾病基因检测

(1)病毒基因的检测:应用原位PCR技术,使感染病毒的细胞较容易地被检出。利用原位PCR对乙肝病毒、丙肝病毒、单纯疱疹病毒、麻疹病毒、脊髓前角灰质炎病毒及人类乳头瘤病毒等的检测,既提高了敏感性,也达到了组织细胞定位的目的,能够及时发现感染人群。

(2)细菌基因的检测:最突出的应用是在结核分枝杆菌的检测上,当结核病变不够典型时,经过抗酸染色的方法很难在镜下找到结核分枝杆菌,而应用原位PCR技术可以帮助明确诊断。

(3)导入基因的检测:在转基因动物及接受基因治疗的个体中,是否导入了基因,均可用原位PCR技术证实。因此,原位PCR技术在研究导入基因的遗传稳定性、基因工程应用以及基因治疗等方面有着重大的意义。

2.基因变异的研究

生物体具有遗传和变异的特性,当机体内外环境改变时,某些基因会发生变异。原位PCR能用于基因突变、基因重组和染色体易位等基因变异研究。Embleton等用原位反转录PCR技术,在单个细胞内显示了扩增拼接重排的免疫球蛋白重链及轻链可变区基因。此外,应用此技术还可鉴定特定种类的单个细胞获得或遗传的特定DNA序列变异。

3.基因表达及定位研究

原位RT-PCR技术能够反转录mRNA到cDNA,然后原位扩增cDNA来检测mRNA的表达。可用于检测固有内源性基因表达和导入的外源基因表达。其定位从组织细胞逐渐发展到了亚细胞及染色体上。原位PCR的检测范围大大超过原位杂交技术,为特殊细胞mRNA的拷贝数和基因低水平的表达提供了一种最有效方法。

(三)在血液系统肿瘤诊断中的应用

1.分子遗传学基础

肿瘤相关基因包括癌基因、抑癌基因和细胞程序化死亡基因三大类。这些基因表达的产物控制着细胞生命最基本过程:生长、增生、分化,并参与机体的协调发育。由此对肿瘤相关基因的协同作用的研究也成为目前肿瘤作用机制研究的一个热点。研究癌基因的激活及灭活方法、抑癌基因功能失活以及癌基因与抑癌基因间的相互作用和平衡，在白血病和淋巴瘤的发病过程中具有重要作用。

造血系统肿瘤中癌基因激活机制主要是染色体易位，包括两种方式：①两个基因（其中一个是原癌基因）发生重组，产生融合基因并表达融合蛋白，融合蛋白具有转化活性。②将癌基因置于免疫球蛋白基因或T细胞受体基因的控制下，使之异常表达或易位表达，导致肿瘤的发生。

（1）基因融合。①BCR-ABL融合基因在90%以上的慢性粒细胞性白血病和部分急性白血病中，由于9号染色体和22号染色体间交互易位t(9;22)形成Ph阳性白血病。22号染色体上的BCR基因与9号染色体上的ABL原癌基因易位融合，形成BCR-ABL融合基因。导致22号染色体缩短，即为费城染色体（Ph染色体）。易位的BCR-ABL融合基因转录为8.5 kb BCR-ABL融合mRNA，在慢性粒细胞白血病中表达为一种BCR-ABL融合蛋白（P210），在急性白血病中，表达两种融合蛋白P210和P190。与正常的ABL相比，P210和P190在体外具有较强的酪氨酸蛋白激酶活性，使一系列的信号蛋白发生持续性的磷酸化，从而影响细胞的增生、分化、凋亡和黏附，最终引起细胞的恶性转化和白血病的发生。②PML-RARα融合基因是t(15;17)易位及t(11;17)变异型易位所致。早在20世纪70年代就已经发现APL中存在一种特异的染色体易位t(15;17)。是由于17号染色体上的维A酸受体α(RARα)基因和15号染色体上的早幼粒细胞白血病基因（PML）发生交易互换所致，产生长型和短型两种不同长度的PML-RARα融合基因转录本。PML-RARα融合基因编码的融合蛋白具有嵌合转录因子特征，具有复杂的DNA结合和转录调节特征。PML/RARα嵌合体受体可能通过“负显性作用”作用，抑制野生型RARα的正常功能，从而阻止细胞分化，使细胞产生持续增生。PML/RARα融合基因见于90%以上的APL患者中，这些患者对全反式维A酸敏感。另外，APL中还存在一种变异型易位t(11;17)，是由于17号染色体上的RARα基因与11号染色体上一个被称为早幼粒细胞白血病锌指（PLZF）基因发生融合，形成PLZF-RARα融合基因，该类患者对全反式维A酸不敏感。PLZF-RARα融合基因也可能通过类似PML-RARα融合基因的机制发挥作用。③AML1-ETO融合基因在90%的AML-M_{2b}亚型中存在一种t(8;21)易位，是21染色体上的AML1基因和8号染色体上的ETO基因交互易位，形成AMLI-ETO融合基因，产生嵌合转录因子AMLI-ETO。嵌合AMLI-ETO对AML-1依赖的转录性产生“负显性作用”，还可以直接抑制与骨髓分化相关的转录因子的活性，如CCAAT/增强子结合蛋白α，Pul等。另外，AMLI-ETO嵌合在体外抑制白血病细胞向粒细胞系、单核细胞系和红细胞系等的分化。

（2）与免疫球蛋白有关的易位。①Burkitt淋巴瘤中的t(8;14)易位：75%的Burkitt淋巴瘤患者存在染色体t(8;14)易位，是8号染色体(8q24)上的癌基因c-MYC与14号染色体免疫球蛋白重链基因（IgH基因）C区的5′端上游发生交互易位，使c-MYC基因由原癌基因激活，从而产生过高表达或中等持续表达，包括细胞的增生、循环、黏附及细胞支架结构，即使在没有生长因子存在的情况下，也能诱导细胞增生，但其编码蛋白的顺序无结构异常。在Burkitt淋巴瘤患者中，20%存在t(8;22)易位，5%存在t(2;8)。它们是8号染色体(8q24)上的癌基因c-

MYC分别与免疫球蛋白λ基因(22q11)的C区和κ基因(2p12)的V区或C区发生重排易位，使得λ和κ基因拼接到8号染色体c-MYC基因下方的不同区域，从而激活癌基因，产生肿瘤。②滤泡性B淋巴细胞瘤中的t(14;18)易位：85%的人类滤泡性淋巴瘤中都可存在t(14;18)染色体易位，使18q21上的癌基因Vcl-2重组到14号染色体上的免疫球蛋白基因的连接片段(J1～J2)并使之激活。Vcl-2是一种细胞凋亡抑制剂，延迟细胞的死亡，从而导致大量的细胞堆积。

(3)与T细胞受体基因有关的易位。约15%的儿童急性淋巴细胞白血病(ALL)属于T细胞系，急性T淋巴细胞白血病(T-ALL)中染色体易位的种类很多，几乎易位的一侧都与T细胞受体(TCR)基因αδ(14q11)或β(q34～36)位点有关，而易位另一侧所累及的癌基因编码的产物大多数为转录因子，根据这些转录因子DNA结合区域结构不同，可分为螺旋-环-螺旋(HLH)、同源盒结构、半胱氨酸富集或锌指(LIM)等。一般认为T-ALL中染色体易位主要是由于介导V-(D)-J生理性重排的重组酶发生错误识别而引起，常见的染色体易位有t(1;14)，t(10;14)，t(11;14)，t(7;9)，t(7;11)等。

2.原位分子诊断

常规的细胞遗传学方法是在全基因组水平筛查染色体易位，但是标准的核型分析和显带技术容易漏检许多染色体的微小异常。在分子水平诊断白血病和淋巴瘤主要是针对特定的染色体易位和易位形成的融合基因，其方法主要包括FISH和PCR等。染色体核型的波谱分析(SKY)和比较基因组杂交技术(CGH)是以分子杂交检测为基础利用荧光染料检测全基因组染色体异常的新技术。

FISH适用于多种临床标本，包括血液、骨髓、组织印片、体液，甚至石蜡包埋的组织标本。由于FISH对处于分裂中期和间期细胞都能检测，克服了常规的细胞遗传学诊断淋巴瘤和白血病必须细胞处于分裂中期的障碍。FISH利用DNA链可以和其互补链结合(杂交)的原理，杂交分子探针用荧光素、生物素或者地高辛标记，检测附着在显微镜玻片上的分裂中期或间期细胞的核DNA。FISH的灵敏度不及PCR，主要用于初诊和复发的检测。

PCR是检测融合基因确定染色体易位的首选方法。尽管不同类型的白血病和淋巴瘤存在多种染色体易位，但可以用多重PCR在数个试管同时检测数十种融合基因。IS-PCR技术是将常规PCR的高效扩增与原位杂交技术结合起来的新方法。该方法在不破坏细胞的前提下，利用原位完整的细胞作为一个微反应体系来扩增细胞内的靶片段并进行检测，做到了在细胞原位检测单拷贝或低拷贝的DNA或RNA，从而综合了PCR和原位杂交各自的优点，既能分辨鉴定带有靶序列的细胞，又能标出靶序列在细胞内的位置，于分子和细胞水平上研究疾病的发病机制和临床过程及病理的转归有重要的实用价值，且特异性和敏感性均高于一般PCR技术。因此，在医学研究和临床诊断中具有良好的应用前景。

第七节　显微镜直接镜检技术

一、显微镜分类及基本原理

光学显微镜利用玻璃透视镜使光线偏转和聚焦，并形成放大的物像。光学显微镜的最大分辨率为0.2μm。明视野、暗视野、相差及荧光显微镜检验是微生物实验室最常使用的显微镜技术。

明视野显微镜通常用于对标本或菌株固定和染色后再观察。单染色和鉴别染色均能提高样品的反差，也可有选择地对细菌的一些特殊结构，如荚膜、芽孢、鞭毛等进行染色观察。通常物镜放大倍数最大至×100，标准目镜是×10，也可配备×15。

相差显微镜能将样品的不同部位折射率和细胞密度之间的微小差异转变成人眼能察觉的光强变化，特别适合对活细胞进行直接观察。

暗视野显微技术是将一个中空的光束在样品上聚焦，只有被样品反射或折射光线才能进入物镜形成物像，使在明亮物像周围形成黑色背景。光学显微镜因使用混合波长的光源，物像景深相对较大，故未聚焦细胞的物像模糊、背景嘈杂，清晰度不够。

荧光显微镜所用汞蒸气弧光灯或其他光源（如 LED 光源），透过滤色片产生特定波长紫外线或蓝紫光，照射用荧光染料标记的微生物，观察在显微镜中形成物像。

电子显微镜包括透射电子显微镜和扫描电子显微镜，透射电子显微镜比光学显微镜分辨率高1000 倍，有效放大倍数超过×10 万。很多电镜分辨距离都在 0.5 nm 以内两个点，适合研究致病微生物的形态学和精细结构。

聚焦显微镜形成的物像具有非常高的分辨率和清晰度。通过激光束在样品的某一个平面扫描，检测器收集样品上每一点的激发光，可形成一个平面的光学物像。

二、不同显微镜检查技术的应用

（一）不染色标本的显微镜检查

1.湿片检验白细胞和微生物

标本中出现白细胞（WBC）是提示侵袭性感染的指征之一。湿片检验是快速、有效、低成本评价 WBC 和检测微生物的方法，如酵母菌、弯曲菌和阴道滴虫，对门诊患者来说可快速得到结果。湿片检验方法的敏感性通常约在 60%，因检验人员的经验而异。注意，WBC 吞噬菌体现象提示发生感染。

（1）粪便标本的湿片检验：病原微生物侵入肠黏膜引起感染的指征是粪便中出现白细胞，如感染志贺菌、侵袭性大肠埃希菌和耶尔森菌。此外，溃疡性肠炎、克罗恩病（肉芽肿性肠炎）、阿米巴痢疾、难辨梭菌毒素引起的抗菌药物性肠炎等粪便中也会出现白细胞。而产志贺样毒素大肠埃希菌引起的感染与白细胞无关，是这种感染的代表性特征，因此，用抗菌药物治疗并不合适。由于粪便标本中出现白细胞的情况不确定，胃肠炎患者检出白细胞的敏感性是50%～60%，难辨梭菌性肠炎可低至 14%，粪便标本湿片检查不能作为筛查试验，但可用于评价患者状况的手段之一。对于门诊患者来说，如用培养方法确诊胃肠炎通常需几天时间，因此，及时、快速评估对患者很有意义，用显微镜对粪便标本镜检，×400 放大就可观察到白细胞。

有研究表明，粪便中的白细胞>5 个/高倍镜视野的敏感性在 63.2%，特异性为 84.3%。若粪便中无白细胞但有红细胞，应送培养，一定要做 E.coli O157 培养或志贺毒素检测。

(2)尿标本湿片检查：在膀胱炎、肾小球肾炎和导尿管相关感染尿标本中可出现白细胞，报告白细胞(脓尿)有利于诊断感染。用细胞计数仪对白细胞计数，对疾病诊断具较高敏感性。尿湿片还可观察到有动力的滴虫，但比阴道湿片或培养方法敏感性低。>5 个 WBC/高倍镜视野可考虑膀胱炎，预测导尿管相关感染特异性达 90%，菌落计数>10^5 CFU/mL，但敏感率仅 37%。用计数仪法检测>10 个 WBC/μL，预测婴幼儿膀胱炎敏感性为 84%，特异性 90%。

(3)阴道标本湿片检验：诊断生殖道感染的指标之一是出现白细胞，包括盆腔感染、宫颈沙眼衣原体感染或淋病奈瑟菌感染。阴道分泌物湿片检查包括白细胞、黏附着细菌的特殊鳞状上皮细胞，即“线索细胞”、酵母菌和阴道滴虫，有利于快速诊断细菌性阴道病、酵母菌性阴道炎和滴虫性阴道炎，检出大量白细胞可能与阴道滴虫感染相关。

细菌性阴道病是一种以阴道微生物菌群产生变化为临床特征的疾病，阴道微生物菌群中的优势菌从乳酸杆菌属变成阴道加德纳菌、普雷沃菌属、动弯杆菌属和人支原体。检出阴道标本中 WBC 不如检测线索细胞、酵母菌和阴道滴虫比检测 WBC 更重要。对于检出阴道滴虫的标本，通常可见大量白细胞。出芽的念珠菌或假菌丝与念珠菌性阴道炎相关，线索细胞与细菌性阴道病相关。

2.KOH 湿片标本显微镜检查

KOH 湿片是不染色标本镜检最常用的方法，可快速观察组织、体液中出现的真菌，如皮肤指甲、活检标本和痰等。

将 1 滴 KOH 滴于玻片中央，将研磨后的组织、脓性材料或刮片与 KOH 混匀，盖上盖玻片，在室温消化 10 min，轻微加热 KOH 玻片，以消化标本中的蛋白质；轻压盖玻片使组织分散。先在低倍镜下观察，再用×40 高倍镜，当出现真菌特征，继续寻找有分枝的假菌丝和横隔、发芽的酵母菌细胞。

3.KOH-DMSO 法湿片

二甲基亚砜(dimethyl sulfoxide，DMSO)，无色液体，重要的极性非质子溶剂，它可与许多有机溶剂及水互溶，具有极易渗透皮肤的特殊性质。在 KOH 中加入 DMSO(60% DMSO 水溶液中加入 20 g KOH 补水至 100 mL)，至完全溶解。储存在密封深色容器中，工作液用滴瓶。标本操作同 KOH 法，但无须加热。

4.KOH-DMSO 湿片法

在 KOH-DMSO 中加入等量的蓝黑墨水后混匀。蓝色可强化视野背景的反差，特别是皮肤刮屑标本检出糠秕马拉色菌时非常有用。试剂贮存同 KOH-DMSO。

5.印度墨汁荚膜染色

印度墨汁染色是一种负染技术，微生物与印度墨汁或染料苯胺黑混合后在玻片上涂成薄层，由于墨汁的碳颗粒或染料均不能进入细菌或其荚膜，因而细胞周围在蓝黑色的背景中呈现出一个发亮的区域，光环界线清晰，围绕着每个荚膜细胞，其大小取决于荚膜和细胞自身大小。

用于观察有荚膜的酵母样真菌，也用于检测肺炎链球菌、肺炎克雷白杆菌荚膜。

印度墨汁荚膜染色方法：在一片干净的玻片上滴 1 滴印度墨汁，并在上面滴加 1 滴生理盐水，再在玻片上加 1 滴 CSF 沉淀，上面加盖玻片，在盖玻片一侧用×40 物镜观察，在墨汁浓淡适合的视野观察。当有出芽的酵母样细胞周围有清晰的光环，提示有荚膜，确保焦距处于清晰状态。注意不能使用污染了细菌或真菌芽孢的墨汁。

阳性结果为在脑脊液离心沉淀中发现带荚膜的酵母菌，提示有新型隐球菌感染，但需对此酵母菌同时进行培养、鉴定或抗原检测试验确认；而阴性结果则看不到光环。勿将白细胞和新型隐球菌相混淆，虽然白细胞可排斥碳颗粒，但白细胞周围的光环模糊、不规则；而新型隐球菌的墨汁染色，可见清晰的光环和出芽细胞，并可见一些内部结构。

注意：①墨汁染色敏感性比抗原检查低，临床疑似时要重复检查。②治疗后菌体减少，荚膜变薄。

6.暗视野显微镜检验技术

暗视野显微镜检可用于鉴定某些特定的病原微生物，如特别活泼的霍乱弧菌的动力观察、有特定形状的梅毒螺旋体等。

(1)暗视野镜检初筛霍乱弧菌：①动力观察：使用暗视野镜检观察动力，筛查霍乱弧菌时，在暗视野显微镜下观察留取 15 min 内的新鲜腹泻粪便标本，霍乱弧菌运动活泼，呈穿梭状或流星状为动力阳性，可初步可疑是弧菌属细菌。②血清制动试验：分别用霍乱弧菌的 O1 群和 O139 群凝集血清做血清制动试验，如果穿梭状运动消失，则可疑 O1 群或 O139 群霍乱弧菌。③确认霍乱弧菌：经 6 h 碱性胨水培养基增菌后，转种庆大霉素选择培养基，并对生长菌落进行生理生化鉴定，再用 O1 群和 O139 群诊断血清凝集菌落进行确认。如果菌量过少、低温、标本留取时间过长，可引起穿梭样动力假阴性，因此，暗视野显微镜观察动力只是初步筛查试验，最终还需用培养方法确认。

(2)暗视野检查梅毒螺旋体：暗视野显微镜用于观察溃疡处或早期梅毒皮损愈合前的抽吸物，是否有可见动力的梅毒螺旋体，若见菌体细长，两端尖锐，呈弹簧状螺旋，折光率强，并可沿纵轴旋转，伴有轻度前后运动的密螺旋体，结合临床症状，即可初步判断为梅毒螺旋体。

标本采集：在抗菌药物使用前，用无菌生理盐水清洁溃疡表面，用吸水纸吸干；轻轻去除所有硬外皮；用针头或手术刀片轻刮表面直到有分泌物渗出，用无菌生理盐水拭子擦去皮肤表面带血渗出物；轻压溃疡基底部位，用玻片轻轻接触溃疡基底部位的清亮渗出物；若没有渗出物，在溃疡部位加一滴生理盐水，或在溃疡部位基底部插入注射针头抽吸，再用注射器吸一滴生理盐水，将标本滴在玻片上；立即盖上盖玻片，在暗视野显微镜下观察。

暗视野显微镜观察：用×40 物镜观察标本中的螺旋体，将可疑目标置于视野中央，换油镜继续观察；检验完的玻片丢弃在利器盒内，按相关生物安全要求处理。

结果解释：梅毒螺旋体围绕纵轴有旋转运动，也可前后运动，弯曲状，弯曲或扭动旋转，动力很强。如果形态特征和动力都符合梅毒螺旋体，报告“观察到像梅毒螺旋体的密螺旋体”。当未见到密螺旋体，报告“未观察到像梅毒螺旋体的密螺旋体”。

注意：标本一定要立即检测动力(在 20 min 内)，为了更敏感，最多可用 3 个玻片收集标本做暗视野显微镜观察，排除梅毒螺旋体。若不能立即用暗视野显微镜观察，可将空气干燥的玻片送到专业实验室，可用特异的荧光抗体检测密螺旋体，或购买商品化试剂盒检测。

7.相差显微镜检验技术

相差显微镜能将样品的不同部位折射率和细胞密度之间的微小差异转变成人眼能察觉的光强变化，特别适合对活细胞进行直接观察。用于观察细菌组分如肉毒梭菌的内生孢子，广泛用于真核细胞的研究。

（二）染色标本的显微镜检查

1.单染

仅用一种染料进行的染色，操作简单，易于使用。固定后染色，水冲晾干。常用亚甲蓝、结晶紫、苯酚复红等碱性染料。

（1）甲基蓝：甲基蓝是经典的用于观察白喉棒杆菌的异染颗粒，也用于抗酸染色的复染步骤。

（2）乳酸酚棉蓝：乳酸酚棉蓝用于细胞壁染色，对于一些重要的临床致病性真菌，可用玻片法培养后进行染色，观察生长形态。

2.鉴别染色

临床微生物室最常使用的鉴别染色方法有革兰染色、抗酸染色等，特殊结构染色有芽孢染色、鞭毛染色和荚膜染色等。

（三）革兰染色

1.革兰染色方法

由丹麦医生 Christian Gram 在 1884 年建立的革兰染色已成为细菌学检验中应用最广泛的染色方法。用碱性染料结晶紫对细菌进行初染，再用卢戈碘液进行媒染，以提高染料和细胞间的相互作用；经 95％乙醇冲洗脱色，再用苯酚复红或 0.8％基础复红复染，革兰阳性菌未能脱色仍呈紫色，而革兰阴性菌经脱色和复染变为红色。

基于形态学的基本的细菌鉴定分为：革兰阳性球菌、链球菌、杆菌，革兰阴性球菌、杆菌、弯曲菌、螺杆菌等。革兰染色结果解释包括染色特征和细胞大小、形状与排列。这些特征影响因素有很多，如培养的菌龄、培养基、培养气体环境、染色方法和相关抑制物。因此，Hucker 改良法和 Kopeloff 改良法革兰染色所用时间和染色时间有所不同，适用范围也不同，可根据推荐用途而选用不同的染色方法。

Hucker 改良法的试剂更稳定，对细菌的鉴别性能更好。推荐用于普通细菌学革兰染色。Kopeloff 改良法能更好地观察和区分厌氧菌，可改善用 Hucker 法易过度脱色和染色过淡的情况。推荐用于厌氧菌和阴道分泌物涂片诊断细菌性阴道病。

2.临床标本的革兰染色

（1）一般要求：直接涂片的临床标本主要有伤口、眼部溃疡、无菌体液、组织和特殊的分泌物。应拒收抽吸物、排泄物和痰等用拭子采集的标本。粪便、咽拭子标本和血直接革兰染色涂片的价值很小，因此，不建议对粪便、口腔拭子和尿标本常规进行革兰染色。导管尖标本不做涂片。

不同来源的临床标本革兰染色的处理方法不同。标本涂片应在Ⅱ级生物安全柜中进行；涂片所用玻片事先应在 95％乙醇容器中浸泡（每天更换），使用前用镊子夹着玻片在火焰上过一下，放置片刻再涂片。

(2)常见临床标本革兰染色处理。①无菌部位标本处理：活检组织涂片时在无菌平皿内用手术刀切成小块，用无菌镊子夹住标本块在玻片上涂抹；取适量软组织置于两个玻片之间做推片，使标本薄厚分布均匀，自然风干后固定、染色；无菌体液、脑脊液需用细胞离心机，将细胞与细菌分层甩片，提高染色的敏感性，可减少离心和检查时间，尽早发报告。为了确保诊断的准确性，对于无菌体液，特别是危急值标本如脑脊液标本。应做两张涂片。血培养阳性标本直接涂片革兰染色作为危急值报告，以便尽早提供临床用药调整依据。脓性分泌物涂片时应滴加少量无菌生理盐水，保证标本在玻片上稀薄均匀便于染色和检查。②有正常菌群的标本处理：拭子标本在玻片上小心滚动，避免影响标本中细胞核细菌的排列。若培养和涂片只有一个拭子，则将拭子放入少量盐水或肉汤中涡旋振荡，在试管壁挤压拭子，用悬液接种培养基，用拭子涂片。尿标本涂片勿离心，混匀后用加样器取 10 μL 尿液点至玻片上，不要涂开，使其干燥。固体粪便标本在加盖玻片前先用一滴盐水乳化。③固定：革兰染色结果解释同样可用于临床标本，但还要考虑额外的因素，包括宿主细胞类型和吞噬细胞。标本涂片后经自然干燥，常用热固定，即将玻片在文火上迅速过 3 次。加热固定只可保存细胞的整体结构，而化学固定能保存细胞的内部结构。因此，标本涂片后最好用甲醇固定，可防止红细胞裂解，避免损坏所有宿主细胞，且涂片背景干净。推荐对所有临床标本用甲醛固定，特别是尿标本，防止被水冲掉。

(3)显微镜检查：显微镜检查时，先用低倍镜寻找感染相关细胞，需检查 20～40 个视野；挑选具有感染、化脓的代表性视野，或含鳞状上皮细胞的污染标本的视野，并计算白细胞或鳞状上皮细胞平均数；中性粒细胞缺乏症患者很难找到白细胞，但有可能找到坏死、炎症细胞碎片和黏液的视野。再换油镜观察细菌数量。

当革兰染色结果显示同一形态的细菌既有革兰阳性又有革兰阴性时，有如下可能：涂片薄厚不均匀、脱色不彻底、脱色过度、有菌龄过长的细菌、细胞壁损坏或存在天然革兰染色不确定的特殊细菌。95%乙醇脱色时间为 30 s；丙酮-乙醇(体积比为 3∶7，棕色瓶室温保存，有效期 1 年)脱色时间 1～5 s，脱色效果一致性好；丙酮(试剂纯)脱色时间最短，对含大量宿主细胞的标本脱色效果好。使用革兰染色仪染色的实验室应按照厂家操作说明书进行，注意条件优化，使涂片染色结果达到满意效果。

当视野为革兰阴性背景下，出现既不是结晶紫颜色，也不是复染颜色的不着色菌体，可能是胞内细菌，提示临床标本中存在真菌或分枝杆菌属细菌。正常无菌部位标本出现某种微生物，提示存在这种微生物引起的感染。

无菌体液、脑脊液需用细胞离心机将细胞与细菌分层甩片，可提高革兰染色的敏感性，减少离心和检查时间，尽早发报告。血培养阳性标本直接涂片革兰染色，发危急值报告，尽早提供临床用药调整依据。当形态判断对细菌鉴定方法的判别非常重要时(如链球菌和革兰阳性杆菌)，用液体培养物涂片则更好。

(4)痰和气管吸出物标本涂片的临床意义：痰涂片可通过观察宿主细胞判断标本是否合格，标本中含少量白细胞、每个低倍镜视野大于 10 个以上鳞状上皮细胞，提示标本被上呼吸道分泌物污染，标本不能用于培养；每个低倍镜视野小于 10 个鳞状上皮细胞，大于 25 个 WBC，存在肺泡巨噬细胞和柱状上皮细胞，则提示是适宜培养的深部痰标本。对于免疫抑制患者或粒细胞缺乏患者，即使未见白细胞，但无鳞状上皮细胞，仍提示可疑感染，可培养。白细胞内发现细菌，提示活动性感染。涂片方法提高了培养方法的特异性及敏感性。

(5)支气管肺泡灌洗液(BAL)涂片的临床意义：对于细胞离心后制作的BAL标本涂片革兰染色，检测敏感度为10^5个细胞/mL或10^4个细胞/mL，若每个油镜视野可见1个或多个细菌，报告革兰染色形态及白细胞结果，提示此细菌与活动性肺炎相关。

(6)泌尿生殖道拭子或分泌物：宫颈拭子或男性泌尿道脓性分泌物，于白细胞内找到革兰阴性双球菌，表示活动性感染，可诊断淋病。

(7)诊断细菌性阴道病(BV)：用无菌拭子从后穹窿部位采集阴道分泌物涂片，用Kopeloff改良革兰染色法及0.1%基础复红复染。育龄女性和绝经后做雌激素补充治疗的女性阴道分泌物涂片革兰染色评分，分别判断3种形态细菌数量(无至++++)并得到相应分值，将3个计分相加得到的分值越低表示乳酸杆菌的量多，越高说明加德纳菌的量多。

质控：对每个标本接种巧克力平皿，培养48 h，在平皿的3区和4区划线部位确定乳酸杆菌(触酶阴性，平板上呈绿色)与加德纳菌(非溶血，触酶阴性，革兰染色不定小杆菌)的相对数量；乳酸杆菌呈优势(0～3分)，加德纳菌呈优势(7～10分)。勿用选择培养基或鉴别培养基检测两种细菌的相关量。

结果判断：培养乳酸杆菌(+++)～(++++)相当于涂片评分0～3分；培养加德纳菌(+++)～(++++)相当于涂片评分7～10分。报告：白细胞和红细胞；线索细胞；酵母菌；通常致病菌的形态，如细胞内G^-双球菌与奈瑟菌相关。并包括表中0～3分报告"形态类型为正常阴道菌群"；4～6分报告"混合形态类型为过渡的正常阴道菌群"；7～10分报告"混合形态类型为细菌性阴道病"。

(8)尿路感染：尿标本革兰染色法特异性好，但敏感性低，经细胞离心机甩片：1个菌体/油镜视野相当于105 CFU/mL。

用蜡笔在玻片中央画个圈，取混匀、未经离心的10 μL尿液点至圈中；不要涂开，空气中自然干燥。

(四)抗酸染色方法

由于分枝杆菌的细胞壁上有大量脂质(分枝菌酸)，因此传统的革兰染色不能穿透分枝杆菌的细胞壁。临床标本抗酸染色主要有两类方法，苯酚复红染色(有Kinyoun法和Ziehl-Neelsen法)和荧光染色(如金胺O或金胺-罗丹明)。对培养物进行抗酸染色主要采用苯酚复红染色，对临床标本推荐用荧光染色，可在低倍物镜下观察结果，提高检验的敏感度和速度，可在相对低的物镜下观察结果。抗酸染色是检测分枝杆菌最快的方法，但其敏感性和特异性较低，不能替代分枝杆菌培养方法。

1.标本处理

因为标本中或培养物中可能存在结核分枝杆菌，所以抗酸染色标本的涂片应在Ⅱ级生物安全柜中进行。

建议对临床标本浓缩后再涂片做抗酸染色，与不浓缩标本相比，可提高检验的敏感度。

临床常规送检抗酸染色标本有痰、支气管灌洗液和肺泡灌洗液、无菌体液和组织。痰是临床最常见送检抗酸染色的标本。呼吸道分泌物中的分枝杆菌在肺内经过夜积累，晨痰中的分枝杆菌含量最多，通常连续 3 d 送检抗酸染色标本；支气管灌洗液、肺泡灌洗液和胸腔积液等无菌体液标本需离心浓缩再涂片染色。

可用 5%次氯酸钠处理标本 15 min，再将标本加入带螺旋盖的无菌离心管，需使用有安全装置的离心机离心，离心后用沉淀物涂片。涂片剩余标本临时保存在冰箱，以备标本染色失败或结果可疑时再涂片。涂片后的玻片在生物安全柜中风干，并用电加热器固定 65～75 ℃至少 2 h 后再染色。

2.苯酚复红染色法

Ziehl-Neelsen 抗酸染色方法是初染剂碱性复红和酚的混合液一起加热染色，在涂标本部位覆盖2 cm×3 cm的滤纸，滴加苯酚复红浸染，置电子加热架上加热染色 5 min，有助于碱性复红进入细胞，并可防止因加热产生结晶，当染液快干时补充的加，不要重新加热；用镊子去掉滤纸，水冲玻片；再用3%酸-乙醇脱色 2 min；水冲后玻片尽量少带水；亚甲蓝复染后呈蓝色，酸性乙醇对抗酸性菌不易脱色而保持红色，非抗酸性细菌可被酸性乙醇脱色。抗酸染色方法可用于筛查引起结核病和麻风病的致病性分枝杆菌。由于加热固定和染色不一定能杀死分枝杆菌，操作时应戴手套，玻片的最终处理方法是应投入利器盒并按生物安全要求进行。

Kinyoun 抗酸染色法可用于确认培养物的抗酸性，要求使用新的干净玻片染色。用苯酚复红浸染玻片，染色 2～5 min，水冲洗；用 3%酸-乙醇冲淋玻片，直到没有更多的颜色洗脱下来；水冲洗后去掉玻片上多余的水，用亚甲蓝复染 20～30 s。水冲洗后晾干，勿用滤纸吸干；×1 000 油镜观察。

注意抗酸染色阳性时，不一定是结核分枝杆菌，也可能是非结核分枝杆菌。

3.荧光染色法

临床标本抗酸染色推荐用荧光染色方法，初染液用金胺 O 或金胺 O-罗丹明试剂初染 15 min；水冲后去除多余的水分；用 0.5%酸-乙醇脱色 2 min；水冲后去除多余的水分；复染用高锰酸钾或吖啶橙试剂2 min，用高锰酸钾复染时应严格计时，复染时间过长可减弱抗酸菌的荧光。抗酸杆菌呈黄色或橘色，易识别，可增加抗酸杆菌的检出敏感性。

用苯酚复红染色后用油镜观察的阳性玻片标本，经二甲苯脱油后，可直接进行荧光染色，以确认阳性结果。应保留抗酸染色阳性的涂片 1 年。

4.抗酸染色方法结果观察及报告解释

荧光染色涂片可在×25 或×40 物镜下筛查，Kinyoun（苯酚复红）染色涂片用×100 物镜观察。分枝杆菌长 1～10 μm，为典型的细杆菌。然而，菌体形态可呈弯曲或曲线形、球杆菌甚至丝状，也可呈珠状或带状。

5.抗酸染色的敏感性及特异性

抗酸染色方法不够敏感，敏感率在 22%～81%，检测限仅在 5 000～10 000 个杆菌/mL 痰，因此，阴性结果不能排除结核病；抗酸染色是非特异性方法，慢生长分枝杆菌（不只是结核分枝杆菌）具持续抗酸性。

6.改良 Hanks 抗酸染色

分枝杆菌以外的微生物也有不同程度的抗酸性，包括诺卡菌、马红球菌、军团菌（L.spp.）、隐球菌属的包囊和环孢菌属。

改良的 Hanks 抗酸染色法用于检测部分抗酸细菌,如诺卡菌属。苯酚复红与 Kinyoun 试剂相同,脱色剂为 1% H_2SO_4,复染剂为 2.5%亚甲蓝溶于 95%乙醇中。Kinyoun 苯酚复红初染 5 min,倾掉多余试剂,用 50%乙醇冲洗玻片后,立即用水冲;用 1% H_2SO_4 脱色,水冲;复染亚甲蓝 1 min。抗酸细菌保持苯酚复红颜色,呈红色,背景是蓝色。部分抗酸细菌还需经生化试验做进一步鉴别。

(五)吖啶橙染色

1.吖啶橙染色原理

吖啶橙是与细菌和其他细胞核酸结合的一种荧光染料,在 UV 灯下,吖啶橙染色的 RNA 和单链 DNA 呈橙色;双链 DNA 显示绿色。当缓冲液 pH 在 3.5～4.0,可将吖啶橙染色的细菌与细胞相区别,细菌和真菌都染成亮橘色,人类上皮细胞核炎症细胞及残渣背景染成淡绿色至黄色。有活性的白细胞染成黄色、橘色或红色,依据产 RNA 的活性水平和数量,活性越高,荧光颜色越深。红细胞无色或呈淡绿色。

2.吖啶橙染色的临床意义

吖啶橙染色可用于帮助检测革兰染色看不到的微生物,常受到大量宿主细胞残渣的干扰。平皿上有菌落生长,但染色未见(如支原体);仪器报告阳性的血培养瓶转种,但涂片革兰染色未见有菌时;肉汤目测混浊但革兰染色未见有菌时;临床标本(尿、CSF、体液),当可见白细胞但未见微生物或培养物时,医生会对疑难诊断提出额外检查要求。

3.吖啶橙染色步骤

吖啶橙染液应于 15～30 ℃避光保存。由于吖啶橙是致癌剂,可通过皮肤吸收,故染色时应戴手套;涂片方法和革兰染色涂片方法相同,要求涂平薄且均匀,空气中干燥,用纯甲醇试剂覆盖玻片,去除多余甲醇后,空气中干燥;用吖啶橙覆盖玻片染色 2 min,去掉多余染色剂并水冲,空气干燥;无须盖玻片,用荧光显微镜×40 物镜和×1 000 油镜观察,寻找、区分细菌和真菌形态。

4.吖啶橙染色结果报告

根据所见微生物形态报告染色阴性或阳性结果,重新对照革兰染色结果、对比微生物形态。如果革兰染色中未见,报告"用吖啶橙染色所见培养(或标本)的细菌阳性;革兰染色未见此细菌"。如果从血培养阳性转种培养物涂片,用吖啶橙染色阳性,根据最可能的细菌形态报告。如果直接标本涂片染色阴性,报告"吖啶橙染色未见细菌"。

5.吖啶橙染色结果解释

如果用未浓缩标本,每个油镜视野出现 1 个或多个细菌大约相当于菌落计数在 10^5 CFU/mL 或以上。

(六)芽孢染色

Schaeffer-Fulton 方法中,将有芽孢的细菌涂片,空气中干燥;将玻片在火焰上固定,滴加孔雀绿试剂后加热玻片,有利于染料透入内生孢子;水冲洗去除细胞内残留染料,再用番红复染,最好的结果是在桃红色至红色细胞中出现绿色芽孢。油镜下观察,芽孢的形态报告:圆形或卵圆形;芽孢位置报告:中央、末端或次末端;芽孢大小报告:菌体细胞是否膨大。

（七）鞭毛染色

细菌鞭毛是纤细丝状运动细胞器，直径为10～30 nm，只能用电子显微镜直接看到。用光学显微镜观察鞭毛必须用媒染剂如单宁酸、明矾钾处理，使鞭毛变粗，再用副品红或碱性复红染色。用于观察鞭毛的有无或分布、非发酵菌分类等。鞭毛的位置有单端鞭毛或双端鞭毛、周生鞭毛，鞭毛数量有单鞭毛、双鞭毛、多鞭毛。

（八）Giemsa 染色

Giemsa 染色法用于检测细胞内结构，用于检验骨髓组织标本和白细胞中的可疑荚膜组织胞质菌。

骨髓片标本涂片要薄，在一个干净玻片的一端点1滴标本，用另一张玻片的一端接触标本推片，空气中干燥。在纯甲醇试剂中固定1 min，取出并空气中干燥，用蒸馏水1∶10稀释的Giemsa 染液浸染玻片5 min；水冲并空气中自然干燥，勿用滤纸吸干。

标本中坏死细胞可见粉色细胞质，而正常细胞的细胞质呈浅蓝色至淡紫色；吞噬的酵母菌细胞染色从淡蓝至深蓝，并且每个都有清楚的光环围绕，在多形核白细胞（polymorphonuclear，PMN）和单核细胞内寻找紫色的有荚膜酵母形态的荚膜组织胞质菌。

（九）免疫荧光染色

嗜肺军团菌可引起军团病，可通过对下呼吸道标本进行免疫荧光染色来检测。此技术使用特异性抗体结合标本中的特异性军团菌抗原，抗原-抗体复合物通过附着的荧光染料可被检测。有两种方法用于免疫荧光染色，直接荧光抗体试验（direct fluorescent antibody test，DFAT）和非直接荧光抗体试验（indirect fluorescent antibody test，IFAT），但这些试验对军团菌感染来说预测价值均很低。

镜检是诊断人肺孢子菌（Pneumocystis）的主要工具，因肺孢子菌在普通的培养基上不生长，理想的标本类型是支气管肺泡灌洗液（bronchoalveolar lavage fluid，BAL）、诱导痰或肺组织。

第八节　微生物的分离培养和鉴定技术

一、培养原理

临床微生物诊断的一个重要组成部分就是分离培养、鉴定和分析引起人类疾病的病原微生物，辅助感染的诊断，并预测和解释相关病原对抗菌药物的敏感性。尽管100多年来诊断微生物学有了长足的发展，但在任何临床微生物学实验室，培养基的使用在诊断大多数细菌和真菌的感染方面一直占据着中心地位。

（一）细菌的培养原理

在人体寄生的所有细菌、真菌都是异养型菌，对营养需求范围非常宽，细菌培养基必须提供各种细菌生长的所需营养，包括碳源、氢和氮形成氨基酸的物质；硫化物合成氨基酸，如半胱氨酸和蛋氨酸（甲硫氨酸）；磷作为核酸组成成分。钾、镁和钙是主要的细胞阳离子，铁是细胞色素的主要成分，微量元素如锰、钴和锌是重要的酶的协同因子。对于苛养病原菌的培养基中还需添加额外的营养物质，如维生素、嘌呤和氯化血红素等。

培养时还须考虑 pH、培养温度和环境中气体的组成，通常致病菌生长的最佳 pH 值是中性，配制培养基时调整 pH 终浓度 7.0～7.5；温度将影响细菌培养的生长率，细菌最佳生长温度接近人体温度 37 ℃，实验室常规在 35 ℃培养细菌。一些致病菌也喜欢在低温生长，在室温(25 ℃)或提高温度(42 ℃)细菌的生长能力可作为一些细菌的诊断特征。

人体共生细菌的生长对气体的要求有：严格需氧、严格厌氧、兼性厌氧。空气中含有约 21% O_2 和 1% CO_2，一些嗜二氧化碳细菌在额外增加 5%～10%CO_2 的空气中生长更好，当需氧培养箱的 CO_2 增加至 10%，培养基的氧含量约降至 18%。微需氧致病菌弯曲菌要求 O_2 含量为 5%～6%，低于空气中氧气含量，故只能在培养罐或产气袋中利用商品化微需氧发生系统环境培养。严格厌氧菌必须生长在无氧气或氧含量降到极低的水平。兼性厌氧菌常规培养在空气环境，与厌氧环境培养相比，成本低且方便。

细菌复制呈二分裂方式，细菌培养的速度取决于细菌复制的速度，分裂一代最短需 20 min，如快生长的大肠埃希菌，最长需要 24 h 的慢生长的结核分枝杆菌。当细菌生长处在一个平衡状态，培养生长曲线呈四个阶段：①延迟阶段：细菌分裂的准备阶段。②对数阶段：细菌数量增加呈对数增长。③静止阶段：营养有限细菌的数量稳定(活性可能下降)。④死亡阶段：死细胞数量超过活细胞。对病原菌的鉴定和药敏试验均应在其对数生长阶段进行。

(二)真菌的培养原理

真菌培养是对临床上怀疑真菌感染的患者在病损部位采集适当标本，接种于人工制备适合真菌生长的培养基上，在一定温度和湿度条件下，寄生形态的菌丝和孢子发育生长为特定形态、按一定规律排列的菌落。获得纯培养物，进一步从形态学分类、生理生化特点、致病性分析，可根据菌落形态结合显微镜观察菌丝、孢子特征、排列规律等特点鉴别致病性真菌，再经生理生化鉴定后准确报告真菌的属种，对临床抗真菌药物治疗有指导意义。绝大多数致病性真菌都可人工培养。

培养基有固体琼脂、液体培养基和双相培养基。固体琼脂适合所有真菌标本培养，液体培养基适合血培养，双相培养基适合菌量特别少的标本。最常用培养基是沙保氏弱葡萄糖琼脂(Sabouraud Dextrose Agar，SDA)，适合酵母样真菌和多数丝状真菌生长；曲霉菌及青霉菌则用察氏培养基或麦芽浸膏培养基(Malt Extract Agar，MEA)，毛霉和暗色孢科真菌应加用马铃薯葡萄糖琼脂(Potato Dextrose Agar，PDA)。

培养方法有试管法、平皿培养(大培养)和玻片培养(小培养)三种。平皿培养：主要用于酵母及酵母样真菌的培养，容易获得纯菌落。丝状真菌在平皿中可充分生长，便于观察菌落形态、产色素等。缺点是易污染，不适合传染性强的真菌，如粗球孢子菌等。玻片培养：临床分离的待定真菌，接种在带有培养基的盖玻片上，在恒温恒湿条件下，易于显微镜下观察菌丝和孢子的生长结构等特征。

(三)病毒的培养原理

病毒的诊断方法可以分为三大类：①直接检测。②间接检测(病毒分离培养)。③血清学检测。

直接检测方法是直接检查临床标本中是否存在病毒颗粒、病毒抗原或核苷酸。使用的技术手段为PCR、电子显微镜和免疫荧光检测技术。

血清学检测是病毒学实验室最常用的方法。临床上大多数常见病毒感染可通过血清学检测方法进行诊断。血清学检测技术即检测感染急性期和恢复期阶段抗体滴度的升高，或检测IgM。血清学检测还可通过检测IgG判断患者对所感染病毒的免疫状况。

由于直接检测方法和血清学检测方法不能区分有感染毒力的病毒和死病毒，因此目前尚不能放弃传统的病毒分离培养方法。

间接检测是将标本接种到细胞系、鸡胚或动物体内，让病毒生长，即病毒的分离培养。然而，鸡胚和动物培养不易操作，因此大多数临床诊断实验室仅采用细胞培养方法。不同病毒对细胞培养的敏感性不同。对于特定疑似病毒，使用最为敏感的细胞系是非常重要的。

一些致病菌，如衣原体，不能在实验室培养基上生长，必须生长在组织上或用其他方法检测。

二、培养基的选择

（一）需氧及兼性厌氧菌培养基

1.强化营养非选择培养基

（1）含5%羊血的血平板（blood agar plate，BAP）：5%羊血的血平板是分离临床标本中最常用的培养基，除少量苛养的革兰阴性菌外，大多微生物都能生长的加强营养培养基，特别是对营养要求较高的一些细菌也能生长。对于培养基中加入血或血清，除了可提高苛养菌的生长，还可通过细菌的溶血来筛选致病菌进行鉴定。根据配方成分的不同，可分为：哥伦比亚血平板、布氏血平板、胰酶大豆（Trypticase Soy Agar，TSA）血平板、CDC血平板等，用途稍有差别，如哥伦比亚血平板易于观察溶血效果。

（2）巧克力平板（chocolate，CHOC）：在血平板基础上在85 ℃条件下添加5%兔血，混匀后，因红细胞的破坏，培养基呈巧克力色，其中含有苛养菌如流感嗜血杆菌、脑膜炎奈瑟菌和淋病奈瑟菌生长所需的特殊因子，且降低了琼脂浓度，可提供细菌生长所需较高湿度，在CO_2气体环境下培养。

（3）营养肉汤和脑心浸液肉汤：胰蛋白胨肉汤可支持一般细菌的增菌培养，用于无菌体液标本中可能存在的致病菌的增殖；脑心浸液（brain heart infusion，BHI）肉汤用于支持苛养细菌的生长。

2.选择培养基和鉴别培养基

（1）胆汁七叶灵琼脂：用于选择肠球菌的培养基，除肠球菌可生长外，还可水解培养基中的底物七叶灵产胆汁。在胆汁-七叶灵琼脂中加入6 μg/mL万古霉素，可选择万古霉素耐药的肠球菌（vancomycin resistant enterococci，VRE），VRE菌株在平板上呈黑色菌落，万古霉素敏感的肠球菌不生长。

（2）哥伦比亚多黏菌素-萘丁酸琼脂（CAN）：用于选择革兰阳性球菌，培养基中添加多黏菌素抑制大多数革兰阴性菌的生长，萘丁酸抑制变形杆菌的多数菌株。

（3）伊红亚甲蓝琼脂（eosin methylene blue，EMB）：EMB是用于检测和分离革兰阴性肠道杆菌的鉴别培养基，含有作为指示剂的伊红亚甲蓝，根据终产物 pH 改变引起发酵乳糖和（或）蔗糖的菌落的颜色改变，来区别分解乳糖和（或）蔗糖的菌落呈黑色、深紫色或黑心，其他菌落呈粉紫色，特别是大肠埃希菌菌落有金属光泽。不发酵乳糖或蔗糖的菌落透明或无色。大多数正常的肠道细菌均发酵乳糖和（或）蔗糖。伊红亚甲蓝抑制革兰阳性菌，琼脂比例增加至 5%，可抑制变形杆菌属的蔓延生长。葡萄球菌和肠球菌呈小菌落，铜绿假单胞菌呈紫色，边缘较薄。

（4）麦康凯（Maconkey，MAC）琼脂：MAC 用于鉴别和分离肠道杆菌，发酵乳糖的细菌在培养基上产粉色菌落，不发酵乳糖菌落呈无色。培养基中的胆盐抑制革兰阳性菌的生长，琼脂浓度增加至 5%可抑制变形杆菌的蔓延生长。

（5）Thayer Martin（TM）或改良 TM 琼脂（MTM）：是巧克力琼脂的改良培养基，用于分离淋病奈瑟菌和脑膜炎奈瑟菌，其他细菌也可能生长。VCN 抑制剂含万古霉素，可抑制大多数革兰阳性菌，黏菌素可以抑制除变形杆菌属外的大多数革兰阴性菌，制霉菌素（nystatin）可以抑制酵母菌，乳酸甲氧苄啶（trimethoprim lactate）可以抑制变形杆菌属，而乳糖奈瑟菌可在此培养基上生长。

（6）Hektoen 肠道琼脂（HE）：HE 推荐用于从粪便标本中分离沙门菌属和志贺菌属，HE 含有乳糖蔗糖和水杨酸。沙门菌属和志贺菌属通常不发酵乳糖和蔗糖或水杨酸，将在培养基上产蓝色或绿色菌落。而大多数肠杆菌科细菌至少发酵这些糖中的一种并产酸，HE 中的溴百里酚蓝指示剂在酸性条件下变黄色，酸性复红产红色。红色和黄色复合物与肠杆菌作用呈橘色或红色。不同种属的细菌在 HE 琼脂上的典型菌落形态如下。

沙门菌属：绿色至蓝绿色，通常有黑心。

沙门和志贺菌属：当被一些发亮的发酵肠杆菌围绕时，可呈带浅绿的淡粉色，但在胆汁沉淀区域常有清楚的环围绕着菌落，当把平皿拿到灯光附近时，可见明显的光环。

志贺菌属：通常绿色或蓝色。

枸橼酸菌属：常受抑制；有时生长呈蓝绿色小菌落。

变形杆菌属：常受抑制；有时生长呈黑心（产 H_2S）的黄或绿色小菌落，不产 H_2S 的菌落像志贺菌属，但志贺菌属菌落更小。

大肠埃希菌、克雷伯菌属和肠杆菌属：淡橘黄色至鲑鱼粉色；常常有深粉色沉淀围绕菌落周围。

（7）木糖-赖氨酸-脱氧胆酸（XLD）琼脂：XLD 琼脂是用于分离肠道致病菌，特别是志贺菌属的鉴别、选择培养基。通过在培养基中增加脱氧胆酸钠抑制某些肠道正常菌群来增加选择性。正常肠道菌群因发酵木糖、蔗糖和乳糖呈黄色菌落，志贺菌、普罗威登菌和一些变形杆菌不发酵这三种糖中的任何一种，而产红色菌落（碱性）。爱德华菌属和沙门菌属发酵木糖，但不发酵蔗糖和乳糖。为了平衡酸产物，将赖氨酸加入培养基，爱德华菌和沙门菌使赖氨酸脱羧，XLD 中木糖-赖氨酸的比例允许这些微生物消耗木糖后再利用赖氨酸，引起碱性 pH 的变化而产生红色菌落。为了防止其他赖氨酸脱羧酶阳性的肠杆菌细菌也发生这种变化，在培养基中加入双倍的乳糖和蔗糖，并将酚红作为 pH 指示剂。枸橼酸铁铵反应产 H_2S。将可疑带有沙门菌、爱德华菌或志贺菌的标本接种至 XLD 琼脂，在 35 ℃下过夜培养。可以根据 XLD 琼脂上的不同菌落形态区分不同的细菌。

黄色菌落：埃希菌属、肠杆菌属、志贺菌属、克雷伯菌属和沙雷菌属、异型枸橼酸、雷极普罗威登菌、摩根摩根菌和肠炎耶尔森菌。

带黑心的黄色菌落：费劳地枸橼酸杆菌、普通变形杆菌、奇异变形杆菌。

红色菌落：志贺菌属、普罗威登菌、H_2S 阴性沙门菌、假单胞菌和部分雷氏变形杆菌。

带黑心的红色菌落：沙门菌属和爱德华菌。

(8)致病菌筛查显色培养基：产色物质可混合到琼脂基础培养基形成产色培养基。这类培养基通常含有选择剂，因此起到既选择又鉴别的作用。

1)沙门菌和大肠埃希菌 O157 显色培养基：沙门菌显色培养基的主要优势在于通过其高度特异的颜色菌落分离沙门菌。依据临床标本中的大量沙门菌株不产 β-半乳糖苷酶的特征，通过在培养基中加入一种 β-半乳糖苷酶，而使大多数常见肠杆菌科细菌（如大肠埃希菌、克雷伯菌属、肠杆菌属、枸橼酸菌属等）生产显色的物质，从而形成蓝色菌落，沙门菌通过发酵丙二醇，而使培养基中所含有的中性红指示剂变红色，可区别其他菌落（如变形杆菌属、假单胞菌属）。但沙门菌显色培养基不像脱氧胆酸钠琼脂和 XLD 培养基可鉴别志贺菌属。当只需选择分离沙门菌时，用沙门菌选择培养基较方便。

O157 可引起出血性肠炎，需从粪便中分离。依据出血性大肠埃希菌与多数大肠埃希菌的不同点，即 O157 不发酵山梨醇，也不产 β-葡萄糖苷酶，利用这种酶的显色物可用于显色培养基的鉴别。市场上已有基于此方法的一些显色培养基在售。

2)金黄色葡萄球菌（包括 MRSA）显色培养基：金黄色葡萄球菌通常分离自皮肤和软组织感染拭子标本，医院内感染的防控需筛查患者和医务人员中苯唑西林耐药菌株（MRSA）的定植，需特异性检测金黄色葡萄球菌和 MRSA 的显色培养基，可选择性抑制革兰阴性菌和肠球菌。在培养基中添加 β-内酰胺抗菌药物（如头孢西丁）抑制葡萄球菌苯唑西林敏感菌株。显色物磷酸酶底物活性或 α-葡萄糖苷酶活性用于鉴别金黄色葡萄球菌与其他葡萄球菌。

3)用于筛选尿道致病菌的显色培养基：尿道感染中大肠埃希菌是优势菌，其他肠杆菌科和肠球菌也是常见分离菌。非选择显色培养基设计为分离和鉴别所有尿道感染的致病菌。一些可用的培养基大多数都是基于相同原理，包括添加显色底物用于检测两种酶，即 β-半乳糖苷酶和 β-葡萄糖苷酶，并且含铁盐的色氨酸用于检测变形杆菌-普罗威登菌-摩根菌（PPM）群的脱氨酶活性，因水解显色物质，产 β-半乳糖苷酶的菌落有红粉色因水解显色物质，β-葡萄糖苷酶产蓝色或绿色菌落。色氨酸脱氨酶在铁离子存在下导致可扩散的棕色菌落。

大约 99％的大肠埃希菌菌株产 β-半乳糖苷酶，但不产葡萄糖苷酶，生长菌落呈粉色或红色。克雷伯菌-肠杆菌-沙雷菌（KES）群典型的产两种酶，并且菌落表现优势的蓝色。肠球菌也有很强的 β-葡萄糖苷酶活性并呈蓝色但菌落较小。PPM 群菌落产棕色。额外的生化试验可用于鉴定并确认显色培养基上的菌落，包括斑点吲哚试验鉴定大肠埃希菌。弗劳地枸橼酸杆菌在尿标本中不是经常出现，但当出现时，常常生长为粉色菌落，因 β-半乳糖苷酶活性强而 β-葡萄糖苷酶活性弱或缺失。对粉色菌落做快速吲哚试验以排除费劳地枸橼酸杆菌，通过可靠的确认试验证明是大肠埃希菌（吲哚阳性）。

3.特殊菌生长用培养基

(1)军团菌分离培养基:包括缓冲液活性炭酵母琼脂培养基(buffer charcoal yeast extract agar,BCYEa 琼脂)和不含 L-半胱氨酸培养基(羊血琼脂平板)。

1)BCYEa 琼脂:主要成分为 N-(2-乙酰氨基)-2-氨基乙烷磺酸(ACES)、酵母浸膏、可溶性焦磷酸铁、活性炭、琼脂、L-半胱氨酸、KOH(试剂级)、α-酮戊二酸(单钾盐)、水、pH 为 6.9。

2)甘氨酸、万古霉素、多黏菌素 B、放线菌酮(glycine、vancomycin、polymyxin B、actidione,GVPA)琼脂:在 BCYEa 琼脂中加入甘氨酸、万古霉素、多黏菌素 B、放线菌酮,混匀倾注平皿,用于军团菌分离。鉴别试验:β-内酰胺酶试验、氧化酶试验、触酶试验、马尿酸试验。

(2)分枝杆菌:结核分枝杆菌(Mycobacterium tuberculosis,MTB)生长缓慢,在人工固体培养基上繁殖一代需 15～20 h。该菌为专性需氧菌,培养时如供给 5%～10% CO_2 可刺激生长。生长温度35～40 ℃,最适温度 35～37 ℃。生长时尚需一定湿度,固体培养基需要适量的凝固水,以保证其湿度。在 pH 5.5～7.2 培养基上能生长,最适 pH 6.8～7.2。MTB 营养要求较高且特殊。初次分离培养时,需用含鸡蛋、血清、马铃薯、氨基酸、丙三醇等复杂有机物及少量无机盐类如磷、钾、硫、镁等的培养基才能生长。经多次传代或长期保存的菌种在营养较简单的综合培养基中也能生长。一般需 2～4 周以上始见菌落。在改良罗氏培养基、小川鸡蛋培养基上菌落粗糙、凸起、厚、呈结节状或颗粒状,边缘薄且不规则,乳白色或淡黄色,无可溶性色素。在不含表面活性剂的液体培养基中 MTB 呈菌膜状生长,随着菌龄增长,菌膜渐渐加厚,有毒菌株在液体培养基呈索状生长。

1)分离用固体培养基:固体培养基(管状或平板状)的优点是其可在混合培养物和污染物中分离分枝杆菌。常用以鸡蛋为基础的或以琼脂为基础的培养基。以鸡蛋为基础的培养基的主要优点是其支持大多数分枝杆菌的生长,并且可以检测烟酸。但是在培养基的表面更容易发生污染。以琼脂为基础的培养基的主要好处是污染较少,且更容易也更早观察到可见的菌落。菌落可有助于鉴定分枝杆菌。在分离时需同时使用选择性和非选择性培养基。选择性培养基含有一种或多种抗生素,可抑制污染菌的生长。

2)液体培养基:①BACTEC MGIT 960 自动化系统所用培养基:分枝杆菌生长指示管(Mycobacteria growth indicator tube,MGIT 管)用于在各种临床标本中(除血液和尿液)快速检测分枝杆菌。由美国 BD 公司制造的 BACTEC MGIT 960 自动化系统包含液体培养基(改良 Middlebrook 7H9 肉汤)、促生长成分和各种抗菌药物,可抑制污染菌的生长。MGIT 管用于从肺或肺外标本分离分枝杆菌,但不能用于检测尿和血标本。含有其他菌的标本如痰,必须经过消化和灭菌后检测。收集的无菌标本,因不含污染菌,可不经灭菌直接接种。BACTEC MGIT 960 自动化系统所用培养基 BBL MGIT 中含 7 mL 改良的 Middlebrook 7H9 肉汤基质,并有酪蛋白胨;MGIT 960 补充试剂盒中含有生长补充基质,如清蛋白、葡萄糖、触酶、油酸和脂肪酸聚氧乙烯酯;BBL MGIT PANTA 中含冻干的混合抗菌药物(多黏菌素 B、两性霉素 B、萘啶酸、甲氧苄啶、苯咪唑青霉素)。②VersaTREK(ESP 培养系统Ⅱ):VersaTREK 可检测各种类型的标本,包括血和骨髓标本。血标本收集需使用 ISOLATOR 管或含 EDTA 的管,并在处理后接种到 Myo 瓶中。从身体各部位获得的标本通常含有各种细菌,需灭菌后接种到 Myo 培养瓶中。黏性标本如痰必须先进行消化。VersaTREK 所用试剂 Versa TREK

(ESP)Myco 中含有 Middlebrook 7H9 肉汤、酪胨、甘油;Versa TREK(ESP)GS 中含有牛血清蛋白、葡萄糖、油酸、触酶、氯化钠;Versa TREK(ESP)Myco AS 和 PVNA 含抗生素的冻干混合物中含有 Versa TREK(ESP)Myco AS、多黏菌素 B、苯咪唑青霉素、磷霉素、萘啶酸、两性霉素 B、稳定剂及装填物。Versa TREK(ESP)Myco PVNA 中含有多黏菌素 B、萘啶酸、两性霉素 B、万古霉素、加溶剂(指增加溶解性的试剂)。③MB/BacT 分枝杆菌检测系统:MB/BacT 分枝杆菌检测系统可检测肺和肺外标本,也可检测血标本。BACTEC MGIT 960 自动化系统所用基质包括 BacT/Alert MP 处理瓶(10 mL 基质)、Middlebrook 7H9 肉汤、胰酶消化酪蛋白胨、牛血清蛋白、触酶;在真空环境下的含 CO_2、N_2 和 O_2 的气体环境检测;MB/BacT 抗生素补充试剂盒(为减少污染)含冻干的抗菌药物:两性霉素 B、苯咪唑青霉素、萘啶酸、多黏菌素 B、甲氧苄啶、万古霉素和填充剂;BacT/Alert MB(血)培养瓶;MB/BacT 富集液。

(3)支原体。①A8 琼脂:用于分离和鉴别生殖道支原体,在培养基中加入尿素来鉴别脲原体属与非水解尿素的支原体。基础培养基含 $CaCl_2$、TSB、酵母提取液、腐胺、DNA、精选琼脂、超纯水;添加剂包括马血清、Iso VitaleX 增菌剂、10%尿素、GHL 三肽溶液、2%L-半胱氨酸、1 000U/mL 青霉素用于抑制细菌的过度生长,最终 pH 调整至 6.0。倾倒平皿后室温放置 2 h 倒置平皿室温过夜,用封口塑料袋包装后置 4 ℃,保质期不超过 4 周,4 周后添加的抗菌药物将失效,导致无法抑制非无菌部位标本中细菌的过度生长,不易分离到支原体。②10B 肉汤:10B 肉汤富含营养,用于培养脲原体属和人型支原体。10B 肉汤中含有支原体肉汤基础(无结晶紫)、精氨酸、DNA、酚红和超纯水;分别添加马血清、25%酵母提取液、Iso VitaleX增菌剂、10%尿素、4% L-半胱氨酸、1 000U/mL 青霉素抑制细菌的过度生长,最终 pH 调整至 5.9~6.1。每只管分装 1 mL 备用。4 ℃冷藏,保质期不超过4 周,可保证添加的抗菌药物的抑菌效果。③SP-4 肉汤和琼脂:SP-4 肉汤富含营养,用于培养多种支原体,包括肺炎支原体。SP-4 肉汤中加入琼脂后成为固体培养基,根据培养目的而加入葡萄糖和(或)精氨酸作为代谢底物。基础培养基中有不含结晶紫的支原体肉汤、三肽、蛋白胨、精氨酸(仅当用于培养人型支原体时)、1%酚红、DNA、Noble 琼脂(仅当制备 SP-4 琼脂时)及超纯水;制备的琼脂高压后放在 56 ℃水浴中平衡后,加入以下添加剂:10 倍 CMRL1066、25%酵母提取物、2%酵母粉、灭活胎牛血清、50%葡萄糖、1 000U/mL 青霉素以抑制细菌的过度生长;制备肉汤则在常温下加入添加剂;最终 pH 调整 7.4~7.6。倾倒平皿后室温放置 2 h,倒置平皿室温过夜,用封口塑料袋包装后置 4 ℃冷藏。根据培养时间长短决定用无菌管分装肉汤的量,用于肺炎支原体培养需分装 1.8~4.5 mL,用于培养生殖道支原体需分装 0.9~1 mL。琼脂和肉汤的保质期均不超过 4 周,以保证添加抗菌药物的抑菌效果。

(4)常见临床标本需氧培养所用培养基:常见临床标本需氧培养所用培养基、培养环境、是否需革兰染色。

(二)微需氧菌生长用培养基

分离空肠弯曲菌和其他肠道弯曲菌最常使用的培养基是浓缩的选择性血平板(CAMPY-BAP)。这种商品化培养基含布氏琼脂基质、10%羊血和一系列抗菌药物。其他可用于分离培养弯曲菌的选择性培养基有 Butler 培养基和 Skirrow 培养基。培养基 V 是对 Butler 培养基进行改良后的培养基,含头孢哌酮、利福平、黏菌素和两性霉素 B;较改良前能更好地抑制结肠内的正常菌群。胎儿弯曲菌、直肠弯曲菌、曲形弯曲菌可以用常规培养基进行分离。

分离幽门螺杆菌可以组合使用非选择性培养基(如巧克力琼脂)和选择性培养基(如 Skirrow 培养基)。培养基的新鲜和潮湿非常重要,在培养环境中也要增加湿度。

(三)厌氧菌生长用培养基

1.强化营养厌氧血平板

于 5%羊血平板基础上添加生长因子,包括氯化血红素、维生素 K 及还原试剂 L-半胱氨酸,以降低培养基的氧化-还原电势。厌氧血平板适合所有厌氧菌生长,兼性厌氧菌也可生长。

2.厌氧菌肉汤

包括巯基乙酸钠营养肉汤,支持大多数厌氧菌的生长;当标本中致病菌数量少或致病菌生长受抑制时,用于无菌体液、脓液的厌氧增菌培养。在 35 ℃培养,直到在厌氧基础血平板上可见菌落生长。若平皿上不生长,需液体培养至少 7 d。

3.厌氧选择培养基

由于厌氧菌感染的标本来源通常有正常菌群,因此对于不同来源标本可能存在引起感染的厌氧菌,应采用相应的选择培养基,这对于快速分离和鉴别可疑厌氧菌有很大帮助。

(四)常用真菌培养基

1.放线菌酮-氯霉素琼脂培养基

常用于酵母样真菌包括念珠菌分离培养,含葡萄糖、蛋白胨、琼脂、水,其中氯霉素和放线菌酮可抑制细菌生长。

2.TTC-沙氏琼脂平板(SAB)

培养基主要成分葡萄糖、蛋白胨、琼脂、水、氯霉素以及 1%TTC(氯化三苯四氮唑)水溶液。TTC 还原反应是念珠菌初步鉴定的便捷方法,热带念珠菌形成紫红色菌落;白色珠菌形成白色菌落,其他念珠菌呈现红色菌落。SAB 选择性培养基 pH 低至 5.6,可促进真菌的生长而抑制细菌繁殖,培养温度 30 ℃。

3.玉米-吐温 80 琼脂

培养基含玉米粉、琼脂、吐温 80 和水,玉米粉经煮沸过滤补充其他成分后高压、分装,使用时融化置于载玻片上,穿刺接种,在潮湿平皿中,室温孵育 24～72 h,显微镜下观察厚膜孢子及假菌丝。

4.糖发酵试验用培养基

含氮基础培养基主要成分有硫酸铵、磷酸二氢钾、结晶硫酸镁、酵母浸膏、琼脂和水;加入相应的糖类可观察同化生长利用情况。

5.显色培养基检测鉴别酵母菌

显色培养基的根本特征是含有显色物质 N-乙酰-β-氨基葡萄糖苷脂酶,可据此区分和鉴定临床最常见且重要的菌——念珠菌,如白色念珠菌,用这种底物(如 5-溴-4-氯-3-吲哚-β-N-乙酰-β-D-氨基葡萄糖苷脂酶)导致白色念珠菌形成特征的绿-蓝色菌落,但不能与都柏林念珠菌区分。

一些酵母菌的显色培养基还包括第二种显色物质(如磷酸酶活性),能与白色念珠菌以外的其他菌区分。

有的琼脂含两种底物，可区分白色念珠菌（绿色菌落）和热带念珠菌（蓝色菌落），其他菌落形态有粉色和白色。克柔念珠菌形成特征的粉色扁平菌落。

三、培养方法

根据微生物生长对气体的需求，分需氧培养、厌氧培养、微需氧培养。

（一）常规需氧培养

需氧菌和兼性厌氧菌的实验室常规培养通常接种以下几种培养基：①一种非选择琼脂平板。②一种加强营养培养基：用于无菌体液来源的苛养菌培养或可能有苛养菌感染的情况。③一种选择和鉴别培养基：用于肠道革兰阴性杆菌和多数常规细菌培养。④一种用于分离标本来源中的革兰阳性菌的平板（可能存在混合革兰阳性菌和革兰阴性菌的情况）。⑤额外的选择培养基：用于分离特殊的致病菌（当需要时，如根据标本来源可能有致病性奈瑟菌，分离需要一种选择奈瑟菌的平板）。⑥一种肉汤培养基：在一些实验室常规不使用，其他实验室用巯基乙酸盐肉汤培养来自体液、组织、溃疡损伤、伤口和脓液的标本。至少当接种正常无菌部位体液标本时应考虑使用肉汤。⑦一种马铃薯葡萄糖琼脂：用于分离酵母菌。

（二）厌氧培养

对于大多数标本，厌氧的布氏血琼脂（含马血或羊血，添加氯化血红素和维生素 K_1）为非选择培养基。拟杆菌胆汁一七叶灵琼脂用于选择分离脆弱拟杆菌群和嗜胆菌属；添加溶解的羊血及卡那霉素-万古霉素琼脂用于选择带色素的和非产色素的普雷沃菌属及其他革兰阴性厌氧杆菌；苯乙酸乙酯羊血琼脂用于抑制特定的梭菌蔓延。厌氧菌肉汤作为备份培养基，应该接种培养。如检测厌氧引起的关节感染，肉汤应在特殊环境下持续培养 14 d。培养基应置于厌氧环境培养。使用厌氧箱（手套箱）处理所有标本并培养是最好的保证苛养的厌氧菌存活的最好办法。当前，少量的培养容器如塑料封袋、塑料盒、小罐、自动充气设备均用来缩短培养平板在空气中的暴露时间（氧毒性）。厌氧罐或袋在培养过程中至少 48 h 内不要打开，防止还未成熟或生长缓慢的厌氧菌在其对数生长期内在空气中暴露后死亡。

（三）微需氧培养

微需氧菌的致病性有其特点，如胎儿弯曲菌可引起肠外感染，空肠弯曲菌、大肠弯曲菌引起腹泻，幽门螺杆菌与胃炎及消化性溃疡有关。因此，对微需氧菌的分离培养具有临床意义。

弯曲菌在普通培养基上不易生长，布氏肉汤基础加血或血清可作为基础营养培养基，加入抗菌药物抑制消化道正常菌群，有利于选择分离弯曲菌。

弯曲菌是微需氧型呼吸代谢，适合的微需氧环境非常重要，通常是 5% O_2、10% CO_2 和 85% N_2，某些初次培养需增加 6% H_2，另有些菌株生长则需氧或厌氧条件。现有商品化微需氧气袋，与微需氧气罐、盒配合使用，可以达到所需培养的气体环境。

弯曲菌种和亚种对温度的要求不同，胎儿弯曲菌在 25～37 ℃均生长，但在 43 ℃不生长；空肠弯曲菌在 25 ℃不生长，但在 37 ℃和 43 ℃可生长。

头孢哌酮-万古霉素-两性霉素（cefoperazone-vancomycin-amphotericin，CVA）琼脂培养基在 37 ℃的孵育温度下，可以更好地抑制粪便中正常菌群。因此在 42 ℃培养被抑制的弯曲菌种，可使用 CVA 培养基在 37 ℃培养。

螺杆菌的最适生长温度为 37 ℃，需潮湿气体环境，低氧浓度 5%～10%可刺激生长，多数菌株在空气环境生长不良，某些菌株可在微需氧或厌氧环境生长。

培养基用脑心浸液琼脂、布氏琼脂和哥伦比亚琼脂基础上加入7%脱纤维马血或羊血，加入不同抗菌药物成为选择性培养基。在非选择培养基上培养3～5 d才可见菌落。

（四）病毒培养

病毒的诊断方法可分为三大类：①直接检测。②间接检测（病毒分离培养）。③血清学检测。

直接检测方法是直接检查临床标本中是否存在病毒颗粒、病毒抗原或核苷酸。常用的技术手段为PCR、电子显微镜和免疫荧光检测技术。

血清学检测是病毒学实验室最常用的方法。临床上大多数常见病毒感染可通过血清学检测方法进行诊断。血清学检测技术用于检测感染急性期和恢复期阶段抗体滴度的升高，或检测IgM，还可通过检测IgG判断患者对所感染病毒的免疫状况。

由于直接检测方法和血清学检测方法不能区分有感染能力的病毒和死病毒，因此目前尚不能放弃传统的病毒分离培养方法（间接检测），即将标本接种到细胞系、鸡胚或动物体内，让病毒生长。

1.病毒培养的方法

病毒培养的方法有三种：细胞培养、鸡胚培养和动物培养。然而，鸡胚和动物培养不易操作，因此大多数临床诊断实验室仅采用细胞培养方法。准备细胞培养，首先要裂解组织碎片，通常使用胰蛋白酶或胶原酶辅助裂解。随后将细胞悬液吸入含液体培养基（如Eagle氏培养基）和动物血清的平底的玻璃或塑料容器中。经过延迟期后，细胞将会在容器底部贴附和伸展，随后开始分裂，形成初代培养。对于正常细胞的生长来说，黏附于固体支持物表面是必需的。初代培养需要一周换液2～3次。细胞长满瓶底后要进行传代培养，将一瓶中的细胞消化悬浮后分至2～3瓶继续培养。在初代培养和传代培养中，细胞保持其来源组织的特征。来自初代培养的细胞可连续多次传代，细胞以稳定的频率繁殖若干代后，最终进入衰老阶段，不能再被传代转移。人类二倍体细胞在大约50次传代后生长率下降。在细胞株增生阶段，一些细胞发生改变，获得无限繁殖能力，即永生细胞，但其仍保持接触抑制。

2.细胞培养的类型

细胞培养的类型有三种。

(1)初代细胞培养：如猴肾细胞。来自新鲜处死的成年动物的正常细胞。这些细胞只能传代1～2次。

(2)半连续细胞：如人胚肾和皮肤成纤维细胞。来自胚胎组织的细胞可以传代50次。

(3)连续细胞：如Hela、Vero、Hep2、LLC-MK2、BGM。永生细胞，如肿瘤细胞系可以无限次传代。

不同病毒对细胞培养的敏感性不同。对于特定疑似病毒，使用最为敏感的细胞系非常重要。

3.临床标本的细胞培养

根据标本的性质和临床来源，接收后的标本被接种到不同种类的细胞系中。培养基需1 h后进行更换，如果实际中不可行，可第二天早晨更换。接种管应在35～37 ℃的旋转孵育。分离呼吸道病毒及诱导多种病毒较早出现细胞病变效应(cytopathic effect,CPE),旋转孵育是最佳方法。如果使用固定管,培养管的放置位置就很关键,要保证单层细胞浸润在培养基中。

至少需要每隔一天观察培养的细胞是否出现CPE。某些样本,如尿和粪便,可能含有对细胞培养有毒的物质,而导致细胞产生CPE样改变。如果产生大量毒性作用,则须对接种的细胞进行传代。当细胞培养被细菌污染,需重新接种或者使用细菌滤器过滤。细胞培养需定期更换培养基。当观察到CPE,建议将感染的培养液转移到含相同细胞类型的新鲜培养物中。对于细胞相关病毒,如CMV和VZV,则需胰蛋白酶化后转移完整的感染细胞。其他病毒如腺病毒能够在冻融感染细胞后做再次培养。

初代细胞培养被广泛认为是最好的细胞培养系统,因为其所支持的病毒范围广。但是其费用高而且常较难获得可靠的供应。连续细胞是最容易操作的,但其所支持的病毒范围常常有限。

4.病毒生长检测指标

CPE可能是特异的或非特异的,如HSV和CMV产生特异的CPE,而肠道病毒不产生特异的CPE。

血细胞吸附一培养细胞获得黏附哺乳动物红细胞的能力。血细胞吸附主要用于检测流感和副流感病毒。

可以通过中和试验、血细胞吸附抑制、免疫荧光检测或分子试验等方法确认病毒的特性。

5.细胞培养的局限性

细胞培养的主要问题是获得结果的时间较长(长达4周)。而且敏感性低,其敏感性与许多因素有关,如样本状况和细胞层的状况。细胞培养也易于被细菌污染,易受样本中有毒物质影响。此外,许多病毒在细胞培养中不能生长,包括乙肝病毒(Hepatitis B Virus,HBV)、丙肝病毒(Hepatitis C Virus,HCV)、导致腹泻的病毒和细小病毒。

目前已有的快速培养技术可实现在接种后2～4 d检测到病毒抗原。快速培养技术的例子包括巨细胞病毒免疫荧光检查。此检测技术中,细胞层(人胚胎成纤维细胞)生长在塑料瓶的单层盖玻片上。接种后,培养瓶低速旋转1 h(加速病毒的吸附)后孵育2～4 d。取出盖玻片用免疫荧光试验检查是否存在CMV早期抗原。

在病毒感染诊断中细胞培养的角色正在接受快速诊断方法的挑战。因此,细胞培养在未来的临床应用中会减少,可能只集中在大的中心参考实验室进行细胞培养。

(五)真菌的培养方法

培养真菌所用培养基有固体琼脂、液体培养和双相培养。固体琼脂适合所有真菌标本培养,液体培养适合血培养,双相培养基适合菌量特别少的标本。最常用培养基是沙保弱琼脂(SDA),适合浅部和深部病原真菌(酵母样真菌和多数丝状真菌)的生长;曲霉菌及青霉菌则用察氏培养基或麦芽浸膏培养基(Malt ExtRact Agar,Mea);毛霉和暗色孢科真菌应加用马铃薯葡萄糖琼脂(Potato Dextrose Agar,Pda);橄榄油培养基用于分离糠秕孢子菌。

培养方法有试管法、平皿培养(大培养)和玻片培养(小培养)三种。平皿培养主要用于酵母及酵母样真菌的培养,容易获得纯菌落。丝状真菌在平皿中可充分生长,边缘观察菌落形态、产色素等。缺点是易污染,不适合传染性强的真菌,如粗球孢子菌等。玻片培养对于临床分离的待定真菌，接种在带有培养基的盖玻片上，恒温恒湿条件下，易于显微镜下观察菌丝和孢子的生长结构特征。

真菌的培养基 pH 范围一般为 5.0～7.0，培养最适温度为 25～28 ℃，深部致病真菌一般适合在 37 ℃培养，双相真菌菌落形态及结构可随温度变化而改变，26 ℃菌丝相，37 ℃酵母相，因此温度试验对鉴别有一定帮助。

四、快速手工鉴定试验

（一）触酶试验

触酶用于将潜在细胞毒性物质过氧化氢分解为水和氧气，在细菌种属的鉴别上应用广泛，检测触酶对于区分不同属细菌有重要作用，比如区别葡萄球菌（＋）和链球菌（－），或李斯特菌（＋）和乳杆菌（－）。

（二）氧化酶试验

氧化酶是用来鉴别细菌是否为细胞色素 C 作为呼吸系统的酶。氧化酶试验非常简单，最常用试剂是盐酸 4-甲基对苯二胺，为无色水溶性，能将氧化酶阳性的细菌快速氧化，产生蓝紫色。氧化酶常用于鉴别革兰阴性菌的科和属。肠杆菌科细菌氧化酶均阴性，可与假单胞菌属、气单胞菌属和邻单胞菌属区别；革兰阴性球杆菌不动杆菌的氧化酶阴性，可与氧化酶阳性的革兰阴性球菌莫拉菌和奈瑟菌相区别。此外，某些革兰阳性菌的氧化酶也很活跃，可利用氧化酶阳性的松鼠葡萄球菌（Staphylococcus sciuri）区分大多数其他葡萄球菌。

（三）水解酶

（1）糖苷酶：糖苷是糖的衍生物，许多临床重要的细菌都可水解糖苷酶，糖苷酶的名称以水解的糖的来源命名，如半乳糖苷酶。糖苷酶不水解糖本身，而是水解糖的衍生物。七叶灵是最常见的糖苷之一，能被 β-葡萄糖苷酶水解释放七叶苷和葡萄糖，在铁盐存在下形成棕黑色螯合物。七叶灵和胆汁用于区分肠球菌、D 族链球菌与其他链球菌，同时对肠杆菌科种内之间的鉴别也很有用处。

（2）多肽酶：大量氨基酸多肽酶对于生化鉴定，包括 γ-谷酰胺多肽酶可鉴别脑膜炎奈瑟菌（＋）与其他奈瑟菌（－）。脯氨酰多肽酶可鉴别淋病奈瑟菌（＋）与其他奈瑟菌（－），并且是难辨梭菌的鉴定标志指标。β-丙氨酰多肽酶是鉴定铜绿假单胞菌标志指标。亮氨酰多肽酶（LAP）用来区分明串珠菌属、绿色气球菌与链球菌。

（四）快速尿素酶试验

产尿素酶微生物能分解作为终产物的尿素释放氨基酸。氨基酸产物呈碱性，引起 pH 指示剂苯酚红由黄色变为紫红色。此项检测用于筛查不同培养基上接种的粪便标本中乳糖阴性菌落，同时也用于区分沙门菌与志贺菌（尿素酶阴性），其他非致病菌如变形杆菌属尿素酶试验为阳性。由于新型隐球菌尿素酶试验为阳性，其他酵母菌通常尿素酶试验阴性，因此许多微生物学诊断实验室将此方法作为快速筛查痰标本中的新型隐球菌（引起肺炎和脑膜炎的病原菌）的一种方法。

（五）吲哚试验

产色氨酸酶的微生物能将色氨酸分解为吲哚。吲哚结合专门的醛类形成可检测的有色的复合物。在滤纸中加入吲哚（须是饱和），然后将分离的菌落涂抹在滤纸上。若加入的醛类指示剂为1%对二甲氨基亚苄罗丹宁，阳性结果为在滤纸上呈现蓝色或绿色，而阴性依旧为无色。此试验用于变形杆菌种间区分，以及作为大肠埃希菌的初筛方法。

（六）吡咯烷酮（pyrrolidone，PYR）试验

L-吡咯烷酮基-β-萘酰胺为吡咯烷酮基芳香酰胺酶的底物，用来快速鉴定肠球菌属和β-溶血链球菌。可使用商品化PYR的纸片。阳性反应为在5 min内纸片涂菌处变为明亮的红色。阴性为无颜色变化或为橙黄色。因为只有A群β-溶血链球菌PYR反应为阳性，所以此项试验是A群β-溶血链球菌（引起链球菌性咽炎的病原菌）的快速检测方法之一。

（七）碳水化合物氧化/发酵

许多临床的重要菌种可以利用糖，通过氧化或发酵产生有机酸。用适当的pH指示剂如酚红或溴麝香草酚蓝，可以在厌氧条件下通过发酵葡萄糖产酸来区别主要的细菌群，如区别所有肠杆菌科（+）与非发酵属如假单胞菌（−）、不动杆菌（−）和嗜麦芽窄食单胞菌（−）或区分葡萄球菌（+）和微球菌（−）。

（八）凝固酶

金黄色葡萄球菌是临床上常见的最优势的致病菌之一。检测葡萄球菌凝固酶或用试管法检测"游离型凝固酶"是确认金黄色葡萄球菌非常可靠的手段。在其他葡萄球菌中，凝固酶阳性少见，如施氏葡萄球菌（S. schleiferi）和中间葡萄球菌，缺少凝固酶的金黄色葡萄球菌非常少见。

凝固酶的生化机制非常复杂，酶与热稳定的像凝血酶样物质存在于血浆中，形成纤维状凝结。推荐使用来源于人或兔并经过抗凝处理（如加柠檬酸）的血浆，也可购买商品化的血浆。细菌与血浆混合后37 ℃培养，如果细菌含有凝固酶，4 h应有可见凝固。

很多金黄色葡萄球菌菌株还产结合型凝固酶或称"凝集因子"，可用玻片法检测（试管法可检测两种类型的凝固酶）。检测时，必须先用生理盐水将待测菌处理成均一的悬液，不产生自身凝集，如果培养基中含有高浓度盐（如甘露醇盐琼脂），试验是无效的。菌液均一混匀后，加入一杯血浆混合，如果是金黄色葡萄球菌，则立即可见凝集，任何长于20 s的反应，都应用试管法确认。两种方法均需做阳性和阴性对照，并且只有当阳性和阴性对照都得到预期结果时，才可判断测试菌株的凝固酶结果。

（九）卵磷脂酶（磷脂酶C）

蛋黄含有丰富的卵磷脂，可添加入琼脂培养基，使卵磷脂酶发生作用。产卵磷脂酶的菌落周围有一个乳白色圆环，因酶活性作用卵磷脂产生甘油二酯沉淀。卵磷脂酶是梭菌属大部分细菌的特性，包括产气荚膜梭菌、索氏梭菌（C. sordellii）、双酶梭菌（C. bifermentans）。芽孢杆菌属包括致病性蜡样芽孢杆菌和炭疽芽孢杆菌的卵磷脂酶试验也是阳性。通常，卵磷脂酶反应用于鉴别产气荚膜梭菌。难辨梭菌毒素A对卵磷脂酶有活性，并在蛋黄培养基上被特殊的抗毒素中和。

Nagler反应：在含蛋黄的琼脂培养基平皿表面涂上半个平皿的特异抗毒素，将可疑产气荚膜梭菌株铺满平皿，经培养，产气荚膜梭菌显示清楚的可见乳白色环，被抑制的一半平皿上菌落被特异性抗毒素中和。

(十)芽管形成试验

芽管试验,即观察芽管和芽生孢子出芽,是简单快速鉴定白色珠菌的方法。白色珠菌产生芽管和芽生孢子,连接处不出现收缩现象,即箭状;其他念珠菌产生起始菌丝和母体芽生孢子,连接处呈紧缩现象。培养时间应不超过 3 h。

五、商品化鉴定系统

(一)血培养仪器系统

随着科学技术进步和微生物学的发展,微生物学家、计算机专家和工程技术人员相结合,研制出许多自动化的连续监测血培养系统(continuous monitoring blood culture systems, CMBCSs),这些 CMBCSs 具有一些共同特征。

BacT/ALERT 系统(BioMerieux,Inc.)的检测原理是在血培养瓶底部有一个固相传感器,传感器上有半渗透性薄膜将培养基与感应装置隔离,只有二氧化碳能通过薄膜。如果培养瓶内有细菌生长,则细菌在培养基中代谢基质时会产生 CO_2,导致检测 CO_2 变化的传感器改变颜色,改变反射光的强度。反射光强度的改变被仪器测量后,信息传输到电脑系统中。电脑系统中有一系列运算法则,出现以下情况时,样品被确定为阳性:反射光的强度改变超过设定阈值、CO_2 水平持续增加和(或)CO_2 生成速率变化。值得说明的是,BacT/ALERT 采用塑料血培养瓶,大幅提升了使用上的安全。

BACTECTM 系列全自动血培养系统(BD diagnostics)是采用高灵敏的荧光增强技术在临床上快速检测血液及体液中细菌和真菌。其可根据实验室的血培养能力需求提供各种设备版本。与 BacT/Alert 系统相似的是,BACTEC™ 系统的培养瓶底部也有 CO_2 传感器;与 BacT/Alert 系统不同的是,BACTEC 仪器使用荧光感应机制检测微生物的生长。细菌代谢产生 CO_2,仪器可检测到 CO_2 所伴随的荧光增加。其主要检测荧光量的线性增加及荧光产生速度的变化。

VersaTREK 血培养系统(TREK diagnostic systems)使用与其商业前身 ESP 系统相同的技术,与 BacT/Alert 和 BACTEC 9000 不同。VersaTREK 系统的血培养瓶放置于仪器内,通过传感器检测培养瓶顶部气体(氧气、氢、氮和 CO_2)的压力改变,这些气体在微生物代谢过程中或产生或被消耗。每 12 min 检测一次需氧瓶,每 24 min 检测一次厌氧瓶。根据压力变化与时间的关系绘制生长曲线,仪器内部运算法则可标记阳性血培养瓶。另外,VersaTREK 系统需氧瓶内使用不锈钢搅拌子对血-肉汤混合物进行搅拌,而 BacT/ALERT 系统和 BACTEC 9000 系统通过轻微摇动实现搅拌。VersaTREK 系统的厌氧瓶不搅拌,而另外两个系统的厌氧瓶与其需氧瓶的搅拌方式相同。

阳性血培养结果的解释同手工血培养系统部分。

(二)细菌和真菌手工鉴定系统

微生物手工鉴定长期以来一直沿用一百多年来进行微生物分类的传统方法。包括观察含基质试管中的反应;观察物理特性如菌落形态、气味,并结合革兰染色、凝集试验和药敏谱特征。其特点是人为地选择几种形态生理生化特征进行分类,并在分类中将表型特征分为主、次。一般在科以上分类单位以形态特征、科以下分类单位以形态结合生理生化特征加以区分。最后,采用双歧法整理实验结果。

随着商品化试剂的发展,制造商将常用生化反应简化为更为方便的形式,即制作成手工试剂条。常用的细菌鉴定手工试剂条有法国生物梅里埃公司(BioMerieux,Inc.)生产的API细菌鉴定手工试剂条和美国Reel公司生产的Rap ID快速鉴定试剂条。

API细菌鉴定手工试剂条是细菌数值分类分析鉴定系统。该系统涵盖15个鉴定系列,约有1000种生化反应,已可鉴定超过600种的细菌。鉴定过程中,可根据细菌所属类群选择适当的生理生化鉴定系列,如API 20E革兰阴性杆菌鉴定、API 20NE非发酵菌鉴定、API STAPH葡萄球菌及微球菌鉴定、API STREP链球菌鉴定、API 20A厌氧菌鉴定等。根据微生物对各种生理条件(温度、pH、氧气、渗透压)、生化指标(唯一碳氮源、抗生素、酶、盐碱性)代谢反应进行分析,并将结果转化成软件可以识别的数据,进行聚类分析,与已知的参比菌株数据库进行比较,最终对未知菌进行鉴定。目前是世界范围内应用最广、种类最多、最受微生物学家推崇的国际标准化手工试剂条产品。

Rap ID手工鉴定系统为美国Reel公司的产品。共有8种鉴定试剂条,可鉴定390余种临床常见的重要细菌。Rap ID系统的鉴定原理为:细菌通过分解细菌预成酶系统的反应,产生颜色变化,可在4 h内完成细菌鉴定。其鉴定周期较常规方法大大缩短,但部分鉴定试剂条的部分反应孔读取结果有一定难度,某些反应试验阳性颜色变化的界限不太明显,在结果判断时存在一定的人为主观因素,并由此可能导致最终鉴定结果的不准确性。另外,其没有葡萄球菌属的鉴定试条。

临床手工细菌鉴定是临床上尤其在中小医院应用最广泛的方法。这些方法的特点是方便、易操作、成本低,而且灵活性强。其缺点是操作烦琐、经验依赖性强、报告结果慢,不能完全适应临床治疗的需要。

(三)自动化细菌和真菌鉴定系统

1.半自动化微生物鉴定系统

自动化微生物鉴定系统使原来缓慢、烦琐的手工操作变得快速、简单,其包括半自动微生物鉴定系统和全自动微生物鉴定系统。测试原理主要是利用物质产生pH变化、能释放色源或荧光源复合物的酶学反应、四氮唑标记碳水化合物代谢活性的产生、挥发或非挥发酸产生,或可见生长。

VITEK-ATB(BioMerieux,Inc.)和MicroScan Panel(Siemens)均是半自动微生物鉴定系统。VITEK-ATB鉴定系统是将肉眼观察的结果输入电脑,计算机数据库由许多细菌条目(taxa)组成,将输入结果与数据库内细菌条目比较,自动地得到鉴定结果。系统是由API金标准改良而成,拥有庞大的细菌资料库以及严格质控,可鉴定多达550种细菌。另外,ATB系统操作方便,只需将培养结果输入电脑就可得到结果。MicroScan Panel使用测试板及快速接种系统,人工判读后将编码结果输入电脑软件得出反应结果。操作简便,价格便宜。

2.全自动微生物鉴定系统

VITEK 2 COMPACT全自动微生物分析系统是生物梅里埃公司(BioMerieux,Inc.)集合多年的微生物方面的经验,于2005年上半年推出的最新的微生物鉴定药敏智能系统。操作更加方便和人性化并优化和扩大了微生物数据库。其鉴定工作原理为多参数显色法:由于细菌各自的酶系统不同,新陈代谢的产物也因此不同,这些产物与相应底物反应产生颜色等变化,仪器每隔15 min自动测定每孔透光度变化,达到判读阈值时,指示已完成反应,仪器自动对数据进行处理分析,得出最后结果及报告可信指数。VITEK 2 COMPACT系统的平均鉴定时间为5 h。

在细菌鉴定能力上，Vitek 提供的鉴定卡片种类多，已发表文献评估其准确率在 90%以上。

Phoenix-100 全自动细菌鉴定药敏检测系统是由美国 BD 公司(BD Diagnostics)生产的全自动系统。其细菌鉴定原理是利用比色与荧光相结合的检测方法。45 个鉴定反应孔中包被了传统生化反应底物(色原底物)及荧光底物，以红、绿、蓝光对反应孔的颜色变化，以荧光对反应孔的荧光强度进行实时、连续监测，将得到的数据利用内置的运算法则进行运算并分析，从而得出鉴定结果。Phoenix 系统由 Phoenixtm-100 主机(Phoenixtm-50)、BBL 比浊仪、BDX-PertTM 微生物专家系统、BD Epi-Center TM 微生物学实验室专业数据管理系统等组成。Phoenix 系统鉴定采用荧光与显色相结合的检测方法，在鉴定准确的基础上大大提高了检测速度，平均鉴定时间 3 h。Phoenix 与 Vitek 2 系统的荟萃分析结果显示，鉴定革兰阳性及革兰阴性细菌，在属(97.70% vs 97.59%，$P=0.919$)和种(92.51% vs 88.77%，$P=0.149$)水平两系统无显著性差异。

MicroScan 自动微生物鉴定及药敏测试系统是由美国 Dade Behring 公司所生产的全自动系统。MicroScan WalkAway 系列采用 8 进制计算法分别将 28 个生化反应转换成 8 位生物数码。计算机系统自动将这些生物数码与编码数据库进行对比，获得相似系统鉴定值。快速荧光革兰阳(阴)性板则根据荧光法的鉴定原理，荧光物质均匀地混在培养基中，将菌种接种到鉴定板后，通过检测荧光底物的水解、底物被利用后的 pH 变化、特殊代谢产物的生成和某些代谢产物的生成率来进行菌种鉴定。系统主要由 WalkAway96 仪器、测试板、快速接种系统和数据管理系统四部分组成。此系统的特点是可选择传统和快速测试板(荧光法)，快速测试板 2.5 h 可出鉴定报告，传统测试板需要 6～18 h。此系统的鉴定准确率高，但在肠杆菌科和非发酵革兰阴性杆菌鉴定方面，Phoenix 系统略优于此系统。

(四)微生物鉴定系统的局限性

微生物鉴定系统准确性的支柱是强大的数据库及数据库的时效性。由于病原体持续进化及分类学的调整，微生物鉴定系统的数据库需要定时更新。例如，在克罗诺杆菌(阴沟肠杆菌产黄色素变种)未加入仪器数据库前，克罗诺杆菌引起的新生儿脑膜炎在鉴定系统中报告为阴沟肠杆菌。微生物学实验室工作者需要注意制造商声明的仪器准确性受限于数据库的版本。对于大多数商品化的鉴定系统，数据库维护是一个持续性的过程，并且随着主要的分类学变化，由生产商提供软件更新，或每四年一次，或间隔固定的时间段。一些系统允许在本地工作站做小的改动。

对于少见微生物或具有不典型表型特征的常见微生物，系统常不能给出可靠的鉴定结果。

从临床标本中分离的细菌常常倾向于超出分类学的规则，并且其可能不像商品化系统所期待的那样产生相应的反应。若发现不寻常的生化反应谱，或者出现意外的药敏谱，需要使用其他鉴定手段进行补充实验，或者将分离株送到参考实验室进行分析。

紧密相关菌种的生化反应特征非常相似，仪器的运算法则很难或不可能准确区分这些微生物；然而，在属内不能区分所有种对患者的治疗可能并无影响。例如，一些鉴定系统不能准确鉴定所有新公认的枸橼酸杆菌属的各个种。

微生物学实验室必须注意制造商发布的产品相关信息，以及已发表文献描述的其他实验室使用这些鉴定系统时遇到的潜在问题。同样，使用者也有责任报告所使用系统或产品出现的问题，以便制造商不断改进系统。

第十一章　临床基因诊断技术

第一节　基因诊断常用技术

20 世纪 50 年代后，随着分子生物学的发展，尤其是 DNA 双螺旋结构被提出以后，人们逐渐认识到基因的本质是具有遗传效应的 DNA 片段。基因的绝大多数突变会导致疾病，即疾病的发生是由于特定 DNA 片段结构组成或排列顺序发生改变。DNA 突变类型包括缺失突变、点突变、移码突变等，目前临床许多疾病如珠蛋白生成障碍性贫血、结核等需借助基因诊断而确诊。本节主要介绍应用于基因诊断的常用技术，如 PCR 技术、DNA 测序技术及以 DNA 杂交为基础的芯片技术的原理及特点。

一、聚合酶链反应技术

聚合酶链反应(Polymerase Chain Reaction，PCR)是一种体外核酸扩增技术，最早由美国 Cetus 公司人类遗传研究室的凯利・班克斯・穆利斯(Kary Banks Mullis)及其同事于 1985 年发明。PCR 技术针对目的基因设计一对特异性寡核苷酸引物，以目的基因为模板，在体外合成 DNA 片段。它具有特异、敏感、简便、重复性好等优点。

(一)基本原理

PCR 技术类似细胞中 DNA 的半保留复制，通过高温变性、低温退火和适温延伸的热循环过程，在体外合成 DNA 片段。首先，待扩增的靶 DNA 双链在高温(94 ℃)下，受热变性成为两条单链 DNA 模板；其次，降至适宜温度(37～55 ℃)，引物与互补的单链 DNA 模板结合，形成引物—模板杂交双链；最后，将温度升至 RNA 聚合酶的最适温度(72 ℃左右)下，以引物 3′端为合成起点，以单核苷酸为原料，沿模板 5′—3′方向延伸，合成 DNA 互补链。以上三步反应为一个循环，经过 25～30 个循环后，理论上可使基因扩增 10^9 倍以上，实际上由于扩增效率的改变，一般基因扩增可为 10^6～10^7 倍。

(二)产物分析技术

PCR 扩增后的产物可以进行琼脂糖或聚丙烯酰胺凝胶电泳、PCR-限制性片段长度多态性分析、单链构型多态性分析、核酸探针杂交(点杂交、反向点杂交、Southern 印记杂交)、PCR 测序等分析。

(三)PCR 衍生技术

PCR 发展至今，在方法学上有很大的发展和延伸，如巢式 PCR、反转录 PCR、多重 PCR、重组 PCR、锚定 PCR、不对称 PCR、反向 PCR、免疫 PCR、原位 PCR、荧光定量 PCR 等。

其中荧光定量 PCR 可以对 DNA、RNA 样品进行定性及定量分析，应用较为广泛。该方法主要是设计一条位于引物 3′端下游的探针，并将其进行荧光双标记，即探针的 5′端标记荧光报告基团，3′端标记荧光淬灭基团。探针在完整状态时，由于淬灭基团的作用，荧光报告基团不能发射出荧光。在PCR循环的复性阶段,引物和探针分别与模板复性。当引物延伸至标记探针结合部位时,DNA聚合酶发挥其5′—3′外切活性,将探针5′一端的荧光基团切下,解除了荧光淬灭基团对它的淬灭作用,发射出荧光。荧光强度与PCR产物数量成正比,从而可以对模板DNA或RNA进行精确定量。

近年来发明了一种新的通过芯片微流控PCR方法——数字PCR,DNA样品经大量稀释后分散至芯片的微反应器中,每个反应器的DNA模板数接近1,再将所有组分同时在相同条件下进行PCR扩增,并分别进行检测,从而实现单分子PCR扩增。数字PCR技术为各种疾病在分子水平上的早期诊断提供了一种全新的检测方法,还为各种疾病的个性化治疗、新药开发、基因测序、各种组织芯片的研制等提供了巨大可能性。

二、DNA测序技术

1965年罗伯特·霍利(Robert Holley)用7年时间完成了世界上第1个核酸序列测定,1977年英国剑桥大学弗雷德·桑格尔(Fred Sanger)等发明了双脱氧链末端终止法。同年,美国哈佛大学的科学家A. M. 马克萨姆(A. M. Maxam)和W. 吉尔伯特(W. Gilbert)建立了化学降解法进行核酸序列分析。测序方法的建立,为研究基因结构、功能及其关系提供了基础,是临床疾病分子诊断最为精确的判定依据。

(一)Sanger双脱氧链末端终止法

Sanger测序原理:利用DNA聚合酶,以单链DNA为模板,以dNTP为底物,在4组相互独立的反应体系中,分别加入不同的双脱氧核苷三磷酸反应终止剂,根据碱基配对原则,在测序引物引导下,合成4组有序列梯度的互补DNA链,然后通过高分辨率的变性聚丙烯酰胺凝胶电泳分离,放射自显影检测后直接识别待测DNA序列。

该法测定的序列是酶促反应生成的产物,其准确性可能受碱基错误掺入的影响;并且通常受酶促反应的影响,难以分析有碱基修饰和存在二级结构的DNA样品。随着测序技术的不断完善,目前该法一次反应可准确测定500个以上的碱基序列,能满足绝大多数DNA样品序列分析。

(二)Maxam-Gilbert化学降解法

化学降解法与链终止法不同,基本原理是先对待测双链或单链DNA做末端放射性标记,标记后的DNA被分为4组,分别用不同的化学试剂对不同的碱基进行特异性的化学切割,控制化学反应条件,使碱基的断裂只随机发生在某一个特定的位点,由此各组均产生不同长度的DNA片段,通过高分辨的变性聚丙烯凝胶电泳分离放射自显影检测后直接识别待测DNA的核苷酸序列。

(三)新一代测序技术

随着现代分析技术的发展和应用,出现了多种从原理上创新的测序方法,如焦磷酸测序技术、杂交测序法、单分子测序技术、基质辅助激光解吸电离飞行时间质谱法、原子探针显微镜法等。其中焦磷酸测序技术是在酶促反应作用下,对反应生成的焦磷酸激发的荧光强度进行测定而对DNA序列进行分析,通常测序长度在100 bp左右,目前适用于高通量筛查SNP位点检测、等位基因频率测定、细菌和病毒分型。杂交测序指利用DNA芯片技术,通过大量固化的寡核苷酸探针与生物样品的靶序列进行分子杂交,根据产生的杂交图谱排列出靶DNA的序列。该方法适用于已知序列的再测序，测序花费时间大大减少，测序深度及准确性明显提高。单分子测序技术是基于纳米孔的单分子读取技术，测序长度增加，速度更快。

三、基因芯片技术

20 世纪七八十年代，基因组克隆技术应用于基因组和 cDNA 文库的筛选，这种技术代表最早期的 DNA 阵列技术。20 世纪 90 年代，其通过采用自动化打印或光引导化学合成技术在硅片、玻璃、凝胶或尼龙膜上实现高密度的生物分子微阵列。

（一）基因芯片基本原理

基因芯片是指采用光导原位合成或微量点样等方法，将大量核酸片段有序地固化于支持物的表面，组成密集二维分子排列，然后与已标记的待测生物样品中靶分子杂交，利用特定的仪器对杂交信号的强度进行快速、高效地检测分析，从而判断样品中靶分子的数量。基因芯片技术主要包括 4 个基本技术环节：芯片微阵列的制备、样品制备及标记、样品与基因芯片的杂交和信号的检测及分析。

（二）基因芯片的分类及用途

依据芯片的制作方法，基因芯片技术分为代表性的斯坦福大学派特·布朗(Pat Brown)及其同事研制的 DNA 微阵列技术和医学家研发的 Genechip 技术。斯坦福大学派特·布朗等研制的芯片的特点是利用点制法或印制法将预先合成好的核酸探针布放于玻片载体上，优点是可以设计较长的探针长度以增加专一性，而缺点是芯片密度较低。而 Genechip 技术光刻法利用光罩控制反应位置，将核苷酸分子依序列一个一个接上去，可大量生产超高密度的芯片。这种方法制作的探针长度约在 25 bp 以下，需要多个探针对应同一基因检测，避免杂交信号假阳性。

基因芯片根据用途可分为用于检测基因表达水平的表达谱芯片、用于基因序列测定的 DNA 芯片、用于疾病检测的诊断类芯片、用于确定基因组中单核苷酸多态性的分型芯片，以及用于连锁不平衡作图的芯片等。基因芯片技术具有处理样本通量高、分析速度快、所需样本量少、污染少等优点，近年来对临床诊断、药物筛选、指导临床用药及治疗、基础研究等都有重要影响。

四、其他技术

（一）Southern 印记杂交和 Northern 印记杂交

Southern 印记杂交基本原理是待测 DNA 片段经凝胶电泳分离后转印并结合到一定固相支持物上，然后用标记的探针 DNA 分子检测靶 DNA。基本过程包括：限制性内切酶消化样品 DNA，琼脂糖凝胶电泳分离 DNA 样品，DNA 变性并转印到固相物上预杂交，特异 DNA 探针杂交及信号检测。Northern 印记杂交在原理和基本过程方面与 Southern 印记杂交类似，不同的是待测样本为 RNA。

（二）荧光原位杂交技术

荧光原位杂交技术基本原理是将核酸探针经非放射性标志物标记，然后直接杂交到含有染色体或 DNA 的切片上，再与荧光素分子标记的抗体与探针分子结合，经荧光检测体系在荧光显微镜下对待测 DNA 进行定性、定量及定位分析。

（三）毛细管电泳

毛细管电泳指样品在高压电场的驱动力下，以毛细管为分离通道，利用样品中各组分之间速度和分配的差异而实现分离，目前临床将该技术用于血红蛋白成分的分析、脂蛋白分析，为肾病综合征、自身免疫病等疾病的诊断提供支持。

（四）变性梯度凝胶电泳和温度梯度凝胶电泳

将DNA片段长度相同但序列不同的DNA片段，利用变性剂浓度或精密控温系统，依据DNA片段的退火温度差异分辨不同片段，目前用于细菌、真菌的多样性分析和临床基因的碱基突变等。

第二节　感染性疾病病原体的基因诊断

传统上感染性疾病的诊断主要采用微生物分离培养、生化或血清学等方法。这些方法均存在时间长，特异性、敏感性低等缺点。而一些潜伏性病毒，因抗体出现较晚，而达不到早期诊断的目的。核酸水平检测可克服以上不足，尤其是各种PCR定量技术对病毒感染的诊断，不仅所需样本量少，特异性、敏感性高，还可监测临床治疗效果。本节主要介绍HBV、HIV、HPV等病毒感染性疾病及细菌感染性疾病的基因诊断，常用的技术包括PCR、DNA杂交等。

一、病毒感染性疾病病原体

（一）人类免疫缺陷病毒（HIV）

【方法】

原位杂交、PCR法。

标本：血液、体液。

【临床评价】

（1）HIV感染的诊断以血清学HIV抗体检测为主。然而，抗体窗口期的存在，会使一些急性感染者出现漏检。此外，HIV病毒突变常导致常用的HIV抗体检测方法呈假阴性结果。所以，HIV高突变性及长达半年的抗体检测窗口期导致血清学定性诊断存在一定局限性。

（2）利用分子诊断技术对HIV核酸进行直接检测，方法具有快速、灵敏度高、特异性高等优点。

（3）HIV病毒载量测定对临床具有一定的指导意义。①辅助诊断：当RNA测定出现较高拷贝数时，提示感染可能性极大。②早期诊断：感染早期，抗原峰前后通常出现一个病毒载量高峰，此高峰通常高于发病时血浆病毒水平，该时期具有很强的感染能力，因此早期病毒测定具有特殊意义。该方法也可用于HIV感染孕妇所生婴儿的早期辅助诊断。③病程监控与疗效判定。④预测病程：HIV感染后疾病进程与病毒载量的关系十分密切，测定病毒RNA水平可大致预测发病。

（二）甲型肝炎病毒（HAV）

【方法】

PCR法、分子杂交技术。

标本:血液、粪便、肝组织。

【临床评价】

(1)目前 HAV 的实验室诊断以免疫学方法为主。HAV IgM 甲型肝炎特异性抗体出现早,一般在发病数日即可检出,是甲型肝炎早期诊断的重要指标,其灵敏度高,特异性强,为急性肝炎患者检测的常规项目。而 HAV IgG 在感染初期滴度低,随后逐渐升高,病后 3 个月达高峰,1 年内维持较高水平。双份血清的抗 HAV IgG 滴度显示,如恢复期血清抗体有 4 倍以上升高,可诊断甲型肝炎。

(2)HAV 的 RNA 检测可以采用 cDNA-RNA 分子杂交的方法。该技术可检测到甲型肝炎急性期血清和粪便中的 HAV-RNA。该方法具有快速、敏感性高、特异性高等特点,可以作为 HAV 急性感染的直接证据。

(三)乙型肝炎病毒(HBV)

【方法】

PCR 法。

标本:血液、体液、肝组织。

【临床评价】

(1)HBV 是乙型肝炎的病原体,HBV 感染人体是一个连续、动态的过程。目前临床上使用 ELISA 和 PCR 联合对 HBV 的免疫标志物及核酸进行检测,以期对病毒感染及预后做整体评价。

(2)虽然 ELISA 可以在一定程度上反映病毒是否处于复制状态,但因为不能准确对病毒进行定量,且无法依据结果判断乙肝病情轻重,所以应用局限。而荧光定量 PCR 法检测 HBV-DNA 含量可以直接反映 HBV 复制过程。此外,HBV 实时荧光定量 PCR 法检测和 ELISA 检测法相比,实时荧光定量 PCR 法检测有更好的灵敏度和特异性,能准确反映 HBV 在体内的复制情况,对临床抗病毒药物的选择和判断疾病预后具有重要价值。

(3)普通的实时荧光定量 PCR 法检测下限位约为每毫升 500 拷贝,当病毒量低于每毫升 500 拷贝时常常检测不出。目前市面上已开发基于磁珠分离技术、核酸内标的方法对 HBV-DNA 进行精确定量,以得到更加可靠的结果。此方法的检测范围下限为 30 IU/mL,可以作为临床药物疗效监测的辅助诊断。

(四)丙型肝炎病毒(HCV)

【方法】

实时定量 PCR 法。

标本:血液、体液、肝组织。

【临床评价】

HCV 是一种常见的经血液传播的传染病病原体,其诊断主要依赖核酸检测。HCV 核酸检测对病毒感染的诊断、临床抗病毒治疗效果评估具有重要意义。利用实时定量 PCR 的方法可以对 HCV-RNA 进行定量检测,结果可以预测患者的治疗效果,在评价抗病毒治疗效果方面具有重要意义。例如,在抗病毒治疗 4 周后 HCV-RNA 转阴,往往提示治疗成功。而抗病毒治疗 12 周后病毒载量仍未下降者，常提示治疗效果差。

（五）**人乳头瘤病毒**（HPV）

【方法】

PCR 法、分子杂交法。

标本：宫颈上皮组织，生殖器疱疹分泌物。

【临床评价】

（1）已发现的 HPV 有 100 多个型别，各型别与体内特定感染部位和病变有关，其中 40 多个型别与人类生殖道疾病有关。HPV 的检测方法主要有免疫学方法及核酸检测法。由于感染 HPV 后，宿主产生的抗体在体内可以长期存在，免疫学方法检测抗体不能准确反映机体处于近期感染或既往感染。目前临床对于 HPV 感染的诊断主要依赖分子生物学技术。

（2）HPV 基因诊断的方法主要分为原位杂交法、型特异性 PCR 法、通用引物 PCR 法及实时荧光定量 PCR 法。PCR 法比分子杂交法更简便快速，敏感性更高，可检出经核酸分子杂交阴性的许多标本，而且对标本要求不高，经简单处理后能得到满意扩增。随着分子生物学技术的发展，各种检测 HPV 的方法不断涌现。HPV DNA 的检测为 HPV 型别与病毒载量的分析及进一步探讨病毒载量与疾病进程及预后的关系提供了检测手段。

（六）**巨细胞病毒**（CMV）

【方法】

PCR 法、分子杂交法。

标本：血液、唾液、尿液、子宫颈分泌物等。

【临床评价】

（1）CMV 的检测目前主要有血清学诊断法、核酸杂交法及 PCR 法。由于血清学检测方法敏感性较低，现在已较少应用。通过标记的核酸探针用分子杂交技术检测 CMV 病毒 DNA 的方法，具有特异性强、灵敏度高等优点。该方法不仅能诊断 CMV 的活动性感染，对潜伏感染也具有较高的敏感性。用放射性同位素及自显影的检测方法，灵敏度可达 0.5 pg/mL，特异性可达 100%。

（2）目前临床上常用的实时荧光定量 PCR 法可以准确、快速地对血清中的 CMV 进行检测。同时，该方法具有敏感性高、特异性强等特点，可在病毒感染早期检出。

（七）**冠状病毒**（CoV）

【方法】

PCR 法。

标本：呼吸道分泌物、血清。

【临床评价】

目前 CoV 常用的检测方法分为血清学检测和 PCR 检测。人体 CoV 至少有 6 个血清株，可以通过补体结合试验或中和试验进行检测。而该法不足之处是敏感性低且不能区分既往感染和实时感染。PCR 法检测 CoV 具有敏感性高、特异性强等特点，适合病毒感染的早期诊断。

二、细菌感染性疾病病原体

(一)结核分枝杆菌

【方法】

PCR 法、DNA 探针技术。

标本:痰液、体液、组织。

【临床评价】

结核分枝杆菌的分子生物学检测方法主要分为普通 PCR 法和实时荧光定量 PCR 法。普通 PCR 法检测结核分枝杆菌具有简便、快速、灵敏、特异的特点,适用于因排菌量少、结核杆菌发生 L 型变异而被常规细菌学检查漏诊者的早期诊断、鉴别诊断及化疗后排菌的监测。标本不需要预培养,有很高的临床诊断价值。然而,常规 PCR 采用电泳技术鉴别扩增产物,易引起 PCR 产物交叉污染,且由于非特异性扩增、引物二聚体形成等,检测结果易出现假阳性。

实时荧光定量 PCR 技术具有引物和探针的双重特异性,与普通 PCR 相比,对结核分枝杆菌检测特异度大为提高。荧光探针的使用相当于在 PCR 过程中自动完成了 Southern 印迹杂交,进一步提高了目的基因检测的特异性,提高了阳性率和准确性。

(二)幽门螺杆菌(Hp)

【方法】

实时荧光定量 PCR 法、荧光原位杂交。

标本:胃黏膜组织。

【临床评价】

Hp 基因检测的方法有很多,如实时荧光定量 PCR 法、荧光原位杂交等。实时荧光定量 PCR 法耗时短,可以直接利用内镜取得的组织活检标本提取 DNA,在 2 h 内完成检验。而荧光原位杂交利用荧光标记的寡核苷酸探针检测组织中的等位基因或突变基因,也可以利用内镜在 3 h 内完成。利用分子生物学技术对 Hp 基因型及毒力基因进行快速检测,从而进行及时的个体化治疗,可以有效减少治疗的不良反应,降低治疗失败的概率,减少耐药菌株的产生。

第三节　常见遗传性疾病的基因诊断

遗传性疾病是遗传物质结构或功能改变导致的疾病。由于医疗卫生水平的提高,感染性疾病得到了有效的控制,人类疾病谱发生了很大的改变,遗传病所占的比重越来越大。遗传病种类繁多,涉及全身各个系统,可导致畸形、代谢异常、神经和肌肉功能障碍,病死率和致残率均较高。遗传病主要分为单基因病、多基因病和染色体病,而染色体病主要通过细胞遗传学方法进行检测,在此不做阐述。本节内容主要利用分子生物学技术 PCR、DNA 杂交等对单基因病、多基因病进行基因诊断。

一、单基因遗传性疾病

(一)α-珠蛋白生成障碍性贫血

【方法】

PCR 法、反向点印迹杂交(RDB)、Southern 印迹杂交。

标本:外周血、新生儿脐血、羊水。

【临床评价】

α-珠蛋白生成障碍性贫血是一种遗传性溶血性疾病,由α珠蛋白基因缺陷所致。根据基因变异类型的不同,其可分为缺失型α-珠蛋白生成障碍性贫血和非缺失型α-珠蛋白生成障碍性贫血,前者是α珠蛋白基因大片段缺失导致的,是主要的变异类型;后者是α-珠蛋白基因发生点突变(包括一个或几个核苷酸的缺失或插入)造成的。

目前主要使用gap-PCR技术针对大片段的缺失进行检测:设计引物与缺失序列的两侧翼序列互补。α基因的缺失突变使本来正常位于断裂点两侧翼较远的引物变近,扩增特定长度的片段;另外一对引物位于缺失区域,这样在杂合子或完全正常的情况下,正常等位基因才会被扩增。该方法可检测-α3.7、-α4.2及-SEA三种主要缺失型。缺点是不能检测未知的缺失突变及非缺失型突变。

针对非缺失α-珠蛋白生成障碍性贫血常采用PCR结合寡核苷酸探针的反向斑点杂交(PCR-RDB)检测。中国人常见的非缺失型α-珠蛋白生成障碍性贫血为$\alpha^{CS}\alpha$、$\alpha^{QS}\alpha$、$\alpha^{WS}\alpha$ 3种类型,针对这3个位点设计特异性带有生物素标记的引物进行PCR扩增,扩增产物与固定在膜条上的寡核苷酸探针进行杂交,随后进行显色反应分析结果,可同时分析标本中可能存在的多种点突变,极大提高诊断效率。

上述两种方法主要针对已知突变类型设计引物进行检测,变性高效液相色谱技术可针对未知突变位点进行筛查,该技术主要筛查单碱基替代及小片段核苷酸的插入或缺失,技术敏感性较高,最低能检测5%的变异。由于该方法需要专用高效色谱仪,同时为疾病的筛查试验,目前未被推广应用于α-珠蛋白生成障碍性贫血的基因检测。用于检测未知突变的方法还有PCR-SSCP及DNA测序方法。

(二)β-珠蛋白生成障碍性贫血

【方法】

PCR结合限制内切酶酶解、等位基因特异性PCR、PCR结合等位基因特异性寡核苷酸杂交法、反向点印迹杂交。

标本:外周血,新生儿脐血,羊水。

【临床评价】

β-珠蛋白生成障碍性贫血的发生主要是由于β-珠蛋白基因的点突变,少数是基因缺失造成的。β-珠蛋白基因突变较多,迄今已发现的点突变有100多种,国内已发现28种。其中常见的突变有6种:①β41～42(－TCTT),约占45%;②IVS-Ⅱ-654(C—T),约占24%;③β17(A—T),约占14%;④TATA盒－28(A—T),约占9%;⑤β71～72(＋A),约占2%;⑥β26(G—A),即HbEβ26,约占2%。

目前主要采用PCR-RDB技术检测β-珠蛋白生成障碍性贫血。该方法主要是应用多对引物扩增β-珠蛋白基因,PCR产物与固化在膜条上的寡核苷酸探针进行杂交,并通过一系列显色反应分析结果,可以同时检测出98%以上的中国人β-珠蛋白生成障碍性贫血的突变类型。

AS-PCR检测已知点突变:在反应体系中设计两对引物(正常引物对和突变引物对),PCR扩增后可直接判读患者该位点的突变,该方法一次只能检测单个位点的点突变,而在进行多位点的突变检测时需要设计多重 PCR 扩增,需要调整引物浓度、退火温度等扩增条件。

近来针对 β-珠蛋白生成障碍性贫血点突变采取高分辨率熔解曲线分析进行筛查。该方法针对不同核酸分子的片段长短、GC 含量、GC 分布不同,任何双链 DNA 分子在加热变性时都会有独特的熔解曲线形状和位置。HRM 技术利用嵌入双链 DNA 饱和荧光染料,以及拥有精确控温装置进行高密度数据采集,根据熔解曲线的不同对样本进行区分。对纯合突变的检测灵敏度和特异度几乎达 100%,灵敏度和特异度均高于 DHPLC 技术。PCR 产物无须再转入其他分析装置,而直接在同一个 PCR 管内进行分析,实现闭管操作,减少交叉污染。

(三)假肥大型肌营养不良

【方法】

多重 PCR 技术、短串联重复序列连锁分析、定量 PCR 技术。

标本:外周血、新生儿脐血、羊水。

【临床评价】

基因缺失是假肥大型肌营养不良(DMD)发生的主要原因(占 60%~70%),基因重复占 5%~10%,点突变占 20%,微小缺失和插入占 8%。DMD 基因缺失主要集中在两个热点区域:分别累及外显子 1~11(22%~27%)和 44~53(54%~60%)。

多重 PCR 技术依据 DMD 基因的结构特点和热变区的存在,设计多对引物,分组 PCR 扩增后用高分辨率的琼脂糖凝胶进行电泳分析。根据分子质量判断被检者是否有外显子的缺失,通常可以检测出 98%的 DMD 基因缺失者。但由于需要多对引物,工作量大,PCR 扩增效率低,往往不易成功。

多重连接探针扩增技术(MLPA)利用与样本 DNA 准确杂交并被连接酶连接的探针进行扩增和定量分析。其通过简单的杂合、连接、PCR 扩增及电泳步骤,在同一反应管中对 40 多个不同的靶基因进行检测和定量分析。与多重 PCR 相比,其特异性高,检测精确度高,能够检测出单个碱基突变或基因拷贝数。MLPA 检测 DMD 时主要针对大片段的缺失和重复突变。局限是不适合检测未知的点突变类型,以及不能检测染色体的平衡易位。

使用 STR 序列分析或 FISH 可以对女性患者或对患者的女性亲属是否为携带者进行诊断。

(四)A 型血友病

【方法】

SSCP、RFLP、变性梯度凝胶电泳、数目可变串联重复序列、微卫星重复序列、Southern 印迹法、PCR 法。

标本:外周血、羊水及绒毛组织。

【临床评价】

A 型血友病是一种 X 连锁隐性遗传病,主要是 FⅧ因子缺乏,分子水平表现为 FⅧ基因 22 号内含子倒位和点突变。

针对 FⅧ基因倒位的首选方法是长距离 PCR,设计两对引物,利用高保真的 DNA 聚合酶在较长延伸时间下进行 PCR 扩增,然后进行琼脂糖凝胶电泳,如发生倒位,PCR 扩增产物片段与野生型有差异,该方法高效直观,灵敏准确,不需要同位素。在无法得到先证者的 DNA

样品，或供连锁分析的家系成员，特别是母亲或携带者未能提供杂合信息的情况下，LD-PCR技术亦能进行携带者检测和产前基因诊断。

目前对FⅧ基因点突变主要采用PCR-RFLP、PCR-SSCP技术。PCR-RFLP以基因的非编码区DNA序列作为特定的多态性标志，来诊断家系成员或胎儿基因组中是否携带该致病基因，较常用FⅧ基因的多态性标志物有位于内含子18的BclⅠ、内含子19的HindⅢ、内含子22的XbaⅠ，以及位于内含子13和22的二核苷酸(CA)重复序列等。其中用BclⅠ/RFLP法进行的连锁分析，可以对非基因倒位引起的A型血友病的大多数病例做出诊断。

PCR-SSCP法利用单个碱基的改变而引起构象差异，导致其在凝胶上的移动速度不同。PCR-SSCP法突变检出率与PCR产物大小相关，当产物片段小于200 bp时检出率为70%～95%，而产物片段大于400 bp时检出率为50%左右，该法存在1%的假阳性率。对热变区域的PCR扩增，可对散发病例进行诊断。

（五）苯丙酮尿症

【方法】

用PCR法结合探针杂交分析检测PAH基因第3号外显子的突变。

用PCR-SSO法检测PAH基因5号、7号和12号外显子的突变。

用PCR直接序列测定法检测PAH第7号外显子的G272X突变。

用PCR引入酶切位点技术检测PAH基因5号和12号外显子的突变。

用限制性内切酶图谱分析法检测PAH基因12内含子5′端拼接供体位的GT—AT突变。

标本：静脉血、脐带血、羊水、绒毛组织。

【临床评价】

产前诊断可以通过对PAH基因进行连锁分析来实现；PCR技术不仅极大提高了分析的灵敏度，而且增强了鉴定特异突变基因的能力，PCR结合等位基因特异的寡核苷酸杂交直接检测突变基因为产前诊断提供了可靠、准确的手段。

（六）肝豆状核变性

【方法】

PCR-RFLP法、PCR-SSCP法、PCR-STR法、荧光PCR法。

标本：外周血，脐带血。

【临床评价】

PCR-STR法可对基因突变进行产前诊断来实现；荧光PCR法相较PCR-RFLP法，不仅极大提高了分析的灵敏度，而且增强了鉴定基因突变的能力。可通过PCR-SSCP法对肝豆状核变性基因突变位点进行初步筛查。

（七）葡萄糖-6-磷酸脱氢酶缺乏症

【方法】

PCR-RFLP法、PCR-ASO法、PCR-SSCP及DNA序列测定法。

标本：外周血。

【临床评价】

PCR-RFLP 法针对基因酶切位点突变进行检测，方法较局限。PCR-SSCP 方法简单，适合基因突变位点进行初步筛查。DNA 序列测定法通常可以同时直接检测基因的多个位点及多种突变形式，方法准确，往往作为诊断的金标准。

二、多基因遗传性疾病

（一）白血病和淋巴瘤

【方法】

FISH、实时定量 PCR、多重 PCR。

标本：骨髓、全血、组织。

【临床评价】

大多数白血病和淋巴瘤存在某些染色体易位，易位会产生新的融合基因，这些融合基因可作为诊断不同类型的白血病和淋巴瘤的标志。如急性早幼粒细胞性白血病有染色体t(15;17)易位，形成融合基因 PML/RARα，定量检测该融合基因可诊断微小残留病。慢性粒细胞性白血病的外周血和骨髓细胞都可以用于监测 t(9;22)形成的 BCR/ABL 融合基因。累及 BCL-2 基因的 t(14;18)易位是滤泡性淋巴瘤的诊断特征。

FISH 将已知经过荧光标记的单核苷酸作为探针，与样本中相关核酸序列杂交，通过间接免疫荧光反应，直接定位基因。其适用于多种临床标本，可对处于分裂中期和间期的细胞进行检测，但灵敏度低，主要用于初诊和复发的检测。

PCR 是检测融合基因的首选方法，检测过程简单，反应速度快，灵敏度高，特异性强，重复性好，用于鉴定白血病类型、监测化疗后及骨髓移植后体内微量残留细胞。临床上多数急性白血病患者诊断时体内有 10^{10}～10^{12} 个白血病细胞，经化疗后可以降到 10^{8} 个以下，临床和血液细胞学达到完全缓解，此时用传统形态学方法难以检测到，而荧光定量 PCR 法的灵敏度可检测到 0.01%微小残留细胞，对监测化疗后及骨髓移植后体内微量残留细胞有效。

（二）结直肠癌

【方法】

PCR 法、探针杂交、DNA 测序法。

标本：组织、全血。

【临床评价】

结直肠癌的易感基因包括 p53、DCC、ras、APC 等。大量的研究证明，60%左右的癌有 p53 基因的突变，突变的主要形式是点突变。85.6%的点突变是错义突变，因此，其突变的最主要结果是功能活性丧失。p53 蛋白表达阳性率与肿瘤分化、浸润深度、Dukes 分期和淋巴结转移有关。分化差、浸润深、有淋巴结转移的肿瘤，p53 蛋白阳性率高。ras 突变通常激活下游信号分子，持续刺激细胞生长、发育、增殖，引起细胞恶变，85%以上的突变为 K-ras 第 12 或 13 位密码子点突变。

PCR 技术可以检测结直肠癌的 K-ras 基因及 p53 抑癌基因点突变，灵敏度高，可用于肿瘤的早期诊断。

反转录 PCR 技术通过扩增肿瘤细胞标志物基因 mRNA 的方法检测组织或血液中存在的

肿瘤细胞，RT-PCR方法较免疫组织化学法敏感，是目前发现的早期检测结直肠癌转移的最佳方法。DNA测序法对已知及未知突变均能有效检出，可发现与肿瘤发生相关新的突变位点。

结直肠癌恶变常见抑癌基因APC基因启动子区CpG岛甲基化，其通过多种机制阻断抑癌基因转录，从而使基因失活。甲基化特异性引物基因扩增和甲基化特异序列分析检测方法是目前甲基化检测的常用技术，是肿瘤诊断的有效指标。

（三）2型糖尿病

【方法】

PCR-SSCP法、PCR-RFLP法、PCR产物测序及高通量芯片法。

标本：全血。

【临床评价】

2型糖尿病占全部糖尿病的80%～90%，具有明显的遗传倾向，由遗传和环境因素共同作用引起。2型糖尿病中大多数糖尿病与胰岛B细胞功能失活、胰岛素耐受相关。目前通过连锁分析策略和传统的PCR-SSCP法、PCR产物测序等发现的，与2型糖尿病风险相关的基因突变有胰岛素基因、胰岛素受体基因、葡萄糖激酶基因、线粒体基因组等。对线粒体糖尿病的基因突变研究显示了mtRNA Leu(UUR)、(nt)3243A-G突变等至少10种突变类型。对于多基因病采用传统研究方法，每次检测的基因数及位点有限，样本数少。目前全基因组关联研究(GWAS)显示：与2型糖尿病明确关联的遗传位点数达到16个，分布在TCF7L2、HHEX-IDE、CDKN2A/CDKN2B等多个基因区域。然而，绝大多数2型糖尿病关联的SNPs均位于基因内含子区或基因组中功能未知的非编码区域，而非真正具有功能意义的变异位点，具体病理机制需进一步阐明，但GWAS为发现多基因病相关致病位点提供了思路，目前在我国应用GWAS研究银屑病、肺癌、肝癌等取得了许多重要成果。

第四节　个体化治疗的基因诊断

在药物治疗方面，药物效应的个体差异是由环境因素和遗传因素相互作用而产生的综合效应。就遗传因素而言，药物靶体的基因变异，会改变药物与靶蛋白间的相互作用；靶蛋白合成的有关基因变异，可以改变药物的效应；药物运输蛋白的基因变异，会改变药物的代谢途径和安全性。临床运用药物基因组学从个体的基因差异指导个体化用药，不仅可以尽快获得较好疗效，而且能够减少毒副作用，保证用药安全性。

肿瘤的异质性包括肿瘤的空间异质性、时间异质性、解剖异质性、结构异质性、基因异质性等，这些个体化治疗决定了在肿瘤治疗过程中，对每个患者进行个体化治疗是获得最佳疗效的关键。本节将从上述两方面对个体化治疗的基因诊断进行阐述。

一、药物代谢相关基因

目前对药物代谢酶多态性研究主要集中在细胞色素氧化酶P450(CYP)的多态性研究上，人体内40%～50%的药物由CYP代谢，并且CYP遗传基因显示出多态性。人体内参与药物代谢的CYP亚型包括CYP1A2、CYP2C9、CYP2C19、CYP2D6等。其中CYP2C9、CYP2C19

和 CYP2D6 的多态性与个体间差异有很大关联性。目前，CYP 已作为个体化用药的重要依据。

（一）CYP2C19 基因多态性

【方法】

PCR-RFLP、AS-PCR、基因芯片。

标本：全血、组织。

【临床评价】

研究发现，至少存在 14 种突变基因、18 种等位基因。其中一个较为常见的等位基因 SNP 位点为 CYP2C19 外显子 5 第 681 位处的碱基发生变异（G/A），另一种较常见的 SNP 位点发生在 CYP2C19 基因外显子 4 的第 636 个碱基处单个碱基的突变（G/A）。这两种突变均导致 CYP2C19 酶活性的降低，从而导致药物的不良反应。上述突变位点的检测对抗血小板药物波立维、抗癫痫药物及抗真菌药物伏立康唑等均具有很好的指导意义。目前检测 CYP2C19 的基因多态性的方法有 PCR-RFLP、AS-PCR、DNA 测序、基因芯片等，其中 PCR-RFLP、AS-PCR 依据已知突变位点进行检测，一次检测通量低。目前，DNA 测序、基因芯片等方法一次可检测多个位点，通量高，应用较广。

（二）CYP2D6 基因多态性

【方法】

PCR-RFLP、AS-PCR、基因芯片。

标本：全血、组织。

【临床评价】

迄今已发现与 CYP2D6 有关的有 50 多处突变和 70 多个等位基因。抗高血压药异喹胍是 CYP2D6 的重要底物，在欧洲人中其代谢表型存在明显多态性，即分为快代谢、中代谢和慢代谢。研究发现，其代谢表型的多态性与 CYP2D6 关键位点的突变密切相关。我国人群 CYP2D6（C188T）等位基因的突变频率最高可达 51.6%，其是导致我国人群 CYP2D6 代谢活性下降的主要原因。检测该基因 SNP 的方法与 CYP2C19 较为类似。

二、肿瘤个体化治疗相关基因

（一）伊立替康-UGT1A1 突变检测

【方法】

PCR-RFLP、AS-PCR、DNA 测序。

标本：全血、组织。

【临床评价】

伊立替康属于喜树碱类，用于结直肠癌化疗。其是作用于 S 期细胞周期的特异性药物，能通过有选择性地抑制拓扑异构酶Ⅰ来干扰 DNA 的复制。CPT-11 毒性如腹泻和白细胞减少都与其活化代谢产物 SN-38 的水平增加有关，与主要的药物代谢酶 UGT1A1 有关，而该酶活性高低又受 UGT1A1 基因多态性的影响。人群中存在 UGT1A1 启动子的多态性，其中 5～8 个 TA 重复序列变化不等。野生型 6 个 TA 重复（UGT1A1 * 1）的等位基因是最普遍的类型。7 个TA 重复（UGT1A1 * 28）与 UCT1A1 表达减少相关，导致 SN-38 灭活减少，这种变化与

Gilbert 综合征相关。UGT1A1 纯合或杂合患者 SN-38 水平更高，严重的腹泻和中性粒细胞减少的发生也更多。因此，使用伊立替康化疗前应进行 UGT1A1 基因多态性检测，预测伊立替康毒性，实现个体化用药，提高肿瘤生存率，减轻患者痛苦。目前检测 UGT1A1 主要采取 PCR 结合 DNA 测序的方法。

（二）吉非替尼和厄洛替尼-EGFR 突变检测

【方法】

PCR-RFLP、荧光定量 PCR、DNA 测序。

标本：全血、组织。

【临床评价】

吉非替尼和厄洛替尼是一种 EGFR 酪氨酸激酶抑制剂，已被 FDA 批准用于治疗晚期非小细胞肺癌。研究发现，EGFR 基因外显子 19 和 21 的突变（体细胞突变）是此类靶向药物对患者有效的必要前提，而外显子 20 的替代突变 T790M 为耐药突变。临床研究表明，肺癌细胞中有 EGFR 酪氨酸激酶基因编码区外显子 19 缺失或外显子 21 突变的患者，靶向药物易瑞沙的有效率可在 80%以上。

目前个体化治疗还包括格列卫治疗时肝功能检测、甲氨蝶呤化疗时 MTHFR 多态性（C677T）、铂类化疗时 GSTM1 缺失多态性检测等。

参 考 文 献

[1] 于勇，董梅. 检验与临床诊断呼吸病分册 [M]. 北京：人民军医出版社，2011.
[2] 于涛. 临床检验实用指南 [M]. 石家庄：河北科学技术出版社，2015.
[3] 王长奇. 临床检验与输血诊疗手册 [M]. 长沙：中南大学出版社，2010.
[4] 王晓春. 临床分子生物学检验实验指导 [M]. 北京：人民卫生出版社，2012.
[5] 王谦，邓小梅，展凤霞. 临床医师检验速查 [M]. 济南：山东科学技术出版社，2011.
[6] 王谦. 检验医学手册 [M]. 济南：山东科学技术出版社，2016.
[7] 石同才. 临床检验诊断手册 [M]. 北京：人民军医出版社，2011.
[8] 吕世静，李会强. 临床免疫学检验 [M]. 北京：中国医药科技出版社，2015.
[9] 郑铁生. 临床检验医学案例分析 [M]. 北京：人民卫生出版社，2017.
[10] 刘凤奎，刘贵建. 临床常用检验与诊断速查 [M]. 北京：北京科学技术出版社，2010.
[11] 刘成玉，林发全. 临床检验基础 [M]. 北京：中国医药科技出版社，2015.
[12] 刘馨，关有良，刘洪新. 医学检验的临床分析 [M]. 北京：人民军医出版社，2011.
[13] 权志博. 临床检验基础 [M]. 北京：华中科技大学出版社，2020.
[14] 吴鑫苏. 临床检验报告单解读 [M]. 北京：中国医药科技出版社，2011.
[15] 汪川. 分子生物学检验技术 [M]. 成都：四川大学出版社，2016.
[16] 张吉才，刘久波，朱名安. 实用检验医学手册 [M]. 武汉：华中科技大学出版社，2015.
[17] 张秀明，李炜煊，陈桂山. 临床检验标本采集手册 [M]. 北京：人民军医出版社，2011.
[18] 张展. 临床检验名医解读 [M]. 郑州：河南科学技术出版社，2010.
[19] 张德，李继广，赵庆昌，等. 临床检验师手册 [M]. 北京：化学工业出版社，2010.
[20] 陈文明，王学锋. 临床血液与检验学 [M]. 北京：科学出版社，2016.
[21] 陈筱菲，黄智铭. 消化系统疾病的检验诊断 [M]. 北京：人民卫生出版社，2016.
[22] 季国忠. 临床检验诊断解析 [M]. 南京：江苏科学技术出版社，2011.
[23] 周立，刘裕红. 药物检验技术 [M]. 成都：西南交通大学出版社，2016.
[24] 郑铁生，鄢盛恺. 临床生物化学检验 [M]. 北京：中国医药科技出版社，2015.
[25] 胡丽华. 临床输血检验 [M]. 2 版. 北京：中国医药科技出版社，2010.
[26] 胡建达. 临床血液学检验 [M]. 北京：中国医药科技出版社，2010.
[27] 胡嘉波. 临床检验诊断学实验教程 [M]. 镇江：江苏大学出版社，2011.
[28] 侯振江. 血液学检验 [M]. 北京：人民卫生出版社，2010.
[29] 洪秀华，刘文恩. 临床微生物学检验 [M]. 北京：中国医药科技出版社，2015.
[30] 夏金华，舒文. 免疫检验技术 [M]. 北京：科学出版社，2016.